がんの分子標的と治療薬事典

編 **西尾和人**
近畿大学医学部ゲノム生物学
西條長宏
近畿大学医学部腫瘍内科学

羊土社
YODOSHA

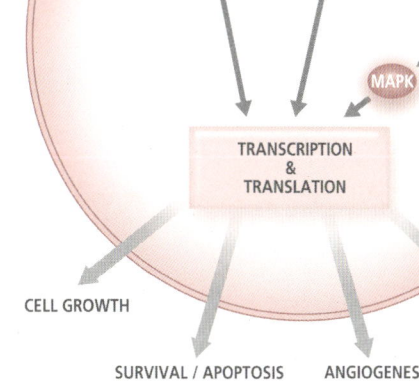

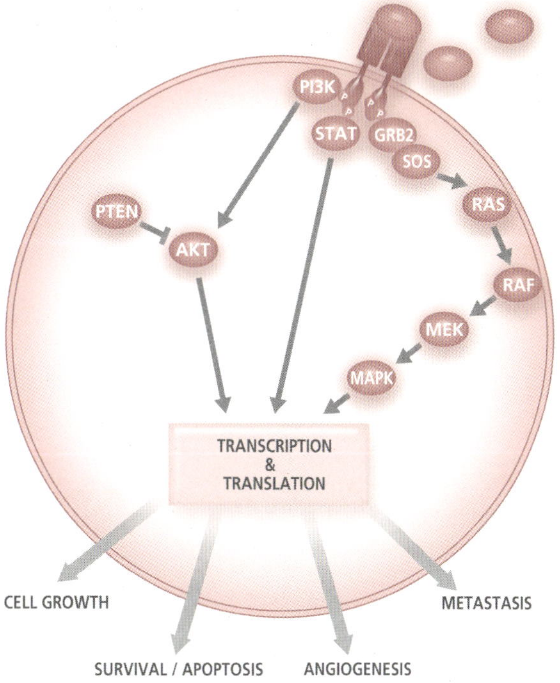

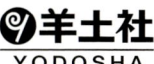

謹告

　本書に記載されている診断法・治療法に関しては，発行時点における最新の情報に基づき，正確を期するよう，著者ならびに出版社はそれぞれ最善の努力を払っております．しかし，医学，医療の進歩により，記載された内容が正確かつ完全ではなくなる場合もございます．

　したがって，実際の診断法・治療法で，熟知していない，あるいは汎用されていない新薬をはじめとする医薬品の使用，検査の実施および判読にあたっては，まず医薬品添付文書や機器および試薬の説明書で確認され，また診療技術に関しては十分考慮されたうえで，常に細心の注意を払われるようお願いいたします．

　本書記載の診断法・治療法・医薬品・検査法・疾患への適応などが，その後の医学研究ならびに医療の進歩により本書発行後に変更された場合，その診断法・治療法・医薬品・検査法・疾患への適応などによる不測の事故に対して，著者ならびに出版社はその責を負いかねますのでご了承ください．

序

　21世紀に入り開発される大半の抗悪性腫瘍薬は分子標的治療薬である．細胞増殖因子，受容体およびシグナル伝達，細胞周期，アポトーシスなどにかかわる分子・酵素を選択的に修飾することにより抗腫瘍効果を得ようとする試みは無数に存在し，開発中の薬剤につけられる製品コード番号を見ているだけでは何の薬剤か理解できない場合も少なからず遭遇している．これらの薬剤を用い適切な個別化治療を行うためのバイオマーカーの開発も重要な研究課題である．がんの分子標的治療に関する教科書は数多く出版されているが編者ごとにその内容が基礎的記述に偏重していたり，分類が重複していたり，臨床成績の羅列だけであったりして全体像を理解しにくいものが多い．特に基礎研究については自己の研究成果の範囲から脱却できていないものもみられる．また臨床成績については数年経つとまったく内容が異なったものとなり up-to-date の改訂が必要である．これは短期間の間に数多くの分子標的治療薬の臨床試験が進みがん治療薬として導入されることによる．一方本書でもみられるごとく無数ともいえる新化合物が存在するものの多くはコード番号のまま消滅の運命をたどっている．

　本書「がんの分子標的と治療薬事典」はがんの分子標的に関する用語，実際の各臓器がんの分子標的治療，それに用いられる治療薬について最新の成績を網羅している．治療薬・阻害剤については，承認されたものから検討されてまだ日の浅いものまで幅広く含まれているが，国内承認薬，海外のみ使用可能な薬，治験中の薬に分類されている．どのようなカテゴリーの化合物が薬剤になりやすいかも理解できると推察される．

　本書は短いスパンで改訂が迫られると思われるが，がんのメカニズムの解明や治療薬開発を目指す基礎研究者のみならず，分子標的治療に携わる医師も刻々と進歩する医学を up-to-date に catch up する必要がある．

2010年8月

西尾和人，西條長宏

本書の構成

本書は「第1部　がんの分子標的用語」「第2部　各臓器がんの分子標的治療」「分子標的治療薬／阻害剤ライブラリー」から構成されています．

がん治療の標的となる分子および分子標的治療薬について，分子の生理作用やがん化とのかかわりなどの基礎的な知見から，効果や適応など臨床での最新の情報まで網羅しています．なぜターゲットとして注目されているかを調べることはもちろん，治療薬・阻害剤名からその標的となる分子を引いたり，各臓器がん治療の最前線で使用されている治療薬を参照したりするなど，がん研究と分子標的治療の全貌を多方面から理解できます．

第1部　がんの分子標的用語

第1部ではがん治療の分子標的に関する用語（主に標的となる分子）についてカテゴリーごとに整理し，解説しています．

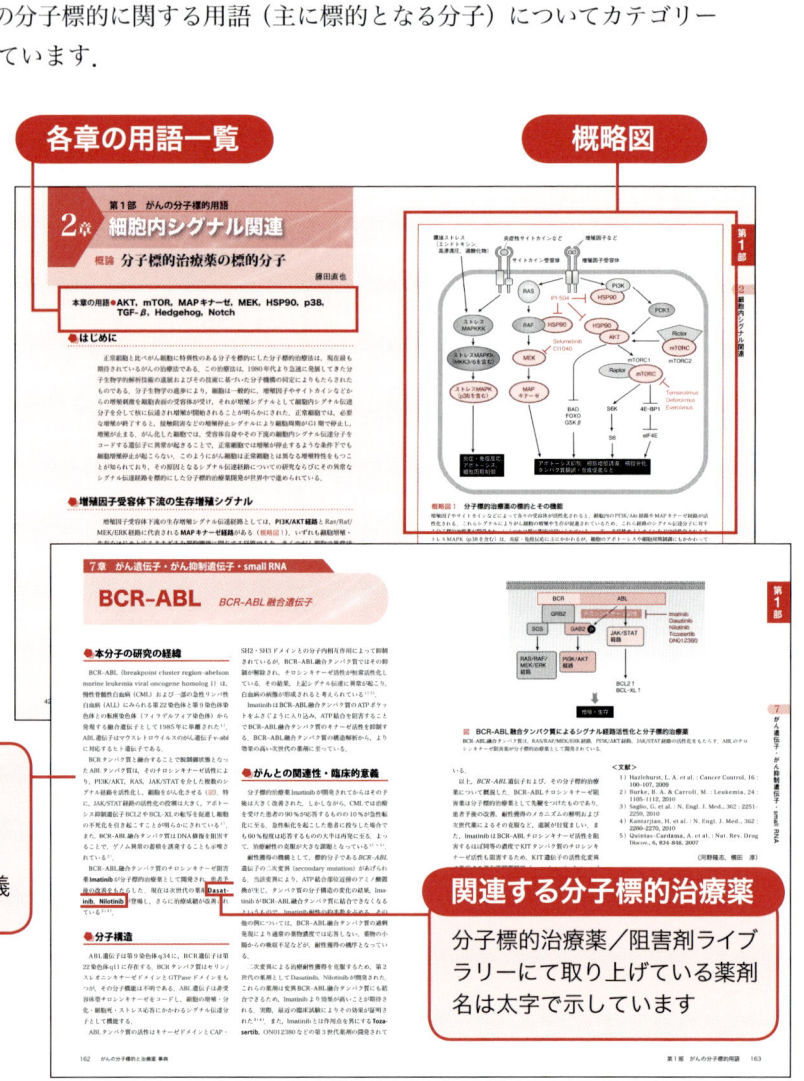

各章の用語一覧

概略図

● **概論**

各章のカテゴリーにおける，がん研究の進展状況，用語同士や治療薬との関係，シグナル伝達経路などを，概略図を交え解説しています．

● **用語**

研究の歴史や機能，がんとの関連性などを，用語ごとに見開き1ページとコンパクトにまとめました．

- 本分子の研究の経緯
- 分子構造
- 機能・役割
- がんとの関連性・臨床的意義

関連する分子標的治療薬

分子標的治療薬／阻害剤ライブラリーにて取り上げている薬剤名は太字で示しています

第2部　各臓器がんの分子標的治療

第2部では臓器がんごとに，適応・検討されている分子標的治療の最前線について解説しています．

関連する分子標的治療薬

参照しあうことで分子標的治療の全貌が掴めます

臨床試験の概要と結果

各臓器がんの代表的な臨床試験結果を模式図として示しています

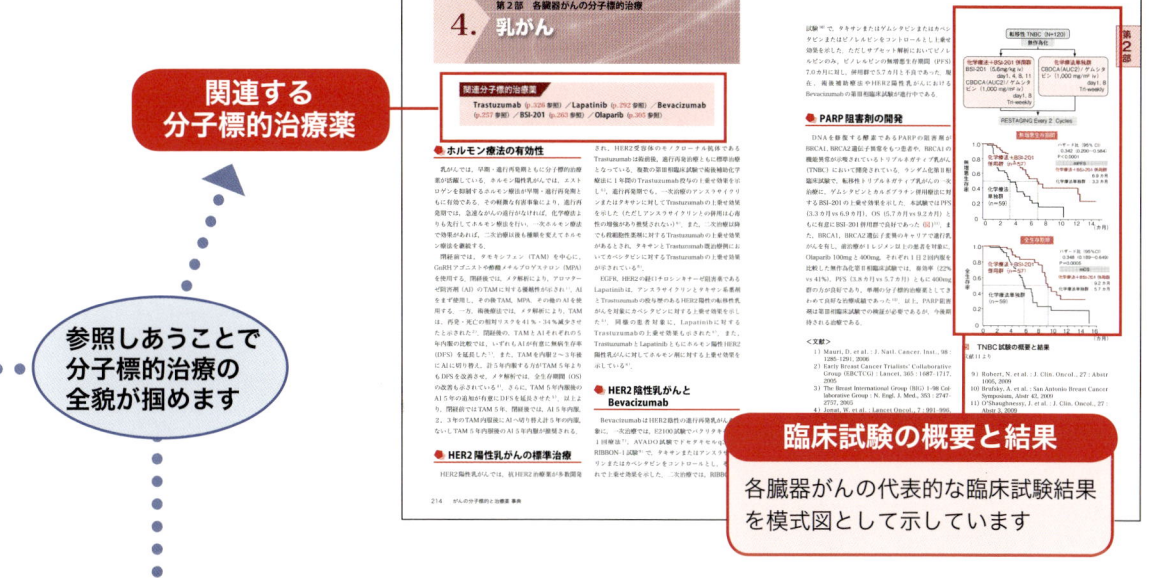

分子標的治療薬／阻害剤ライブラリー

国内承認薬から臨床試験中の分子標的治療薬まで，アルファベット順に並べ，それぞれの薬剤ごとに使用法や作用機序などをまとめています．別名も併せて記載していますので，商品名・開発コードからもお引きいただけます．

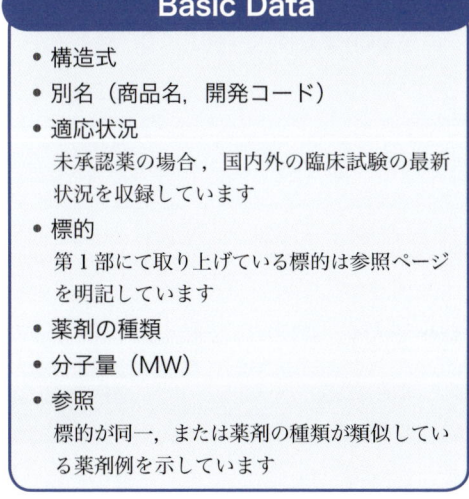

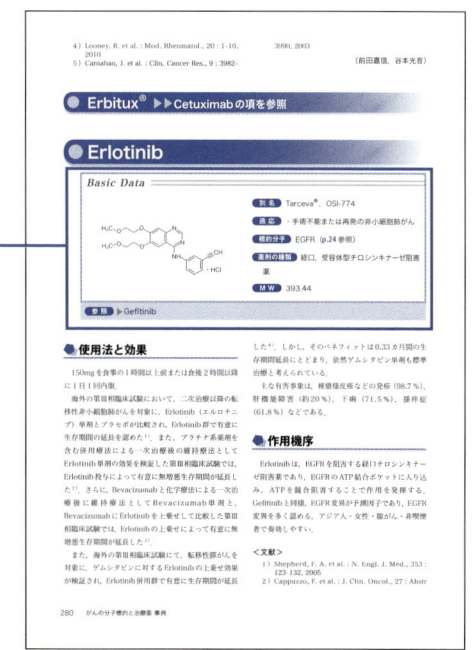

がんの分子標的と治療薬 事典

序 ……………………………………………………… 西尾和人，西條長宏 *3*

総論 がん薬物治療の歴史と展望 ……………………………… 西尾和人 *14*

第1部　がんの分子標的用語

1章　増殖因子受容体

概論 膜型チロシンキナーゼ受容体のシグナル伝達 …… 岡本 勇 *20*

用語
- EGFR ……… 竹澤 健, 岡本 勇 *24*
- HER3 ……… 谷﨑潤子, 岡本 勇 *28*
- IGFR ……… 岡本 渉, 岡本 勇 *32*
- RET ………… 竹澤 健, 岡本 勇 *36*
- ステロイド受容体
  　　………… 鶴谷純司, 岡本 勇 *40*
- HER2 ……… 谷﨑潤子, 岡本 勇 *26*
- FGFR ……… 武田真幸, 岡本 勇 *30*
- MET ………… 岡本 渉, 岡本 勇 *34*
- Eph受容体 ‥ 岡本邦男, 岡本 勇 *38*

2章　細胞内シグナル関連

概論 分子標的治療薬の標的分子 ……………………………… 藤田直也 *42*

用語
- AKT ………………… 藤田直也 *46*
- MAPキナーゼ ……… 藤田直也 *50*
- HSP90 ……………… 藤田直也 *54*
- TGF-β ……………… 藤田直也 *58*
- Notch ……………… 藤田直也 *62*
- mTOR ……………… 藤田直也 *48*
- MEK ………………… 藤田直也 *52*
- p38 ………………… 藤田直也 *56*
- Hedgehog ………… 藤田直也 *60*

Contents

3章　血管新生関連

概論 がん治療ターゲットとしての研究の進展状況
　　　　　　　　　　　　　　　　　　　　　　　　　　荒尾徳三，西尾和人　64

用語
- VEGF …… 荒尾徳三，西尾和人　68
- VEGFR …… 荒尾徳三，西尾和人　70
- PDGF …… 荒尾徳三，西尾和人　72
- PDGFR …… 荒尾徳三，西尾和人　74
- FGF …… 荒尾徳三，西尾和人　76
- PLGF …… 荒尾徳三，西尾和人　78
- HIF-1 …… 荒尾徳三，西尾和人　80
- DLL4 …… 荒尾徳三，西尾和人　82

4章　細胞表面のマーカー

概論 がん細胞にみられる細胞表面のマーカー　品川克至，谷本光音　84

用語
- B7H1 …… 小林孝一郎，谷本光音　88
- CD19 …… 遠西大輔，谷本光音　90
- CD20 …… 遠西大輔，谷本光音　92
- CD22 …… 遠西大輔，谷本光音　94
- CD26 …… 藤井昌学，谷本光音　96
- CD28 …… 西森久和，谷本光音　98
- CD33 …… 藤井伸治，谷本光音　100
- CD40 …… 近藤英生，谷本光音　102
- CD44 …… 久保寿夫，谷本光音　104
- CD52 …… 杉山暖子，谷本光音　106
- CD137 …… 久保西四郎，谷本光音　108
- CEA …… 柏原宏美，谷本光音　110
- EpCAM …… 市原英基，谷本光音　112
- MUC1 …… 堀田勝幸，谷本光音　114
- FLT3 …… 清井 仁，直江知樹　116

5章　免疫のマーカー

概論 サイトカイン・ケモカインとがん　　　　　伊藤 旭，石田高司　118

用語
- CCR4 …… 伊藤 旭，石田高司　120
- CTLA-4 …… 伊藤 旭，石田高司　122
- IL-6 …… 伊藤 旭，石田高司　124
- IL-10 …… 伊藤 旭，石田高司　126
- RANTES …… 伊藤 旭，石田高司　128

6章　細胞周期・アポトーシス・ネクローシス

概論 細胞周期・細胞死と分子標的　　　　　　　　　　　　冨田章弘　130

用語
- CDK …… 築茂由則　134
- SCF複合体 …… 築茂由則　136
- p53 …… 芳賀直実　138
- 微小管 …… 齋藤さかえ　140
- TNF-α …… 芳賀直実　142
- Fasリガンド …… 芳賀直実　144

- TRAILR ……………… 芳賀直実 *146*
- IAP ……………… 齋藤さかえ *150*
- PARP ……………… 築茂由則 *154*
- BCL2 ……………… 齋藤さかえ *148*
- HDAC ……………… 齋藤さかえ *152*
- Telomerase ………… 築茂由則 *156*

7章　がん遺伝子・がん抑制遺伝子・small RNA

概論 がん遺伝子・がん抑制遺伝子と small RNA
　………………………………………………… 河野隆志, 横田 淳 *158*

用語
- BCR-ABL …… 河野隆志, 横田 淳 *162*
- EML4-ALK … 河野隆志, 横田 淳 *166*
- BRAF ……… 河野隆志, 横田 淳 *170*
- APC ………… 河野隆志, 横田 淳 *174*
- KIT ………… 河野隆志, 横田 淳 *164*
- KRAS ……… 河野隆志, 横田 淳 *168*
- MYC ………… 河野隆志, 横田 淳 *172*
- let-7 miRNA　河野隆志, 横田 淳 *176*

8章　転移・微小環境

概論 がんの転移と分子標的 ……………………… 山田忠明, 矢野聖二 *178*

用語
- αvβ3 …… 山田忠明, 矢野聖二 *182*
- VCAM-1 … 山田忠明, 矢野聖二 *186*
- Wnt ……… 山田忠明, 矢野聖二 *190*
- MMP ……… 山田忠明, 矢野聖二 *184*
- RANKL …… 山田忠明, 矢野聖二 *188*

9章　その他

用語
- DNAメチル化 ……………………………… 浅田 潔, 牛島俊和 *192*
- がん幹細胞 ………………………………… 浅田 潔, 牛島俊和 *194*
- プロテアソーム …………………………… 浅田 潔, 牛島俊和 *196*
- 糖タンパク質17-1A ……………………… 浅田 潔, 牛島俊和 *198*
- スプライシング …………………………… 浅田 潔, 牛島俊和 *200*
- 転写因子（特にSTAT3）………………… 浅田 潔, 牛島俊和 *202*

第2部　各臓器がんの分子標的治療

1. 脳腫瘍（悪性神経膠腫）………………………………… 永根基雄 *206*
2. 頭頸部がんと食道がん ………………………………… 藤井博文 *209*

3. 肺がん……………………………………………………………… 岡本 勇 *212*
4. 乳がん………………………………………………… 小野麻紀子, 田村研治 *214*
5. 胃がん・GIST ……………………………………………………… 佐藤太郎 *216*
6. 肝がん………………………………… 古瀬純司, 鈴木英一郎, 長島文夫 *218*
7. 大腸がん…………………………………………… 宇津欣和, 吉野孝之 *220*
8. 腎がん………………………………… 髙羽夏樹, 本郷文弥, 三木恒治 *222*
9. 卵巣がん・子宮頸がん …………………………… 水口剛雄, 吉川裕之 *226*
10. 造血器腫瘍 ……………………………………………………… 三谷絹子 *228*

分子標的治療薬／阻害剤ライブラリー

概論 分子標的治療薬開発・臨床評価 ……………………………… 西條長宏 *234*

- 103D5R ………………… 荒尾徳三, 西尾和人 *242*
- ¹³¹I-Tositumomab
  ………………………… 品川克至, 谷本光音 *243*
- ⁹⁰Y-Ibritumomab tiuxetan
  ………………………… 品川克至, 谷本光音 *244*
- Adecatumumab … 市原英基, 谷本光音 *245*
- AEG35156 ……………………… 安田 純 *246*
- Afinitor® ⇒ Everolimus
- AG-013736 ⇒ Axitinib
- Alemtuzumab ……… 前田嘉信, 谷本光音 *247*
- ALN-VSP02 …………………… 安田 純 *248*
- AMG102 ……………… 朝比奈肇, 山本 昇 *250*
- AMG162 ⇒ Denosumab
- AMG479 …………………… 藤原 豊 *251*
- AMG706 ⇒ Motesanib
- AMN107 ⇒ Nilotinib
- Amnolake® ⇒ Tamibarotene
- AP23573 ⇒ Deforolimus
- ARQ197 ……………… 朝比奈肇, 山本 昇 *252*
- ARRY-142886 ⇒ Selumetinib
- AT9283 …………………… 向原 徹 *253*
- ATRA ⇒ Tretinoin
- Avastin® ⇒ Bevacizumab
- Axitinib ……………… 堀之内秀仁, 関根郁夫 *255*
- AZD2171 ⇒ Cediranib
- AZD2281 ⇒ Olaparib
- AZD6244 ⇒ Selumetinib
- BAY43-9006 ⇒ Sorafenib
- Bevacizumab ……… 堀之内秀仁, 関根郁夫 *257*
- Bexxar® ⇒ ¹³¹I-Tositumomab
- BIBW-2992 ……… 小野麻紀子, 田村研治 *258*
- BMS-354825 ⇒ Dasatinib
- BMS-540215 ⇒ Brivanib
- BMS-734016 ⇒ Ipilimumab
- Bortezomib ………… 李 政樹, 飯田真介 *260*
- Bosutinib …………………… 向原 徹 *261*
- Brivanib ……………… 堀之内秀仁, 関根郁夫 *262*
- BSI-201 ……………… 瀧川奈義夫, 谷本光音 *263*
- Campath® ⇒ Alemtuzumab
- Canertinib ………… 小野麻紀子, 田村研治 *264*
- Carfilzomib ………… 李 政樹, 飯田真介 *265*
- CC-5013 ⇒ Lenalidomide
- CCI-779 ⇒ Temsirolimus
- Cediranib ……………… 堀之内秀仁, 関根郁夫 *267*

- CEP-701 ⇒ Lestaurtinib
- Cetuximab ········ 小野麻紀子，田村研治 *268*
- Chetomin ········ 荒尾徳三，西尾和人 *269*
- CI1033 ⇒ Canertinib
- CI1040 ················ 中村鑑斗，藤田直也 *270*
- Cixutumumab ····················· 藤原 豊 *271*
- CNTO328 ⇒ Siltuximab
- CP-751,871 ⇒ Figitumumab
- Dalotuzumab ···················· 藤原 豊 *272*
- Dasatinib ····························· 向原 徹 *273*
- Deforolimus ····· 中村鑑斗，藤田直也 *274*
- Denosumab ························ 冨田章弘 *275*
- Echinomycin ···· 荒尾徳三，西尾和人 *276*
- Edrecolomab ········ 李 政樹，飯田真介 *277*
- EMD7200 ⇒ Matuzumab
- Epigallocatechin ·· 李 政樹，飯田真介 *278*
- Epratuzumab ······ 前田嘉信，谷本光音 *279*
- Erbitux® ⇒ Cetuximab
- Erlotinib ············ 小野麻紀子，田村研治 *280*
- Ertumaxomab ··· 小野麻紀子，田村研治 *281*
- Everolimus ········ 中村鑑斗，藤田直也 *282*
- EXEL-7647 ⇒ XL647
- Figitumumab ······················ 藤原 豊 *283*
- Foretinib ············· 朝比奈肇，山本 昇 *284*
- G3139 ⇒ Oblimersen
- GDC-0449 ········· 中村鑑斗，藤田直也 *285*
- Gefitinib ············ 小野麻紀子，田村研治 *286*
- GEM1640 ⇒ AEG35156
- Gemtuzumab ozogamicin
  ·························· 前田嘉信，谷本光音 *287*
- Genasense® ⇒ Oblimersen
- Gleevec® ⇒ Imatinib
- GSK1363089 ⇒ Foretinib
- GW786034 ⇒ Pazopanib
- GW572016 ⇒ Lapatinib
- Herceptin® ⇒ Trastuzumab
- HKI-272 ⇒ Neratinib
- h-R3 ⇒ Nimotuzumab
- Ibritumomab ⇒ ⁹⁰Y-Ibritumomab tiuxetan
- Imatinib ···························· 向原 徹 *289*

- IMC-A12 ⇒ Cixutumumab
- IMC-C225 ⇒ Cetuximab
- IPI-504 ················ 中村鑑斗，藤田直也 *290*
- Ipilimumab ············ 伊藤 旭，石田高司 *291*
- Iressa® ⇒ Gefitinib
- KU0059436 ⇒ Olaparib
- Lapatinib ··········· 小野麻紀子，田村研治 *292*
- LBH589 ⇒ Panitumumab
- Lenalidomide ····· 堀之内秀仁，関根郁夫 *293*
- Lestaurtinib ························· 藤原 豊 *294*
- Lonafarnib ··························· 安田 純 *296*
- Matuzumab ······ 小野麻紀子，田村研治 *297*
- MDX-010 ⇒ Ipilimumab
- Midostaurin ························ 藤原 豊 *298*
- MK-0457 ⇒ Tozasertib
- MK0646 ⇒ Dalotuzumab
- MK-8669 ⇒ Deforolimus
- Motesanib ········ 堀之内秀仁，関根郁夫 *299*
- MT201 ⇒ Adecatumumab
- Mylotarg® ⇒ Gemtuzumab ozogamicin
- Neratinib ··························· 藤阪保仁 *301*
- Nexavar® ⇒ Sorafenib
- Nilotinib ······························ 向原 徹 *302*
- Nimotuzumab ····················· 藤阪保仁 *303*
- Oblimersen ·························· 安田 純 *304*
- Olaparib ············· 瀧川奈義夫，谷本光音 *305*
- Omnitarg® ⇒ Pertuzumab
- OSI-774 ⇒ Erlotinib
- Panitumumab ······················ 藤阪保仁 *306*
- Panorex® ⇒ Edrecolomab
- Pazopanib ········ 堀之内秀仁，関根郁夫 *307*
- PD184352 ⇒ CI1040
- Pertuzumab ························ 藤阪保仁 *309*
- PF-00299804 ······················ 藤阪保仁 *310*
- PF-05208748 ⇒ Temsirolimus
- PKC-412 ⇒ Midostaurin
- PR-171 ⇒ Carfilzomib
- PS-341 ⇒ Bortezomib
- PTK/ZK ⇒ Vatalanib
- PTK787 ⇒ Vatalanib

Contents

- PX-478 ……………… 荒尾徳三，西尾和人 *311*
- R115777 ⇒ Tipifarnib
- R1507 …………………………… 藤原 豊 *312*
- RAD001 ⇒ Everolimus
- Retaspimycin hydrochloride ⇒ IPI-504
- RG3616 ⇒ GDC-0449
- Ridaforolimus ⇒ Deforolimus
- Rituxan® ⇒ Rituximab
- Rituximab …………… 品川克至，谷本光音 *313*
- SAHA ⇒ Vorinostat
- Sarasar® ⇒ Lonafarnib
- SCH66336 ⇒ Lonafarnib
- Selumetinib ………… 中村鑑斗，藤田直也 *314*
- Semaxanib ……………………… 藤原 豊 *316*
- Semaxinib ⇒ Semaxanib
- Siltuximab …………… 伊藤 旭，石田高司 *317*
- SKI-606 ⇒ Bosutinib
- Sorafenib ……………… 荒尾徳三，西尾和人 *318*
- Sprycel® ⇒ Dasatinib
- STI-571 ⇒ Imatinib
- SU5416 ⇒ Semaxanib
- Sunitinib …………… 堀之内秀仁，関根郁夫 *319*
- Sutent® ⇒ Sunitinib
- Tamibarotene ………… 李 政樹，飯田真介 *320*
- Tarceva® ⇒ Erlotinib
- Tasigna® ⇒ Nilotinib
- Temsirolimus ……… 中村鑑斗，藤田直也 *321*
- Thalidomide …… 堀之内秀仁，関根郁夫 *322*
- Tipifarnib ………………………… 安田 純 *323*
- Torisel® ⇒ Temsirolimus
- Tositumomab ⇒ ^{131}I-Tositumomab
- Tovok® ⇒ BIBW-2992
- Tozasertib ……………………… 向原 徹 *325*
- Trastuzumab ………………… 藤阪保仁 *326*
- Tretinoin …………… 李 政樹，飯田真介 *327*
- Tykerb® ⇒ Lapatinib
- Vandetanib ……… 堀之内秀仁，関根郁夫 *328*
- Vatalanib ………………………… 安田 純 *329*
- Vectibix® ⇒ Panitumumab
- Velcade® ⇒ Bortezomib
- Vesanoid® ⇒ Tretinoin
- Vorinostat …………… 武田洋正，谷本光音 *330*
- XL184 ………………… 朝比奈肇，山本 昇 *331*
- XL647 …………………………… 藤阪保仁 *332*
- XL880 ⇒ Foretinib
- Zarnestra® ⇒ Tipifarnib
- ZD1839 ⇒ Gefitinib
- ZD6474 ⇒ Vandetanib
- Zevalin® ⇒ ^{90}Y-Ibritumomab tiuxetan
- Zolinza® ⇒ Vorinostat

● 索 引 ——————————————— *334*

執筆者一覧

● 編　集

西尾和人	近畿大学医学部ゲノム生物学教室
西條長宏	近畿大学医学部腫瘍内科学

● 執　筆（五十音順）

浅田　潔	国立がん研究センター研究所発がん研究部		鶴谷純司	近畿大学医学部内科学腫瘍内科部門
朝比奈肇	北海道大学大学院医学研究科呼吸器内科学分野		遠西大輔	岡山大学病院血液・腫瘍・呼吸器・アレルギー内科
荒尾徳三	近畿大学医学部ゲノム生物学教室		冨田章弘	財団法人癌研究会癌化学療法センターゲノム研究部
飯田真介	名古屋市立大学大学院医学研究科腫瘍・免疫内科学		直江知樹	名古屋大学大学院医学系研究科血液・腫瘍内科
石田高司	名古屋市立大学大学院医学研究科腫瘍・免疫内科学		長島文夫	杏林大学医学部腫瘍内科
市原英基	岡山大学病院血液・腫瘍・呼吸器・アレルギー内科		永根基雄	杏林大学医学部脳神経外科
伊藤　旭	名古屋市立大学大学院医学研究科腫瘍・免疫内科学		中村鑑斗	財団法人癌研究会癌化学療法センター基礎研究部/東京大学大学院薬学系研究科
牛島俊和	国立がん研究センター研究所発がん研究部			
宇津欣和	国立がん研究センター東病院化学療法科		西尾和人	近畿大学医学部ゲノム生物学教室
岡本　勇	近畿大学医学部内科学腫瘍内科部門		西森久和	岡山大学病院血液・腫瘍・呼吸器・アレルギー内科
岡本邦男	近畿大学医学部内科学腫瘍内科部門		芳賀直実	財団法人癌研究会癌化学療法センターゲノム研究部
岡本　渉	近畿大学医学部内科学腫瘍内科部門		藤井伸治	岡山大学病院血液・腫瘍・呼吸器・アレルギー内科
小野麻紀子	国立がん研究センター中央病院乳腺科・腫瘍内科		藤井博文	自治医科大学附属病院腫瘍センター臨床腫瘍科
柏原宏美	岡山大学病院血液・腫瘍・呼吸器・アレルギー内科		藤井昌学	岡山大学病院血液・腫瘍・呼吸器・アレルギー内科
清井　仁	名古屋大学医学部附属病院難治感染症部		藤阪保仁	近畿大学医学部内科学腫瘍内科部門
久保寿夫	岡山大学病院血液・腫瘍・呼吸器・アレルギー内科		藤田直也	財団法人癌研究会癌化学療法センター基礎研究部
久保西四郎	岡山医療センター血液内科		藤原　豊	神戸大学医学部腫瘍内科
河野隆志	国立がん研究センター研究所生物学部		古瀬純司	杏林大学医学部腫瘍内科
小林孝一郎	岡山大学病院血液・腫瘍・呼吸器・アレルギー内科		堀田勝幸	岡山大学病院血液・腫瘍・呼吸器・アレルギー内科
近藤英生	岡山大学病院血液・腫瘍・呼吸器・アレルギー内科		堀之内秀仁	国立がん研究センター中央病院呼吸器腫瘍科呼吸器内科
西條長宏	近畿大学医学部腫瘍内科学			
齋藤さかえ	財団法人癌研究会癌化学療法センターゲノム研究部		本郷文弥	京都府立医科大学泌尿器外科学
佐藤太郎	近畿大学医学部内科学腫瘍内科部門		前田嘉信	岡山大学病院血液・腫瘍・呼吸器・アレルギー内科
品川克至	岡山大学病院血液・腫瘍・呼吸器・アレルギー内科		三木恒治	京都府立医科大学泌尿器外科学・腫瘍薬剤御学
杉山暖子	岡山大学病院血液・腫瘍・呼吸器・アレルギー内科		三谷絹子	獨協医科大学血液・腫瘍内科
鈴木英一郎	杏林大学医学部腫瘍内科		水口剛雄	筑波大学人間総合科学研究科臨床医学系産婦人科
関根郁夫	国立がん研究センター中央病院呼吸器腫瘍科呼吸器内科		向原　徹	神戸大学医学部附属病院腫瘍センター
髙羽夏樹	京都府立医科大学腫瘍薬剤御学・泌尿器外科学		安田　純	財団法人癌研究会癌研究所細胞生物部/東北大学COEフェロー
瀧川奈義夫	岡山大学病院血液・腫瘍・呼吸器・アレルギー内科			
竹澤　健	近畿大学医学部内科学腫瘍内科部門		矢野聖二	金沢大学がん研究所腫瘍内科
武田洋正	岡山大学病院血液・腫瘍・呼吸器・アレルギー内科		山田忠明	金沢大学がん研究所腫瘍内科
武田真幸	近畿大学医学部内科学腫瘍内科部門		山本　昇	国立がん研究センター中央病院呼吸器腫瘍科呼吸器内科
谷﨑潤子	近畿大学医学部内科学腫瘍内科部門		横田　淳	国立がん研究センター研究所生物学部
谷本光音	岡山大学病院血液・腫瘍・呼吸器・アレルギー内科		吉川裕之	筑波大学人間総合科学研究科臨床医学系産婦人科
田村研治	国立がん研究センター中央病院乳腺科・腫瘍内科		吉野孝之	国立がん研究センター東病院消化器内科
築茂由則	財団法人癌研究会癌化学療法センターゲノム研究部		李　政樹	名古屋市立大学大学院医学研究科腫瘍・免疫内科学

総論

総論 がん薬物治療の歴史と展望

西尾和人

はじめに

　抗がん薬の起源は，化学兵器である毒ガス，マスタードガスの研究に遡ることができる．その後の歴史を，抗がん薬の創薬スクリーニングの点から，説明したい．スクリーニングの方法論としては，動物がんモデルやがん細胞株（cell based screening）によるランダムスクリーニングからtarget based screeningへと大きな転換を迎えた．

ランダムスクリーニングの歴史

　抗がん薬のスクリーニングは1950年前後，可移植性実験腫瘍の樹立とあいまって開始された．以来，半世紀にわたり，腫瘍移植動物モデルと培養がん細胞を用いたスクリーニングが試みられてきた[1]．

　1940年代にナイトロジェンマスタード，メトトレキセートが誕生した．1950年代には5-フルオロウラシル（5-FU），シクロホスファミド，マイトマイシンC，ビンカアルカロイド，1960年代にはシタラビン（Ara-C），ダウノルビシン，1970年代にはドキソルビシン，ブレオマイシン，シスプラチン，1980年代にはタモキシフェン，エトポシド，インターフェロンなど多くの抗がん薬が開発され，近年では，パクリタキセル，ドセタキセル，塩酸イリノテカン，ゲムシタビンなどが開発されてきた．これらの多くは化合物ライブラリーのランダムスクリーニングから選択されてきたものが多い．

1) cell based screening

　抗がん薬の化合物スクリーニングは，動物がんモデルによるスクリーニングから始まり，培養がん細胞を用いたランダムスクリーニング（cell based screening）へと進んできた．

　その中心となってきたのは米国国立がん研究所（National Cancer Institute：NCI）における抗がん薬スクリーニングパネルである．1950年当初sarcome 180などの数種の実験腫瘍を利用して始まり，1950年代に多くの動物腫瘍が用いられるようになった[1]．

　我が国では，戦後，吉田肉腫（ラット），腹水肝がんで抗がん薬スクリーニングが始められた．我が国からは1951年に石川らによりナイトロミンが初めて，抗がん薬として報告された．1970年代に入り，マウス白血病P388細胞が用いられるようになった．さらに，セカンドスクリーニング以降としては，マウスB16メラノーマ，ヒト乳がんMX-1などからなるスクリーニングパネルが用いられた．

2) disease-oriented screening

　1985年以降，NCIでは従来の白血病細胞を中心としたスクリーニングパネルから，ヒト由来固形がん細胞を中心としたスクリーニングへと変換された．ヒト臨床材料を用いた，

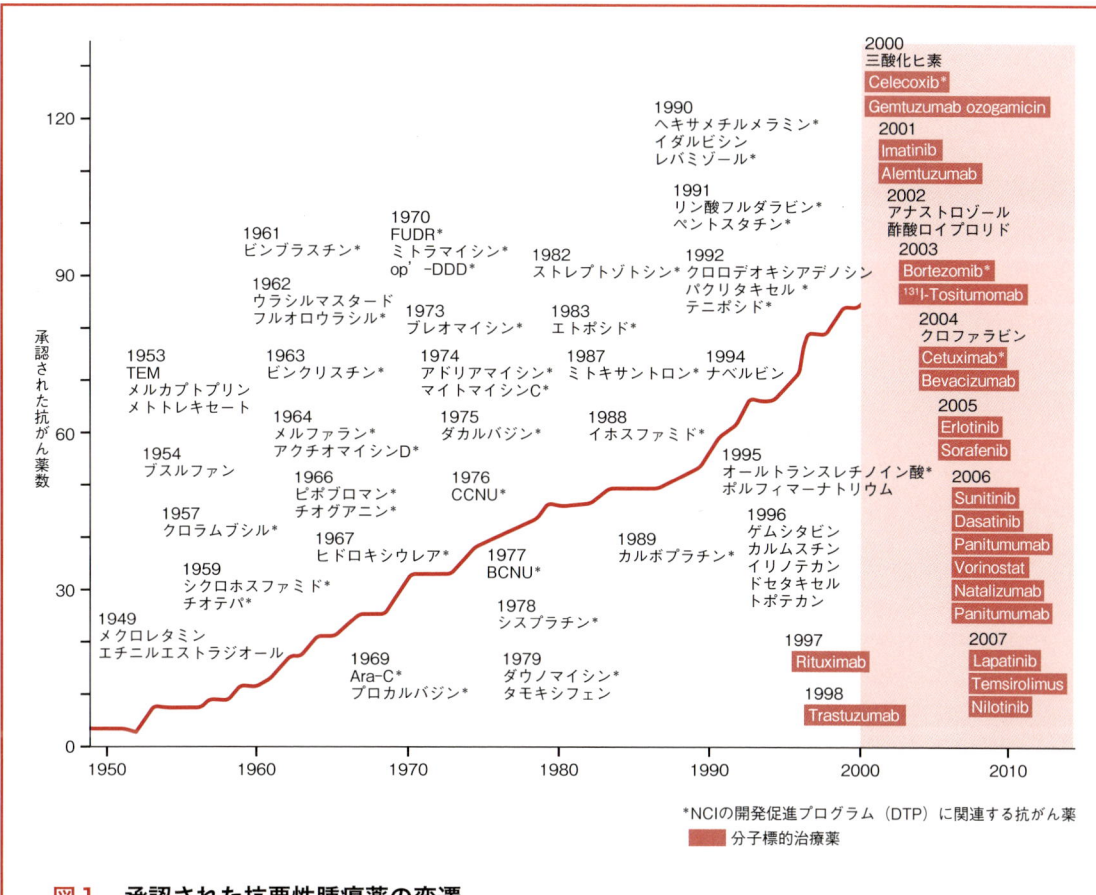

図1 承認された抗悪性腫瘍薬の変遷
1940年代以降、FDAで承認された抗悪性腫瘍薬の年次別推移を示す。承認される抗悪性腫瘍薬の数は確実に増加しているが、2000年以降、様相に変化が生じる。承認される抗悪性腫瘍薬の多数が分子標的治療薬（赤色）となった

ヒト腫瘍コロニーアッセイも試みられたが、低スループットで実用性に乏しかった。

1989年より、60種類のヒト培養がん細胞パネル（NCI-60）を用いたDOS（disease-oriented screening）が開始された。これは60種類の細胞株を用いた化合物スクリーニングを行うものである[2]。その特徴は単なるcell based screeningではなくインフォーマティクスの導入によって作用メカニズムが推定できる点である。NCI-60を用いた一次スクリーニングの後、semi-in-vivoの系である限外濾過膜が実施され、その後ゼノグラフトモデルによってin vivoによる評価がなされた。

◆ 分子標的治療薬の登場

1）target based screening

一方で、2000年以降の分子標的薬の登場（図1，表1）はスクリーニングにもパラダイムシフトをもたらした。特定の標的となる分子を阻害する化合物を探索するtarget based screeningの登場である。はじめに標的を設定し、その標的分子に対し、無細胞のアッセイ系で特異的阻害作用を示す化合物を化合物ライブラリーから選択する。その後、細胞株

表1 我が国で承認されている主な分子標的治療薬

種類		薬剤	標的分子
抗体	ヒト化モノクローナル抗体	Bevacizumab	VEGF
	キメラ型モノクローナル抗体	Cetuximab	EGFR
	ヒト化モノクローナル抗体	Panitumumab	EGFR
	ヒト化モノクローナル抗体	Trastuzumab	HER2
	ヒト化モノクローナル抗体	Gemtuzumab ozogamicin	CD33
	キメラ型モノクローナル抗体	Rituximab	CD20
	マウス型モノクローナル抗体	^{90}Y-Ibritumomab tiuxetan	CD20
小分子	チロシンキナーゼ阻害薬	Gefitinib	EGFR
	チロシンキナーゼ阻害薬	Erlotinib	EGFR
	マルチキナーゼ阻害薬	Imatinib	PDGFR, KIT, BCR-ABL
	マルチキナーゼ阻害薬	Sunitinib	VEGFR, PDGFR, KIT, FLT3など
	マルチキナーゼ阻害薬	Sorafenib	VEGFR, PDGFR, RAF, c-KIT, FLT3など
	プロテアソーム阻害薬	Bortezomib	20Sプロテアソーム

レベル,in vivoレベルで,抗腫瘍作用を検証していくというステップへと進む[3].その過程において,POC(proof of concept),言い換えれば,目的とする標的に作用し,それがゆえに抗腫瘍効果を発揮するということを示すことが重要と考えられるようになった.POCは薬剤開発のスクリーニングの段階から,臨床試験の段階において重要である(図2).

抗がん薬開発のスクリーニング法で,最近議論されているのが米国食品医薬品局(FDA)などが推進するフェーズ0(探索的新薬臨床試験)である[4].薬剤として,薬物動態的にあるいは薬効的に臨床試験で検証できるレベルなのかを明らかにする.薬効面では新薬候補がヒトでも標的タンパク質と結合し,目的の標的に本当に作用するか(POC),まず,低用量でヒトで確かめようというものである.低用量での検討なので臨床的効果は期待できないなど倫理面での議論が続いている.

2)オンターゲット効果とオフターゲット効果

また,それに伴いオンターゲット効果(on-target effect)とオフターゲット効果(off-target effect)という言葉が用いられるようになった.分子標的薬は,狙った標的に作用することによって現れる本来の効果,すなわちオンターゲット効果を頼りに開発を行っているが,他の分子にも高い親和性を示し,想定外の効果を示すことがある.これをオフターゲット効果と呼ぶ.オフターゲット効果は有害事象をもたらすと考えられているが,オフターゲット効果により抗腫瘍効果が発揮されると考えられる場合もある.例えば,ImatinibはBCR-ABLに対して作用するチロシンキナーゼ阻害薬であって,慢性骨髄性白血病に有効である.元来はPDGFRに作用する阻害薬として開発されていた.しかし研究の進展に伴い前述のBCR-ABL,あるいは消化管間質腫瘍(gastrointestinal stromal tumor:GIST)

非小細胞肺がん	結腸がん	直腸がん	消化管間質腫瘍（GIST）	腎がん	乳がん	肝がん	急性リンパ性白血病	急性骨髄性白血病	慢性骨髄性白血病	悪性リンパ腫	多発性骨髄腫	適応の詳細
	●	●										治療切除不能な進行または再発結腸・直腸がん
	●	●										EGFR陽性の治療切除不能な進行または再発結腸・直腸がん
	●	●										KRAS遺伝子野生型の治療切除不能な進行・再発結腸・大腸がん
					●							HER2過剰発見が確認された転移性乳がん，HER2過剰発見が確認された乳がんにおける術後補助化学療法
								●				再発または難治性のCD33陽性の急性骨髄性白血病
										●		CD20陽性のB細胞性非ホジキンリンパ腫
										●		CD20陽性の再発または難治性の低悪性度B細胞性非ホジキンリンパ腫およびマントル細胞リンパ腫
●												手術不能または再発非小細胞肺がん
●												手術不能または再発非小細胞肺がん
			●				●		●			慢性骨髄性白血病，KIT（CD117）陽性消化管間質腫瘍，フィラデルフィア染色体陽性急性リンパ性白血病
			●	●								Imatinib耐性の消化管間質腫瘍，根治切除不能または転移性の腎細胞がん
				●		●						根治切除不能または転移性の腎細胞がん，切除不能な肝細胞がん
											●	再発または難治性の多発性骨髄腫

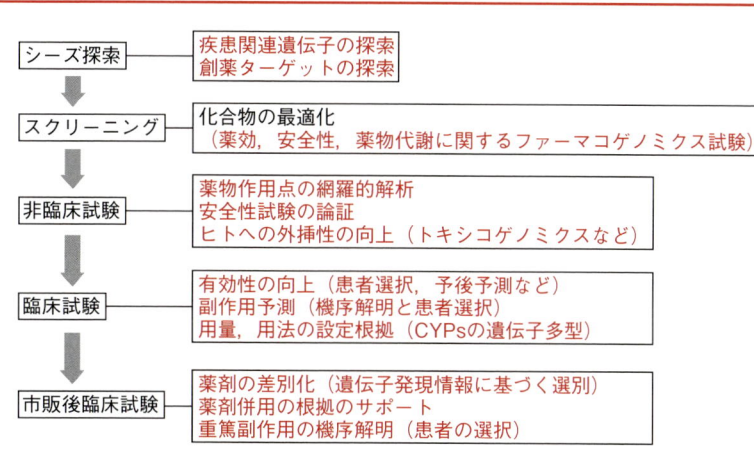

図2　医薬品開発におけるゲノム情報

医薬品開発は，シーズ探索から，化合物スクリーニング，非臨床試験を経て，臨床試験へと長い年月と膨大な研究費を掛けて行われる．分子標的治療薬の開発には，標的分子の探索，決定が重要な最初のステップであるが，各開発ステージにおいて，proof of conceptが重要であり，その達成のために薬理ゲノム情報が利用される．各開発段階（赤字で記している部分）でPOCが必要

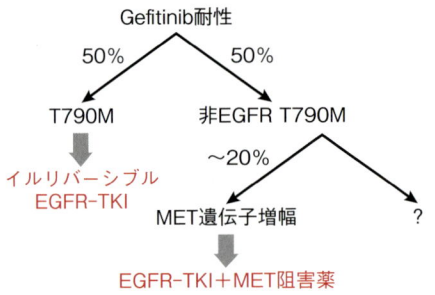

図3　EGFR-TKIの耐性獲得機序のその克服戦略
非小細胞肺がんにおいて，EGFR-TKIに対して耐性となる例の分子メカニズムとして約50％にみられる二次的点突然変異はT790Mである．また，それ以外には約20％で認められるMET遺伝子増幅，その他HGFなどの関与が考えられている．T790M変異獲得による耐性となった場合には，イルリバーシブルEGFR-TKIにより，また，MET遺伝子増幅による耐性にはMET阻害薬による耐性克服治療戦略が非臨床で示され，現在臨床試験が進行中である

で変異，活性化されているKITに作用し効果を発揮することが示された[5]．

また，腫瘍を標的とするチロシンキナーゼ阻害薬においては，腫瘍における体細胞変異との関係が明らかになってきた．EGFR特異的チロシンキナーゼ阻害薬（EGFR-TKI）Gefitinib，ErlotinibなどがEGFR遺伝子変異を有する肺がんに対し有効性を示すこと[6][7]，さらにこれらに対する耐性にはMET遺伝子の増幅[8]，二次的な変異の獲得[9]，HGF[10]などが関与していることも明らかになってきている．現在では，これら，分子標的治療薬に対する耐性のメカニズム解明とそれに基づく耐性克服のための治療戦略の検討が行われれている（図3）．

個別化治療への方向性

また，抗EGFR抗体がKRAS遺伝子変異を有する大腸がんに対しては無効であり，治療選択にあたりKRAS遺伝子変異検査が必要となっている．これらのバイオマーカーに関する知見は，分子標的治療薬による個別化治療への方向性を示していると考えられる．特に，体細胞変異については，がん遺伝子依存性（oncogene addiction）と呼ばれる考え方で説明がつき，依存している分子を同定するというアプローチが進んでくるものと思われ，薬剤・診断共同開発（drug-diagnosis co-development）も必要である．

<文献>

1) 塚越茂：米国国立研究所の新しい抗がん剤スクリーニング法について，癌と化学療法社，11：1134-1139, 1984
2) Rubinstein, L. V. et al. : J. Natl. Cancer Inst., 82 : 1113-1118, 1990
3) 矢守隆夫：癌治療の新たな試み 新編II（西條長宏/編），pp36-53, 医薬ジャーナル社，2005
4) Kummar, S. et al. : Eur. J. Cancer, 45 : 741-746, 2008
5) Giles, F. J. et al. : Leukemia, 23 : 1698-1707, 2009
6) Mok, T. S. et al. : N. Engl. J. Med., 361 : 947-957, 2009
7) Mitsudomi, T. et al. : Lancet Oncol., 11 : 121-128, 2010
8) Bean, J. et al. : Proc. Natl. Acad. Sci. USA, 104 : 20932-20937, 2007
9) Pao, W. et al. : PLoS Med., 2 : E73, 2005
10) Yamada, T. et al. : Clin. Cancer Res., 16 : 174-183, 2010

第1部
がんの分子標的用語

第1部 がんの分子標的用語

1章 増殖因子受容体

概論 膜型チロシンキナーゼ受容体のシグナル伝達

岡本 勇

本章の用語 ● EGFR，HER2，HER3，FGFR，IGFR2，MET，RET，Eph受容体，ステロイド受容体

◆ はじめに

　細胞表面に発現しているさまざまな増殖因子受容体に増殖因子が結合し，細胞内にシグナルが伝わることで細胞の増殖は引き起こされている．これらの伝達経路に異常が生じると細胞の無秩序な増殖が引き起こされ，多くのがんで，この異常がその生物学的特性の一因をなしている．

◆ 膜型チロシンキナーゼ受容体

　がんの発生と進展に重要とされる代表的な増殖因子受容体として膜型チロシンキナーゼ受容体があげられ，これまでに50種類以上が同定されている．これら受容体は糖鎖修飾された細胞外の増殖因子結合部位，細胞膜貫通領域，種を超えその構造がよく保存された細胞質内のチロシンキナーゼドメインからなる．受容体はアデノシン三リン酸（adenosine triphosphate：ATP）のリン酸基を受容体やシグナル下流タンパク質内に存在するチロシン残基へ転移させる触媒の役割をする．シグナルはこのようにリン酸基を媒介として伝達されてゆく．増殖因子受容体は構造的類似性により分類される．多くの受容体は増殖因子結合部位の細胞外領域としてシステインリッチモチーフ，免疫グロブリン様繰り返しモチーフ（Ig様ドメイン），フィブロネクチン様繰り返しモチーフ（フィブロネクチンIIIリピート）など独特の構造物を有し，これらのさまざまな組み合わせパターンにより特異的な増殖因子との親和性を生み出すことができる[1)2)]（概略図1）．

　増殖因子（リガンド）が膜型チロシンキナーゼ受容体へ結合すると隣接した受容体同士の二量体（ダイマー）形成が起こる．二量体形成は同じ受容体間で起こる場合と（ホモダイマー），異なる受容体間で形成される場合がある（ヘテロダイマー）．増殖因子による受容体二量体にはさまざまな様式がある．血小板由来増殖因子（PDGF）はそれ自身がジスルフィド結合によって結ばれた二量体リガンドであり，これがPDGFRに結合することによってPDGFR同士を架橋する．これに対して単量体リガンドである上皮成長因子（EGF）は，その受容体であるEGFRに結合することによって受容体の細胞外領域の立体構造（コンフォメーション）を変化させることにより，リガンドを結合したEGFR同士が架橋をつくるようにしている．受容体の二量体形成が起こると，これら受容体の細胞内領域のコンフォメーションが変化することにより，そのチロシンキナーゼ活性を亢進させる[3)]．活性化した膜型チロシンキナーゼ受容体は，自身のキナーゼドメイン部チロシン残基をリン酸化（自己リン酸化）し，この部分でSH2ドメイン（リン酸化チロシンを含むペプチドモ

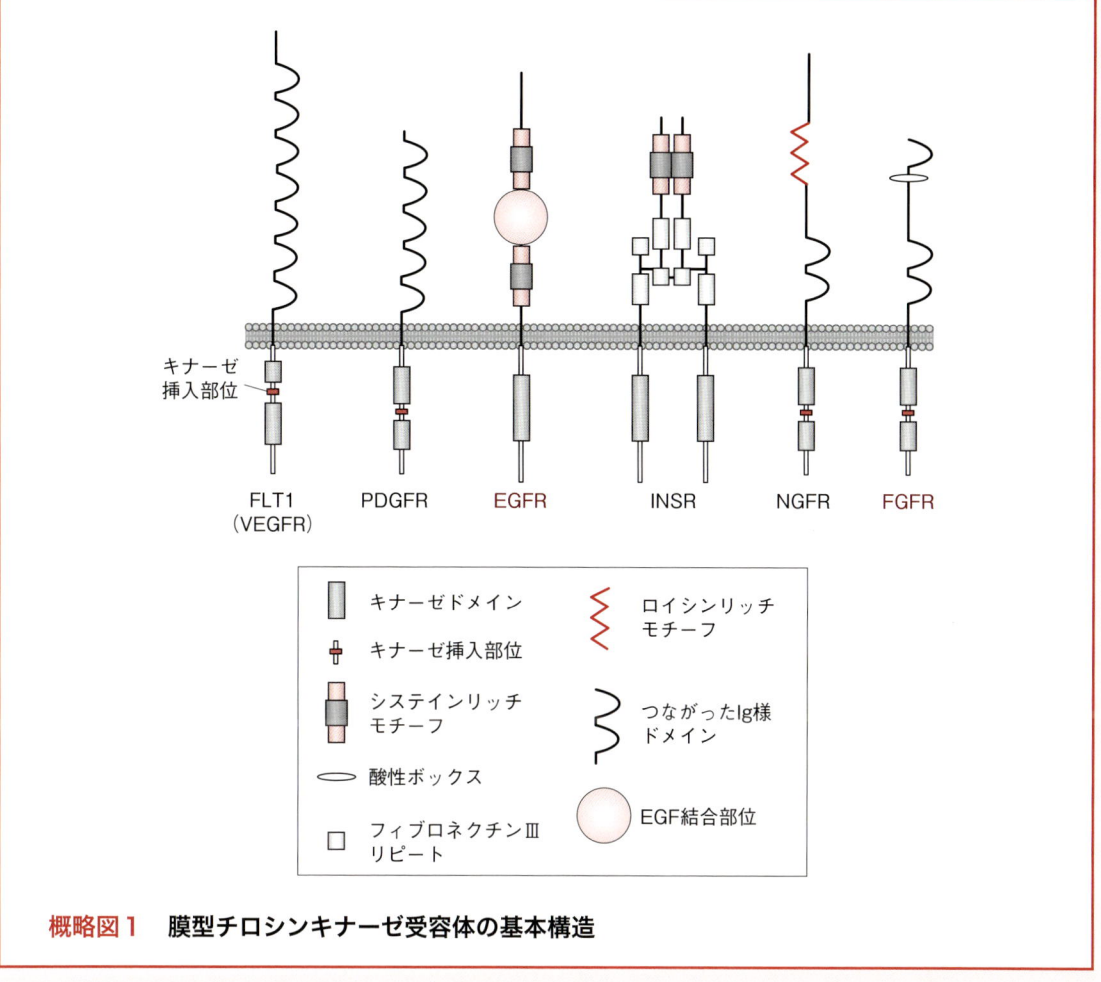

概略図1 膜型チロシンキナーゼ受容体の基本構造

チーフを認識するドメイン）をもつシグナル伝達タンパク質（アダプターおよびエフェクタータンパク質）と結合できるようになり，下流シグナル伝達の起点となる（概略図2）．

　チロシンキナーゼドメインは異なる膜型チロシンキナーゼ受容体間で高い構造類似性が認められる．近年このチロシンキナーゼドメインをターゲットにしたATP阻害型の低分子化合物が数多く開発されているが，ほとんどの薬剤はこのキナーゼドメインの類似性がゆえに複数のチロシンキナーゼに阻害効果を有する．C末端は異なる膜型チロシンキナーゼ受容体間でバリエーションに富む部位で，受容体のキナーゼ活性をコントロールするのに重要な働きをしている．同部位にもいくつかのチロシン残基を含み，活性化したキナーゼによりリン酸化を受け，そのパターンにより特異的な下流のシグナル分子をリクルートすると考えられている．

膜型チロシンキナーゼ受容体からのシグナル伝達

1）MAPキナーゼ経路（RAS/RAF/MEK/ERK経路）

　活性化した膜型チロシンキナーゼ受容体による自己リン酸化は複数のチロシン残基に起こり，さまざまなSH2ドメインをもつタンパク質との会合を誘導する．アダプタータンパ

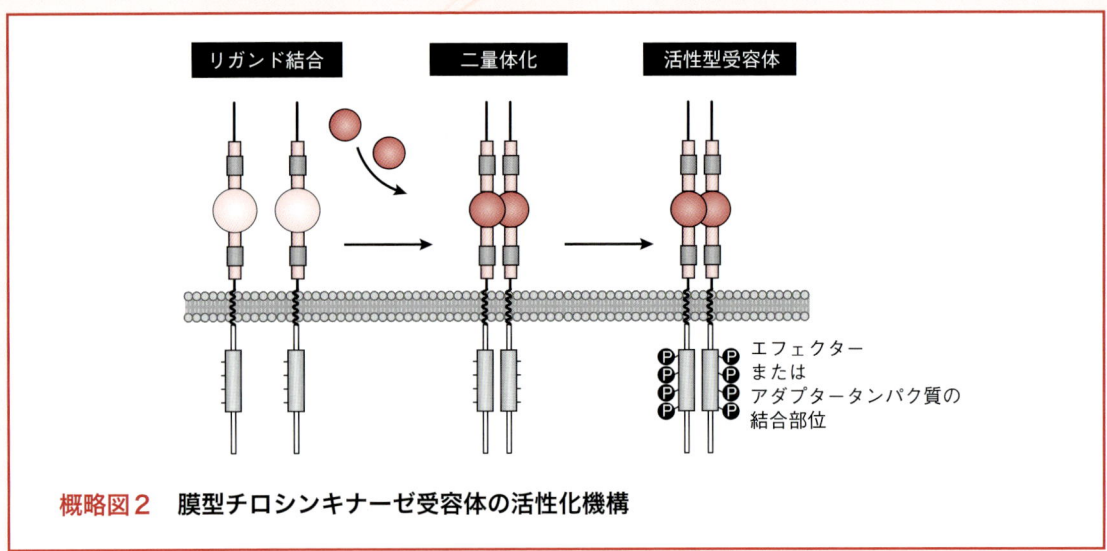

概略図2 膜型チロシンキナーゼ受容体の活性化機構

ク質として知られるGRB2はそのSH2ドメインを介して活性化したEFGR, PDFGRに直接結合する．GRB2にはSH3ドメインも存在するが，このSH3ドメインもまたタンパク質同士の相互作用にかかわる機能ドメインであり，プロリン残基の富んだモチーフを認識する．RASの活性化因子であるSOSはGRB2のSH3ドメインを介して結合する．SOSの標的であるRASは脂質負荷により細胞膜に結合しているので，膜型チロシンキナーゼ受容体の活性化からのこれら一連の反応により，SOSの細胞質から細胞膜への移行が引き起こされ，RASの活性化が惹起される（概略図3）．

RASが活性化するとRAF（BRAF, CRAF）を細胞膜へ移行させてそのセリン/スレオニンキナーゼの活性化を引き起こす．RAFがMEK（MAPK/ERK kinase）をリン酸化すると，今度はMEKがERK（extracellular signal-regulated kinase）のリン酸化を引き起こす．ERKがリン酸化するとERKは二量体化しシグナルペプチドが露出し，核内への移行を促進するタンパク質と相互作用できるようになる．核内に移行したERKは，転写因子のリン酸化による機能制御を介して遺伝子発現パターンの変動を誘導する[4]（概略図3，2章参照）．

2）PI3K/AKT経路

PI3K（phosphatidylinositol 3 kinase）は細胞膜の構成成分であるイノシトールリン脂質の3位をリン酸化するキナーゼである．PI3Kは調節サブユニット（p85）と触媒サブユニット（p110）からなり，調節サブユニット（p85）上のSH2ドメインを介して細胞内のチロシンキナーゼタンパク質と会合する．膜型チロシンキナーゼ受容体の活性化に伴い，受容体自身，あるいはアダプタータンパク質（IRS-1など）を介してPI3Kが結合，活性化し，リン脂質をリン酸化し$PI(3,4)P_2$と$PI(3,4,5)P_3$を産生する[5]．

$PI(3,4,5)P_3$はAktやAktをリン酸化するPDK1（phosphoinositide-dependent kinase 1）およびPDK2を細胞膜近傍へと導き，それらを活性化する．活性型AKTはBAD, GSK3βなどをリン酸化しアポトーシスを抑制し，細胞生存を促進させる[6]．

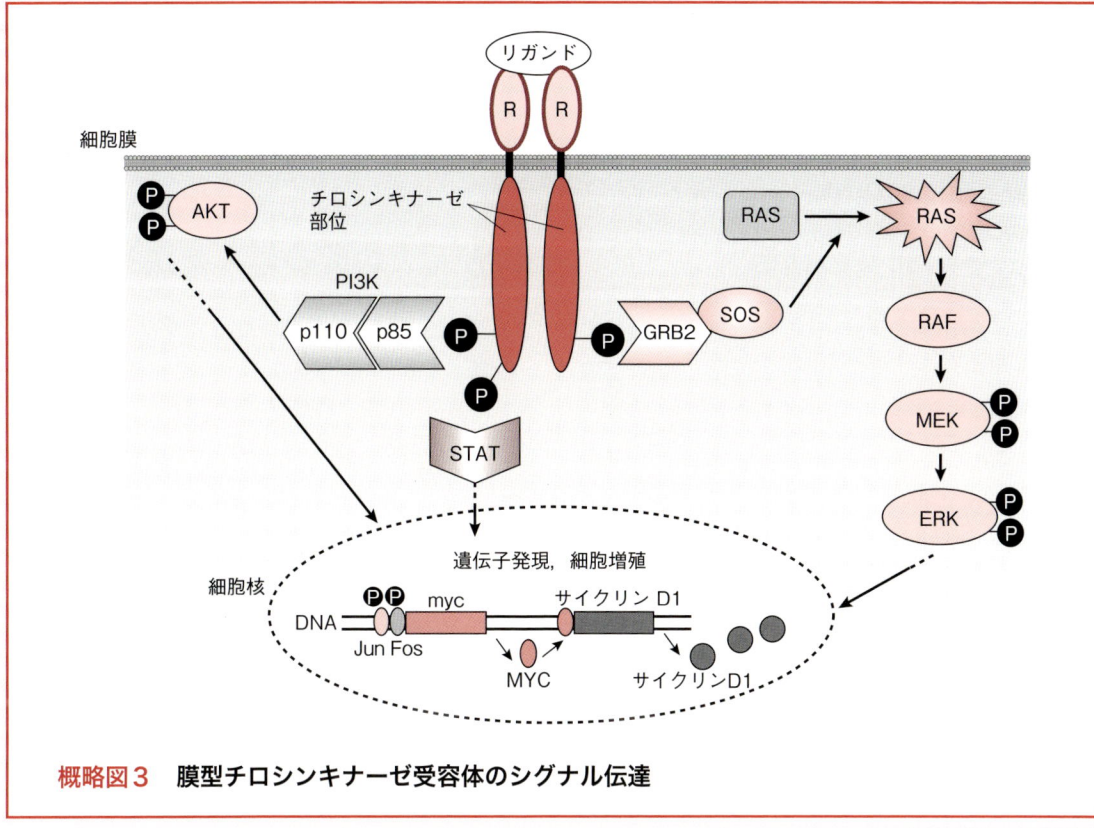

概略図3　膜型チロシンキナーゼ受容体のシグナル伝達

まとめ

本稿ではがんの増殖，進展に大きな役割を果たすとされる膜型チロシンキナーゼ受容体からの一連の細胞内シグナルを概説した．それぞれのがん種特異的にみられるこれらシグナル異常をどのように制御していくかが，分子標的治療成功の鍵となるであろう．

<文献>
1) Blume-Jensen, P. et al. : Nature, 411 : 355-365, 2004
2) 鶴谷純司ほか：がんの分子標的治療（鶴尾隆/編），pp175-180，南山堂，2008
3) Okamoto, I. : FEBS J., 277 : 309-315, 2010
4) 河野通明：新臨床腫瘍学（日本臨床腫瘍学/編），pp13-18，南江堂，2006
5) 中村鑑斗，藤田直也：がん薬物療法学，pp66-70，日本臨牀社，2009
6) 矢野聖二：がん化学療法・分子標的治療 update（西條長宏，西尾和人/編），pp14-18，中外医学社，2009

1章 増殖因子受容体

EGFR *HER1, ERBB1, 上皮成長因子受容体*

本分子の研究の経緯

EGFR（epidermal growth factor receptor；HER1；ERBB1）は，細胞の増殖や成長を制御するリガンドを認識し，シグナル伝達を行うチロシンキナーゼ型受容体であり，細胞膜を貫通して存在する分子量170kDaの糖タンパク質である．EGFRの発現は上皮系，間葉系，神経系起源の多様な細胞で認められ，細胞の分化，増殖にかかわっている．1975年に線維芽細胞膜表面にEGF特異的な受容体として発見された．さまざまな悪性腫瘍で過剰発現していることが報告されており，がん治療の標的分子として研究されている．

分子構造と機能

EGFRはERBBファミリーに属し，細胞外ドメイン，細胞膜貫通ドメイン，細胞内ドメインの3部位で構成されている．細胞外ドメインはリガンド結合部位をもち，ここにリガンドが結合すると，受容体が活性化する（図）．活性化したEGFRは細胞膜上を移動し，EGFR同士あるいは他のERBBファミリー受容体と結合して二量体を形成する．二量体を形成すると，細胞内ドメインにあるチロシンキナーゼ部位は，アデノシン三リン酸（ATP）を利用して，細胞内ドメインにあるチロシン残基をリン酸化する．チロシンがリン酸化されると，細胞内のさまざまなタンパク質が次々と活性化していき（シグナル伝達），細胞の機能や構造に変化を与える．

EGFRのシグナル伝達経路として，RAS/RAF/MEK/ERK経路（MAPキナーゼ経路），PI3K/AKT（phosphoinositide-3 kinase/AKT）経路，JAK/STAT経路の3つが重要である．このシグナル伝達の結果，細胞は分化，増殖の方向に向かう．MAPキナーゼ経路は，主に細胞増殖と生存に関与し，PI3K/AKT経路は主に細胞成長や抗アポトーシスに関与する．

がんとの関連性・臨床的意義

正常組織においては細胞の分化，発達，増殖，維持の調節に重要な役割を担っているが，EGFRに遺伝子増幅や遺伝子変異，構造変化が起きると，発がん，およびがんの増殖，浸潤，転移などに関与するようになる．

1）遺伝子増幅

遺伝子増幅によるEGFRの過剰発現が，特に口腔がんや食道がんなどの扁平上皮性の悪性腫瘍で多く報告されている．腎がんの50〜90％，非小細胞肺がんの40〜80％，胃がんの30〜70％，大腸がんの20〜70％で過剰発現を認めたと報告されている[1]．これらの悪性腫瘍においてEGFR過剰発現は予後不良因子である．

2）細胞外ドメインの変異

脳腫瘍グリオーマではしばしばEGFRの遺伝子増幅がみられ，さらにその*EGFR*遺伝子のエクソン2〜7の脱落による細胞外ドメインの欠失がしばしば見出される．この変異型は，3型EGFR（type 3 EGFR），EGFRvIIIなどと呼ばれ，リガンド結合部位をもたない．しかし，この変異型EGFRはリガンドが結合しなくても恒常的にチロシンリン酸化されており，グリオーマ細胞の増殖にかかわっていると考えられている．

3）細胞内ドメインの変異__EGFR-TKI感受性変異

EGFR-TKI（EGFR-tyrosine kinase inhibitor）はEGFRのチロシンキナーゼ部位でATPとの結合を競合阻害する分子標的治療薬であり，**Gefitinib**，**Erlotinib**が本邦で承認されている．EGFR-TKIの効果がみられた非小細胞肺がんの患者は男性より女性が多く，欧米人よりアジア人に多く，扁平上皮がんより腺がんに多いことが臨床試験の結果明らかになった[2]．このよう

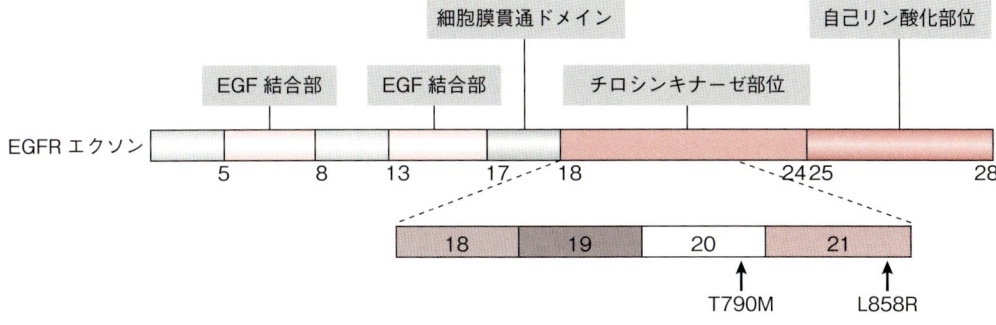

図 EGFRの構造と，非小細胞肺がんにおける*EGFR*遺伝子変異

な臨床的背景とGefitinibの感受性を説明するために*EGFR*の変異遺伝子の検出が行われた．その結果，EGFR-TKIに感受性のあった腫瘍から，エクソン19にコードされるDNA15塩基が欠損した変異（いくつかの亜型がある），エクソン21にコードされる858番目のアミノ酸であるロイシンがアルギニンへ置換された変異（L858R）が発見された[3)4)]．この変異EGFRは，EGFRのATP結合部位に構造変化を起こす結果，リガンドの刺激がなくても恒常的に活性化するようになり，細胞の悪性化にかかわる一方，EGFR-TKIへの親和性も高まり，EGFR-TKIによりがん細胞がアポトーシスを起こし，腫瘍縮小効果を示すことが知られている[5)]．

4) 細胞内ドメインの変異──EGFR-TKI耐性変異

上記のEGFR-TKI感受性変異EGFRにさらに二次的な変異が生じることで，EGFR-TKI耐性となりうる．EGFRの790番目のアミノ酸であるトレオニンのメチオニンへの置換（T790M）がEGFR-TKI耐性変異として報告されている．T790MはEGFR-TKIに耐性を獲得した非小細胞肺がんの約半数にみられ，EGFR細胞内ドメインにあるEGFR-TKI結合部位の変異によりEGFR-TKIへの親和性が変化することで獲得耐性が起こると考えられている．第2世代EGFR-TKIは非可逆的にEGFRのATP結合部位を阻害することによってT790M変異があってもEGFRのリン酸化を抑制し，EGFR-TKI耐性を克服できる薬剤として注目されており，臨床試験が進行中である．

＜文献＞

1) Nishikawa, R. et al.: Proc. Natl. Acad. Sci. USA, 91 : 7727-7731, 1994
2) Fukuoka, M. et al.: J. Clin. Oncol., 21 : 2237-2246, 2003
3) Lynch, T. J. et al.: N. Engl. J. Med., 350 : 2129-2139, 2004
4) Paez, J. G. et al.: Science, 304 : 1497-1500, 2004
5) Okabe, T. et al.: Cancer Res., 67 : 2046-2053, 2007

（竹澤　健，岡本　勇）

memo

1章 増殖因子受容体

HER2 *ERBB2*

● 本分子の研究の経緯

HER2はERBBファミリーと呼ばれる型のチロシンキナーゼ受容体に属し，ERBB2とも呼ばれる．17番染色体長腕（17q11.2-q12；17q21.1）に存在するHER2/neu遺伝子は1980年代にヒト上皮成長因子受容体（epidermal growth factor receptor：EGFR）遺伝子と類似の構造を有するがん遺伝子として同定された[1]．HER2を過剰発現している乳がん細胞に対して抗HER2モノクローナル抗体で処理すると細胞増殖が抑制されたことから，この受容体ががん治療のターゲットになりうるとみなされるようになった[2]．

● 分子構造と機能・役割

HER2は，分子量185kDaの糖タンパク質であり，他のERBBファミリー同様に細胞外ドメイン，細胞膜貫通ドメイン，細胞内ドメインの3つのドメインからなる．細胞外ドメインへのリガンドの結合はERBB受容体の活性化をもたらすが，HER2に結合するリガンドは今のところ同定されていない．しかし，HER2はリガンドの結合がない状況下でもホモ二量体を形成することで下流シグナルの活性化をもたらす．また，他のERBBファミリーメンバーとヘテロ二量体を形成することで強いチロシンキナーゼ活性を現すことも知られている[3]．これらのHER2関連シグナルはMAPキナーゼ経路を介して細胞増殖に関与し，PI3K/AKT経路を介してアポトーシスを含む細胞死にかかわる[4]（図）．

● がんとの関連性・臨床的意義

抗HER2モノクローナル抗体である**Trastuzumab**の作用機序は上述のシグナル経路を阻害する以外にHER2の細胞内移行および分解を促進することや，抗体依存性細胞介在性細胞傷害（antibody-dependent cell-mediated cytotoxicity：ADCC）と呼ばれる免疫応答を誘導し，がん細胞死をきたすことが知られている．HER2遺伝子の増幅やHER2タンパク質の過剰発現は乳がん患者における20％前後でみられるが，Trastuzumabの登場はこれらの患者の予後を大きく改善させた[5]．しかしながら，Trastuzumab治療を受けた患者の大半は1年以内に耐性を示すようになる．HER2の細胞外ドメインが切離されるとTrastuzumabはHER2と結合不可能となり，Trastuzumab耐性となる．この細胞外ドメインの消失したHER2タンパク質はp95として検出されることが知られている．またPTEN（phosphatase and tensin homolog deleted from chromoseome 10）の消失によるPI3Kの活性化，サイクリン依存性キナーゼ（CDK）阻害物質であるp27の減少による細胞周期の促進，IGFR（insulin-like growth factor receptor）の活性化，または細胞表面のMUC4によるTrastuzumabとHER2の結合阻害などが耐性機序としてあげられる．一方で近年開発されHER2陽性乳がんでの使用が拡大しているEGFR・HER2の二重チロシンキナーゼ阻害薬である**Lapatinib**はTrastuzumab治療後の再発乳がん患者においても抗腫瘍効果を呈し，その有効性が注目されている[6]．さらにLapatinib以外にもTrastuzumabとは異なる細胞外ドメイン結合部位を有するモノクローナル抗体である**Pertuzumab**などHER2標的薬剤の研究・開発が進んでいる．

乳がん以外にも胃がん，大腸がん，膀胱がん，子宮がんなどの多種にわたるがん種においてHER2遺伝子の増幅やHER2タンパク質の過剰発現がみられることが報告され，近年注目を集めている．胃がん患者におけるHER2過剰発現の頻度は20～30％であり，予後に関与するとされている[7]．HER2陽性かつ手術不能進行・再発胃がんに対して行われた第III相無作為化比較臨床試験の結果から，これらの患者において化学療法とTrastuzumabを併用することで化学療法単独治療より全生存期間が延長することが示された[8]．その他にもHER2陽性胃がんに対する複数の非臨床試験，臨

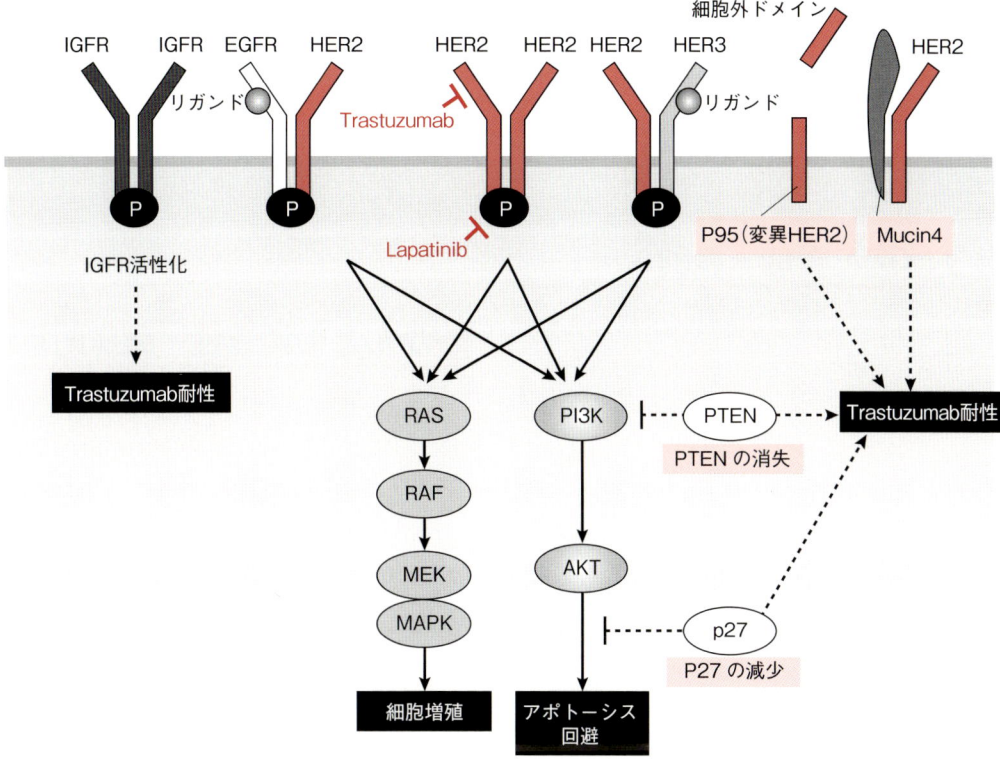

図 HER2を中心としたシグナル伝達経路

床試験が進んでおり，乳がんのみならずHER2過剰発現のある他のがん種に対してもHER2標的治療の有効性が期待される．

<文献>
1) Coussens, L. et al. : Science, 230 : 1132-1139, 1985
2) Hudziak, R. M. et al. : Mol. Cell Biol., 9 : 1165-1172, 1989
3) Yarden, Y. & Sliwkowski, M. X. : Nat. Rev. Mol. Cell Biol., 2 : 127-137, 2001
4) Jones, K. L. & Buzdar, A. U. : Lancet Oncol., 10 : 1179-1187, 2009
5) Dahabreh, I. J. et al. : Oncologist, 13 : 620-630, 2008
6) Geyer, C. E. et al. : N. Engl. J. Med., 355 : 2733-2743, 2006
7) Yano, T. et al. : Oncol. Rep., 15 : 65-71, 2006
8) Van Cutsem, E. et al. : J. Clin. Oncol., 27 : Abstr LBA4509, 2009

（谷﨑潤子，岡本 勇）

memo

1章　増殖因子受容体

HER3　ERBB3

分子構造と機能・役割

　HER3はERBBファミリーの1つであり，膜貫通型チロシンキナーゼ受容体である．EGFRやHER2がアダプタータンパク質であるGRB2（growth factor bound 2）やGAB1（GRB2-associated binding protein 1）を介してPI3K/AKT経路を活性化するのに対して，HER3はPI3Kのサブユニットであるp85と直接結合するサイトを有しており，PI3K/AKT経路を直接活性化する．複数のリガンドがHER3に結合するが，他のERBBファミリーとは異なり，HER3は細胞内ドメインチロシンキナーゼ部位をもたないことが大きな特徴である．このため，HER3はEGFR，もしくはHER2とヘテロ二量体を形成することでシグナル伝達を行う．このなかでもHER2とHER3のヘテロ二量体は最も強力なシグナルを発する組み合わせと考えられている[1]．

がんとの関連性・臨床的意義

　HER2を過剰発現している乳がん細胞においてはHER2-HER3二量体化のシグナルは細胞増殖に必要不可欠であることが報告されている[2]．臨床においてもHER2陽性乳がんの大半はHER3も強陽性であり，HER2とHER3の共発現は予後不良因子と考えられている[3]．**Pertuzumab**はHER2に対する抗モノクローナル抗体であるが，同じく抗HER2モノクローナル抗体である**Trastuzumab**とは異なる結合部位をもち，HER2とHER3の二量体化阻害薬として作用することで抗腫瘍効果を発揮するとされている[4]．

　EGFR-TKI（EGFR tyrosine kinase inhibitor）である**Gefitinib**に耐性を示すEGFR変異のある肺がん細

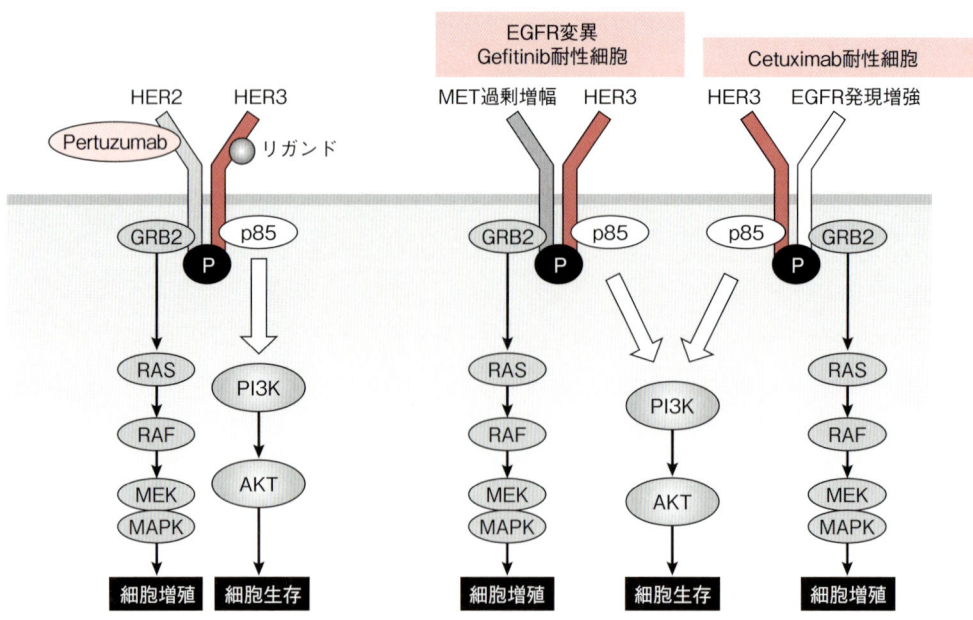

図　HER3を中心とした薬剤耐性メカニズム

胞における研究からはGefitinibの獲得耐性の一因としてがん遺伝子であるMETの過剰増幅が関与していることが報告されているが，METの過剰増幅はEGFRやHER2とは独立してHER3を直接活性化する．その結果HER3由来のPI3K/AKT経路シグナルが増強してGefitinibへの耐性を生じると考えられている[5]．さらにHER3の活性化は抗EGFRモノクローナル抗体である**Cetuximab**の耐性獲得にも寄与している．がん細胞に対してCetuximabを長期暴露するとEGFRが発現増強され，HER2，HER3，METとヘテロ二量体を形成する．このなかでもEGFR-HER3のヘテロ二量体がもっともCetuximab獲得耐性に関与しており，Cetuximab獲得耐性細胞のHER3を抑制することでCetuximabへの感受性が改善することが報告されている[6]（図）．また，分子標的薬への耐性のみならず，エストロゲン受容体（ER）陽性乳がん患者のうちHER2およびHER3陽性患者は抗エストロゲン製剤治療後の再発が起こりやすいことも報告されている[7]．以上のように，HER3に対する関心は近年高まっており，がん治療における今後の治療効果予測因子や治療ターゲットとしての研究・開発が期待される．

＜文献＞

1) Pinkas-Kramarski, R. et al. : EMBO J. 15 : 2452-2567, 1996
2) Holbro, T. et al. : Proc. Natl. Acad. Sci. USA, 100 : 8933-8938, 2003
3) Wiseman, S. M. et al. : Cancer, 103 : 1770-1777, 2005
4) Sakai, K. et al. : Cancer Sci., 98 : 1498-1503, 2007
5) Engelman. J. A. et al. : Science, 316 : 1039-1043, 2007
6) Wheeler, D. L. et al. : Oncogene, 27 : 3944-3956, 2008
7) Tovey, S. et al. : Clin. Cancer Res., 11 : 4835-4842, 2005

（谷﨑潤子，岡本　勇）

memo

1章 増殖因子受容体

FGFR　線維芽細胞増殖因子受容体

分子構造

1）FGF

FGFには18種類（FGF1〜10，FGF16〜23）あり，塩基配列のホモロジーによりさらに6種類のサブファミリーに分類される．以前FGF11〜14とされていたものは，FGFファミリーと相同する塩基配列は多かったが，FGFRと反応しないため，FGFファミリーと認識されていない．また，FGF15とFGF19は異なるFGFと考えられていたが，その後の研究により同一のものであることが明らかになった．FGFは120〜130アミノ酸の相同領域があり，12のβストランド構造（β1〜12）を形成する[1]．FGFは主として，胎生期の組織形成に深く関与していると考えられている（3章p.76参照）．

2）FGFR

FGFRには4種類（FGFR1〜4）の遺伝子があり，細胞外には3つの免疫グロブリンドメイン（Igドメイン：D1, D2, D3），膜貫通ドメインおよび，細胞内にはチロシンキナーゼドメイン（splitキナーゼドメイン）を有する（図）．D2およびD3はリガント結合部位であり，FGFR1〜3のD3後半部分は，選択的スプライシンクにより，b（FGFR1b〜3b）とc（FGFR1c〜3c）の2種類のアイソフォームが存在し，この部位に結合するリガンドの種類が異なる．すなわちFGFRタンパク質としては，7種類（FGFR1b, FGFR1c, FGFR2b, FGFR2c, FGFR3b, FGFR3c, FGFR4）が存在し，bは上皮，cは間葉組織に主に存在する．

機能

FGFR1を例にとってみると，FGFRにリガンドが結合すると二量体を形成し，自己リン酸化を引き起こす．まず，キナーゼドメインのチロシンであるY653がリン酸化し，次に，Y583（キナーゼ挿入部位），Y463（juxtamembrane領域），Y766（C末端）およびY585（キナーゼ挿入部位）がリン酸化する．最終的にY654（キナーゼドメイン）がリン酸化し，キナーゼが活性化され，FGFRの基質タンパク質のリン酸化が引き続いて起こる．FGFRには，2つの重要な基質タンパク質があり，それらは，PLCγ1（phospholipase Cγ1；別名FRS1）とFRS2（FGFR substrate 2）である．FGFRのC末端のチロシン（Y766）がリン酸化されるとPLCγ1のSH2ドメインと結合し，PLCγ1がリン酸化し，活性化される．一方，FRS2はFGFRのjuxtamembrane領域に結合する．FGFRのC末端のチロシン（Y766）がリン酸化，および結合タンパク質であるSHBがFRS2に結合することで，FRS2がリン酸化される．

がんとの関連性・臨床的意義

生殖細胞に*FGFR*遺伝子変異が起きると例えば，頭蓋骨縫合早期癒合症（craniosynostosis），dwarfing症候群などの多様な病因となる．このように*FGFR*遺伝子変異により，リガンド非依存的にFGFRが活性化されるものがある一方，その活性化にはリガンド結合を必要とするものもある．Apert症候群はリガンドとの親和性が増し，不適切なリガンド結合を促進させる．生殖細胞におけるFGFRの遺伝子変異は骨格異常の病因となりうるが，体細胞に遺伝子変異が起きればがんの病因となる．

1）FGFR1

生殖細胞における*FGFR1*遺伝子変異により引き起こされる病因としては，Kallman症候群，骨空洞性骨異形成症（osteoglophonic dysplasia）とPfeiffer症候群がある．後天的な*FGFR1*遺伝子異常は，キナーゼドメインの変異を認めるGlioblastomaや，*FGFR1*の転座によりキナーゼのconstitutive dimerizationを形成するEMS（8p11 myeloproliferative syndrome）に

おいて認められる．

2）FGFR2

生殖細胞における*FGFR2*遺伝子変異により，Crouzon症候群やPfeiffer症候群を含めた多彩な頭蓋骨縫合早期癒合症を認める．後天的な*FGFR2*遺伝子異常は，子宮内膜がんにおいて認められており，その遺伝子変異の多くは，頭蓋骨縫合早期癒合症および軟骨形成異常症候群に関連するものと同一であることが報告されている．

3）FGFR3

生殖細胞おける*FGFR3*遺伝子変異により，軟骨無形成症（Achondroplasia）や軟骨低形成症（hypochondroplasia）などの骨端成長板軟骨の成長不全の原因となる．体細胞におけるFGFR3の高発現は多発性骨髄腫やB細胞性腫瘍の原因となる．*FGFR3*の遺伝子変異は膀胱がんにおいても，認められる．がんで認められる*FGFR3*遺伝子変異の多くは骨形成異常で認める*FGFR2*遺伝子変異に相当する部位である．

4）FGFR4

後天的な*FGFR4*遺伝子変異は，がんの予後因子になる可能性が示唆されている．前立腺がんや，頭頸部がんでは変異により悪性度が増すことが報告されている．

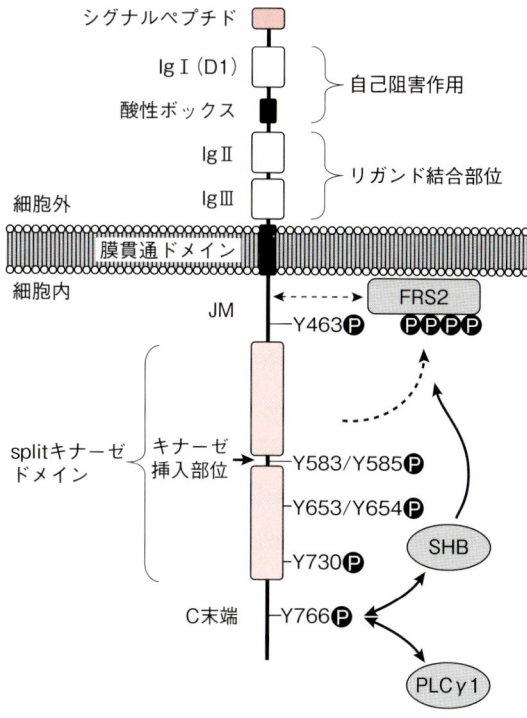

図　FGFRの構造
文献2より

<文献>

1) Beenken, A. & Mohammadi, M. : Nat. Rev. Drug Discov., 8 : 235–253, 2009
2) Knights, V. & Cook, S. J. : Pharmacol. Ther., 125 : 105–117, 2010

（武田真幸，岡本　勇）

memo

1章 増殖因子受容体

IGFR インスリン様成長因子受容体

本分子の研究の経緯

IGFR（insulin-like growth factor receptor：インスリン様成長因子受容体）は，その構造がインスリン受容体（insulin receptor：IR）と類似した膜貫通型チロシンキナーゼで，1型IGFR（insulin-like growth factor 1 receptor：IGF1R）と2型IGFR（insulin-like growth factor 2 receptor：IGF2R）がある．リガンドであるインスリン様成長因子（insulin-like growth factor：IGF）の結合により，細胞増殖，分化，生存，転移，血管新生や細胞のがん化などに関与することが知られている[1]．IGFシグナルのなかでも特に重要な役割を果たしているIGF1Rは，1980年代半ばにUllrichらによりがん原遺伝子としての特徴やIRとの相同性が示された[2)3)]．1987年にはヒト乳がんおよび大腸がん組織にIGF1Rが発現することが示された．その後，抗IGF1R抗体の抗腫瘍効果がマウスモデルで示されて以降，IGF1Rを中心としたIGFシグナル経路はがん分子標的としての研究が進んでいる．

分子構造

IGFシグナル伝達経路を構成する分子は，3つの受容体（IGF1R，IGF2R，IR），3つのリガンド（IGF1，IGF2，インスリン）とこれらのリガンド活性を調整する6つのIGF結合タンパク質〔IGFBP1（insulin growth factor binding protein 1）～IGFBP6〕がある．3つの受容体のうち，IGF1R，IRはリガンドが結合する細胞膜外αサブユニットと，細胞外ドメイン・膜貫通ドメイン・チロシンキナーゼドメインを含む細胞内ドメインを有するβサブユニットより構成される（図）．

機能・役割

1）IGF1R

IGF1RはIGF1およびIGF2の結合により，チロシンキナーゼドメインの自己リン酸化が生じる．すると，下流のインスリン受容体基質1（IRS-1）やSHCを介してPI3K/AKT経路やMAPキナーゼ経路の賦活化が起こり，抗アポトーシス誘導や細胞増殖・分化促進につながるとされている．IGF1の濃度上昇に伴い腫瘍細胞の増殖・分化が促進されることが in vitro や in vivo で示されており[4)5)]，IGF1Rの過剰発現でもがん化が誘導されることがマウスモデルで示されている[6]．

2）IGF2R

IGF2RはIGF2との強い親和性があるもののシグナル伝達には関与せず，むしろIGF2とIGF1Rとの結合を阻害する役割を果たしている．

3）IR，IR-IGF1Rハイブリッド

IRはインスリンの結合によりチロシンキナーゼドメインの自己リン酸化が生じる．IRはスプライシングの違いによりIRAとIRBがあり，IRAの方がシグナル伝達へのかかわりは深いと考えられている．また，IGF1RとIRがハイブリッド形成した受容体も存在し，IGFシグナル伝達にかかわっている．IRからのシグナルは糖代謝にもかかわっている．

4）IGFBP

IGF経路には，IGFBP1～IGFBP6による活性調整も重要である．IGF1やIGF2との高い結合能によりIGF1RとIGFの結合を制限すると考えられているが，一方で，特にIGFBP2とIGFBP5の高発現がIGF活性を増加させているとする報告もあり，その機能は充分に解明されていない．

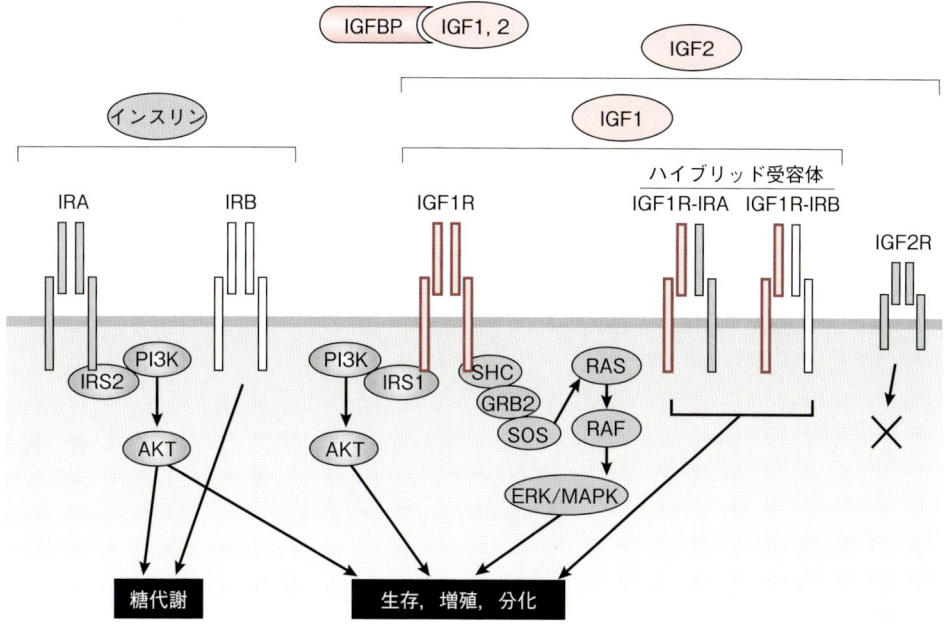

図　IGFシグナル伝達経路
IGF1R：insulin-like growth factor 1 receptor, IGF2R：insulin-like growth factor 2 receptor, IR：insulin receptor, IGF1：insulin-like growth factor 1, IGF2：insulin-like growth factor 2, IGFBP：insulin growth factor binding protein

◆がんとの関連性・臨床的意義

　IGF経路を標的とする戦略として，IGF1およびIGF1Rを標的とした治療が試みられているが，特にIGF1Rを標的とした治療とした抗IGF1Rモノクローナル抗体やIGF1Rチロシンキナーゼ阻害薬（IGF1R-TKI）の臨床開発が進んでいる．抗IGF1Rモノクローナル抗体はすでに前立腺がん，乳がん，非小細胞肺がん，大腸がん，ユーイング肉腫などで臨床試験が行われているが，IGF1R-TKIの多くは前臨床段階である．IGF1R-TKIにおいては，IGF1Rに対する選択性が問題となり，IR阻害作用による糖代謝異常（高血糖）が懸念される．一方，より選択性の高い抗IGF1抗体や抗IGF1Rモノクローナル抗体であっても，IGF1自体が糖代謝に影響を与えるという報告[7]やIGF1R阻害によりインスリン感受性が上昇するという報告もあ

る．またIGF経路は，EGFRやHER2阻害薬，抗HER2抗体の耐性にかかわることが報告されており[8,9]，分子標的治療薬との併用療法も期待されている．

＜文献＞

1) Pollak, M. : Nat. Rev. Cancer, 8 : 915-928, 2008
2) Ullrich, A. et al. : Nature, 313 : 756-761, 1985
3) Ullrich, A. et al. : EMBO J. 5 : 2503-2512, 1986
4) Arteaga, C. L. et al. : J. Clin. Invest., 84 : 1418-1423, 1989
5) Myal, Y. et al. : Cancer Res., 44 : 5486-5890, 1984.
6) Sell, C. et al. : Proc. Natl. Acad. Sci. USA, 90 : 11217-11221, 1993
7) Haluska, P. et al. : Clin. Cancer Res., 13 : 5834-5840, 2007
8) Lu, Y. et al. : J. Natl. Cancer Inst., 93 : 1852-1857, 2001
9) Guix, M. et al. : J. Clin. Invest., 118 : 2609-2619, 2008

（岡本　渉，岡本　勇）

1章 増殖因子受容体

MET *HGFR*

本分子の研究の経緯

1980年代半ばにヒト骨肉腫細胞から*MET*遺伝子が発見され，その後，この遺伝子は受容体型チロシンキナーゼであることが明らかになった[1]．一方，肝細胞増殖因子（hepatocyte growth factor：HGF）は，1984年にHGF[2]および1985年にScatter Factor[3]としてそれぞれ別に発見されていたが，1991年にこれらが同一分子であることがわかり，さらにMETのリガンドであることが示された[4]．

HGF/METシグナル経路は，肝臓，胎盤，骨格筋，腎臓，肺など複数の器官の形態形成に関与しており，肝をはじめとした複数の臓器の再生や保護を担う生理活性物質であることがわかってきている．また，がん細胞の増殖，遊走，浸潤，転移，血管新生などに関連することが報告され，上皮-間質相互作用におけるメディエーターとしての役割も示唆されている．

分子構造

METは50kDaの細胞外αサブユニットと140kDaの膜貫通型のβサブユニットより構成される二量体であり，これらがジスルフィド結合により結合している．βサブユニットはHGFの結合部位であるとともに，METの二量体化に必要なセマフォリンドメイン（Semaドメイン），MRSドメイン，IPTドメイン，膜貫通ドメイン，傍膜貫通ドメイン，チロシンキナーゼドメイン，C末端ドメインが含まれている．一方，リガンドであるHGFは4個のクリングルドメインをもつα鎖とセリンプロテアーゼ様構造を有するβ鎖からなり，α鎖内のN末端ヘアピンドメインと第1クリングルドメインが受容体であるMETとの高親和性結合を担う．しかし，α鎖の結合単独ではMETの活性化はみられず，さらにβ鎖が受容体であるMETのSemaドメインに結合することで活性化が引き起こされる．まず，チロシンキナーゼドメイン内のチロシン残基（Y1234, Y1235）がリン酸化され，その後，C末端近傍のチロシン残基がリン酸化されることで，各種シグナル分子やアダプタータンパク質の結合に関与している．特にGAB1は分子内にMET結合領域（Y1349, Y1356と結合する領域）を有しており，METにおいて重要なアダプタータンパク質の1つである．一方，傍膜貫通ドメインに存在するS985のリン酸化はMET活性を抑制し[5]，Y1003はCBL結合部位としてMETの分解に関与する[6]（図）．

機能・役割

HGF/METシグナル経路の活性化により，細胞増殖促進作用，アポトーシス阻害作用，遊走，浸潤，運動能の亢進が起こる．また，E-カドヘリン，インテグリンα6β4，LARチロシン脱リン酸化酵素などの細胞膜タンパク質と複合体を形成し，細胞間接着，細胞-細胞外マトリックスとの相互作用の制御や上皮間質移行にもかかわっている．

がんとの関連性・臨床的意義

*MET*遺伝子は染色体7q31に位置するがん遺伝子であるが，この*MET*遺伝子の増幅が胃がん，大腸がん，肺がんなどで報告されており，特にスキルス型の胃がんに多くみられるという報告がある．これら*MET*遺伝子増幅をもつ細胞株では，HGF非依存的にMETのリン酸化が起こっており，METチロシンキナーゼ阻害薬（MET-TKI）で増殖抑制が起こる[7]．また，*EGFR*遺伝子変異をもつ非小細胞肺がんの可逆性EGFR-TKI（Gefitinib）耐性株において，新たに*MET*遺伝子増幅が出現していることが確認され，HER3のリン酸化を介してPI3K/AKT経路を活性化していることが明らかになった[8]．一方，*MET*遺伝子変異は，遺伝性乳頭状腎がんにおいて胚細胞変異として初めて発見され，散発性乳頭状腎がん，小児の肝細胞がん，頭頸部扁平上

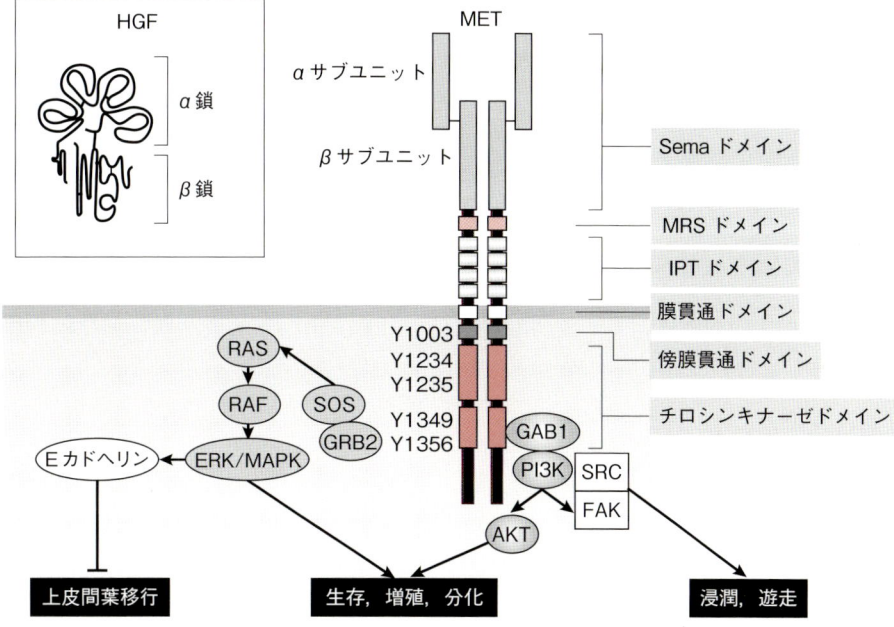

図　HGF，MET受容体の構造とシグナル伝達経路

皮がんにおいて，キナーゼドメインの体細胞変異が確認されている．また，胃がん，乳がん，黒色腫では傍膜貫通ドメインに，肺がん，悪性胸膜中皮腫では，傍膜貫通ドメイン，SemaドメインなどのMET遺伝子変異が報告されている[9]．HGF/METシグナル経路を標的とする戦略として，HGFを阻害する抗HGF抗体，NK4[10]，可溶性MET，およびMETを阻害するMET-TKI，抗MET抗体などの臨床開発が進められている．

＜文献＞
1) Birchmeier, C. : Nat. Rev. Mol. Cell Biol., 4 : 915-925, 2003
2) Nakamura, T. et al. : Biochem. Biophys. Res. Commun., 122 : 1450-1459, 1984
3) Stoker, M. et al. : J. Cell Sci., 77 : 209-223, 1985
4) Bottaro, D. P. et al. : Science, 251 : 802-804, 1991
5) Hashigasako, A. et al. : J. Biol. Chem., 279 : 26445-26452, 2004
6) Peschard, P. et al.: Mol. Cell, 8 : 995-1004, 2001
7) Smolen, G. A. et al.: Proc. Natl. Acad. Sci. USA, 103 : 2316-2321, 2006
8) Engelman, J. A. et al. : Science, 316 : 1039-1043, 2007
9) Kong-Beltran, M. et al. : Cancer Res., 66 : 283-289, 2006
10) Date, K. et al. : FEBS Lett., 420 : 1-6, 1997

（岡本　渉，岡本　勇）

memo

1章 増殖因子受容体

RET

本分子の研究の経緯

RETは1985年にその存在が発見されたがん原遺伝子である[1]．1990年に欧米人の甲状腺乳頭がんの10〜35％でRETの遺伝子再構成が検出されることが報告された[2]．その後，多発性内分泌腫瘍2型（multiple endocrine neoplasia type 2：MEN2）やヒルシュスプルング病（Hirschsprung disease：HSCR）の患者ゲノムにRETの先天的な変異が同定され，疾患原遺伝子であることが判明した[3]．

分子構造

RETは受容体型チロシンキナーゼの1つであり，細胞外ドメイン（カドヘリン様ドメイン，システインリッチドメイン），膜貫通ドメイン，細胞内ドメイン（チロシンキナーゼドメイン）で構成されている（図1）．神経栄養因子の1つであるGDNF（glial cell line drived neurotrophic factor：グリア細胞由来神経栄養因子）がそのリガンドであり，GDNFはRETとは直接結合せず，アンカータンパク質であるGFRαを介してRETを活性化する[4]．

機能・役割

RETは生理的には種々の神経細胞，腎臓の発生に重要な役割を果たしている．RETノックアウトマウスでは神経堤細胞の遊走，分化不全に基づく小腸，大腸の腸管神経細胞の欠損，上頸交感神経節の位置と神経走行の異常および神経細胞数の減少，尿管芽の形成不全および中腎中胚葉への陥入不全による腎臓の無形性，低形成が生じる．

がんとの関連性・臨床的意義 （図2）

1）多発性内分泌腫瘍（MEN）

多発性内分泌腫瘍2型における*RET*遺伝子の変異はすべて生殖細胞での変異であり，変異のタイプはMEN2A，MEN2B，家族性甲状腺髄様がん（Familial medullary thyroid carcinoma：FMTC）の3つの臨床型により異なっている．

MEN2AではRETのシステインリッチドメインにおける6つのシステイン（C609，C611，C618，C620，C630，C634）のうち，1つが別のアミノ酸に置換するミスセンス変異が報告されている．これら変異RETタンパク質はリガンドであるGDNF非依存的に二量体を形成することによって恒常的に活性化される．

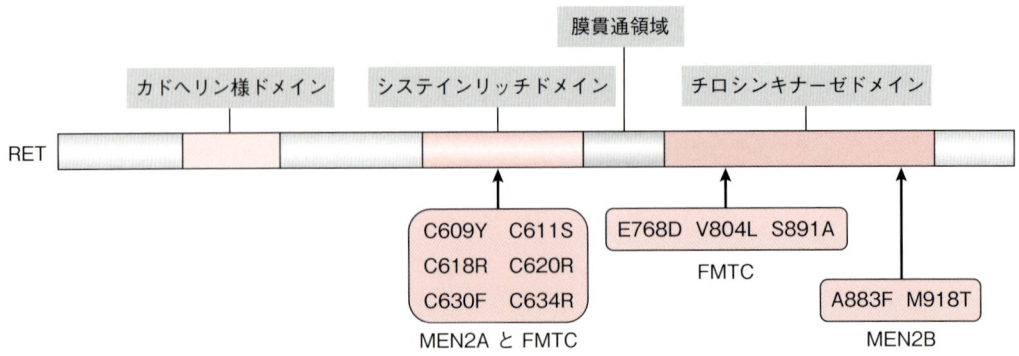

図1　RETの構造と遺伝子変異

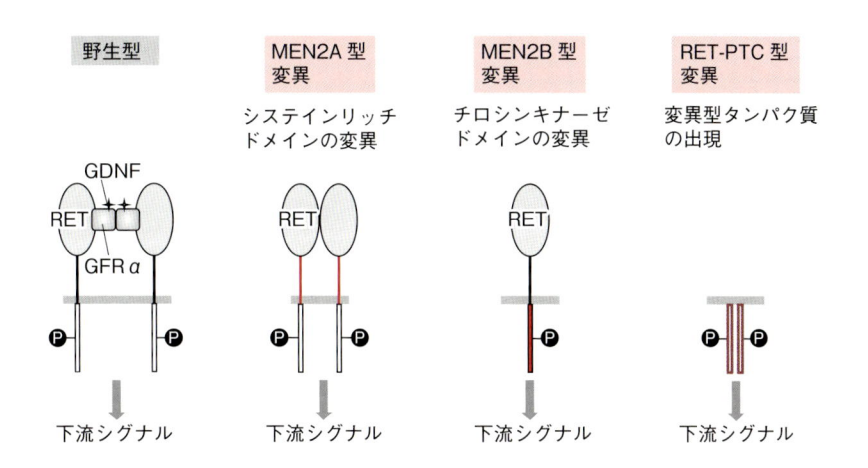

図2　RETの遺伝子変異と下流シグナルの変化

　MEN2Bではその約95％の症例でチロシンキナーゼドメインのメチオニン（M918）に変異が同定されている．MEN2Aとは異なり，MEN2Bでは変異型RETタンパク質は単量体の状態で恒常的に活性化されているが，その機序は不明である．

　FMTCでもシステインリッチドメインのミスマッチ変異が報告されているが，MEN2A，MEN2Bと比べチロシンキナーゼ活性が相対的に低いことが特徴である．

2）ヒルシュスプルング病（HSCR）

　ヒルシュスプルング病にみられる変異はMEN2型と違ってホットスポットといえる部位はなく，細胞内外にわたって広範に分布しており，さまざまな点変異，フレームシフト，欠失が報告されている．これらの変異によってチロシンキナーゼ活性が抑制され腸管神経細胞の遊走，分化異常を引き起こす．"gain of function"の結果であるMEN2A，MEN2Bと，"loss of function"の結果であるHSCRとを合併する家系が存在し，研究が進められている．

3）甲状腺乳頭がん（PTC）

　甲状腺乳頭がん（Papillary thyroid carcinoma：PTC）でみられる*RET*遺伝子の変異は，同一染色体内での逆位，もしくは染色体間での転座による遺伝子再構成である．この変異の結果，RETは細胞外ドメインを失い再構成された遺伝子のコードするタンパク質との融合タンパク質（RET-PTC）を形成する．RET-PTCはリガンド非依存的に二量体を形成し，恒常的に活性化することで，がんの増殖にかかわっている．

4）変異RETに対するチロシンキナーゼ阻害薬

　変異RETの過剰なチロシンキナーゼ活性を阻害することで腫瘍増殖を抑制する治療戦略が考案されつつある．**Vandetanib**はもともとVEGFRおよびEGFRに対するチロシンキナーゼ阻害薬であるが，RET-PTCや，MEN2B型変異RETの自己リン酸化や下流シグナルを阻害し，マウスを用いた*in vivo*の実験系でRET-PTCの変異による腫瘍形成を抑制したという報告がある[5]．またc-srcの阻害薬として開発されたPP1，PP2はマルチナーゼ阻害薬としてRETのリン酸化も阻害することが報告されており，MAPキナーゼなどの下流シグナルを抑制する．最近見出されたRETの阻害薬RPI-1はRETのリン酸化を阻害することによりPLCγとRETとの結合，AKT，ERKを介するシグナル伝達を阻害し，強い抗腫瘍効果を示した．効果的，かつ安全な治療法の開発が期待される．

＜文献＞

1) Takahashi, M. et al. : Cell, 42 : 581-588, 1985
2) Treanor, J. J. et al. : Nature, 382 : 80-83, 1996
3) Airaksinen, M. S. et al. : Nat. Rev. Neurosci., 3 : 383-394, 2002
4) Schuchardt, A. et al. : Nature, 367 : 380-383, 1994
5) Santoro, M. et al. : Endocrinology, 145 : 5448-5451, 2004

（竹澤　健，岡本　勇）

1章 増殖因子受容体

Eph受容体

●本分子の研究の経緯

Eph受容体（erythropoietin-producing human hepatocellular carinoma，以下Eph）は膜型チロシンキナーゼ受容体ファミリーであり，リガンドであるEphrin（Eph family receptor interacting protein）と結合することで細胞間情報伝達において多くの役割を果たしている．1980年代，Ephはヒトエリスロポエチン産生肝細胞からクローン化され，その後さまざまなEphがcDNAライブラリーから分離されている．現在，Ephは，軸索経路探索，神経細胞運動，および血管内皮細胞やがん細胞を含む，多くの細胞/細胞相互作用において役割を有することが知られている[1]．Ephはまた，腫瘍の進行，血管新生の病理学的形態，組織損傷後の慢性疼痛，脊椎傷害後の神経変性阻害，およびヒトの先天的奇形を含む種々の病理学的プロセスに関係しているとされてきた[2]．

Ephは腫瘍組織において正常組織と比較して発現が亢進しており，その過剰発現はがんへの形質転換を起こすことが確認されている．また，肺がん，乳がんおよび前立腺がんを含む多くの種類のヒトのがんにおいて，血管新生および転移に関連していると考えられており，経口マルチキナーゼ阻害薬である**Sorafenib**の標的分子の1つでもある．

●分子構造

Ephは配列相同性とEphrinと呼ばれるリガンドとの結合の特異性から大きくEphAタイプとEphBタイプに分類され，さらにその中でも細分化されている[3]．他の受容体型チロシンキナーゼと同様に，Ephもリガンド結合ドメイン，システインリッチモチーフ，フィブロネクチンIIIリピートを含む細胞外糖タンパク部位と，1回膜貫通型ドメインを含んでいる．細胞内ドメインは膜近傍ドメインやチロシンキナーゼドメイン，ステライルαモチーフ（SAM），PDZ結合モチーフで構成されている．

EphrinはEphの細胞膜結合型リガンドであり，その配列相同性によってAタイプもしくはBタイプに分類される．EphrinAは通常グリコシルホスファチジルイノシトール（GPI）でアンカリングされており，一方，EphrinBは膜貫通ドメインと短い細胞内ドメインをもっている．通常，Aタイプ受容体はAタイプリガンドと選択的に結合し，Bタイプ受容体はBタイプリガンドと結合する．

●機能・役割

EphとEphrinの特徴として逆シグナリングがあげられる[4]．Ephファミリーのチロシンキナーゼ型受容体は，近傍にある細胞のEphrinをリガンドとして細胞表面同士で結合している．Ephはリガンドとしても機能し，同様に，Ephrinは受容体として働くことができる．EphrinがEphに結合しシグナル伝達が起こる場合，通常のチロシンキナーゼの活性化と同様の受容体発現細胞に"正方向"のシグナル伝達の変化が起こる．しかし，Eph/Ephrin結合は同時にSRCファミリーキナーゼを介してEphrin発現細胞にも"逆向き"のシグナル伝達を起こしている．

Eph/Ephrin結合による腫瘍形成に関しては，さまざまなシグナル伝達経路や分子の関与が示唆されている．Ephは乳がん，肝臓がん，肺がん，大腸がんなどの多くのがん腫において発現が認められている[5]．Ephの遺伝子異常については細胞外ドメインを含めたさまざまな領域に変異や欠失が存在することが知られており，それらの変異の一部はがんの進行に関与していると考えられている．

●がんとの関連性・臨床的意義

がん細胞にはさまざまなEph，Ephrinファミリーが発現しており，このEph/Ephrinシグナルはがん細胞

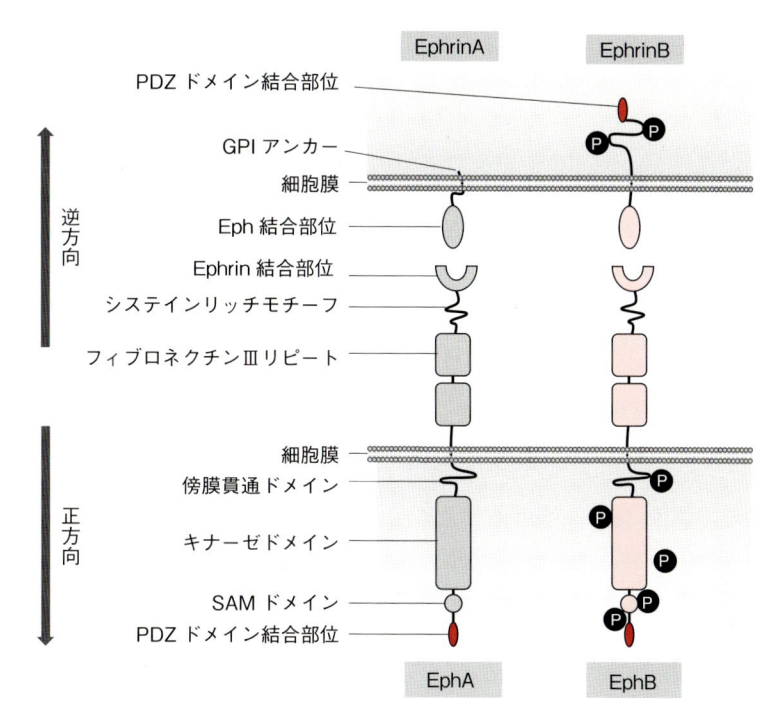

図　Eph/Ephrin ドメイン構造と逆シグナリング

間のシグナル伝達を通じてがん細胞の増殖に関係するだけでなく、アクチン細胞骨格の構築やインテグリンやその他の細胞間接着分子の活性化を調節することで細胞形態や接着，運動，浸潤能を制御している[6,7]．例えば，EphA2は肺がん組織において発現が認められるが正常の肺組織には発現が認められず，また，発現の上昇が組織の悪性度やステージと関連していることが示唆されている．しかし，EphA1やEphBのように，逆に発現の低下と腫瘍の浸潤，転移が相関している報告もあり，個々のEph，Ephrinに対して研究が行われている．

血管は腫瘍の成長に必要不可欠であり，転移性播種の場においても重要な役割を果たしている[8]．がん細胞と同様に，血管内皮細胞においてもさまざまなEphやEhprinファミリーが発現しており，それらが血管内皮細胞同士の接着を仲介することで血管新生を促進していると考えられている．例えば，TNF-αやVEGF，HIF-2αは血管内皮細胞のEphrinA1を発現させることが確認されている．EphA2シグナルは血管内皮の透過性を亢進させるとの報告があり，そのリガンドであるEphrinA1の内皮細胞における高発現とEphA2の正の方向の活性化はVEGF-AやTNF-αによる血管新生効果に関与している．

Eph/Ephrinはがんの分野における新たな治療標的として有望である．しかし，その抗腫瘍効果は評価段階であり，二面性のあるEphの機能のメカニズムを充分に理解することが治療薬としての開発に重要である．

＜文献＞

1) Flanagan, J. G. & Vanderhaeghen, P. : Annu. Rev. Neurosci., 21 : 309-345, 1998
2) Frisen, J. et al. : EMBO J., 18 : 5159-5165, 1999
3) Koolpe, M. et al. : J. Biol. Chem., 280 : 17301-17311, 2005
4) Elena, B. et al. : Nat. Rev. Cancer, 10 : 165-180, 2010
5) Pasquale, E. B. et al. : Cell, 133 : 38-52, 2008
6) Surawska, H. et al. : Cytokine Growth Factor Rev., 15 : 419-433, 2004
7) Ruoslahti, E. : Adv. Cancer Res., 76 : 1-20, 1999
8) Brantley, D. M. et al. : Oncogene, 21 : 7011-7026, 2002

（岡本邦男，岡本　勇）

1章 増殖因子受容体

ステロイド受容体

◆ 本分子の研究の経緯

　ステロイドホルモンにはアンドロゲン，エストロゲン，プロゲステロン，サイロイドホルモン，ビタミンD3，レチノイド酸などがあり，それぞれ特異的なステロイド受容体に結合し，類似したメカニズムで機能する．ステロイド受容体は核内受容体の一種であり，主に転写を制御している．エストロゲン受容体（estrogen receptor：ER）やプロゲステロン受容体は子宮内膜細胞や乳腺細胞の増殖に重要で，乳がんで高率に発現が認められる．このため分子標的治療のターゲットとして早くから臨床に取り入れられてきた．ここでは治療の標的として重要なERに的を絞って解説を行う．

◆ 分子構造

　17-β-エストラジオール（エストロゲン）の結合により活性化する受容体であり，核内受容体ファミリーに属するGタンパク質結合受容体（G protein-coupled receptor：GPCR）である．主にDNAに結合し転写因子として働く．2種類のアイソタイプERα（ESR1）とERβ（ESR2）が存在し，ホモ二量体（$\alpha\alpha$，$\beta\beta$），ヘテロ二量体（$\alpha\beta$）を形成する．これらは異なる染色体にエンコードされているが（それぞれ6q25および14q），シークエンスにおいて高い相同性を有し，いずれも7つのドメインからなり，それぞれ3〜5個のRNAスプライシングバリアントの存在が知られている．ERαはおもに子宮内膜，乳房，下垂体に発現しており，ERβは腎臓，脳，骨，心臓，肺，小腸粘膜，前立腺，血管内皮細胞に多く発現している．ERのヘリックス12部位がリガンド結合に重要であり，アゴニストあるいはアンタゴニストが結合することにより機能が制御される．リガンドの種類により親和力は異なり，17-β-エストラジオールはERα，ERβに等しく親和性を示すが，エストロンはERαに，エストリオール，ラロキシフェン，ジェニステインはERβにより親和性が高い．

◆ 機能・役割

　ERは転写活性因子（コアクチベーター），抑制因子（コリプレッサー）に結合することで機能修飾を受ける．臓器ごとにコアクチベーター，コリプレッサーの発現レベルは異なり，ERに同じリガンドが結合しても，臓器によって転写に関してアゴニストとして働いたり，アンタゴニストとして働いたりする．例えば，タモキシフェンは乳房においてはアンタゴニストとして働くが，骨，子宮内膜に対してはアゴニストとして働く．

　ERはリガンド非結合状態で細胞質に存在しており，リガンドの結合とともに核内へ移行し，二量体形成の後にDNAのERE（estrogen response element）へ結合する．その後，DNA-ER複合体は転写のコアクチベーター（activator protein 1，Sp-1，PELP-1など）をリクルートし，ターゲット遺伝子の転写を亢進させる（図）．さらに，ERは核内で転写因子としてだけでなく，細胞膜周辺に発現したさまざまなタンパク質とも働くことが知られている．EGFRやIGFRなどの受容体型のチロシンキナーゼやSRCなどと結合し，下流のシグナルトランスデューサーであるMAPキナーゼ経路やPI3K/AKT経路を介して核内にシグナルを伝達することが知られている[1]．また，ERはいくつかのセリ/スレオニンキナーゼ部位を有し，AKTやERKによりリン酸化を受けることで機能を制御される（図）．乳がん細胞でERのS167がAKTによりリン酸化されることでタモキシフェン治療への耐性化が報告されている[2]．HER2陽性ER陽性乳がんではホルモン治療への耐性が高頻度に認められるが，ここではHER2/PI3K/AKT経路の関与が推察される．

がんとの関連性・臨床的意義

　乳がんの約70％にERの発現が認められ，乳腺上皮細胞のがん化のプロセスに重要である．エストロゲンが乳腺細胞や乳がん細胞のERに結合すると，前記のメカニズムを介して細胞分裂，増殖が誘導される．乳がん患者の内分泌療法（ホルモン療法）は，乳腺細胞や乳がん細胞のERに選択的にアンタゴニストとして働くSERM（selective estrogen receptor modulators）や，組織でのエストロゲン合成に必要な酵素であるアロマターゼを阻害し，エストロゲンを枯渇させるAI剤（aromatase inhibitors）などがある．代表的SERMにはタモキシフェン，ラロキシフェン，フルベストラントなどがあり，AI剤には非ステロイド系のアナストロゾール，レトロゾールや，その分子構造にステロイド骨格を有するエキゼメスタンなどがある．ER陽性早期乳がん術後の患者において，5年間のタモキシフェン投与は，死亡率を年間34％減少させることがメタ解析で報告されており[3]，ER陽性早期乳がん患者の術後補助療法のスタンダードである．ただし，閉経後の早期乳がんの術後患者ではタモキシフェンと比較して，AI剤が17％再発率を抑制することが報告されており[4]，閉経の前後でタモキシフェン，AI剤を使い分けることが現在の標準治療である．

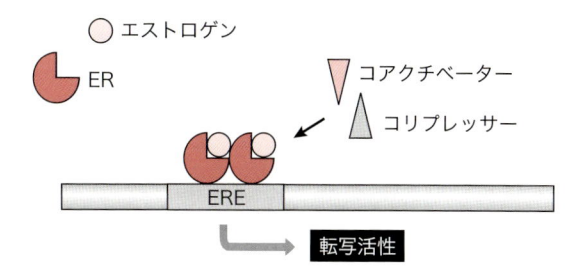

図　遺伝子プロモーター領域におけるEREとER，エストロゲン，転写修飾分子

<文献>

1) Kato, S. et al. : Science, 270 : 1491-1494, 1995
2) Campbell, R. A. et al. : J. Biol. Chem., 276 : 9817-9824, 2001
3) Early Breast Cancer Trialists' Collaborative Group (EBCTCG) : Lancet., 365 : 1687-1717, 2005
4) Baum, M. et al. : Lancet, 359 : 2131-2139, 2002

（鶴谷純司，岡本　勇）

memo

2章 細胞内シグナル関連

第1部 がんの分子標的用語

概論 分子標的治療薬の標的分子

藤田直也

本章の用語 ● AKT，mTOR，MAPキナーゼ，MEK，HSP90，p38，TGF-β，Hedgehog，Notch

はじめに

　正常細胞と比べがん細胞に特異性のある分子を標的にした分子標的治療法は，現在最も期待されているがんの治療法である．この治療法は，1980年代より急速に発展してきた分子生物学的解析技術の進展およびその技術に基づいた分子機構の同定によりもたらされたものである．分子生物学の進歩により，細胞は一般的に，増殖因子やサイトカインなどからの増殖刺激を細胞表面の受容体が受け，それが増殖シグナルとして細胞内シグナル伝達分子を介して核に伝達され増殖が開始されることが明らかにされた．正常細胞では，必要な増殖が終了すると，接触阻害などの増殖停止シグナルにより細胞周期がG1期で停止し，増殖が止まる．がん化した細胞では，受容体自身やその下流の細胞内シグナル伝達分子をコードする遺伝子に異常が起きることで，正常細胞では増殖が停止するような条件下でも細胞増殖停止が起こらない．このようにがん細胞は正常細胞とは異なる増殖特性をもつことが知られており，その原因となるシグナル伝達経路についての研究ならびにその異常なシグナル伝達経路を標的にした分子標的治療薬開発が世界中で進められている．

増殖因子受容体下流の生存増殖シグナル

　増殖因子受容体下流の生存増殖シグナル伝達経路としては，**PI3K/AKT経路**とRAS/RAF/MEK/ERK経路に代表される**MAPキナーゼ経路**がある（概略図1）．いずれも細胞増殖・生存をはじめとするさまざまな細胞機能に関与する経路であり，多くのがん細胞で異常活性化が認められている．PI3K/AKT経路は，この経路を負に制御するがん抑制遺伝子産物PTENが約半数のがんで変異・欠失しているために，多くのがん腫で異常活性化が起きている．またMAPキナーゼ経路では，その経路の上流に位置する受容体の変異・活性化，RASやRAFの変異による異常活性化などが知られており，多くのがん腫で活性亢進が報告されている．

　増殖因子受容体であるEGFRやHER2などは，現在臨床で用いられ高い奏功率を示すGefitinib（Iressa®）やTrastuzumab（Herceptin®）などがん分子標的治療薬の標的分子である．このことから，PI3K/AKT経路とMAPキナーゼ経路はともに抗がん薬開発の際の魅力的な分子標的として注目され，さまざまな薬剤が開発されてきた．しかし，GefitinibやTrastuzumabとは異なり，PI3K/AKT経路とMAPキナーゼ経路を単独に阻害しても充分な抗腫瘍効果が発揮できないことが明らかになっている．これは増殖因子受容体がPI3K/AKT経路とMAPキナーゼ経路両方を活性化するために，どちらか片方の経路を阻害して

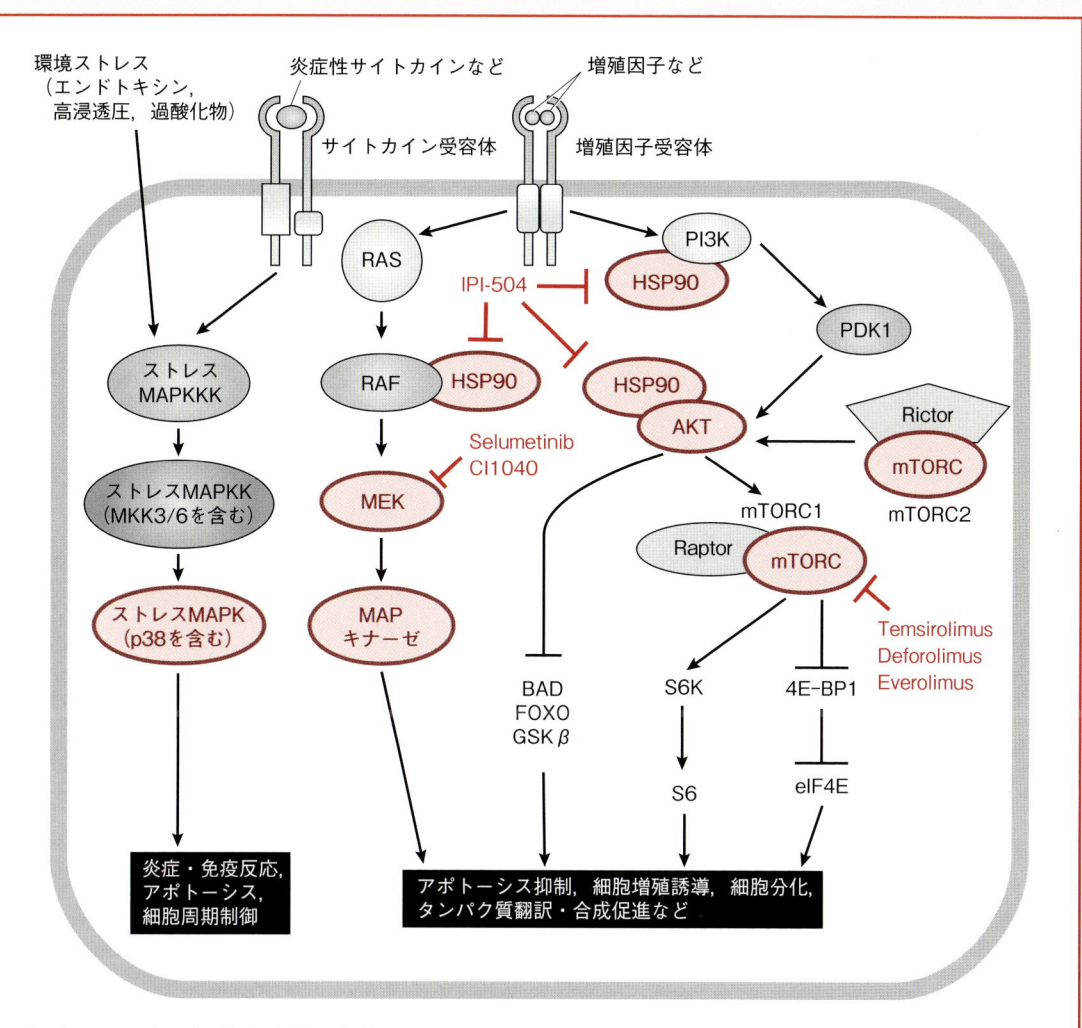

概略図1　分子標的治療薬の標的とその機能

増殖因子やサイトカインなどによって各々の受容体が活性化されると，細胞内のPI3K/AKT経路やMAPキナーゼ経路が活性化される．これらシグナルによりがん細胞の増殖や生存が促進されているため，これら経路のシグナル伝達分子に対する分子標的治療薬が開発され，いくつかは既に臨床で用いられている．一方，炎症性サイトカインなどで活性化されるストレスMAPK（p38を含む）は，炎症・免疫反応に主にかかわるが，細胞のアポトーシスや細胞周期制御にもかかわっている

も，残りの経路でがんが増殖してしまうためであると考えられている（概略図1）．現在，MAPキナーゼ経路を抑制する薬剤とPI3K/AKTキナーゼ経路を阻害する薬剤を組み合わせた臨床試験が進行中であり，この結果に注目したい[1]．

◆がん分子標的治療薬創製につながる新たな細胞内シグナル伝達分子

Notchシグナルと**Hedgehogシグナル**はともに，多細胞生物の発生過程での分化にかかわるシグナルとして同定された（概略図2）．Gliという名前が示すようにGliがグリオーマで遺伝子増幅しているがん遺伝子として同定されていたこと，さらに基底細胞がん・横

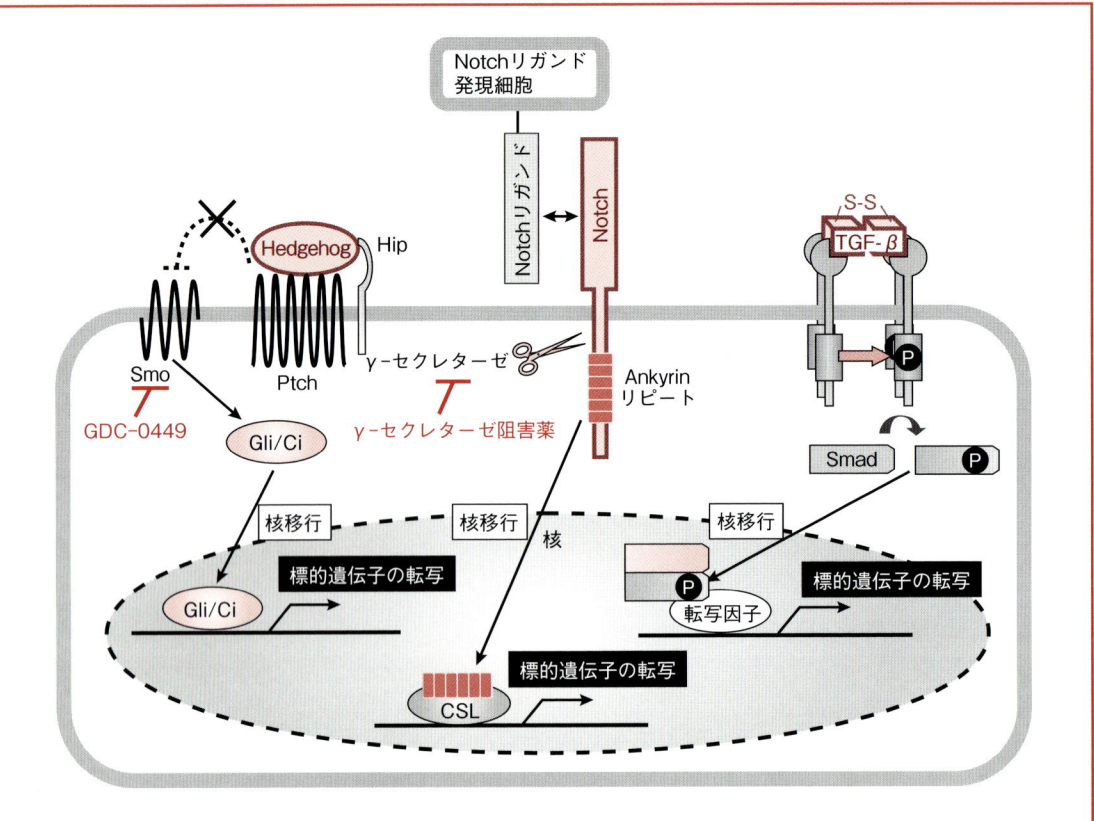

概略図2　その他の分子標的治療薬の標的とその機能

Notch, Hedgehog, TGFシグナルは発生における分化などにかかわるが，がんにおける活性化も報告されており，各々のシグナル伝達分子を標的にした分子標的治療薬の開発が行われている．特にNotchシグナルは腫瘍血管新生における役割との関連で注目を集めている

　横紋筋肉腫・グリオーマを発症しやすいGorlin症候群の原因遺伝子としてPtch1の変異が同定されていた経緯もあり，Hedgehogシグナルはがん化との関連で研究が進められていたが，他のシグナル伝達分子に比べ注目度は低かった．しかし最近になり，Hedgehogシグナル阻害薬が開発されてその臨床試験が始まったことにより，注目度が上がってきている．

　Notchシグナルに関しては，以前よりT細胞急性リンパ性白血病（T-ALL）や乳がんなどの増殖にかかわるという報告がなされていたが，その発生における役割などからがんの分子標的として注目を集めることはなかった．最近になり，Notchシグナルが腫瘍血管新生にかかわることが報告され[2)3)]，このシグナルを標的にすることによりがん細胞自身の増殖抑制を望めるだけでなく血管新生抑制による抗腫瘍効果も期待できることが考えられ，これまでのがん分子標的治療薬とは異なった機構で腫瘍抑制効果を期待できるシグナル伝達経路として注目を浴びている．

　TGF-βは線維芽細胞の形質転換を促進させる因子として発見され，その後の研究で，強力な増殖抑制効果を示すことが明らかにされた（概略図2）．大腸がんや膵臓がんなどでTGF-βシグナル伝達系に異常を認めているが，異常を認めない細胞でもTGF-β不応性となっている場合が多い．このようながんでは，TGF-βの免疫抑制や血管新生によりがん微小環境をがんの増殖に有利なように改変している可能性が指摘されており，TGF-βシグナ

ル阻害薬が新たながん分子標的治療薬として期待されている．

◆ シャペロン分子を介した細胞内シグナル伝達

　分子シャペロンである**HSP90**は，多くのがん遺伝子産物と結合することで，これらクライアントタンパク質の正確なフォールディング，凝集阻害，細胞内輸送，準活性化状態への維持にかかわっている．腫瘍はその異常な増殖などにより，低酸素，アシドーシス，低栄養状態といったストレスの多い微小環境にさらされている．がんはこのような環境下でもタンパク質の正確なフォールディングなどを行うために，ストレス応答としてHSP90の発現を増加させて自分自身を保護していると考えられている[4]．また，HSP90に結合する多くのクライアントタンパク質には多くのがん遺伝子産物や変異タンパク質が含まれており，がん細胞における異常活性化したシグナル伝達系にかかわっていることが知られている（概略図1）．このため，がん細胞は正常細胞よりもHSP90依存性が高いことが考えられていた．しかしHSP90は正常な臓器や細胞にも発現しており多くの生理的機能にもかかわっていることから，HSP90阻害薬として知られるゲルダナマイシンやその誘導体（17-AAGなど）は大きな副作用を示す懸念が長い間払拭されなかった．しかし2003年の報告で，腫瘍由来のHSP90は，正常細胞由来のHSP90と比較して，ATPase活性が高く維持されており，そのためにHSP90阻害薬に対して100倍ほど親和性が高いことが報告された[5]．このようにしてHSP90のがん治療標的としての妥当性が示されたことから，現在，HSP90阻害薬の単剤あるいは併用での臨床開発が進められている．

◆ おわりに

　一部のがん分子標的治療薬は既に臨床応用され，劇的な治療効果をあげている．一方で，開発された薬剤に期待されたほどの効果が認められない，人種差を含めた患者選択の問題，思わぬ副作用の出現，薬剤耐性などの臨床上の問題点も浮かび上がってきている．これは，分子標的治療薬がある特定の分子を標的にしているため，前臨床における動物実験モデルが充分に機能しない場合があり副作用予測ができなかったためであるとか，分子標的の発現や遺伝子異常によりまったく効果を発揮しなかったためであると考えられている．今後のがん特有な生命現象の解明の際には，より慎重ながん特異性の検証，遺伝子・タンパク質発現情報の集積，遺伝子変異解析をあわせて行うことが求められている．これら基礎的解析が充分になされたがん特有の生命現象を標的にすることにより，治癒につながる新たながん治療法が開発されるものと考えられる．がん分子標的治療薬開発の際に標的となることが期待されている分子は多数存在するが，これら分子に対する薬剤開発はより慎重に進めていくことが求められている．

　　　＜文献＞
　1）Engelman, J. A. et al. : Nat. Med., 14: 1351-1356, 2008
　2）Noguera-Troise, I. et al. : Nature, 444: 1032-1037, 2006
　3）Ridgway, J. et al. : Nature, 444: 1083-1087, 2006
　4）Whitesell, L. & Lindquist, S. L. : Nat. Rev. Cancer, 5: 761-772, 2005
　5）Kamal, A. et al. : Nature, 425: 407-410, 2003

2章 細胞内シグナル関連

AKT *PKB*

本分子の研究の経緯

AKTはもともと白血病やリンパ腫を自発的に起こすマウスの系統から単離されたウイルス（AKT8）がコードするがん遺伝子産物（v-akt）の細胞内ホモログとして報告されたセリン/スレオニンキナーゼである[1]．AKTは増殖因子の下流で働くキナーゼであり，グリコーゲンシンセターゼキナーゼ3（GSK-3）をリン酸化することが報告されており[2]，主にシグナル伝達・糖代謝との関連で研究が進んでいた．その後，AKTがアポトーシスシグナルに対して拮抗する生存シグナルを伝達するとの報告があり[3]，さらにAKTがアポトーシス実行因子の1つであるBADをリン酸化して不活性化するとの報告が相次いでなされ[4]，AKTは生存シグナル伝達の主役として認識され，注目を集めるようになった．

AKTは遺伝子増幅・活性化変異が報告されているだけでなく，AKTの活性を負に制御するがん抑制遺伝子産物PTEN（phosphatase and tensin homologue deleted in chromosome 10）の欠失が多くのがん腫で認められていることから（図），AKTはがん治療の際のよい標的と考えられており，AKTシグナル伝達系を構成するさまざまな分子に対する薬剤が開発されている．

分子構造

AKTには，AKT1（PKBα：protein kinase Bα），AKT2（PKBβ），AKT3（PKBγ）といった3種類のアイソフォームがあり，各々480，481，479アミノ酸で構成されるセリン/スレオニンキナーゼである．構造的にはN末端側からPHドメイン，キナーゼドメイン，制御ドメインの3つのドメインからなる．AKTはPHドメインがPI(3,4)P_2とPI(3,4,5)P_3に結合することにより細胞膜に移行し，細胞膜近傍に存在するAKTの上流のキナーゼであるPDK1により308番目（AKT2の場合には309番目，AKT3の場合には305番目）のスレオニン残基がリン酸化され，PDK2と呼ばれるキナーゼにより473番目（AKT2の場合には474番目，AKT3の場合には472番目）のセリン残基がリン酸化を受けることにより活性化する．

これまでPDK2の候補としてはさまざまなタンパク質があげられてきたが，mTORC2がそのリン酸化酵素ではないかと報告され，その後の多くの研究により支持されている．一方でγ線照射によるDNA損傷時に起こるAKTのリン酸化には，PDK1およびDNA-PKが必須であることも近年明らかとなっている．MAPキナーゼシグナル伝達では，そのシグナル特異性を決定するのに足場タンパク質が重要であるとの報告が数多くなされているが，AKTでは足場タンパク質候補がみつかっていなかった．近年そのAKTの足場タンパク質候補として，AKI1やPAKなどが同定されてきており[5,6]，今後，これら足場タンパク質によるAKTシグナルの特異性制御機構が明らかになるものと思われる．

機能・役割

AKTはセリン/スレオニンキナーゼとして，RXRXXS/T（Xは任意のアミノ酸）という配列中のセリン/スレオニン残基をリン酸化する．これによりこの配列を含む分子の活性化・不活性化を引き起こし，結果として細胞増殖・生存・分化・糖代謝にかかわるシグナルを伝達する．AKTはCDK阻害因子であるp27[Kip1]やp21[Cip1/Waf1]をリン酸化し，その機能を抑制することにより細胞周期を進行させる[7]．また，アポトーシス誘導にかかわるBADなどをリン酸化することでアポトーシス誘導シグナルを抑制し，細胞生存を促進する[4]．さらに，GSK3をリン酸化することで，GSK3によるグリコーゲン合成酵素のリン酸化とその活性抑制を解除し，その結果グリコーゲン合成促進，糖の取り込み促進などの糖代謝制御にもかかわる[2]．

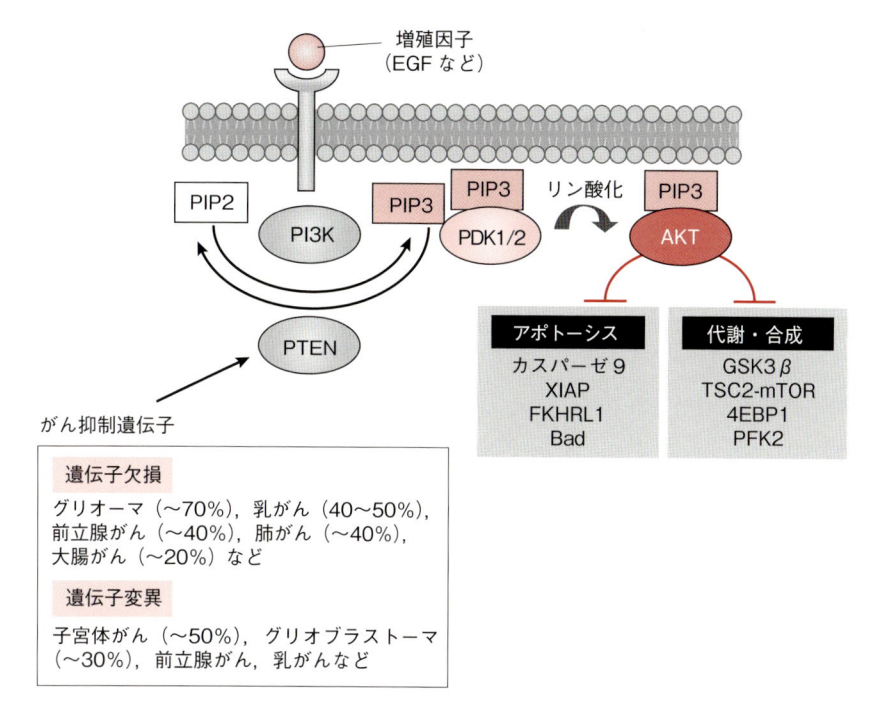

図 AKTの活性制御機構と生存増殖誘導機構
増殖因子刺激により活性化した受容体は，下流のPI3Kを活性化することでPIP3を産生する．PIP3はAKTの膜近傍へ移行し，PDK1によるAKTリン酸化を促進する．リン酸化依存的に活性化したAKTは，下流のさまざまな基質をリン酸化することで，アポトーシス阻害（生存促進）と代謝促進のシグナルを伝達する．多くのがん腫で遺伝子変異・欠損が報告されているがん抑制遺伝子産物PTENは，PI3Kの逆反応を司る脂質ホスファターゼである

がんとの関連性・臨床的意義

AKTの細胞膜移行・活性化にかかわるPI(3,4,5)P$_3$の産生には，PI3K（phosphatidylinositol 3-kinase）が関与しているが，このPI3Kの逆反応を司るPTENは多くのがん腫で変異・欠失が起きていることが報告されている[8]．さらに，AKT自身が一部のがん腫で遺伝子増幅が起きていることも報告されている[9]．AKTの活性化変異が頻度は低いが存在することが報告されており[10]，がんの発生や進展における重要性が示唆されている．そのため，AKTを標的にした薬剤開発が進められているが，AKT自身はPKAやPKCと構造上似通っていることもあり特異的な薬剤開発は難航しているのが現状である．そのため，AKT自身ではなく，AKTの上流であるPI3Kや下流であるmTORなどを標的にした薬剤開発が先行している．

〈文献〉

1) Staal, S. P. : Proc. Natl. Acad. Sci. USA, 84 : 5034-5037, 1987
2) Cross, D. A. et al. : Nature, 378 : 785-789, 1995
3) Dudek, H. et al. : Science, 275 : 661-665, 1997
4) Vanhaesebroeck, B. & Alessi, D. R. : Biochem. J., 346 : 561-576, 2000
5) Nakamura, A. et al. : Mol. Cell. Biol., 28 : 5996-6009, 2008
6) Higuchi, M. et al. : Nat. Cell Biol., 10 : 1356-1364, 2008
7) Fujita, N. et al. : J. Biol. Chem., 277 : 28706-28713, 2002
8) Keniry, M. & Parsons, R. : Oncogene, 27 : 5477-5485, 2008
9) Sellers, W. R. & Fisher, D. E. : J. Clin. Invest., 104 : 1655-1661, 1999
10) Carpten, J. D. et al. : Nature, 448 : 439-444, 2007

〔藤田直也〕

2章 細胞内シグナル関連

mTOR 哺乳類のラパマイシン標的タンパク質

本分子の研究の経緯

mTORは，マクロライド系抗生物質ラパマイシンに対して抵抗性を示す酵母変異株の原因遺伝子として単離されたTOR遺伝子[1]の哺乳類ホモログであり，PIKK（phosphatidylinositol kinase-related kinase）ファミリーに属するセリン/スレオニンキナーゼである．290kDaにも及ぶ巨大なmTORタンパク質にラパマイシンはFKBP12との複合体として結合し，この結合がmTORの活性を負に制御していると考えられてきた．しかし2002年に，mTORは相互排他的な2つの複合体を形成していることが明らかとなった[2]．

1つ目は，Raptorを構成因子にもつラパマイシン感受性のmTORC1（mammlian target of rapamycin complex 1）であり，2つ目はRictorを構成因子にもつラパマイシン非感受性のmTORC2である（図）．これまでのmTORの機能として知られていたものはmTORC1の機能であり，mTORC2は長い間探し求められていたAKTの473番目のセリン残基をリン酸化するキナーゼ（308番目のスレオニン残基をリン酸化するPDK1というキナーゼの名前から，473番目のセリン残基リン酸化酵素はPDK2と仮に呼ばれていた）であることが明らかにされている[3]．この結果からmTORは，タンパク質の翻訳や合成といったこれまでに知られていた機能だけではなく，PI3K/AKT経路を介した細胞の生存増殖シグナルなどにもかかわることが明らかになっており，改めてmTORに注目が集まっている．

分子構造

mTORは，真核生物で高度に保存されている2,549アミノ酸からなるセリン/スレオニンキナーゼである（図）．PI3Kなどと同様に，mTORのC末端寄りにキナーゼドメインがあり，そのキナーゼドメインのN末端側にラパマイシンとFKBP12の複合体が結合しうるFRB（FKBP12-rapamycin binding）ドメインが存在する．FRBドメインのN末端側とキナーゼドメインのC末端側には，各々PIKKファミリーに共通する約550アミノ酸からなるFAT（FRAP，ATM，TRRAP）ドメインと約35アミノ酸からなるFATCドメインがある．さらに，mTORのN末端側約半分には，タンパク間結

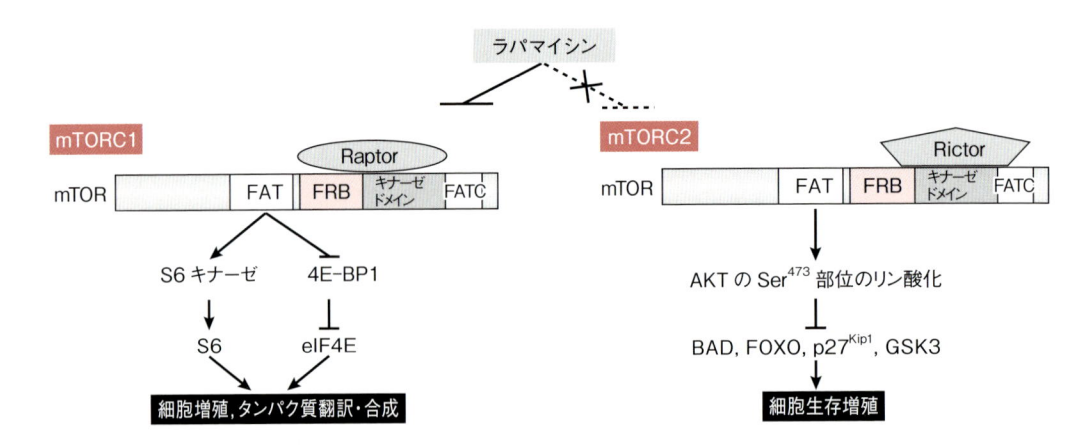

図　mTORを含む2種類の複合体とシグナル伝達
mTORは，Raptorを構成因子にもつラパマイシン感受性のmTORC1と，Rictorを構成因子にもつラパマイシン非感受性のmTORC2が知られている．mTORC1は，S6キナーゼや4E-BP1などをリン酸化することで，細胞増殖やタンパク質翻訳・合成を促進する．mTORC2はAKTの473番目のセリン残基をリン酸化することで，PI3K/AKT経路を介した細胞の生存増殖シグナルにかかわる

合にかかわる37～47アミノ酸からなるHEATリピートの繰り返し配列が存在する．

機能・役割

mTORの活性は，アミノ酸などの栄養因子，インスリンなどの増殖因子，AMPレベルなど細胞内エネルギーレベル，低酸素状態といった主に4つのシグナルにより制御されている[4]．それは，アミノ酸などのインスリンシグナルの下流で働き，S6キナーゼや4E-BP1などをリン酸化することで，細胞増殖・翻訳を促進する．さらに低酸素ストレスシグナルやAMPキナーゼの下流としても働き，低酸素や細胞内エネルギー状態依存的に活性が制御されている．

がんとの関連性・臨床的意義

ラパマイシンなどのmTOR阻害薬が，p53やPTENといったがん抑制遺伝子産物の変異をもつがん細胞に対して強い抗腫瘍効果を示すこと，また同時に低酸素誘導性の腫瘍血管新生が抑制されることが報告されている．これは，mTORがPTEN変異に伴い活性化するAKTの下流に位置し，これががん細胞の生存・増殖にかかわっていること，およびmTORが低酸素誘導性のHIF-1活性化の経路の上流に位置して腫瘍周囲の血管新生にもかかわっていることを示しており，mTORは腫瘍細胞増殖と腫瘍血管新生の両方の分子標的であり，がんの分子標的としてきわめて有望であることが報告されてきた．現在，ラパマイシン誘導体などのmTOR阻害薬の臨床試験が腎細胞がん患者などを対象に始まっているが，そのうちRAD001としても知られる **Everolimus**（Afinitor®）が日本でも既に承認され臨床で用いられ始めている．

＜文献＞

1) Heltman, J. et al. : Science, 253 : 905-909, 1991
2) Loewlth, R. et al. : Mol. Cell, 10 : 457-468, 2002
3) Sarbassov, D. D. et al. : Science, 307: 1098-1101, 2005
4) Wullschleger, S. et al. : Cell, 124 : 471-484, 2006
5) Corradetti, M. N. & Guan, K-L. : Oncogene, 25 : 6347-6360, 2006
6) Sabatini, D. M. : Nat. Rev. Cancer, 6 : 729-734, 2006

（藤田直也）

memo

2章 細胞内シグナル関連

MAPキナーゼ
細胞分裂促進因子活性化タンパク質リン酸化酵素

本分子の研究の経緯

　MAPキナーゼは，酵母からヒトまでの真核生物において高度に保存されているセリン/スレオニンキナーゼである．上流のMAPキナーゼキナーゼ（MAPKK）によりリン酸化されて活性化するが，そのMAPKKはさらに上流のMAPKKキナーゼ（MAPKKK）によりリン酸化され活性化する．このようなMAPKKK-MAPKK-MAPキナーゼというカスケードにより，各々の刺激に応じた情報伝達が確実に行われている[1]．MAPキナーゼは広い意味ではERK1（extracellular signal-regulated kinase 1）およびERK2, JNK（c-Jun N-terminal Kinase）, p38, ERK5などの分子の総称として用いるが，狭い意味ではERK1およびERK2のみを指し，ERK1およびERK2が最初に同定されたMAPキナーゼであることから古典的MAPキナーゼとも呼ばれる．p38（p.56参照）やMEK（MAPK/ERK kinase, p.52参照）が他稿にあるので，本稿ではERK1およびERK2をMAPキナーゼとして概説する．

　MAPキナーゼはほぼすべての組織に発現しており，さまざまな増殖因子や個々の細胞特異的な刺激により活性化する．この活性化は，例えばチロシンキナーゼ活性をもつ受容体（receptor tyrosine kinase：RTK）にリガンドである上皮成長因子（epidermal growth factor：EGF），血小板由来増殖因子（platelet-derived growth factor：PDGF）などが結合すると，RTKの二量体形成，細胞内ドメインのチロシン残基のリン酸化が生じる（図）．そのリン酸化チロシンに結合するSHCなどの分子が結合し，さらにSH2（Src homology 2）ドメインを含むGRB2などが結合し，そのGRB2のSH3ドメインを介してSOSと結合する．結合により活性化したSOSは，RASをGDP結合型からGTP結合型へと変換することによりRASを活性化させる．このRASの活性化がMAPKKKであるRAFを活性化する．活性化したRAFはMAPKKであるMEKを活性化することでMAPキナーゼを活性化し，細胞質内のp90^{rsk}, FAKを含むさまざまな因子をリン酸化することで細胞骨格，細胞運動，細胞周期，アポトーシス，細胞分化を制御する．また一部は核内へと移行して転写因子をリン酸化することで細胞の遺伝子発現変化を誘導し，細胞増殖などの生理作用を示す．

分子構造

　MAPキナーゼは分子量が44kDaと42kDaの2種類のタンパク質からなり〔各々ERK1（p44MAPK），ERK2（p42MAPK）とも呼ばれる〕，これらのタンパク質のアミノ酸配列は互いに85％の相同性がある．最近の研究により，MAPキナーゼシグナル伝達には，MAPKKK, MAPKK, MAPキナーゼの三者に結合して，MAPキナーゼシグナルの効率的な伝達を促進するKSRなどの足場タンパク質がかかわっていることが知られている[2]．このような足場タンパク質は，MAPキナーゼシグナルの正確・迅速な伝達にかかわっている．

機能・役割

　活性化したMAPキナーゼは，細胞質にあるp90^{rsk}, paxillin, 細胞骨格タンパク質であるneurofilamentをリン酸化するだけでなく，細胞膜にあるSYK, calnexin, FAKなどもリン酸化することで細胞骨格，細胞運動などを制御する[3]．さらにMAPキナーゼは核に移行し，核内でELK-1, MYC, FOSなどの転写因子をリン酸化[4]することで細胞の遺伝子発現変化を誘導する．MAPキナーゼは，転写レベルでBCL2発現を誘導して細胞生存を誘導しているだけでなく，BH3（bcl homology 3）ドメインのみを有するアポトーシス誘導性BCL2ファミリータンパク質（BADなど）を直接リン酸化して不活性化・ユビキチン化に伴う分解を誘導し，その結果細胞生存を誘導することも報告されており，MAPキナーゼは刺激に応じたさまざまな応答を

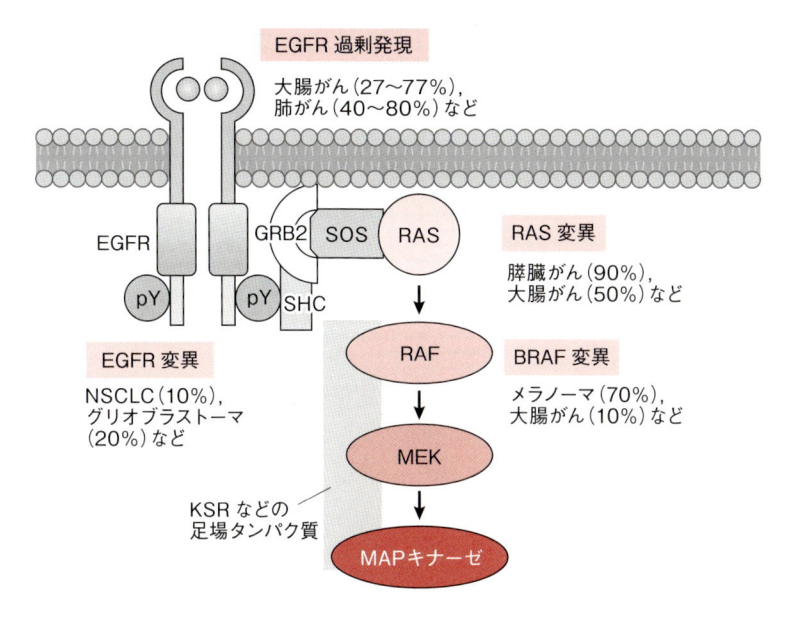

図　MAPキナーゼの活性制御機構

EGFなどの増殖因子刺激により活性化した受容体は，RASの活性化を引き起こす．RASはMAPKKKであるRAFをリン酸化して活性化し，活性化したRAFはMAPKKであるMEKをリン酸化して活性化する．MEKはMAPキナーゼをリン酸化して活性化することで，MAPキナーゼが細胞質内あるいは核内の基質をリン酸化することで，さまざまな生理反応を引き起こす．このMAPキナーゼカスケードの正確・迅速な伝達には，MAPKKK，MAPKK，MAPキナーゼの三者に結合するKSRなどの足場タンパク質がかかわっていることも知られている

制御している．

がんとの関連性・臨床的意義

　MAPキナーゼは，がん細胞の増殖・運動・生存において重要な役割を果たしており，実際に多くのがん腫でMAPキナーゼの活性亢進が認められている．この亢進はRTKの変異・活性化，RASやRAFの変異による異常活性化などによってもたらされている[3]．実際に肺がん，大腸がん，グリオブラストーマなどでEGFRの過剰発現や活性型変異が認められている（図）．また，膵臓がんや大腸がんなどでRASの活性型変異，メラノーマ，大腸がんなどでRAFの活性型変異が報告されている．このことから，MAPキナーゼ経路の遮断はがんの増殖を強く抑制することが期待されたが，実際のMEK阻害薬の臨床試験結果は期待したほどの奏功率を示さなかった．これは，MAPキナーゼ経路が活性化しているがんではAKT経路が活性化している場合が多く，このためにMEK阻害薬のみでは充分な腫瘍抑制効果が出なかったためであると思われる．このため，現在では，MAPキナーゼ経路を抑制する薬剤とPI3K/AKT経路を阻害する薬剤を組み合わせた臨床試験が進行中であり，この結果に期待したい[5]．

＜文献＞

1) Kohno, M. & Pouyssegur, J. : Ann. Med., 38 : 200-211, 2006
2) Dhanasekaran, D. N. et al. : Oncogene, 26 : 3185-3202, 2007
3) Roberts P. J. & Der, C. J. : Oncogene, 26 : 3291-3310, 2007
4) Turjanski, A. G. et al. : Oncogene, 26 : 3240-3253, 2007
5) Engelman, J. A. et al. : Nat. Med., 14 : 1351-1356, 2008

（藤田直也）

2章 細胞内シグナル関連

MEK　MAPKK, MAPキナーゼ/ERKリン酸化酵素

本分子の研究の経緯

　MEK（MAPK/ERK kinase；MAPKK）は，MAPキナーゼ（extracellular signal-regulated kinase：ERK1/2）の上流にあたるMAPキナーゼキナーゼ（MAPKK）である．MEKはスレオニン残基・チロシン残基両方をリン酸化可能な二重特異性（dual specificity）タンパク質リン酸化酵素ファミリーに属し，MAPキナーゼのThr-Glu-Tyrモチーフを認識し，そのスレオニン残基・チロシン残基両方をリン酸化することでMAPキナーゼを活性化する．

　ヒトMEKにはMEK1とMEK2があり，両者のアミノ酸レベルでの相同性は80％である[1)2)]．MAPKKK-MAPKK-MAPキナーゼカスケードは，さまざまな増殖因子や個々の細胞特異的な刺激により活性化する．最終的にp90^{rsk}，FAKを含むさまざまな因子をリン酸化することで細胞骨格，細胞運動，細胞周期，アポトーシス，細胞分化を制御する．またMAPキナーゼの一部は核内へと移行して転写因子をリン酸化することで細胞の遺伝子発現変化を誘導し，細胞増殖などの生理作用を示す．つまり，MAPKKK-MAPKK-MAPキナーゼカスケードは，細胞外の刺激を核内へと伝達する重要な分子である．

分子構造

　ヒトMEKは，393アミノ酸からなるMEK1と400アミノ酸からなるMEK2の2種類のタンパク質からなり，これらのタンパク質のアミノ酸配列は互いに80％の相同性がある[1)2)]．MEKは，KSRやMP1（MEK partner-1）などの足場タンパク質に結合することが知られている[3)4)]．KSRなどはMAPKKK・MEK・MAPキナーゼの三者に結合することで，MP1はMEK・MAPキナーゼの二者に結合することで，MAPキナーゼシグナル伝達の特異性維持・迅速な伝達にかかわっている．

機能・役割

　MEKは，MAPKKとしてMAPキナーゼの活性化に関与している．MEKは自身の上流にあたるMAPKKキナーゼ（MAPKKK）であるRAFファミリータンパク質によりリン酸化されることで活性化し，下流のMAPキナーゼへとシグナルを伝達する．つまりMEKは，MAPKKK-MAPKK-MAPキナーゼというカスケードの中間に位置し，さまざまなシグナルをMAPキナーゼに集約させる機能を有している．MEKにより活性化したMAPキナーゼは，細胞質にあるp90^{rsk}，paxillin，細胞骨格タンパク質であるニューロフィラメントをリン酸化するだけでなく，細胞膜にあるSYK，calnexin，FAKなどもリン酸化することで細胞骨格，細胞運動などを制御する[4)]．さらにMAPキナーゼは核に移行し，核内でELK-1，MYC，FOSなどの転写因子をリン酸化[5)]することで細胞の遺伝子発現変化を誘導する（図）．MAPキナーゼは，転写レベルでBCL2などの抗アポトーシス分子の発現を誘導して細胞生存を誘導しているだけでなく，BH3ドメインのみを有するアポトーシス誘導性BCL2ファミリータンパク質（BADなど）を直接リン酸化して不活性化・ユビキチン化に伴う分解を誘導し，その結果細胞生存を誘導することも報告されており，MEKおよびMAPキナーゼは刺激に応じたさまざまな応答を制御している．

がんとの関連性・臨床的意義

　MAPキナーゼは，がん細胞の増殖・運動・生存において重要な役割を果たしており，実際に多くのがん腫でMAPキナーゼの活性亢進が認められている．この亢進はRTKの変異・活性化，RASやRAFの変異による異常活性化などによってもたらされている[4)]．実際に肺がん，大腸がん，グリオブラストーマなどでEGFRの過剰発現や活性型変異が認められている．また，膵臓がんや大腸がんなどでRASの活性型変異，メラノ

マ，大腸がんなどでRAFの活性型変異が報告されている．よって，MAPキナーゼ経路の遮断はがんの増殖を強く抑制することが期待された．MEKは二重特異性タンパク質リン酸化酵素ファミリーに属すユニークなキナーゼであるだけでなく，ヒト腫瘍におけるMEKの変異は非常に稀であるため[6]，MEKに対する阻害薬が開発されてきた（図）．しかし，実際の臨床試験結果では，MEK阻害薬は期待したほどの奏功率を示さなかった．これは，MAPキナーゼ経路が活性化しているがんではAKT経路が活性化している場合が多く，このためにMEK阻害薬のみでは充分な腫瘍抑制効果が出なかったためであると思われる．このため，現在では，MAPキナーゼ経路を抑制する薬剤とPI3K/AKT経路を阻害する薬剤を組み合わせた臨床試験が進行中であり，この結果に期待したい[7]．

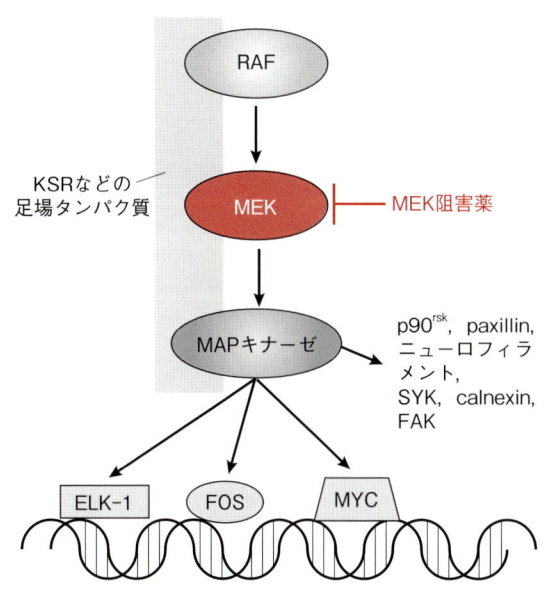

図 MEKの活性制御機構とシグナル伝達

EGFなどの増殖因子刺激により活性化した受容体は，RAF–MEK–MAPキナーゼというMAPキナーゼカスケードを活性がするが，MEKはこの中間に位置する二重特異性タンパク質リン酸化酵素である．MEKはMAPキナーゼを活性化することで，さまざまな生理反応を惹起する

＜文献＞

1) Segar, R. et al. : J. Biol. Chem., 267 : 25628-25631, 1992
2) Zheng, C. F. & Guan, K. L. : J. Biol. Chem., 268 : 11435-11439, 1993
3) Dhanasekaran, D. N. et al. : Oncogene, 26 : 3185-3202, 2007
4) Roberts, P. J. & Der, C. J. : Oncogene, 26 : 3291-3310, 2007
5) Turjanski, A. G. et al. : Oncogene, 26 : 3240-3253, 2007
6) 片山和浩 他：がん治療の新たな試み—新編III—（西條長宏/編），医薬ジャーナル社，2005
7) Engelman, J. A. et al. : Nat. Med., 14 : 1351-1356, 2008

（藤田直也）

memo

2章 細胞内シグナル関連

HSP90　90 kDa熱ショックタンパク質

本分子の研究の経緯

　熱ショック刺激に応答して増加するタンパク質として同定されたHSP（heat shock protein）は，その分子量によってHSP60とかHSP70と命名されており，HSP90は90 kDaのHSPタンパク質として同定された．HSP90は他のHSPタンパク質とは異なり，熱ショック刺激によって2倍程度にしか増加しないが，定常状態でも細胞内全タンパク質の1～2％を占め，細胞質に最も多く存在するタンパク質の1つである．HSPタンパク質の多くは進化的に保存された分子シャペロン（chaperone）である．HSP90は100種類以上にものぼるタンパク質の正確なフォールディング，凝集阻害，細胞内輸送，準活性化状態への維持など，多くの生体内高次機能にかかわっている[1]．また，多くのがん遺伝子産物と結合することで，これらクライアントタンパク質の安定化と活性維持にかかわっているため，がんはHSP90への依存性が高く，HSP90の特異的な阻害薬は多くのがん腫に対してきわめて高い抗腫瘍効果を示す理由となっている．このように，HSP90はがん化学療法における魅力的な分子標的と考えられ，実際にさまざまなHSP90阻害薬の開発が進められている．

分子構造

　脊椎動物のHSP90には異なる遺伝子にコードされる2つのアイソフォーム（HSP90αとHSP90β）が同定されており，アミノ酸レベルで約85％の相同性がある．HSP90は大きく3つのN末端ドメイン，中間ドメイン，C末端ドメインに分けられる（図）．

　N末端ドメインにはATPが結合してそれを加水分解するATPase活性があり，さらにCDC37などのコシャペロン分子との結合にもかかわる．中間ドメインはHSP90のATPase活性調節にかかわるとともに，多くのクライアントタンパク質との結合にかかわることが報告されている[2,3]．われわれはAKTがHSP90のクライアントタンパク質であり，さらにHSP90の中間ドメインに結合することを最初に報告している[4]．C末端ドメインはHSP90の二量体形成にかかわることが知られている．

機能・役割

　HSP90は主に細胞質に存在し，CDC37やp23などのコシャペロン分子と大きな複合体を形成することで，がん遺伝子産物を含む多くのタンパク質（AKT，ステロイド受容体，変異型p53，HIF-1，EGFR（ERBB1），HER2（ERBB2），BCR-ABL，RAF1など）と結合する[4]．HSP90は，結合したクライアントタンパク質の正確なフォールディング，凝集阻害，細胞内輸送，準活性化状態への維持などにかかわっている．また，熱ショック，がん化に伴う遺伝子変異，老化といった原因で増大する変異タンパク質からのストレスに対して，細胞がアポトーシスを起こさないように維持する役割も果たしている．HSP90αとHSP90βの両アイソフォームともに細胞外へと分泌され，がん細胞の浸潤促進にかかわっていることも報告されている[5,6]．

がんとの関連性・臨床的意義

　HSP90は，種々のがんで正常細胞と比較し2倍～10倍その発現量が増加しており[7]，乳がんなどでの予後との関連が示唆されている[1]．HSP90は，野生型c-srcや野生型p53よりもがん化を促進する変異型srcや変異型p53により安定的に結合するとともに，PI3K/AKT経路の活性化やカスパーゼの阻害といった機能によりストレス依存性のアポトーシスから回避する機構にもかかわっている[4,8]．HSP90は正常な臓器や細胞にも発現しており多くの生理的機能にかかわっていることから，HSP90に対する阻害薬として知られるゲルダナマイシンやその誘導体（17-AAGなど）は大きな副作用を示す懸念があった．しかし，これら阻害薬の第

	N末端ドメイン	中間ドメイン	C末端ドメイン
機能	ATPase活性，コシャペロンとの結合	ATPase活性の上昇，クライアントタンパク質との結合	二量体化
阻害薬	ゲルダナマイシン ラジシコール		ノボビオシン シスプラチン

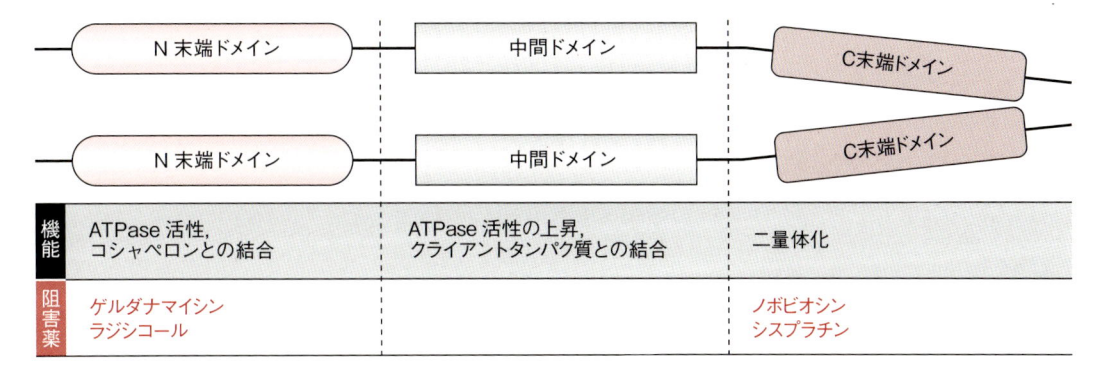

図　HSP90の構造と阻害薬結合部位

HSP90は大きく3つのN末端ドメイン，中間ドメイン，C末端ドメインに分けられる．N末端ドメインにはATPが結合してそれを加水分解するATPase活性があり，さらにCDC37などのコシャペロン分子との結合にもかかわる．中間ドメインはHSP90のATPase活性調節にかかわるとともに，多くのクライアントタンパク質との結合にかかわることが報告されている．C末端ドメインはHSO90の二量体形成にかかわることが知られている．N末端のATP結合部位に，HSP90阻害薬として有名なゲルダナマイシンやラジシコールが結合する

I相臨床試験などの結果からは，腫瘍へのより選択的な毒性が示されている．この理由として，腫瘍由来のHSP90は，正常細胞由来のHSP90と比較して，コシャペロンと複合体を形成してATPase活性が高く維持されており，そのために阻害薬に対して100倍ほど親和性が高いことが報告されている[9]．このようにしてHSP90の治療標的としての有用性が示されたことから，現在，HSP90阻害薬の単剤あるいは併用での臨床開発が進められており，今後の展開が期待される．

<文献>

1) Whitesell, L. & Lindquist, S. L. : Nat. Rev. Cancer, 5 : 761-772, 2005
2) Fontana, J. et al. : Circ. Res., 90 : 866-873, 2002
3) Meyer, P. et al. : Mol. Cell, 11 : 647-658, 2003
4) Sato, S. et al. : Proc. Natl. Acad. Sci. USA, 97 : 10832-10837, 2000
5) Eustace, B. K. et al. : Nat. Cell Biol., 6 : 507-514, 2004
6) Yu, X. et al. : Cancer Res., 66 : 4795-4801, 2006
7) Ferrarini, M. et al. : Int. J. Cancer, 51 : 613-619, 1992
8) Pandey, P. et al. : EMBO J., 19 : 4310-4322, 2000
9) Kamal, A. et al. : Nature, 425 : 407-410, 2003

（藤田直也）

2章 細胞内シグナル関連

p38

●本分子の研究の経緯

炎症性サイトカインや酸化ストレスなどの刺激により活性化され，古典的MAPキナーゼ（ERK）に高い相同性を示すキナーゼは，ストレス応答MAPキナーゼ（stress-activated protein kinase：SAPK）と呼ばれる．SAPKには，p38ファミリーとJNK（c-Jun N-terminal kinase）ファミリーがある．

p38はもともとリポ多糖（LPS）によって活性化するキナーゼとして，また抗炎症薬に結合するキナーゼとして同定された[1)2)]．p38は，高浸透圧や過酸化物などの細胞外のストレス，あるいはIL-1やTNFなどの炎症性サイトカインによって活性化する．p38は他のMAPキナーゼと同様に，三段階のキナーゼカスケードにより活性化する[3)]．つまり，p38は上流のストレスMAPキナーゼキナーゼ（ストレスMAPKK）であるMKK3およびMKK6によりリン酸化されて活性化し，MKK3およびMKK6は上流のストレスMAPKKキナーゼ（ストレスMAPKKK）であるASK1, ASK2, ASK3やTAK1などにより活性化する．

p38はJNKと同様に喘息や自己免疫疾患などの炎症応答や免疫に対する寄与が大きいと考えられているが，アポトーシス誘導における役割にも注目が集まっている．しかし，p38の機能はアイソフォームによって異なっていることも報告されており，細胞の生存とアポトーシスにおける相反する報告もなされている[3)]．これは，組織により発現しているアイソフォームが異なるため，あるいは各アイソフォームの基質特異性の差異などが影響していると考えられている．

●分子構造

p38にはα〜δの4種類のアイソフォームが存在する．αとβはアミノ酸レベルで75％の相同性，γとδはアミノ酸レベルで67％の相同性とよく似ているが，αとγあるいはδ，βとγあるいはδの相同性は低い[3)]．p38は短いN末端とC末端を除くとほとんどがキナーゼドメインで占められている．C末端中には，上流のストレスMAPKKとの結合に関与するCD（common docking）ドメインがある[4)]．

●機能・役割

p38は，その特異的な阻害薬であるSB203580などを用いた研究から，喘息や自己免疫疾患などの炎症応答や免疫に対する寄与が大きいと考えられている（図）．実際に，p38阻害薬投与により，IL-1やTNFなどの炎症性サイトカインの産生抑制が認められている．また，p38αノックアウトマウス由来線維芽細胞（MEF）な

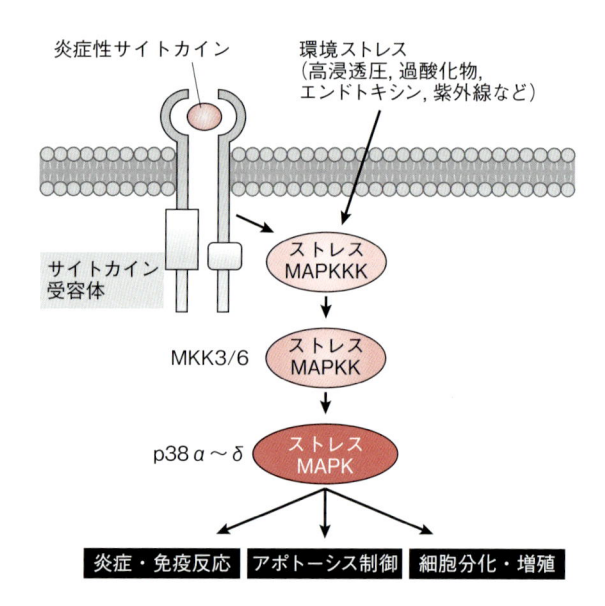

図　p38の活性制御機構

炎症性サイトカインや酸化ストレスなどの刺激により活性化され，古典的MAPキナーゼに高い相同性を示すキナーゼは，ストレス応答MAPキナーゼ（SAPK）と呼ばれる．p38は，他のMAPキナーゼファミリーと同様な，ストレスMAPKKK-ストレスMAPKK-ストレスMAPキナーゼといったカスケードを形成している．p38は，活性化することにより炎症応答や免疫などに関与している

どを用いた解析から，p38αは紫外線や増殖因子除去などのストレスによるアポトーシス誘導にかかわっていることが明らかとなっている．p38は非活性化型では主に細胞質に存在するが，活性化とともに核移行する．p38誘導性のアポトーシス機構の1つに，核移行したp38による転写因子p53のリン酸化とアポトーシス誘導にかかわる因子の転写促進が関連していると考えられている．

がんとの関連性・臨床的意義

p38αの肝臓特異的なコンディショナルノックアウトマウスの解析から，p38αは肝臓での腫瘍形成抑制にかかわっていることが報告されている[5]．一方で，前立腺がん，卵巣がんや骨髄腫で発現上昇が認められ，これらがんの増殖因子としても作用する炎症性サイトカイン（IL-1，TNF，IL-6など）の産生にp38がかかわるため，p38の抑制は腫瘍形成抑制につながるともされる．p38とがんとのかかわりは不明な点が多いが，これはp38のアイソフォームを考慮した解析がなされてこなかったためである可能性もあり，今後のより詳細な解析が期待される．

〈文献〉
1）Han, J. et al. : Science, 265 : 808-811, 1994
2）Lee, J. C. et al. : Nature, 372 : 739-746, 1994
3）斎藤春雄：シグナル伝達イラストマップ（山本雅，仙波憲太郎/編），羊土社，2004
4）Tanoue, T. et al. : Nat. Cell Biol., 2 : 110-116, 2000
5）Hui, L. et al. : Nat. Genet., 39 : 741-749, 2007

（藤田直也）

memo

2章 細胞内シグナル関連

TGF-β

本分子の研究の経緯

TGF (transforming growth factor) は、線維芽細胞の形質転換を促進させる因子として発見された[1]. TGFにはαとβの2種類の型が知られているが、TGF-αは上皮成長因子 (epidermal growth factor：EGF) と相同性が高く、EGFRとも結合することが知られている. 一方、TGF-βは、多くの細胞の増殖を強力に抑制する因子であることがその後の研究で明らかにされた. さらに、TGF-βはECM (extracellular matrix：細胞外マトリックス) の産生促進作用をもつため、腎炎や肺線維症における線維化にも関与していること、造血幹細胞に働いて分化・増殖抑制作用を示すとともにCTL (cytotoxic T lymphocyte) やNK (natural killer) 細胞の活性を抑制することで免疫抑制効果を示すことが知られている. さらにTGF-βは上皮-間葉転換 (epithelial-mesenchymal transition：EMT) を誘導する因子であることが明らかとなっており、初期発生やがん転移にかかわる分子として注目が集まっている. TGF-βは受容体結合後に細胞内シグナル伝達分子であるSmadを活性化し、さまざまな作用にかかわる遺伝子発現制御を行うことで上記のような多彩な生理作用を示す[2].

分子構造

TGF-βは、哺乳類ではTGF-β1, TGF-β2, TGF-β3の3つのアイソフォームが知られている. さらに、アクチビン (activin) やBMP (bone morphogenetic protein：骨形成因子) など構造類似の分子があり、TGF-βファミリーを形成している[2]. TGF-βは前駆体よりプロセシングされ分子量25kDaのタンパク質が生じるが、これがジスルフィド結合により2分子結合したホモ二量体構造をとる. この二量体がTGF-βの受容体であるII型TGF-β受容体 (TGF-βRII) の二量体と結合する. TGF-βRII二量体とI型TGF-β受容体 (TGF-βRI) 2分子が結合して四量体を形成し、細胞内にシグナルを伝達する (図). TGF-βRIIは、恒常的に活性化している膜貫通型セリン/スレオニンキナーゼであり、TGF-βRIとの四量体形成に伴い、TGF-βRIの細胞内ドメインをリン酸化してTGF-βRIを活性化する. 活性化したTGF-βRIはSmadをリン酸化し、リン酸化されたSmadは共有型SmadであるSmad4と複合体を形成して核内へと移行する. 核内で転写因子や共役因子と相互作用することにより、標的遺伝子の転写を調節する.

機能・役割

TGF-βは血小板、胎盤、骨髄などさまざまな組織より産生される. 骨と血小板にTGF-β1は最も大量に不活性型として蓄えられている. TGF-βはさまざまな生理作用に関与するが、その作用は細胞種や細胞周囲の環境により異なる. 免疫細胞に対しては主に抑制的に作用し、その結果、免疫応答・炎症反応・造血が抑制される. 多くの組織でTGF-βはECM産生を促進するとともに分解酵素を抑制することで、創傷治癒を促進している. また、上皮細胞や血管内皮細胞の増殖や血管新生を促進することも知られている.

がんとの関連性・臨床的意義

TGF-βは細胞の増殖抑制因子として機能することから、TGF-βシグナル伝達系の異常がさまざまながんの発症などにかかわっていることが示唆されており、実際に、遺伝性非ポリポーシス性大腸がん (hereditary non-polyposis colorectal cancer：HNPCC) ではTGF-βRIIの異常が知られている. またSmad4は1996年にポジショナルクローニングにより膵臓がんのがん抑制遺伝子として同定された経緯をもっており[3], 膵臓がんの約半数で、大腸がんの転移を伴う進行腫瘍の約3分の1で両染色体欠損が認められている. TGF-

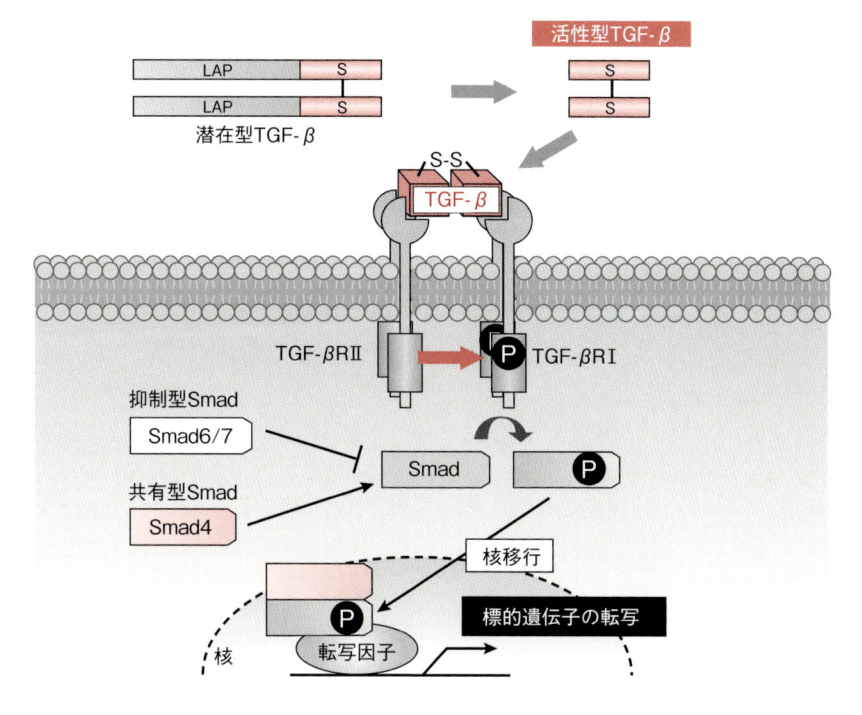

図　TGF-βシグナル伝達にかかわる分子群

TGF-βは不活性型として分泌され，この前駆体のタンパク質分解の結果，N末端に結合したLAP（latency-associated peptide）が産生される．LAPは活性型TGF-βの二量体に結合したままとなり，TGF-βの活性は抑制される．このLAPが外れることにより活性化し，TGF-βは恒常的活性化状態にあるII型TGF-β受容体（TGF-βRII）の二量体にまず結合し，その後にI型TGF-β受容体（TGF-βRI）の二量体に結合して四量体が形成される．TGF-βRIIはTGF-βRIをリン酸化することで活性化し，主にSmadを介して細胞内へとシグナルを伝達する．TGF-βRIはSmadをリン酸化することで共有型SmadであるSmad4との複合体形成を促進し，核内移行を誘導する．核内で転写因子や共役因子と相互作用することにより，標的遺伝子の転写を調節する

βシグナル伝達系に異常を認めないがんも多く存在するが，そのようながんでは，TGF-β依存的な増殖抑制作用に対して抵抗性を示す．さらに，がん自身によるTGF-β産生亢進も認められる場合があるが，そのようながんでは，免疫機能の抑制・血管新生促進など，宿主細胞に作用することで自身の増殖に有利な微小環境を整えている可能性が示唆されている．このようなTGF-β不応性のがんでも，TGF-βのEMT誘導作用に対しての反応性を維持している場合も多いことから，TGF-βはがんの浸潤・転移に関与していることが示唆されている．また，TGF-βは破骨細胞の活性化による骨転移巣の増殖可能空間拡大[4]などにも関与していることが報告されており，転移巣の微小環境改変にもTGF-βが関与している可能性が示唆されている．

<文献>

1) Roberts, A. B. et al. : Proc. Natl. Acad. Sci. USA, 77 : 3494-3498, 1980
2) Ikushima, H. & Miyazono, K. : Cancer Sci., 101 : 306-312, 2010
3) Hahn, S. A. et al. : Science, 271 : 350-353, 1996
4) Morinaga, Y. et al. : Int. J. Cancer, 71 : 422-428, 1997

（藤田直也）

memo

2章 細胞内シグナル関連

Hedgehog

本分子の研究の経緯

　ヘッジホッグはショウジョウバエで最初に見出された遺伝子で，ホモ胚の腹側上皮が棘状の突起に覆われるという表現型を示す変異の原因遺伝子として同定された．この表現型がハリネズミ（hedgehog）と似ていたためにこの名前が付けられている．ヘッジホッグは分泌因子であるが，いわゆるモルフォゲンとしての性質をもっていることも証明されており[1]，発生過程における形態形成を時空間的に制御している．

　ヘッジホッグは脊椎動物でも相同遺伝子が報告されており，進化上よく保存されていることが知られている．ショウジョウバエではヘッジホッグの1種類のみであるが，哺乳類ではshh（sonic hedehog），ihh（Indian hedehog），dhh（desert hedehog）の3種類が同定されている[2]．ヘッジホッグ変異体はショウジョウバエでは胎生致死であるが，shhノックアウトマウスでは全前脳症など，dhhノックアウトマウスでは尿道下裂など，ihhノックアウトマウスでは四肢の短縮などが起きることが報告されている[3]．Shhの過剰分泌による肺がん・乳がんの増殖促進，ヘッジホッグの受容体以降のシグナル活性化が脳腫瘍・基底細胞がん・横紋筋肉腫・乳がん・膵がん・小細胞肺がんなどで認められることから，にわかにがんの分子標的として注目を集めるようになっている．

分子構造

　ヘッジホッグは約45 kDaの前駆体タンパク質として合成され，その後自己触媒的に分子内で切断され，分泌タンパク質として機能する約20 kDaのN末端側切断断片が生じる．生じた断片のC末端側にコレステロール基付加がなされた後に，N末端側にSki（Skinny hedgehog）によりパルミトイル酸付加がなされ[4]，トランスポーター様の構造をもつDisp（Dispatched）により細胞外へと分泌される．ヘッジホッグはこれら翻訳後修飾により脂質ラフトなどに局在することになる．

機能・役割

　ヘッジホッグは発生過程における形態形成を時空間的に制御しているために，その発現と分泌は厳密に制御されている．上記のステップにより分泌されたヘッジホッグは，その受容体である12回膜貫通ドメインをもつPtch（Patched）糖タンパク質に結合する（脊椎動物にはPtch1とPtch2の2種類がある）．PtchはDispと似たトランスポーター様の構造をもつ．Ptchはヘッジホッグと結合していない状態では7回膜貫通ドメインをもつSmo（Smoothenend）の機能を阻害しているが，Ptchがヘッジホッグと結合するとその阻害作用が解除され，Smoを経由してヘッジホッグシグナルが細胞内へと伝達される（図）．脊椎動物ではヘッジホッグに結合するHip（Hedgehog interacting protein）が発現しており，Hipはヘッジホッグシグナルを負に制御している．抑制が解除されたSmoはZnフィンガーをもつアクチベーターGliファミリー転写因子〔ショウジョウバエではCi（Cubitus interruptus）と呼ばれる〕を活性化し，標的遺伝子（サイクリンD，EやMycだけでなく，Ptch1，Gli1といったヘッジホッグシグナル構成因子も含まれる）の転写を誘導する．ヘッジホッグは多くの組織での発現が知られており，肢芽や神経管のパターニングなどに関与するだけでなく，中枢神経系，造血系，乳腺の幹細胞増殖にも関与している．

がんとの関連性・臨床的意義

　ヘッジホッグシグナルとがんとの関係は，脳腫瘍であるグリオーマでGliの遺伝子増幅が報告されたことに始まる[5]．ヘッジホッグ（Shh）の変異は基底細胞がんや乳がんで認められているが，ヘッジホッグのがん遺伝子としての機能は，Shhトランスジェニックマ

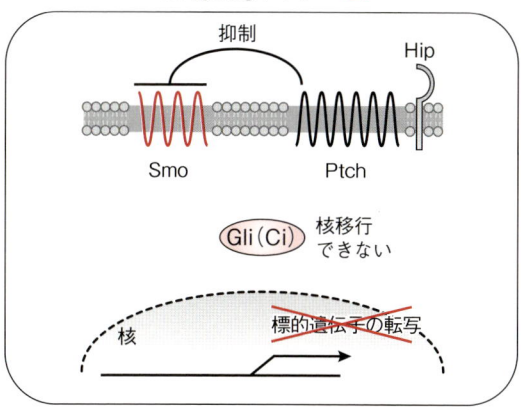

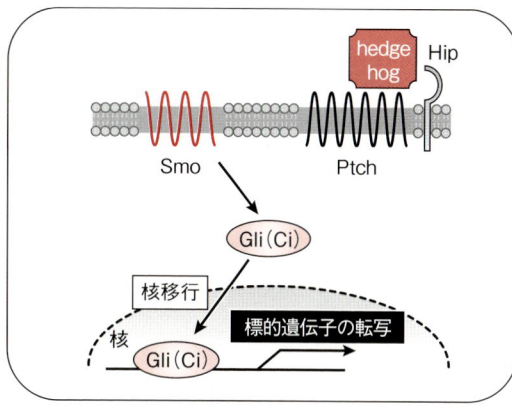

図　HedgehogシグナルのOnとOff
Hedgehogがその受容体であるPtchに結合することで，PtchによるSmoの抑制が解除される．その後，グリオーマでの遺伝子増幅を起こしているGli（ショウジョウバエではCiと呼ばれる）が活性化して核移行することでシグナルが伝達される

ウスで基底細胞がんが生じたことで揺るぎないものになっている[6]．さらに，基底細胞がん・横紋筋肉腫・グリオーマを発症しやすいGorlin症候群の原因遺伝子としてPtch1の変異が同定されている[7][8]．また現在では，膵がん・前立腺がん・小細胞肺がんにおけるヘッジホッグシグナルの活性化が報告されており[2]，ヘッジホッグシグナルを標的にした分子標的治療薬開発が続いている．

<文献>
1） Tabata, T. & Takei, Y. : Development, 131 : 703-712, 2004
2） Pasca di Magliano, M. & Hebrok, M. : Nat. Rev. Cancer, 3 : 903-911, 2003
3） 武井ゆき，多羽田哲也：シグナル伝達イラストマップ（山本雅，仙波憲太郎／編），羊土社，2004
4） Varjosalo, M. & Talpale, J. : J. Cell Sci., 120 : 3-6, 2007
5） Kinzler, K. W. et al. : Science, 236 : 70-73, 1987
6） Oro, A. E. et al. : Science, 276 : 817-821, 1997
7） Hahn, H. et al. : Cell, 85 : 841-851, 1996
8） Johnson R. L. et al. : Science, 272 : 1668-1671, 1996

（藤田直也）

2章 細胞内シグナル関連

Notch

本分子の研究の経緯

　*Notch*遺伝子は，1917年に翅に異常のあるショウジョウバエ変異体"notches"よりみつかった遺伝子である[1]．Notchタンパク質は1回膜貫通型タンパク質であるが，哺乳類ではNotch1～4までの4種類あることが知られている[2]．Notchは受容体として機能し，そのリガンドとしては，DLL1（Delta-like1），DLL3，DLL4，Jagged1，Jagged2の合わせて5種類が同定されている（図）．

　NotchとNotchリガンドの相互作用を刺激としてNotchの細胞外ドメインが切断され，さらにγ-セクレターゼにより細胞内ドメインと膜貫通ドメインが切り離されることにより，Notch細胞内ドメイン（NICD）が核へと移行する．核移行したNICDは，核内で他の分子と複合体を形成することにより転写活性化因子となり，Notch標的遺伝子（Hes1/5など）の転写が開始される．Notchシグナルは進化的に高度に保存されており，多細胞生物における発生過程で分化にかかわるシグナルを制御している．NotchシグナルはNotch発現細胞とNotchリガンドを発現している隣接細胞との細胞間相互作用によって活性化されるが，このことが発生過程における細胞の不等分裂や側方抑制にかかわり，特に神経幹細胞の維持や分化に重要な役割を果たすことが報告されている[3]．

分子構造

　Notchは300 kDaにも及ぶ巨大な1回膜貫通型タンパク質である．200 kDaの細胞外ドメインには36個のEGF（epidermal growth factor：上皮成長因子）様ドメインがあり，100 kDaの細胞内ドメインには6個のankyrin様リピートをもつ[4]．細胞内には分解にかかわるPEST配列もある[5]．

機能・役割

　Notch発現細胞とNotchリガンドを発現している隣接細胞とが接触すると，Notchの細胞外ドメインが切断され，さらにγ-セクレターゼにより細胞内ドメインと膜貫通ドメインが切り離され，Notch細胞内ドメインが核へと移行する．NICDのみを細胞に発現すると核移行することが知られており，γ-セクレターゼによる膜貫通ドメインからの切り離しが核移行の引き金となる．NICDは，細胞質内で結合したDNA結合分子CSL（CBF1-Suppressor of Hairless-LAG1：別名RBP-J）とともにNotch表的遺伝子制御領域に結合する．CSLには通常，転写活性を抑制する転写抑制因子が結合しているが，NICDを含む転写活性化因子がこの転写抑制因子に置換するような形で結合することで，CSLが転写活性化因子へと変化し，HES1/5などのbHLH型転写因子の転写を開始する[3]．このようにしてNotchシグナルは，さまざまな細胞の発生・分化・増殖にかかわることが知られている．

がんとの関連性・臨床的意義

　Notchシグナルの恒常的活性化とがんとのかかわりに関しては，まずヒト白血病とのかかわりで注目を浴びた[6]．実際に恒常的活性化Notch1の導入によるT細胞急性リンパ白血病（T-ALL）の発症がマウスモデルでも確認されているだけでなく，ヒトT-ALLの小児例において，Notch1の活性型変異も報告されている[5]．その後，Notchシグナルは乳がん発症にもかかわることなどが報告されている[7]．さらに最近ではNotchシグナルは腫瘍血管新生における役割との関連で注目を集めている[8)9]．Notchシグナルは正常な脈管形成とモデリングに関与しており，実際に血管内皮細胞にはNotchとNotchリガンドが発現している．腫瘍血管内皮細胞にはNotchリガンドの1つであるDLL4が発現しており，この機能を阻害すると*in vivo*における腫瘍

増殖が抑制する[8]．抗VEGF抗体とNotchシグナル阻害薬との併用により著名な腫瘍抑制効果が確認されている[9]．さらに最近の報告では[10]，Notchを阻害することにより生じる腸毒性が，Notch1あるいはNotch2を選択的に阻害する抗体では軽減されることが報告され，さらにNotch1のみを選択的に阻害する抗体によりがん細胞自身の増殖と腫瘍血管新生が抑制されることが報告されている．今後は，個々のNotchシグナルを標的にした抗腫瘍薬開発が望まれる．

<文献>
1) Morgan, T. H. : Am. Nat., 51 : 513-544, 1917
2) Lai, E. C. : Development, 131 : 965-973, 2004
3) 前川素子，大隅典子：シグナル伝達イラストマップ（山本雅，仙波憲太郎/編），羊土社，2004
4) 玉井洋，大隅典子：シグナル伝達イラストマップ（山本雅，仙波憲太郎/編），羊土社，2004
5) Weng, A. P. et al. : Science, 306 : 269-271, 2004
6) Ellisen, L. W. et al. : Cell, 66 : 649-661, 1991
7) Robbins, J. et al. : J. Virol., 66 : 2594-2599, 1992
8) Noguera-Troise, I. et al. : Nature, 444 : 1032-1037, 2006
9) Ridgway, J. et al. : Nature, 444 : 1083-1087, 2006
10) Wu, Y. et al. : Nature, 464 : 1052-1057, 2010

（藤田直也）

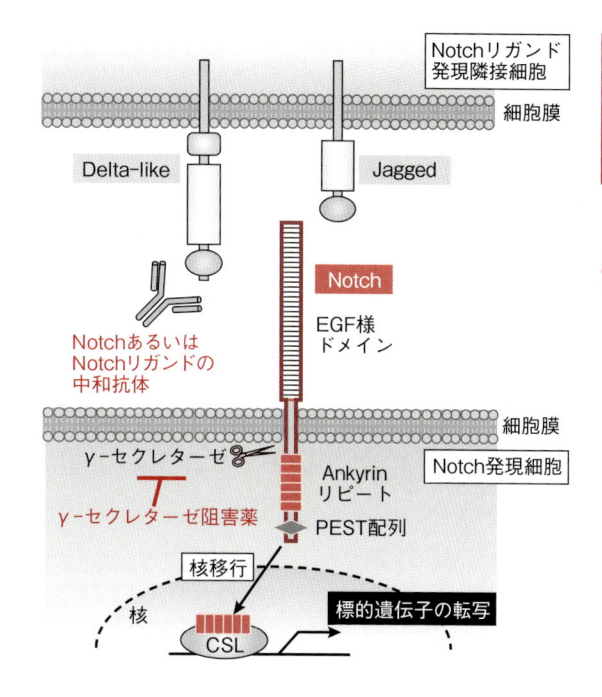

図　Notchシグナルの活性制御機構

NotchとNotchリガンド（Delta-like, Jagged）の相互作用を刺激としてNotchの細胞外ドメインが切断され，さらにγ-セクレターゼにより細胞内ドメインと膜貫通ドメインが切り離されることにより，Notch細胞内ドメインが核へと移行する．核移行したNotch細胞内ドメインは，核内で他の分子と複合体を形成することにより転写活性化因子となり，Notch標的遺伝子の転写が開始される．Notchシグナルの阻害薬としては，NotchあるいはNotchリガンドの中和抗体やγ-セクレターゼ阻害薬の開発が進められている

memo

第1部 がんの分子標的用語

3章 血管新生関連

概論 がん治療ターゲットとしての研究の進展状況

荒尾徳三，西尾和人

本章の用語● VEGF, VEGFR, PDGF, PDGFR, FGF, PLGF, HIF-1, DLL4

はじめに

　この数十年間におけるがん生物学に対する知見の集積により，腫瘍の増殖は，多段階のステップを経て進行することが明らかとなってきた．具体的にはがん細胞が正常細胞からがん細胞へ悪性転換し，原発巣および転移巣を形成する過程で，さまざまながん遺伝子やがん抑制遺伝子の遺伝子変異あるいはエピジェネティック変化が蓄積し，細胞増殖あるいは浸潤などのアドバンテージを得るという考えである．

　一方，がん細胞側の変化以外にも，腫瘍増殖に必須な別のステップがあることが1970年代にFolkmanにより示された．いわゆる腫瘍血管新生あるいは"angiogenic switch"の概念である（概略図）．腫瘍径が $2\ mm^3$ を超えると拡散による酸素や栄養供給に限界が訪れ，腫瘍増殖のために血管新生が必要になることが示された．この頃からあるサイズ以上に腫瘍が増殖するためには宿主側の血管新生が必要であるという概念があり，それは腫瘍血管新生を阻害することによりがん薬物治療の標的となりうるという考えに帰結した．血管新生阻害薬の誕生である．現在，血管新生阻害薬は，さまざまながん種に対して臨床での有用性が示され，その重要性がますます高まってきている．現在抗VEGF抗体および多数のVEGFR-2チロシンキナーゼ阻害薬の臨床試験が進行している．本稿は，がん化学療法の一角を占めるに至った血管新生阻害薬の標的である血管新生について概説する．

分子標的としての背景

　腫瘍血管新生への研究は，1989年に膵がんマウスモデルを用いてはじめて詳細に報告された[1]．この研究では過形成細胞から高血管性腫瘍に至る過程で，angiogenic switchが起こっていることを*in vitro*および*in vivo*で報告し，各種ステージにある腫瘍から分泌された液性因子が腫瘍血管新生を誘導することも示した．このマウスとヒトVEGF-A$_{165}$発現マウスとを掛け合わせると腫瘍血管がきわめて早期に出現することも後に示されている．その後もさまざまな血管新生亢進因子（**VEGFs**，**FGFs**，**PDGF**，**PLGF**，EGFなど）が発見され，多数の基礎研究により腫瘍血管新生の抑制が腫瘍縮小に結びつくことが示されている．このような約20年前の研究を背景に，血管新生亢進因子あるいはそのシグナルに対する抑制効果が分子標的として有望であることが認識されたのである．一方，腫瘍径増大には腫瘍血管が必要という知見から，血管新生阻害薬は，既存の腫瘍血管に作用して抗腫瘍効果を示すのみならず，理論的には新生血管への抑制効果からがんの再発や転移に対する抑制効果も考えられている．後者についてはまだコンセンサスが得られていない．

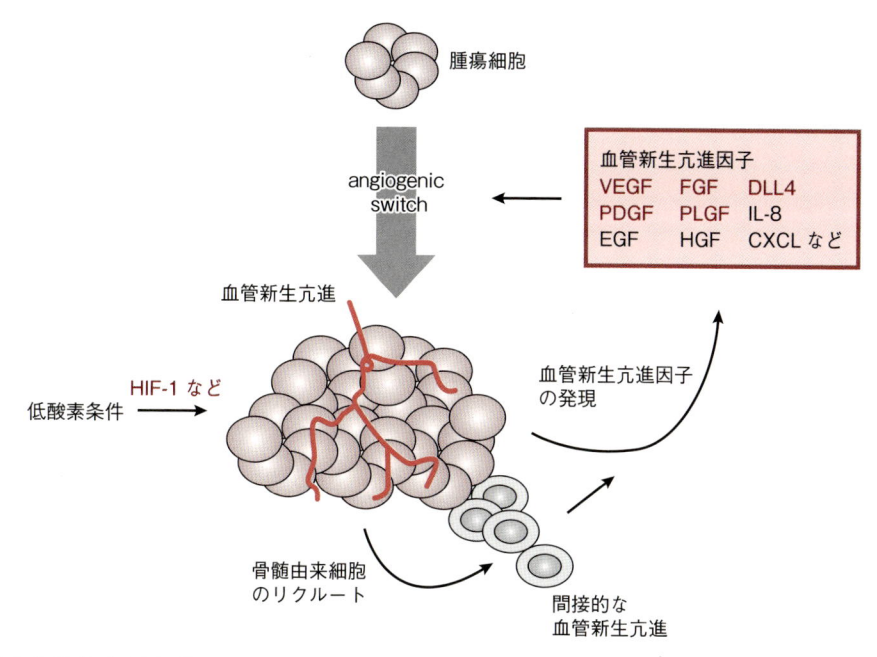

概略図　腫瘍血管新生が亢進するしくみ

腫瘍細胞は，さまざまな血管新生亢進因子を分泌し，腫瘍組織の血管新生を亢進する．この作用が生理的な血管新生抑制作用を超えると"angiogenic switch"が入り，血管新生が進行すると考えられている．骨髄由来細胞も，間接的に血管新生を亢進する

◆ 腫瘍血管とその性質

1）血管が発生する様式

　正常血管と腫瘍血管の生理学的病理学的な差異は，がん治療領域において重要なテーマであり，血管新生阻害薬の登場と抗VEGF抗体の腫瘍血管への正常化作用という知見から近年注目されている．一般に，血管が発生する様式は，胎生期に未熟な血管が新しく形成される脈管形成と，既存血管から新しい血管が発芽・伸長して血管を形成する血管新生とに大別される．腫瘍における病的血管新生は，後者と考えられており，まず既存血管の基底膜の融解・出芽から，血管内皮細胞の増殖・遊走がはじまり新規血管が伸長する．そして新たな管腔を形成し血管間質細胞（周皮細胞）の遊走と生着，裏打ち構造化が起こり血管新生は完成する．血管を構成する細胞は，血管の大部分を占める内皮細胞と，平滑筋細胞，壁細胞などである．

2）正常血管と腫瘍血管の差異

　成人においては，血管は通常静止期にあり血管内皮細胞は最も寿命の長い細胞の1つと考えられている．血管新生が必要のない組織では，血管内皮細胞のターンオーバーは年単位とされている．これらの正常血管では腫瘍血管と異なり，血管新生亢進因子と血管新生抑制因子のバランスが厳密にコントロールされている．生理条件下での血管新生は急速に分化・成熟し，安定化される．それに対して，腫瘍血管では，静止期になることができず，常に血管新生が亢進状態にある点が異なる．形態的には腫瘍血管は不整で，拡張し，蛇行

して，正常の細静脈や細動脈などのシステムに組み込まれることもない．腫瘍血管は，血管漏出や出血が起こりやすく，血流は不規則で速度も遅い．これらの原因として，正常血管は酸素や栄養物の代謝的要求に対して必要な分必要なだけ血管新生が起こるのに対して，多くの腫瘍血管では，過量の血管新生亢進因子の分泌などにより血管新生が起こるからと考えられている[2]．

低酸素と血管新生

　低酸素条件は腫瘍の進展にとって特徴的な条件の1つである．それはがん細胞の生存・増殖・転移から血管新生・腫瘍浸潤などの段階にさまざまな影響を与える点から，腫瘍の微小環境を反映し，生物学的形質変化をもたらすものとして長年精力的に研究が行われてきた．低酸素条件が，がん細胞および腫瘍に与える影響として，①ゲノム不安定性，②解糖反応，③増殖シグナルの亢進，④増殖シグナル抑制因子に対する低反応性，⑤アポトーシスの誘導や回避，⑥複製機構の制御破綻，⑦血管新生の誘導，⑧免疫応答からの回避，⑨浸潤および転移の亢進，などが一般的に知られている[3]．

　低酸素条件は一般的に，VEGF, IL-8, angiogenin, FGFなどの血管新生亢進因子を誘導し，血管新生に対して亢進的に働く．低酸素条件による**HIF-1**発現を介したVEGFの誘導は最もよく知られている腫瘍血管増殖メカニズムの1つである．低酸素条件は，VEGF誘導のみならずthrombospondinのような血管新生抑制因子を発現低下させることも知られている．低酸素条件は，上述のように血管新生亢進因子の分泌増加により直接的に腫瘍血管増殖に対して亢進的に作用するが，別のメカニズムとしては，間接的に血管内皮細胞とがん細胞に対して生存・増殖・浸潤に有利な微小環境を提供するとも考えられている[3]．

関連のシグナル伝達系

　VEGF/VEGFRシグナル経路は血管内皮細胞特異的かつ重要なシグナル伝達経路として15年ほど前から認識されており，臨床的に成功した血管新生阻害薬の多くはこのシグナル経路を標的としている．そのほかにも血管内皮細胞特異的なシグナル伝達経路として，Angiopoietin/Tieシグナル経路が特定されている．Angiopoietin/Tieシグナルは，主に血管の静止状態の維持や血管の分化により血管のホメオスタシスに関与している．トランスジェニックマウスの研究から生理的範囲内ではANG1（Angiopoietin 1）は血管内皮形質の維持作用をもち，その過剰発現は異常血管の出現を引き起こす．一方，ANG2は，生体内のANG1の競合分子であることが知られている[4]．したがってAngiopoietin/Tieシグナルは，VEGF/VEGFRシグナル経路のようにクリアカットな治療標的とは認識されていない．腫瘍血管において特異的に発現する**DLL4**は，治療標的分子として考えられ，VEGF阻害薬との併用が検討されている．一方，VEGFR, FGFR, PDGFRは，血管新生を強力に誘導する受容体であることが広く認識され，これらの分子を標的とした治療が着実に進んでいる．

<文献>
1) Folkman, J. et al. : Nature, 339 : 58-61, 1989
2) Bergers, G. & Benjamin, L. E. : Nat. Rev. Cancer., 3 : 401-410, 2003
3) Ruan, K. et al. : J. Cell Biochem., 107 : 1053-1062, 2009
4) Augustin, H. G. et al. : Nat. Rev. Mol. Cell Biol., 10 : 165-177, 2009

3章 血管新生関連

VEGF 血管内皮細胞増殖因子

本分子の研究の経緯

1983年にSengerらは血管漏出を誘導する分子として，VPF（vascular permeability factor）を報告した．1989年にFerraraらは，VEGF（vascular endothelial growth factor）をクローニングし，血管内皮細胞に対して強力な増殖亢進効果をもつことからVEGFと命名した[1)2)]．同時期にVPFはVEGF$_{189}$と同じ分子であることが明らかになった．このようにVEGFは，血管内皮細胞の増殖亢進因子と血管漏出作用をもつ因子として同定された．その後各組織でのVEGF発現と血管量の相関研究，VEGF-Aアイソフォームの同定などの研究が進み，1992年，VEGFR-1がクローニングされた．同年続いて，VEGFR-2が同定された．その後VEGF-B，VEGF-CなどのVEGFファミリーが同定され，VEGF/VEGFR-2シグナル経路の研究が急速に進行することとなる．

分子構造

VEGF-Aは染色体6p21に位置し，23kDaのサブユニットがホモ二量体を形成する45kDaの分泌性糖タンパク質である．一般にVEGFといえばVEGF-Aのことを指す．タンパク質構造については，シグナル配列，二量体化部位，VEGFR-1結合部位，VEGFR-2結合部位，ヘパリン結合部位などが存在する．VEGF-Aは多くのスプライシングアイソフォームをもち（図），その中でもはじめに同定されたVEGF-A$_{165}$が最も主要なアイソフォームと考えられている．現在までにVEGF-A$_{121}$，VEGF-A$_{145}$，VEGF-A$_{148}$，VEGF-A$_{183}$，VEGF-A$_{189}$，VEGF-A$_{206}$が知られているが，これらはエクソン6とエクソン7の違いにより生じるアイソフォームである．もう1点機能的にも重要なバリアントとして，VEGF-A$_{xxx}$bアイソフォームが存在する．2002年，VEGF-A$_{165}$bは血管新生に対して抑制的に機能することが示された[3)]．VEGF-A$_{xxx}$とVEGF-A$_{xxx}$bの違いは，エクソン8のC末端アミノ酸が6個違うのみで，大きな機能的変化をもたらす（アミノ酸CDKPRRからSTLRKDへの変化）．

VEGF-Aは，VEGFR-1およびVEGFR-2と結合し，VEGF-BはVEGFR-1と，VEGF-C，VEGF-DはVEGFR-2およびVEGFR-3と結合してシグナルを伝達する．

機能・役割

VEGFは血管新生，脈管新生，造血細胞の分化に関して，最も中心的役割を担っている増殖因子/リガンドである．血管内皮細胞に対しては，細胞増殖，細胞生存，遊走，浸潤などに亢進的に作用する．VEGF-Bは血管新生に対しては一定でない作用を示す．VEGF-C，VEGF-Dはリンパ管新生に関与する．VEGFとVEGF-Cのノックアウトマウスは胎生致死である．VEGFは片方のアレルを欠いても胎生致死であり，胎生期の発達に発現量的に厳密にコントロールされていると考えられている．

基本的にはパラクライン的に血管内皮細胞に作用する．VEGFはマクロファージ，間質細胞，上皮細胞，がん細胞などさまざまな細胞系で産生されるが，逆にVEGFRを発現し細胞増殖作用を受ける側の細胞はほとんど存在せず血管内皮細胞および一部の血球系細胞に特異的であることが特徴的である．VEGFのその他の作用としては骨髄幼弱細胞の動員，樹状細胞の分化，マクロファージの血管への接着などが知られている．

VEGF発現を誘導する因子としては，低酸素，サイトカイン，性ホルモン，ケモカイン，増殖因子などが知られている．

がんとの関連性・臨床的意義

1993年，Ferraraらは抗VEGF抗体を作成し，担がんマウスモデルで，抗VEGF抗体が腫瘍増殖を抑制す

VEGF-A$_{xxx}$	VEGF-A$_{xxx}$b
血管新生亢進作用	血管新生抑制作用
VEGF-A$_{206}$	
VEGF-A$_{189}$	VEGF-A$_{189}$b
VEGF-A$_{183}$	VEGF-A$_{183}$b
VEGF-A$_{165}$	VEGF-A$_{165}$b
VEGF-A$_{148}$	
VEGF-A$_{145}$	VEGF-A$_{145}$b
VEGF-A$_{121}$	VEGF-A$_{121}$b

図　VEGF-Aのアイソフォーム

VEGF-Aは多くのスプライシングアイソフォームをもち，その中でもはじめに同定されたVEGF-A$_{165}$が最も主要なアイソフォームと考えられている．これらはエクソン6とエクソン7の違いにより生じるアイソフォームである（VEGF-A$_{xxx}$）．重要なバリアントとして，血管新生に対して抑制的に機能するVEGF-A$_{xxx}$bアイソフォームが存在する

ることを明らかにし，血管新生阻害薬が抗腫瘍薬として有効であることをはじめて報告した[4]．続いて1997年にヒト化抗VEGF抗体を作成し，その有用性を報告した[5]．この抗体が現在がん治療領域で広く用いられている血管新生阻害薬の**Bevacizumab**（Avastin®）となった．このようにVEGF/VEGFRシステムは，臨床効果においても証明済みの血管新生阻害薬の中心的分子標的となっている．また，リンパ管に発現し比較的特異的に機能するVEGF-C，VEGF-D，VEGFR-3については，リンパ節転移などに強く関与していると考えられている．可溶型VEGFRsに関しては，血管新生阻害薬投与後に血中濃度が減少することが多くの試験で確認され，血管新生阻害薬の特異的なバイオマーカーとして注目されている．一方，腫瘍の微小血管密度に関しては，微小血管密度が高度な症例は，血管新生阻害薬がよく効くことが予想されるが，血管新生阻害薬の治療効果を予測できないことが明らかになりつつある．

＜文献＞

1) Ferrara, N. & Henzel, W. J. : Biochem, Biophys, Res. Commun., 161 : 851-858, 1989
2) Leung, D. W. et al. : Science, 246 : 1306-1309, 1989
3) Bates, D. O. et al. : Cancer Res., 62 : 4123-4131, 2002
4) Kim, K. J. et al. : Nature, 362 : 841-844, 1993
5) Presta, L. G. et al. : Cancer Res., 57 : 4593-4599, 1997

（荒尾徳三，西尾和人）

memo

3章 血管新生関連

VEGFR 血管内皮細胞増殖因子受容体

本分子の研究の経緯

VEGFの受容体として，1992年にVEGFR-2〔vascular endothelial growth factor receptor 2；FLK-1；KDR（kinase insert domain receptor）〕およびVEGFR-1（FLT-1：fms-related tyrosine kinase 1）はクローニングされた．VEGFR-3（FLT-4）以外にも，ニューロピリンが関連受容体として知られている．

分子構造

VEGFR-2は分子量152kDaの膜貫通型チロシンキナーゼで，細胞外に7つのIgドメインをもち，細部内には特徴的な2カ所に分かれたキナーゼドメイン（splitキナーゼドメイン）をもつ．6個のチロシン自己リン酸化部位をもち，活性化ループ内のチロシン残基がキナーゼ活性を増強させる[1]．VEGFなどのリガンドが結合するとVEGFR-2は二量体を形成し，自己リン酸化が引き起こされる．リン酸化されたチロシン残基は，SH2ドメインとPTBドメインをもつ分子との結合部位になる．VEGFR-1とVEGFR-3はVEGFR-2とよく似た構造をもち，細胞外に7つのIgドメインと，細胞内にキナーゼ挿入ドメインを間に挟んでsplitキナーゼドメインをもつ．VEGFR-2のチロシン残基はキナーゼ挿入ドメインに951，996の2個，遠位側キナーゼドメインに1054，1059，C末端部に1175，1214の計6個が知られている．VEGFR-1のチロシン残基は，膜近傍部に794，C末端部に1169，1213，1242，1309，1327，1333の7個，VEGFR-3のチロシン残基は遠位側キナーゼドメインに1063，1068の2個，C末端部に1230/1231，1265，1337，1363の4個が知られている．

これらVEGFR-1，VEGFR-2，VEGFR-3のアイソフォームとして，キナーゼドメインを欠き，細胞外のIgドメイン6個のみをもつ可溶型VEGFRs（sVEGFR-1, sVEGFR-2, sVEGFR-3）が存在する．この可溶型VEGFRsはシグナルを伝達せずにVEGFと結合することから，VEGFRに対して競合的に作用し，血管新生を阻害する分子として認識されている．

機能・役割

VEGFR-2は，細胞外のVEGF刺激を細胞内へ変換し血管新生を亢進させる最も強力なシグナル伝達経路である（図）．VEGFR-2の活性化により，血管内皮細胞においては下流のPLCγ/MAPキナーゼ経路からは細胞増殖および血管拡張作用が発生し，p38/MAPキナーゼ経路からは細胞遊走能，PI3K/AKT経路からは細胞生存シグナルと遊走能が生じる．これらのシグナルを通じて血管新生を正の方向へと誘導する．また，リガンド刺激により二量体を形成したVEGFR-2は，ニューロピリン1と結合し，その活性が増強されることも知られている．VEGFR-1とVEGFとの結合は，VEGFR-2と比較して数十倍強いが，チロシンキナーゼ活性は弱い．このようなVEGFR-1の特徴は，VEGFR-2に対してデコイとして作用していると考えられる．実際にマウスモデルでは，VEGFR-1ノックアウトは過剰血管と血管構造異常により胎生致死となる．しかしながらVEGFR-1はシグナルを伝達することにより，腫瘍に対して促進的に作用するという報告も近年明らかになっている．VEGFR-3は血管新生とリンパ管新生に対する機能が知られている．VEGF-C刺激時にのみVEGFR-2と結合してヘテロ二量体化し，シグナルの多様性を引き起こすと考えられている．

がんとの関連性・臨床的意義

ほとんどの腫瘍において，血管新生は血管内皮細胞特異的受容体のVEGF/VEGFR2シグナル伝達に依存して進展していく．現在ではこのシグナル経路を阻害する薬剤である**Sorafenib**，**Sunitinib**，**Bevacizumab**な

```
             VEGF-A            VEGF-B              VEGF-C
                               PLGF                VEGF-D
               ○○              ○○                ○○
                ↓   ↘   ↙    ↓    ↘      ↙        ↓
              ┃Y┃            ┃Y┃                 ┃Y┃
            VEGFR-1          VEGFR-2            VEGFR-3
            (FLT-1)         (FLK-1/KDR)          (FLT-4)
               ↓↓              ↓                   ↓
    ■血管新生亢進,血管透過性亢進,腫瘍の増殖・転移 ■    ■リンパ管新生亢進,リンパ節転移■
```

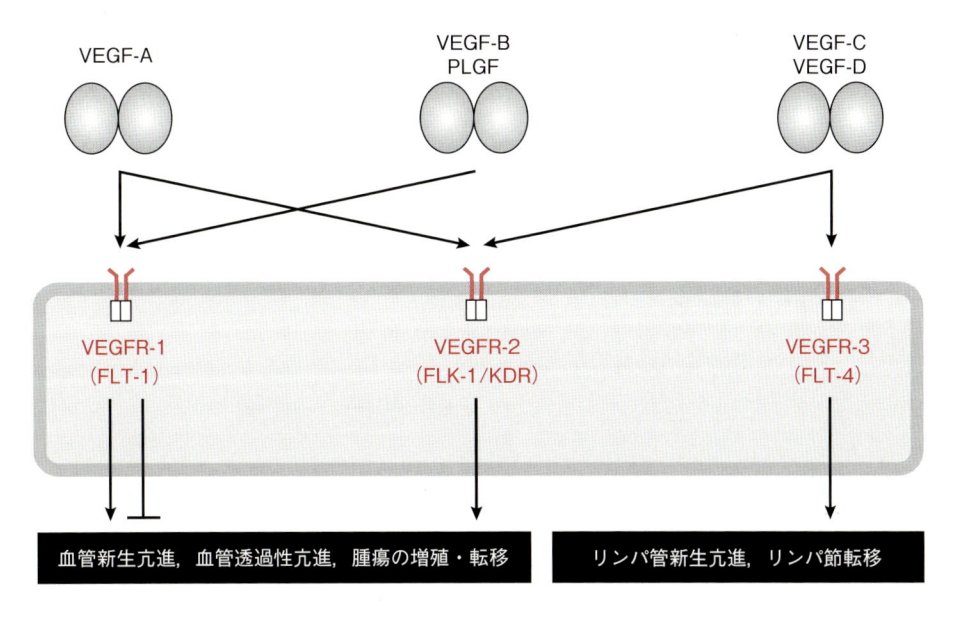

図 VEGF/VEGFRシグナル経路

VEGF-AはVEGFR-1およびVEGFR-2と結合する．VEGF-BはVEGFR-1のみ，VEGF-CおよびVEGF-Dは主にVEGFR-3と結合する

どの血管新生阻害薬が臨床で標準治療の重要な柱となってきている．VEGFR-1，VEGF-B，PlGFについては，治療標的分子として生物学的には議論のあるところであるが，多くのがんで発現亢進しており，転移，再発などの予後不良因子としてのエビデンスが集積しつつあることから治療薬へのアプローチが進行している．

<文献>
1) Roskoski, R. Jr. : Biochem. Biophys. Res. Commun., 375 : 287-291, 2008

（荒尾徳三，西尾和人）

memo

3章 血管新生関連

PDGF 血小板由来増殖因子

本分子の研究の経緯

PDGF（platelet-derived growth factor）が発見されたのは比較的古く，1974〜1976年のことである．ヒトでは，1982年にPDGF-AおよびPDGF-Bが二量体化する分子として特定された．そして，驚くことに1983年にPDGF-Bはレトロウイルスのサル肉腫ウイルスSSVのがん遺伝子として知られていた v-sis ときわめて相同性が高いことが判明した．その後ヒト細胞型がん遺伝子の c-sis は，PDGF-Bであり，オートクラインのPDGF-B活性がサル肉腫ウイルスSSVの悪性形質転換能の原因であることが明らかとなった．このPDGF-Bに関する発見は当時，はじめてオートクラインの増殖因子活性が悪性形質転換能をもつという，悪性形質転換細胞と正常細胞の関係に対するパラダイムシフトとなった経緯をもつ．PDGFは動物界で高度に保存されている増殖因子である．

分子構造

現在までにヒトPDGFファミリーはPDGF-A，PDGF-B，PDGF-C，PDGF-Dが特定されている[1]．PDGFは増殖因子コアドメインをもち，VEGFファミリーと相同性が高い．この共通の増殖因子コアドメインをもつPDGFsおよびVEGFsは，残りの構造からタンパク質構造的に4グループに分類される．クラスIは，PDGF-A，PDGF-Bで，N末端側にプロペプチド部位をもつ．C末端側には細胞外マトリックスでの貯留に関連するbasic retentionドメインが存在する．クラスIIはPDGF-C，PDGF-Dで，N末端側にCUBドメインをもつ．クラスIIIは増殖因子コアドメインとbasic retentionドメインやCXCXCモチーフをもつVEGF-A，VEGF-B，PlGFからなり，クラスIVはVEGF-C，VEGF-Dが含まれ，N末端側にプロペプチド部位，C末端側に長いCXCXCモチーフをもつ．増殖因子コアドメインは，哺乳類および脊椎動物間で高度に保存されており，受容体との結合および活性化に必要不可欠な部分である．

機能・役割

PDGFsはPDGF受容体のリガンドとして機能する．PDGFの二量体化については，ホモ二量体およびヘテロ二量体を含めてPDGF-AA，PDGF-AB，PDGF-BB，PDGF-CC，PDGF-DDの5種類が知られている．一方，受容体であるPDGFR-AとPDGFR-Bの二量体化もPDGFR-AA，PDGFR-AB，PDGFR-BBの3種類が存在し，リガンド/受容体結合については，in vitroの結合実験系では10通りの結合の組み合わせが確認されており，やや複雑と考えられている．しかし，in vivoにおいてリガンド/受容体結合について機能的に確認されているのは，①PDGF-AAおよびPDGF-CCがPDGFR-AAに結合する2種類，および②PDGF-BBがPDGFR-BBに結合する1種類の計3種類しか確認されていないことに注意すべきである．

例えば，血小板で生成されるPDGF-ABヘテロ二量体はヒトのみでみられる現象であり，成人ヒト組織内でほとんどみられないが，少なくとも発生の段階で機能することが明らかになってきている．PDGFsは多くの組織で発現するが，比較的特徴的な発現パターンとして，PDGF-Bは主に血管内皮細胞，巨核球，神経細胞で産生される．PDGF-AとPDGF-Cは上皮細胞，筋肉，神経前駆細胞で発現する．PDGF-Dについてはあまり研究されていないが，線維芽細胞や平滑筋細胞で発現する．

がんとの関連性・臨床的意義

PDGFsは一般的にパラクラインに作用するリガンドであるが，腫瘍ではオートクラインに作用することが知られている．PDGFは低酸素，トロンビン，サイトカイン，PDGF自体を含む増殖因子などの刺激により

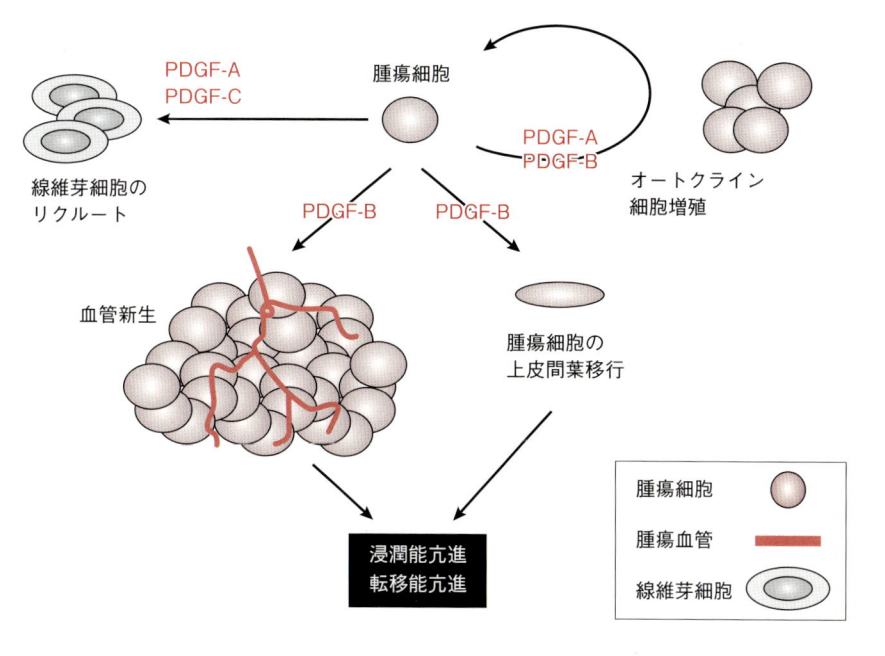

図　PDGFとがん
PDGFは，がん細胞に対しては，オートクラインな細胞増殖亢進作用に加え，ある種のがん細胞について浸潤能および転移能を亢進させる．また，パラクラインなPDGFシグナル経路の活性化は間質細胞のリクルート，および血管新生の亢進として機能する．文献1より

発現が誘導される．PDGFは，がん細胞に対しては，オートクラインな細胞増殖亢進作用に加え，ある種のがん細胞について浸潤能および転移能を亢進させる．また，パラクラインなPDGFシグナル経路の活性化は線維芽細胞などの間質細胞のリクルート，および血管新生の亢進として機能する（図）．最近の研究では，PDGFは，非血管性間質細胞（がん関連線維芽細胞など）によるがん細胞の細胞増殖，生存，転移に与える亢進的作用と同様に，転移において血管性間質細胞にも血管壁の安定化や周皮細胞の脱落などを通して亢進的に作用することが明らかになりつつある．まとめると，PDGFはがん細胞の①自立性増殖，②血管新生，③転移，④抗がん薬耐性に関与していると考えられている．

<文献>
1）Andrae, J. et al. : Genes Dev., 22 : 1276-1312, 2008

（荒尾徳三，西尾和人）

memo

PDGFR 血小板由来増殖因子受容体

3章 血管新生関連

◆ 分子構造

　PDGFR（platelet-derived growth factor receptor）はPDGFR-AとPDGFR-Bからなり，5つの細胞外Igドメインと，2つに分かれたチロシンキナーゼドメイン（splitキナーゼドメイン）をもつ膜貫通型チロシンキナーゼ受容体である．このsplitキナーゼドメインは他のc-fms，c-kit，FLT3などの受容体も有している．PDGFR-AAホモ二量体はPDGF-AAおよびPDGF-CCと結合し，PDGFR-BBホモ二量体はPDGF-BBと結合する（図）．PDGFR-ABヘテロ二量体の機能は不明な点が多い．PDGFRは他の多くのチロシンキナーゼ受容体と同じように，リガンド刺激により受容体は二量体化し，チロシン残基の自己リン酸化を引き起こして細胞内の下流シグナルが活性化される．リン酸化チロシンを特異的に認識するSH2ドメインやPTBドメインをもつ分子が受容体に結合し基質として働く．

◆ 機能・役割

　PDGFR-AおよびPDGFR-B受容体の下流シグナルとしては，MAPキナーゼ，PI3K/AKT，PLCγなどが知られている[1]．MAPキナーゼシグナルの活性化においてはGRB2のSH2ドメインを介してRAS，RAF-1，MAPキナーゼとシグナルは伝達する．MAPキナーゼシグナルの活性化は，細胞増殖，分化，細胞遊走能などに亢進的に作用する．PDGFRシグナルによるPI3K/AKTシグナルの活性化によって，細胞増殖亢進，アポトーシス抑制，アクチン再構成などの作用が発生する．PLCγに対しても同様に，細胞内カルシウムイオンの増加やPKCの活性化を介して，細胞増殖や遊走能の亢進が生じる．

　その他の下流シグナルとしては，SRCキナーゼはMYCによる転写亢進や細胞分裂亢進作用を示し，アダプタータンパク質であるNCKやCRKはSH2ドメインを介してPDGFRと結合しJNKシグナルを活性化することが知られている．

　PDGFRはインテグリンとも結合し，細胞増殖や遊走能や生存に対して亢進的に作用する．最近，NHERFs（Na^+/H^+ exchanger regulatory factors）がPDGFR-Bと結合しFAK，Nカドヘリン，PTENなどと相互作用することが明らかになった．

◆ がんとの関連性・臨床的意義

　GIST（gastrointestinal stromal tumors）は，PDGFR-Aの恒常的活性化変異によると考えられている．その遺伝子変異はPDGFR-Aの膜近傍部およびキナーゼ部に認められ，他の原因のc-kitと排他的であることが示されている．このような受容体の活性化に依存しているがん細胞（oncogene addiction）に対しては，**Imatinib**（Gleevec®）などのチロシンキナーゼ阻害薬が有効であることが臨床的に示され，GISTの標準的治療になっている．PDGFR-Bの遺伝子再構成による恒常的活性化型受容体の生成は骨髄増殖性疾患の原因にもなる．この疾患の遺伝子再構成のパターンで最も多いのはETV6-PDGFR-B融合遺伝子であるが，他にも少なくとも5種類知られている．その他にもFIP1L1とPDGFR-Aの融合遺伝子は好酸球増多症の原因であることが最近特定された．本疾患では一部の患者は白血病に移行する．このような融合遺伝子では，恒常的チロシンキナーゼ活性の亢進が血液細胞の悪性形質転換を引き起こすと考えられている．一方，PDGFR-Aの遺伝子増幅は脳腫瘍，食道がんなどで知られており，予後不良因子の1つと考えられているが，上記の疾患に比べてがん化との生物学的な関連はまだ不明な点が多い．

　PDGFRの遺伝子異常以外にも，PDGFRシグナルは腫瘍の間質細胞に対する作用という面から重要と考えられている．血管間質細胞（周皮細胞）のリクルートが血管新生に与える影響については，RIP-Tagマウス

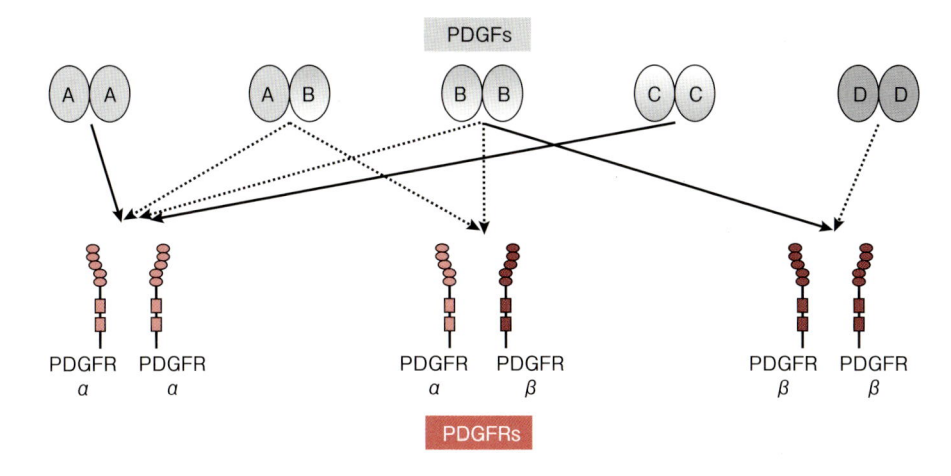

図 PDGFsとPDGFRsの結合

*in vitro*では多くの結合パターンが知られているが（点線矢印），現在のところ*in vivo*で確認されている結合パターンは（実線矢印）の3種類のみである．文献1より

を用いて，薬物によるPDGFR-Bシグナル阻害とVEGFRシグナル阻害が相乗的に血管新生を阻害することが示されている．しかし最近周皮細胞のリクルートに関してはがん治療戦略としての議論の余地があることが報告された[2]．

<文献>
1) Andrae, J. et al. : Genes Dev., 22 : 1276-1312, 2008
2) Gerhardt, H. & Semb, H. : J. Mol. Med., 86 : 135-144, 2008

（荒尾徳三，西尾和人）

3章 血管新生関連

FGF 線維芽細胞増殖因子

本分子の研究の経緯

FGFs（fibroblast growth factors）とその受容体FGFRs（fibroblast growth factors receptors）によるシグナル経路は，発生の進展において早期胚形成からさまざまな器官形成まで最も重要な機能をもつシグナル経路の1つである．成体にとっては，血管新生や創傷治癒過程を含む多くの生理的役割が知られている．FGFRはさまざまなタイプの細胞で発現しており，細胞増殖，分化，生存などに関与する．がん治療標的としてのFGF/FGFRシグナル経路は，臨床応用がやや遅れているが，がん関連シグナル経路としてその重要性が認識され，特異的な薬剤の開発が進んでいる[1]．

分子構造

FGFファミリーは23の分子からなるが，そのうちFGFRのリガンドとして機能するものは18分子である．FGF11，FGF12，FGF13，FGF14はFGFRのリガンドではなく，ヒトではFGF15は存在しない．FGFRはFGFR1，FGFR2，FGFR3，FGFR4からなる4種の膜貫通型チロシンキナーゼ受容体である．FGFと結合するがチロシンキナーゼをもたないFGFR5（FGFRL1）も関連分子として知られている．FGFRは，VEGFRやPDGFRと構造的に類縁する受容体で，3個の細胞外のIgドメイン，2つに分かれたチロシンキナーゼドメイン（splitキナーゼドメイン）をもつ．3番目のIgドメインには，リガンド結合性に重要となるスプライシングバリアント（ⅢbとⅢc）が存在する（図）．Ⅲbタイプの受容体に結合力が高いのは，FGF10，FGF22，FGF7，FGF21，FGF1，FGF3であり，Ⅲcタイプについては，FGF1，FGF2，FGF4，FGF8，FGF21，FGF23である．FGFは通常は分泌されてからすぐに細胞外マトリックスや細胞膜上のヘパラン硫酸プロテオグリカン（heparan sulfate proteoglycan：HSPG）に捕捉され，貯蔵される．FGFは，ヘパラナーゼ酵素やプロテアーゼなどにより細胞外マトリックスから遊離しHSPGと結合し，FGFRと結合する（FGF-HSPG-FGFR複合体の形成）．

機能・役割

FGFは通常は分泌型の糖タンパク質として機能するが，一部のFGFは核内で作用したり，ホルモンとして機能するFGFもある（FGF19，FGF21，FGF23）．核内での機能については，FGFRも核内で通常の機能とまったく異なるシグナルを発生することが明らかになってきている．生殖細胞系列でのFGFの変異は，FGF3の機能喪失性変異が難聴，FGF8がカルマン症候群，FGF10がLacrimo-auriculo-dento-digital症候群，FGF23の機能獲得性変異が低リン血症性くる病の原因になっている．FGFRシグナルの下流シグナルについては，FGFRは他のチロシンキナーゼ受容体と同様にリガンド依存性二量体形成によりチロシン残基がリン酸化され，アダプタータンパク質と結合し，下流の分子をリン酸化し活性化させる．FRS2はFGFRにほぼ特異的なアダプタータンパク質であり，SOS，GRB2をリクルートしてRAS/RAF/MEK/ERKシグナルを活性化させる．その他には，AKT，PLCγ，PKC，STATなどのシグナルを活性化させる．

がんとの関連性・臨床的意義

膀胱がんはFGFR変異と最も関連のあるがん種で，約50％の症例がFGFR3活性型遺伝子変異を有している．そのほとんどの変異はFGFR3生殖細胞系列変異と一致している．FGFR3活性型遺伝子変異は，細胞外のS249Cが約半数を占め，この変異は受容体の恒常的二量体化をきたし，受容体を活性化する．その他には膜貫通部のY373CやキナーゼドメインのK652Eなども報告されている．その他のがん種では，子宮頸部がん，多発性骨髄腫，前立腺がんなどでもみられる．FGFR3

変異とHRAS変異はかなり排他的であり，一方，PIK3CAとの同時変異は頻度が高い．FGFR2の変異は，子宮内膜がんの12％にみられ，この変異を有する子宮内膜がん細胞株はFGFRチロシンキナーゼ阻害薬に高感受性を示すことが報告されている．FGFRの遺伝子増幅については，FGFR3の増幅はほとんどみられない．一方，FGFR1とFGFR2の増幅は比較的多くのがん種でみられる．FGFR2は胃がん細胞株で高頻度に遺伝子増幅が検出されており，それらの株はFGFRチロシンキナーゼ阻害薬に対して高感受性である．FGFR1の遺伝子増幅は，乳がんにおいては，主にエストロゲン受容体（ER）陽性例で10％近くみられる．しかしがん遺伝子としての位置付けは確立していない．

血液悪性腫瘍においては，FGFRは転座を受け，主に融合遺伝子やプロモーター活性化部位へ転座の結果として恒常的活性化をきたすことが知られている．FGFR3の転座は15％の多発性骨髄腫でみられる．

一方，FGF1とFGF2は強力な血管新生亢進因子としても知られており，FGFRチロシンキナーゼ阻害薬は血管新生阻害薬としても認識されている．特に小分子化合物でVEGFRを標的とするようなマルチキナーゼ阻害薬は，VEGFR，PDGFR，FGFRを同時に阻害することが多い．

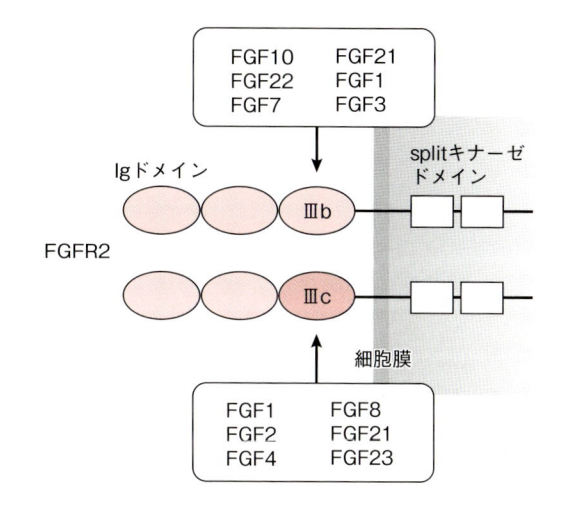

図　FGFR2の構造とFGFの結合

FGFRは，VEGFRやPDGFRと構造的に類縁受容体で，3個の細胞外のIgドメイン，splitキナーゼドメインをもつ．3番目のIgドメインには，リガンド結合性に重要となるスプライシングバリアント（ⅢbとⅢc）が存在する

<文献>

1) Turner, N. & Grose, R. : Nat. Rev. Cancer, 10 : 116-129, 2010

（荒尾徳三，西尾和人）

3章 血管新生関連

PLGF 胎盤由来成長因子

本分子の研究の経緯

PLGF（placental growth factor；別名vascular endothelial growth factor-related protein）は、1991年にVEGF-Aの少し後に発見された分子である．PLGFはPLGF-1からPLGF-4までの4個のアイソフォームが知られている．VEGFときわめて相同性が高い．VEGF-AはVEGFR-1とVEGFR-2のリガンドであるのに対して、PLGFが異なる点は、VEGFR-2とは結合できずVEGFR-1とのみ結合する．またニューロピリン1およびニューロピリン2とも結合する．

分子構造

VEGF-A, VEGF-Bときわめて相同性が高い．増殖因子コアドメインとbasic retentionドメインやCXCXCモチーフをもつ．

機能・役割

PLGFは、さまざまな種類の細胞にVEGFR-1を介して活性を示すことが知られている．主な細胞と生物学的機能は、①血管内皮細胞の生存、遊走、細胞増殖、②VEGFR-1発現腫瘍細胞の細胞増殖、遊走、化学療法耐性、③樹状細胞の抗原認識抑制、④骨髄前駆細胞の生存、遊走、細胞増殖、⑤マクロファージのリクルート、活性化、血管新生亢進因子の分泌、⑥間質細胞の遊走、細胞増殖などが知られている（図）．ノックアウト・ノックインマウスの解析は多数行われている．血管系に関しては、PLGFの遺伝子導入でアテローム性動脈硬化壁肥厚とマクロファージの集積、および血管新生の亢進がみられた．PLGF＋ApoEノックアウトマウスでは、ApoEノックアウトマウスと比べてアテローム性動脈硬化のサイズとマクロファージ集積が低下していた．したがってPLGFはアテローム性動脈硬化の病因に関連することが示されている[1]．PLGFノックアウトマウスは、血管欠失なしの生存個体として出生するが、その他にも、卵巣の血管新生低下、網膜血管新生の低下、新生血管への骨髄前駆細胞およびマクロファージのリクルートの低下が知られている．血管新生に対して、PLGFは間接的な作用も知られている．PLGFは骨髄前駆細胞、間質細胞、腫瘍細胞、マクロファージに作用し、それらの細胞がMMP-9, FGFs, PDGF, SDF-1, G-CSF, BV8, IL-8およびPLGF自体などを分泌することによって、血管内皮細胞に対して間接的に血管新生亢進作用を促す．

がんとの関連性・臨床的意義

腫瘍においては、PLGF欠失は腫瘍増殖および血管新生の低下をもたらし、抗PLGF抗体の投与は腫瘍増殖・転移・リンパ管増生、血管新生を抑制することが示されている[2]．PLGFとがんの関連においては、腫瘍部のPLGFのmRNAとタンパク質は胃がん、大腸がん、肺がん、乳がんなどで発現が増加している．さらに、胃がんにおいてはPLGFの発現は腫瘍浸潤、リンパ節転移、腫瘍ステージ、生存期間と相関し、大腸がんでは病期と生存期間、肺がんでは腫瘍ステージ、乳がんでは再発、転移、死亡率と相関すると報告されている．また、血清中PLGFは、腎細胞がんで生存期間、腫瘍ステージと相関している．脳腫瘍では高血管新生性の腫瘍のほとんどで増加していた．しかしながら、すべての研究でPLGFの発現が腫瘍部で増加しているわけではない．検出系の問題かもしれないが、甲状腺がんでPLGFのmRNA発現が低下していた報告や、卵巣がんでは検出できなかったという報告もある．治療に関しては、抗VEGF治療によって、血中PLGF濃度が上昇することが大腸がん、腎細胞がん、脳腫瘍の研究で示されている．治療によるPLGF濃度の上昇はVEGFシグナルからのエスケープ現象とも考えられており、抗VEGF＋抗PLGFの併用療法も検討されている．

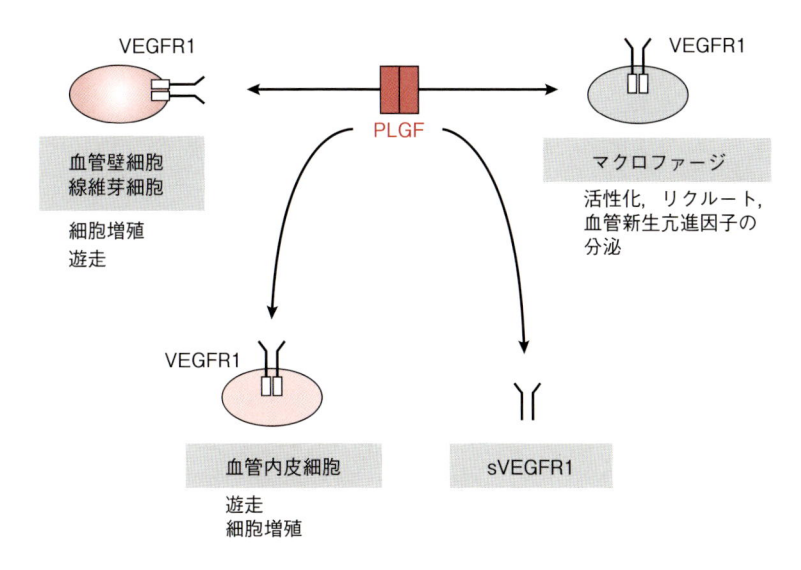

図 PLGFと血管新生

PLGFの血管新生に関する作用は，①血管内皮細胞の生存，遊走，細胞増殖，②マクロファージのリクルート，活性化，血管新生因子の分泌，③間質細胞の遊走，細胞増殖などが知られている．文献3より

　動物実験による抗PLGF抗体（マウスPLGFを認識し，ヒトPLGFは認識しない）による治療の結果からは，PLGFはがん細胞と宿主細胞のどちらからも分泌され，そのどちらも腫瘍増殖に作用していることが示されている．さらに，抗PLGF抗体は骨髄由来細胞のリクルートを阻害することによって，肺転移を抑制することが明らかになった．この結果はPLGFの受容体のVEGFR-1阻害の結果と一致している．また，抗PLGF抗体は動物実験系でシクロホスファミドとゲムシタビン治療の効果を増強することが報告されている．また抗PLGF抗体は抗VEGF治療効果として想定されている結果と同じように腫瘍血管を正常化する作用も報告されている．以上の結果からヒト化抗PLGF抗体（TB403）による第I相臨床試験が行われ，治療の安全性が示されている．

<文献>
1) Khurana, R. et al. : Circulation, 111 : 2828-2836, 2005
2) Fischer, C. et al. : Cell, 131 : 463-475, 2007
3) Fischer, C. et al. : Nat. Rev. Cancer, 8 : 942-956, 2008

（荒尾徳三，西尾和人）

memo

3章 血管新生関連

HIF-1 低酸素誘導因子1

本分子の研究の経緯

　腫瘍組織はしばしば不充分な酸素濃度によるがん細胞死滅部分からなる壊死部位を伴う．細胞が低酸素に適応するメカニズムの主役を担っているのが，HIF-1（hypoxia inducible factor1）分子である．この細胞の低酸素適応性は正常細胞では生理条件下でフィードバック機構によりコントロールされているが，がん細胞においては，体細胞変異，エピジェネティック変化，ゲノム異常などにより抑制がかからなくなっている．その結果として，がん細胞の亢進した低酸素適応性は，悪性形質の獲得としてがんの進行に大きく寄与することになると考えられている．HIF-1αは酸素濃度によって制御される分子として，1995年に発見され，その特徴的な制御メカニズムを含めて精力的に研究されている．

分子構造

　HIF-1は，HIF-1αタンパク質とHIF-1βタンパク質のヘテロ二量体の分子を指す．HIFαは，HIF-1α，HIF-2α，HIF-3αが知られており，翻訳後修飾であるプロリン水酸化ドメイン（PHDドメイン）を共通してもつ．通常の酸素濃度ではHIF-1αのPHDドメインは，プロリン水酸化酵素（PHD）によりプロリン水酸化修飾を受け，HIF-1αはVHLと結合し，ポリユビキチン化されて常にプロテアソームにより分解され発現が抑制されている（図）．低酸素下になると，プロリン水酸化を行うPHDおよびHIF阻害因子（factor inhibiting HIF：FIH）が抑制され，HIF-1αの分解抑制，すなわち発現量増加が生じる．低酸素下では，HIF-1αは急速に蓄積し，HIF-1βと結合し，標的遺伝子のDNA結合配列（5'-RCGTG-3'，R＝A/G）に結合して転写活性を亢進させる．この一連の反応が低酸素による遺伝子発現調節の主なメカニズムとして考えられている[1]．

機能・役割

　HIF-1および低酸素条件が注目されている原因は，その標的遺伝子に多くの重要ながん遺伝子およびがん関連遺伝子が含まれているからである．最も重要な標的遺伝子はVEGFであるが，その他にも，Angiopietin-2，ABCG-2，MET，CXCR-4，グルコーストランスポーター，Inhibitor of differentiation 2，SCFやMGFなどのKITリガンド，MMP1〜MMP4，OCT-4，PIGF，PBGF-B，surviving，telomerase，TGF-α，Twist，ZEb-1などの遺伝子発現が活性化される[2]．

がんとの関連性・臨床的意義

　HIF-1αの発現亢進メカニズムとして，まず低酸素があるが，例えば，乳がんにおいて，正常乳腺組織での酸素分圧は65mmHgであるのに対して，腫瘍組織では10mmHg程度であることが報告されている．その他のHIF-1αの発現亢進因子としては，プロテアソーム活性を抑制する活性酸素および窒素化合物などが知られている．シグナル伝達系においては，がん遺伝子の変異などにより引き起こされるPI3K/AKTおよびMAPキナーゼシグナル，mTORシグナル活性化はHIF-1αの合成を促進すると考えられている．がん関連ウイルスもHIF-1αを活性化させる．例えば高血管新生の腫瘍カポジ肉腫は，ヘルペスウイルスの感染が原因であるが，ウイルス由来タンパク質により，HIF-1α半減期の延長，核内移行，非低酸素下での活性化がもたらされ，低酸素下のような状況が作り出されることが高血管新生および悪性化に関与していると考えられている．腎細胞がんにおけるHIF-1α分解に関与するVHLの失活も，腫瘍の高血管新生および悪性化に関与している．

　基礎研究レベルでは，一般的にHIF-1α，HIF-2αは腫瘍を増殖させ，血管新生および転移を亢進させることが知られている．HIF-2αに関しては，HIF-2α

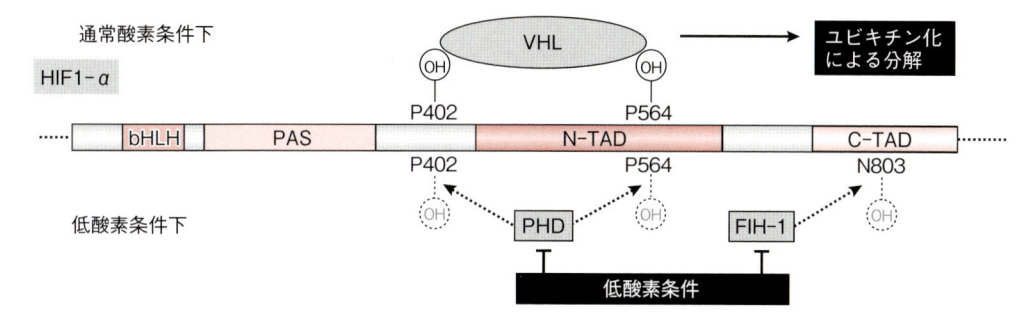

図　HIF-1αの構造と酸素条件

通常の酸素濃度ではHIF-1αのPHDドメインは，プロリン水酸化酵素（prolyldydroxylase domain proteins：PHD）によりプロリン水酸化修飾を受け，HIF-1αはVHL（von Hippel-Lindau）と結合し，ポリユビキチン化されて常にプロテアソームにより分解され発現が抑制されている．低酸素下になると，プロリン水酸化を行うPHDおよびHIF阻害因子（factor inhibiting HIF：FIH）が抑制され，HIF-1αの分解抑制，すなわち発現量増加が生じる．（PAS：PER-ARNT-SIM，TAD：transcriptional-activation domains）

抑制により腫瘍が増大した報告や，大腸がん検体でHIF-2α発現と病期が逆相関した例が報告されており，一部議論のある点もある．臨床研究では，数多くの報告においてHIF-1α，HIF-2αは多くのがんで発現が亢進していることが示されている．そのなかでも乳がんなどを中心にHIF-1αは予後不良因子であることが明らかにされてきている．抗悪性腫瘍薬によるHIF-1活性阻害については，①アントラサイクリン系薬剤によるHIF-1とDNA結合阻害作用，②EGFR阻害薬，微小管作用薬，トポメラーゼI阻害薬，mTOR阻害薬などによるHIF-1合成阻害，③HSP90阻害薬などによるHIF-1分解促進などが報告されている．

＜文献＞

1) Semenza, G. L. : Nat. Rev. Cancer, 3 : 721-732, 2003
2) Semenza, G. L. : Oncogene, 29 : 625-634, 2010

（荒尾徳三，西尾和人）

memo

3章 血管新生関連

DLL4

● 本分子の研究の経緯

Delta/Notch（Jagged/Notch）システムはマウスやゼブラフィッシュの研究において，正常血管の発達に必須であることが知られている．その中でもNotch受容体のリガンドの1つであるDLL4（Delta-like ligand 4）は特に詳細に研究されており，血管の発芽と分岐を抑制するVEGFシグナルのネガティブフィードバック制御分子であることが明らかになった．興味深いことに，DLL4の機能抑制は，過剰かつ機能しない血管新生をもたらしながらも，腫瘍増殖を抑制することが明らかになった．この血管新生に対して逆説的な機能を有するDLL4について概説する．

● 分子構造

Notchのリガンドとして，DLL1，DLL3，DLL4，JAG1（Jagged1），JAG2の5つが知られている．これらの分子は共通して，DSL（Delta, Serrate, LAG2）ドメインおよび，EGF様リピートをそれぞれ有する（DLL3は6個，DLL1およびDLL4は8個，JAG1およびJAG2は18個）．これらのリガンドは，膜貫通型であり，細胞-細胞接触によってシグナルを伝達する特徴をもつ．

NotchはNotch1，Notch2，Notch3，Notch4からなる．DLLを発現する細胞とNotchを発現する細胞が接触し，DLLとNotchが結合する．リガンドが結合した後，細胞表面で一連のプロテアーゼ反応が引き起こされる．γ-セクレターゼは，Notchの膜貫通部でNotchを切断し，NotchのC末端側タンパク断片であるNICD（Notch intracellular domain）は，核内に移行し，標的遺伝子の転写を活性化させる（図）．

● 機能・役割

DLL4は血管や胸腺などで発現しているが，注目すべき点は腫瘍血管において特に強く発現が認められることである．そのためDeltaファミリーの中で最後にクローニングされていながらも，精力的に研究が進められている．DLL4ノックアウトマウスの研究では，DLL4は，正常血管の発達と，適正な動脈形成に必須の機能をもつことが明らかになった．これらのマウスにおいては，主要な動脈の欠失，血管発芽や分岐の増加などが観察された．静脈は比較的変化が少なかった．これらの形質変化は，Notch1のノックアウトマウスと似ており，血管発達において，DLL4とNotch1は同系列であることが示された．

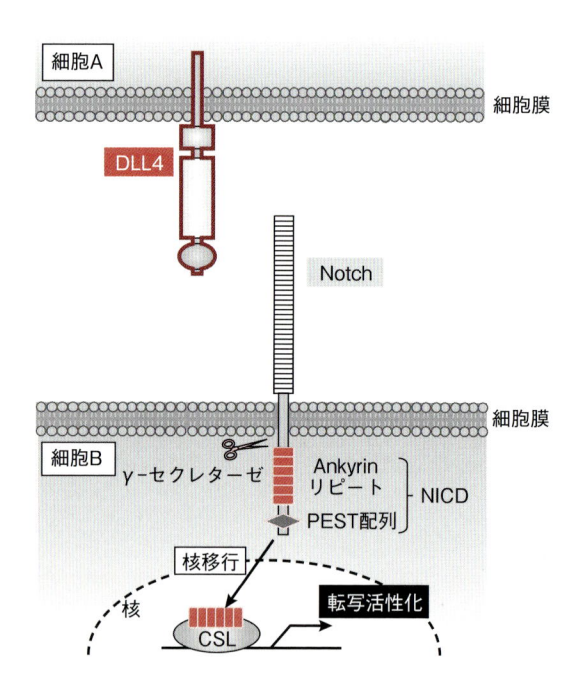

図 Delta/Notch（Jagged/Notch）シグナル
DLLを発現する細胞とNotchを発現する細胞が接触し，DLLとNotchが結合する．リガンドが結合した後，細胞表面で一連のプロテアーゼ反応が引き起こされる．γ-セクレターゼは，Notchの膜貫通部でNotchを切断し，NotchのC末端側タンパク質断片であるNICD（Notch intracellular domain）は，核内に移行し，標的遺伝子の転写を活性化させる

がんとの関連性・臨床的意義

　マウスとヒトの腫瘍血管の検討では，DLL4は腫瘍血管内皮細胞で発現し，腫瘍細胞自体では発現していない．マウスの検討では，DLL4は腫瘍血管内皮細胞で発現し，正常の血管ではほとんど発現していない．DLL4はヒトでも正常血管と比べて腫瘍血管で約9倍発現している．腫瘍血管でのDLL4の発現は，VEGFにより誘導されることがわかってきた．例えば，細胞レベルの検討や，VEGF治療によりDLL4発現は急速に低下すること，臨床検体でVEGFとDLL4の発現が相関することなどがその根拠となっている．したがって，DLL4高発現の腫瘍血管はVEGFシグナルの活性化の結果であると考えられている．

　治療標的としてのDLL4については，マウスモデルにおいてDLL4/Notch阻害薬は，数多くの腫瘍系で腫瘍増殖を抑制することが示されている．興味深い点は，DLL4阻害による腫瘍増殖抑制は，血管発芽や分岐の増大した血管密度の増加に比例することである．また，DLL阻害による血管の増加は機能しない血管が増加していると考えられている．その根拠として，腫瘍は縮小しても低酸素のままであること，多くの血管は血液が環流していないことが示されている．もう一点注目されている点は，VEGF阻害に抵抗性の腫瘍においても，DLL4/Notch阻害は有効であることである．そのためVEGF阻害薬と，DLL4/Notch阻害の併用が現在検討されている．

＜文献＞
1) Thurston, G. et al. : Nat. Rev. Cancer, 7 : 327-331, 2007
2) Thurston, G. & Kitajewski, J. : Br. J. Cancer, 99 : 1204-1209, 2008

（荒尾徳三，西尾和人）

memo

第1部 がんの分子標的用語

4章 細胞表面のマーカー

概論 がん細胞にみられる細胞表面のマーカー

品川克至, 谷本光音

本章の用語 ● B7-H1, CD19, CD20, CD22, CD26, CD28, CD33, CD40, CD44, CD52, CD137, CEA, EpCAM, MUC1, FLT3

◆ 腫瘍と細胞表面抗原, 接着因子

分子生物学の進歩により, 新しい抗腫瘍薬開発の戦略は大きく変化した. がん細胞と正常細胞の生物学的特性の分子生物学な違いが明らかとなり, それを選択的に標的とした分子標的治療薬が次々と開発されている. 分子標的治療薬はその作用機序や作用部位から表のように分類されるが, 相互に関連しているものもある[1].

1) 細胞表面抗原

これらの中で細胞表面抗原は正常細胞にみられる一種の分子マーカーであり, 正常機能では必ずしも腫瘍化の本質に関連しているものではない, あるいは不明であるものが多い. 造血器系ではCD分類がされており, きわめて多くの種類が知られている. これらのうちがん細胞の表面には正常細胞と異なる分子, あるいは正常細胞にも存在するがその機能が変化したものが知られている. これらを標的とする分子標的治療薬は抗体であることが多い. **CD20**は正常B細胞に広く発現するが, この分子に対するモノクローナル抗体 (monoclonal antibody : mAb) であるRituximabはB細胞性リンパ腫の治療成績向上に大きく寄与した[2]. また急性骨髄性白血病 (AML) の細胞には80〜90％に発現している**CD33**に対する抗体に抗がん薬カリケアマイシンを結合させた薬剤Gemtuzumab Ozogamicinは再発・難治性AMLに対して適応がある. **CD52**はリンパ球に広く発現しているが, 造血幹細胞には発現していない. これに対するモノクローナル抗体Alemtuzumab (Campath-1H) は, B細胞性慢性リンパ性白血病 (CLL) に対して有効であるほか, 正常のT細胞, B細胞を除去する効果を利用して造血細胞移植時の免疫抑制剤としての投与が研究されている. 現在, 造血器腫瘍や固形がんに対して多くの抗体が実用化されまた開発中であり, 分子標的療法の進歩に大きく貢献している.

2) 接着因子

細胞接着因子は生命体の維持にとって不可欠の分子であり, これにより臓器として機能的な作用が可能になるといえる. 接着分子を介した細胞間および細胞と細胞外マトリックス間の相互作用は, 接着による物理的現象の他に細胞内へのさまざまなシグナル伝達の役割を有している. **CD44**はヒアルロン酸をはじめとする細胞外マトリックスと結合する接着分子であり, 血液細胞のほか多くの細胞に発現しているが, がん細胞の浸潤転移に関連することや, がん幹細胞マーカーとしての役割が注目されていることから, 抗体治療の有

表　分子標的薬の分類

作用機序や作用部位
細胞表面抗原，接着因子
増殖因子，受容体，シグナル伝達系
細胞周期への作用
アポトーシス関連
テロメア・テロメラーゼ関連
転移・血管新生阻害
プロテアソーム阻害
いくつかの標的（マルチターゲット）

力な候補として研究されている．**EpCAM**（CD326）は扁平上皮以外の正常上皮細胞に広く発現しており，一部のがん細胞に過剰発現していることが知られている．EpCAMに対する完全ヒト型モノクローナル抗体や，さらに抗CD3抗体とのハイブリッドモノクローナル抗体が開発され研究が進められている．VLA-4は，さまざまなリンパ球や多発性骨髄腫の一部に発現が認められており，そのリガンドとしてVACM-1やフィブロネクチンが知られている．VLA-4に対するヒト化モノクローナル抗体は多発骨髄腫や多発性硬化症に対して研究されている．

抗体療法の基本事項

モノクローナル抗体のヒトへの臨床応用をめざして1970年代にはマウス型モノクローナル抗体が盛んに研究されたが，異種抗体産生によるアレルギー反応や短い半減期，低い抗腫瘍効果などが問題であった．また，腫瘍特異的抗体療法としてB細胞リンパ腫に対する抗イディオタイプ抗体を用いた治療が研究されたが，腫瘍細胞のイディオタイプ変化による回避や，個々の症例に対する抗体作成が臨床上大きな問題となった．その後，正常細胞にも存在する分化抗原を標的とした抗体療法が研究され，また抗体構造も改善が加えられ今日のように有効性の高いモノクローナル抗体が次々と開発されるようになった[2)3)]．

抗体その構造からは次の3種に分類される．

1）非抱合型抗体（抗体のみの構造）

非抱合型抗体は，抗体そのものの作用により，抗体依存性細胞介在性細胞傷害作用（antibody-dependant cell-mediated cytotoxicity：ADCC），補体依存性細胞傷害作用（complement-mediated cytotoxicity：CDC），さらに結合する標的タンパク質の機能障害などの作用により抗腫瘍効果を発揮すると考えられている．マウス型モノクローナル抗体では異種抗体産生によるアレルギー反応や短い半減期，低い抗腫瘍効果などが問題であったが，これらを解決するためモノクローナル抗体の構造が工夫され，マウスヒトキメラ型抗体，ヒト化抗体，完全ヒト型抗体が開発された．マウスヒトキメラ型抗体は抗原と結合するFab領域がマウス由来で，ADCCを発揮する細胞や補体と結合するFc領域がヒト由来の構造をしている．抗体名には，これらの構造がわかるように語尾が命名されている．マウス型では-momab，マウスヒトキメラ型抗体では-ximab，ヒト化抗体では-zumab，完全ヒト型抗体では-umab，である．B細胞性リンパ腫に画期的な効果をもたらすRituximab

はマウスヒトキメラ型抗体である．

2）トキシンや抗がん薬を抱合した抗体

　トキシンや抗がん薬を抱合した抗体は，これらの物質によりさらなる抗腫瘍効果を期待するものであるが，標的細胞（抗原）とモノクローナル抗体が結合した後に抗原・抗体複合体が細胞内に内在化される必要がある．B細胞表面の分化抗原では，CD20は内在化されず，**CD19**, **CD22**は内在化されるためトキシンや抗がん薬抱合型モノクローナル抗体はこれらの病面抗原を標的として研究されている．CD33に対する抗体に抗がん薬カリケアマイシンを結合させた薬剤 Gemtuzumab Ozogamicin は再発・難治性AMLに対して有効である．

3）放射性同位体を抱合した抗体

　放射性同位体を抱合した抗体は，前二者と異なり，標的抗原を発現していない腫瘍細胞や，隣接した腫瘍細胞にも抗腫瘍効果を発揮することが期待される．悪性リンパ腫は放射線感受性が高く精力的に開発されてきたが，yttrium-90を結合した ^{90}Y-Ibritumomab tiuxetan はβ線を放出し抗腫瘍効果を示す．

　このようにモノクローナル抗体は細胞表面抗原を標的とする代表的な分子標的療法であるが，造血器腫瘍のみならず固形がんに対する抗体薬開発も急速に進歩している[4]．乳がんに対するヒト化抗HER2抗体（Trastuzumab），大腸がんなどに対するヒト化抗VEGF抗体（Bevacizumab）やマウスヒトキメラ型抗EGFR抗体（Cetuximab）が実用化している．これらは化学療法との併用効果も認められ，病態に応じて標準的治療に組み込まれつつある．現時点では固形がんに有効モノクローナル抗体はすべて非抱合型抗体であるが，これは造血器腫瘍と固形がんの化学療法や放射線感受性の差異によるのかもしれない．今後の展望として，モノクローナル抗体治療は単独での使用や既存の標準的化学療法との併用により，治癒率向上が得られるかが鍵であり，より有効な標準的治療の確立へ向けて臨床研究の進展が期待される．

＜文献＞
1）がん化学療法・分子標的治療update（西條長宏，西尾和人/編）：中外医学社，2009
2）Cheson, B. D. et al.：N. Engl. J. Med., 359：613, 2008
3）Quintás-Cardama, A. et al.：J. Clin. Oncol., 28：884–892, 2010
4）新臨床腫瘍学（日本臨床腫瘍学会/編）：南江堂，2009

memo

4章 細胞表面のマーカー

B7-H1 *PD-L1, CD274*

◆ 本分子の研究の経緯

B7-H1（CD274）は活性化T細胞表面のPD-1（programmed cell death-1；CD279）に結合してT細胞に抑制性シグナルを送るB7ファミリー分子である（図）．ヒトcDNA発現遺伝子配列断片におけるB7-1（CD80），B7-2（CD86）の免疫グロブリンV領域ならびC領域と相同性を有する分子を探索することで同定された[1)2)]．B7-H1に対する受容体として，PD-1がその後に特定されたことから，別名PD-L1としても知られている．このB7-H1には，PD-1の他に，刺激性シグナルを受ける未知の受容体の存在が示唆されている．一方，PD-1のリガンドには，B7-H1の他にB7-DC（PD-L2；CD273）が存在する．

これまで，種々の自己免疫疾患動物モデルにおいて，B7-H1は主にPD-1を介し，T細胞の活性化を負に制御することにより，末梢性免疫寛容の誘導に関与する分子であることが報告されている[3)]．

◆ 分子構造

抗原提示細胞（antigen presenting cell：APC）の主要組織適合抗原複合体（major histocompatibility complex：MHC）分子上に提示された特異性抗原は，T細胞表面上のT細胞受容体（T cell receptor：TCR）を介し細胞内にその情報伝達され，T細胞は活性化される．その際，B7ファミリーをはじめとする副刺激分子はT細胞の活性化を微調整する．B7-H1はB7-1と相同性を22％共有し，PD-1を介してT細胞応答を抑制する陰性シグナルを送る．PD-1には脱リン酸化酵素活性をもつSHP-2（SH-containing protein tyrosine phosphatase-2）が結合し，TCRシグナル経路のシグナル伝達分子の脱リン酸化により活性化シグナルを抑制する．

B7-H1は新鮮分離したT細胞，B細胞，マクロファージ，樹状細胞に恒常的に発現しており，抗CD3で刺激したT細胞，LPS（lipopolysaccharide），IFN-γなどで刺激した樹状細胞上で発現が増強する．また，B7-H1は血液系以外の細胞にも発現しており，微小血管の内皮細胞や心臓，肺，脾臓，筋組織など多くの組織において発現が認められる．一方B7-DCの発現は，マクロファージおよび樹状細胞に限られる[3)]．

◆ 機能・役割

活性化刺激を受けた成熟樹状細胞表面上にはB7-H1とB7-DCの双方が発現する．強力なT細胞刺激能力をもち，免疫応答を賦活化する役割を担う樹状細胞にこれらの抑制性副刺激分子が発現することは一見，矛盾しているようにも考えられるが，これは，両分子が発現することで免疫応答が過剰にならないように，アクセルの一方でブレーキをかける意義があると考えられている．

NODバックグラウンドのB7-H1ノックアウトマウスでは1型糖尿病の著明な発症促進が認められる．また，B7-H1をブロックする抗体を投与することにより，実験的自己免疫性脳脊髄炎（EAE）が増悪する[4)]．Keirらは，NODマウスより調製したT細胞を，NODマウス，あるいはB7-H1/B7-DCダブルノックアウトNODマウスに移入することにより，PD-1リガンドの1型糖尿病における免疫寛容の機能および発現する細胞の重要性を評価し，発症を抑制するには抗原提示細胞上のB7-H1/B7-DC発現では不充分で，組織である膵臓自体のPD-1リガンド（B7-H1）の発現が必要であることを明らかにした[5)]．これらの結果から，各々の組織に発現しているB7-H1が，生理的な状況において，自己反応性T細胞による攻撃から組織を防御しているものと考えられる．

一方，PD-1のノックアウトマウスでは，アデノウイルス感染に際し，ウイルス抗原に反応性をもつT細胞の増殖が促進し，ウイルス排除がより速やかに起こる．この結果は，PD-1によるシグナルが，自己に対

する免疫寛容を維持するのみならず，感染免疫においても抑制的に働くことを示唆している．

◆ がんとの関連性・臨床的意義

B7-H1はさまざまな刺激により誘導されるが，特に，IFN-γによる誘導能が高い[6)7)]．Iwaiらは，多くの腫瘍細胞株においてB7-H1の発現が上昇していることを見出し，さらに，抗B7-H1抗体の投与により抗腫瘍免疫応答が回復することから腫瘍細胞上のB7-H1の発現が細胞傷害性T細胞（cytotoxic T lymphocyte：CTL）上のPD-1を介してCTLの活性を抑制していることを報告した[8)]．また，マウス肥満細胞腫の細胞株であるP815にB7-H1を強制発現させると，CTLによる傷害を受けにくくなることが報告されている．これらの結果は，生体内において抗腫瘍免疫が誘導される際，悪性腫瘍細胞は産生されるIFN-γの機能を逆手にとり，自らの細胞表面上にB7-H1の発現誘導を行い，T細胞による攻撃を免れる機構が存在していることを示す．

実際，B7-H1は，多くのマウス由来の腫瘍細胞株ならびにヒトの乳がん，子宮頸がん，肺がんなど種々の悪性腫瘍細胞組織において発現しており，腎がんと食道がんにおいては，B7-H1の発現が，予後不良因子として報告されている[9)]．今後は，B7ファミリー分子による抗腫瘍免疫回避機構が解明され，標的分子が明らかになることで，抗体を用いた分子標的治療など臨床応用への道が開けてくることが期待される．

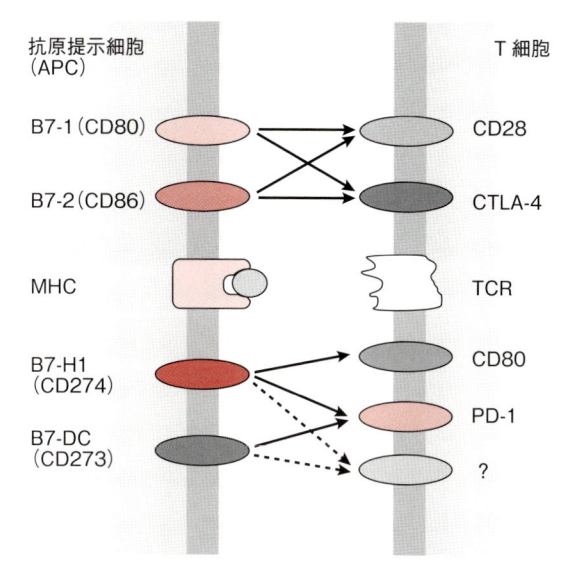

図 B7ファミリーとT細胞への抗原提示

抗原提示細胞（APC）のMHC上に提示された特異性抗原は，T細胞表面上のT細胞受容体（TCR）を介し細胞内にその情報伝達され，T細胞は活性化される．その際，B7ファミリーをはじめとする副刺激分子はT細胞の活性化を微調整する．B7-H1はPD-1を介してT細胞応答を抑制する陰性シグナルを送る．ヒト腫瘍細胞と腫瘍関連APCにおいてB7-H1は高発現しており，腫瘍微小環境における腫瘍免疫回避に関与している．APC：antigen-presenting cells, MHC：major histocompatibility complex, TCR：T-cell receptor, CTLA-4：cytotoxic T-lymphocyte antigen, PD-1：programmed cell death-1

<文献>

1) Dong, H. et al. : Nat. Med., 5 : 1365-1369, 1999
2) Nishimura, H. et al. : Immunity, 11 : 141-151, 1999
3) Chen, L. : Nat. Rev. Immunol, 4 : 336-347, 2004
4) Zhu, B. et al. : J. Immunol., 176 : 3480-3489, 2006
5) Keir, M. E. et al. : J. Exp. Med., 203 : 883-895, 2006
6) Dong, H. et al. : Nat. Med., 8 : 793-800, 2002
7) Zou, W. & Chen, L. : Nat. Rev. Immunol., 8 : 467-477, 2008
8) Iwai, Y. et al. : Proc. Natl. Acad. Sci. USA, 99 : 12293-12297, 2002
9) Ohigashi, Y. et al. : Clin. Cancer Res, 11 : 2947-2953, 2005

〔小林孝一郎，谷本光音〕

memo

4章 細胞表面のマーカー

CD19

本分子の研究の経緯

B細胞は液性免疫を司る高度に分化した免疫担当細胞である．自己免疫現象を背景に有する膠原病においては，自己抗体はB細胞によって産生されるため，古くからB細胞は自己抗体を介して膠原病の病態形成に関与していると考えられてきた．しかし，B細胞に比べてT細胞の免疫学的研究が飛躍的に進歩したため，膠原病においてはまずT細胞による免疫反応・サイトカイン産生の異常が重要と認識されていた．自己反応性のT細胞が存在し，そのT細胞の制御の元にB細胞が自己抗体を産生するという流れである．しかしながらT細胞をターゲットとした膠原病の治療については充分な効果が得られず，膠原病のかかわりにおいてB細胞の重要性が再認識されることとなった．

そのようななか最近15年間でB細胞の研究が飛躍的に進歩し，B細胞の異常だけで自己抗体を産生しうることが明らかにされてきた．これらの研究の中でB細胞に特異的な抗原であるCD19，CD20などが同定されていった．CD19に関しては後述するノックアウトマウスやトランスジェニックマウスの開発から，その働きが明らかにされていった．

一方，悪性リンパ腫の分野においても特に患者数の多いB細胞性リンパ腫に対して新たな分子標的薬の開発が行われB細胞特異的抗原の研究が盛んに行われた．そのようななかB細胞のマーカーであるCD20をターゲットにした治療の有効性がまずはB細胞性リンパ腫において確認され，続いて膠原病の分野でも相次いでその効果が報告されていった．しかしながらCD20抗体だけでは効果が不充分な症例も多いことから，新たなB細胞特異的な治療標的としてCD19が注目されている．

分子構造

CD19は免疫グロブリンスーパーファミリーに属する分子量95kDaのⅠ型膜貫通糖タンパク質である[1]～[3]．CD19はB細胞の発生，活性化，分化の調節に関与し，初期B細胞を含むすべての正常B細胞に発現しているが，形質細胞に成熟すると消失する．また，濾胞樹状細胞や骨髄単球系の分化初期の細胞，B細胞系培養細胞株のほとんどに発現がみられる．一方，正常なT細胞，NK細胞，単球，顆粒球には存在しない．

機能・役割

CD19はその細胞内ドメインの9つのチロシン残基を介して，PI3K（phosphatidyl inositol 3-kinase），SRCファミリーに属するLYN，FYNおよびLCKといったチロシンキナーゼや，VAVを活性化する重要なシグナル伝達分子である[4]．CD19はB細胞表面ではCD21，CD81およびLeu13と結合し複合体を構成している．CD21はiC3b，C3d，g，C3dの受容体であり，ヒトではEBウイルスの受容体としても働く．CD19ノックアウトマウス，CD19を過剰発現するトランスジェニックマウスの解析によりCD19はB細胞受容体（B cell receptor：BCR）からのシグナルを増強する機能を有していることが明らかになった（図）[4]～[7]．さらにCD19トランスジェニックマウスではさまざまな自己抗体の産生が確認され，CD19の発現量と自己抗体産生量とは密接な相関があることが報告された．またCD19トランスジェニックマウスにおける自己抗体産生は，CD19発現増加がB細胞の末梢トレランスを直接破綻させることによって生じることが明らかにされた．

がんとの関連性・臨床的意義

CD19の発現は上述したようにB細胞にて特異的に認められるため，当初は主に造血器腫瘍の診断において非常に重要視された抗原であった．その際，免疫組織染色による同定は困難であり，一般的にはフローサ

イトメトリーを用いて判断した．しかしながら最近B細胞リンパ腫に対する抗CD20抗体の高い効果が明らかになり，B細胞特異的抗原に対する分子標的治療薬の臨床応用は可能であることが示された．現在ではCD20抗体に不応性であるB細胞性リンパ腫に対してCD19抗体の研究が盛んに行われ，その実用化が期待されている．

<文献>
1) Sato, S. et al. : Mol. Immunol., 41 : 1123-1133, 2004
2) Tedder, T. F. et al. : Immunity, 6 : 107-118, 1997
3) Tedder, T. F. et al. : Curr. Dir. Autoimmun., 8 : 55-90, 2005
4) Fujimoto, M. et al. : Immunity, 13 : 47-57, 2000
5) Sato, S. et al. : J. Immunol.,158 : 4662-4669, 1997
6) Engel, P. et al. : Immunity, 3 : 39-50, 1995
7) Rickert, R. C. et al. : Nature, 376 : 352-355, 1995

（遠西大輔，谷本光音）

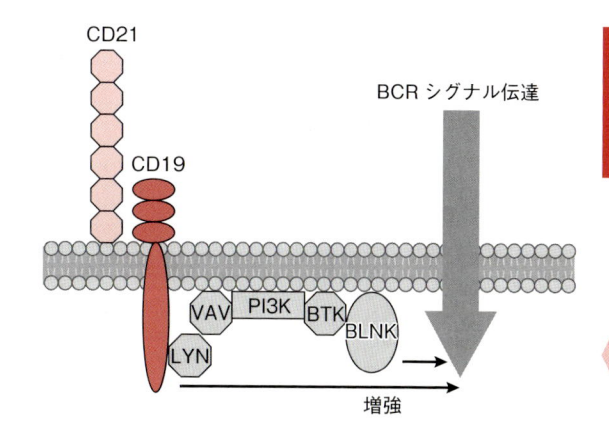

図　CD19の構造

4章 細胞表面のマーカー

CD20

本分子の研究の経緯

がん細胞に対する分子標的である腫瘍特異的細胞表面抗原の探索研究がゲノム研究やプロテオミクス研究によって行われてきたが，治療に応用されるまでの決定的な結果を示すことができなかった．悪性リンパ腫はリンパ系腫瘍の1つで，約80％はB細胞特異的抗原（マーカー）陽性と免疫グロブリン遺伝子再構成検出により，B細胞系前駆細胞由来のB細胞性リンパ腫と診断される．すなわちB細胞特異的マーカーがリンパ腫の標的分子となるため，B細胞へ分化をはじめた細胞から発現し，形質細胞になると発現消失する特徴をもつCD20はB細胞性リンパ腫の標的分子となりうると考えられ，これまでB細胞特異的抗原の中で最も積極的に研究されてきた分子である[1]～[3]．

分子構造

膜貫通型の糖鎖不含タンパク質で，4つの膜貫通ドメインで構成されている（図）．細胞内ドメインのリン酸化部位の違いによる3種類のアイソフォーム（分子量33，35，37kDa）が存在する．CD20は，末梢血，リンパ節，脾臓，扁桃，骨髄中のすべての正常B細胞に存在するが，形質細胞に分化すると消失する．

機能・役割

CD20は上記のように膜貫通タンパク質であり，N末端とC末端に細胞内ドメインをもつ．細胞質内にあるC末端領域にはFYNやLYNなどのシグナルタンパク質が結合することが報告され，カルシウム流入に関与しているとされているが，B細胞の分化，活性化に関する役割は依然として不明である．

がんとの関連性・臨床的意義

CD20は図に示すように4カ所で膜貫通していることから非常に安定して発現が確認できる抗原であり，したがって免疫組織染色による診断における信頼性は非常に高い．また分子標的治療薬のターゲットとしても非常に重要で，これまでRituximab，^{90}Y-Ibritumomab tiuxetanなどが臨床においても実際に使用されている．

1）Rituximab

Rituximabは，CD20に結合する抗体として，遺伝子組換え技術によりマウスのFab領域とヒトFc領域のキメラとして作られた抗CD20ヒトマウスキメラ型モノクローナル抗体である．CD20は上述したようにB細胞性の悪性リンパ腫の大多数に存在しており，B細胞性リンパ腫に対する優れたターゲットである．Rituximabはこの抗原に結合することで腫瘍性B細胞を破壊する．その際NF-κBなどの経路を介して直接腫瘍性B細胞を攻撃する機序や，生来体内に備わっている他の免疫能を介して腫瘍性B細胞を死滅させる機序〔CDC（complement dependent cytotoxicity）およびADCC（antibody-dependent cell-mediated cytotoxicity）〕が報告されているが，そのすべての機序は解明されていない．

1998年に米国において再発・再燃例の低悪性度B細胞性リンパ腫に第Ⅱ相臨床試験が行われ，48％という高い奏功率（over all response rate：ORR）が報告された[4]．我が国においても第Ⅱ相臨床試験が行われ，61％というORRが確認され，2001年9月に保険適用が承認された．中悪性度リンパ腫の代表であるびまん性大細胞型B細胞性リンパ腫でも，再発・再燃例に対する日本での第Ⅱ相臨床試験の結果35％のORRが認められ[5]，2003年9月より，「CD20抗原陽性のB細胞性非ホジキンリンパ腫」に対して適応承認が得られ臨床の現場で多く使用されている．

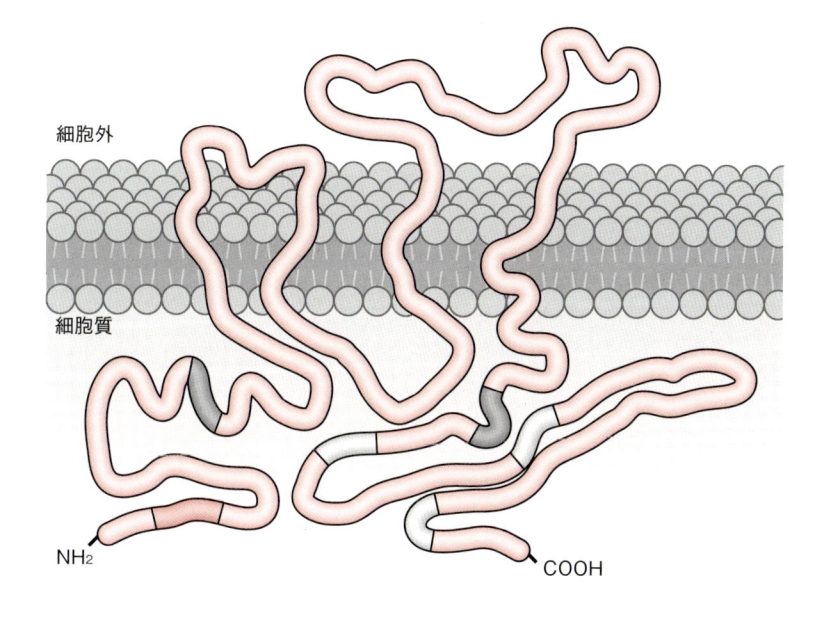

図　CD20の構造

2）^{90}Y-Ibritumomab tiuxetan（Zevalin®）

^{90}Yがtiuxetanという結合物質を介し，マウス型抗CD20抗体Ibritumomabに結合しているのがZevalin®である．一方^{131}IをTositumomabに結合させた抗CD20抗体がBexxar®である．いずれもCD20特異抗体に抗腫瘍効果をもつ放射性物質を結合させ腫瘍に対する特異的な放射性抗腫瘍効果を目的としている．Bexxar®，Zevalin®の両剤とも，抗がん薬治療後の再発症例や，Rituximabにより充分な効果が得られなかった低悪性度B細胞性リンパ腫の症例に60〜80％の高いORRが報告され，第Ⅲ相臨床試験においてその有効性が確認された[6]．

<文献>
1）Maloney, D. G. et al.：Blood, 90：2188-2195, 1997
2）McLaughlin, P. J. et al.：Clin. Oncol., 16：2825-2833, 1998
3）Coiffier, B. et al.：N. Engl. J. Med., 346：235-242, 2002
4）Vose, J. M. et al.：J. Clin. Oncol., 19：389-397, 2001
5）Tobinai, K. et al.：Ann. Oncol., 15：821-830, 2004
6）Morschhauser, F. et al.：J. Clin. Oncol., 26：5156-5164, 2008

（遠西大輔，谷本光音）

memo

4章 細胞表面のマーカー

CD22

本分子の研究の経緯

CD22は正常もしくは腫瘍B細胞に広く表出しており細胞機能解析が他のB細胞特異的抗原に比べ進歩してきた経緯がある．CD22の機能はB細胞の活性化，接着，B細胞受容体（B-cell receptor：BCR）から細胞内へのシグナル伝達の調節などB細胞の機能において主要な働きに関与している．その研究の中でCD22はBCRの近傍に位置することでB細胞のシグナル伝達に強く関与し，細胞外ドメインとα2-6結合したシアル酸リガンドとの結合によって調節していることがわかってきた．しかしながらin vivoにおけるCD22の機能は未だ解明されていない機能が多く残っておりさらなる研究が期待される．一方，上記のようなCD22のB細胞に対する調節機能からB細胞に対する治療標的と考えられてきた．特にB細胞性リンパ腫のターゲットとして分子標的治療薬の開発が積極的に行われ，2003年抗CD22抗体であるEpratuzumabの第Ⅰ/Ⅱ相臨床試験が行われ有効な抗腫瘍効果が示された[1]．

分子構造

CD22は，免疫グロブリンスーパーファミリーの膜貫通型糖タンパク質であり，αフォーム（130kDa）およびβフォーム（140kDa）の2種類のアイソフォームが発現していると考えられている．CD22は，B前駆細胞の細胞質や成熟B細胞の表面に発現するB細胞特異的抗原である．CD22の発現は，B細胞が活性化した後，形質細胞期に入る前に消失し，末梢血T細胞，顆粒球，単球には存在しない．

機能・役割

CD22はその細胞内ドメインに細胞内シグナル伝達を負に制御することが考えられるITIM（immunoreceptor tyrosine-based inhibition motifs）配列をもつ．CD22のITIMがリン酸化されると，主にシグナル伝達を負に制御するチロシン脱リン酸化酵素のSHP-1をリクルートする．CD22はSHP-1活性を介して，B細胞でのCa^{2+}の動員の負の制御を行っていると考えられている．CD22は上述のようにⅠ型膜貫通タンパク質であり，細胞外ドメインにレクチンドメインをもち，Ⅰ-タイプレクチンのうちSiglecファミリーに属する．このレクチンドメインを介してα2-6結合したシアル酸を認識するが，主に同じ膜上のCisリガンドと結合していると考えられている（図）[2,3]．

がんとの関連性・臨床的意義

上述のように抗CD22抗体である**Epratuzumab**が既に悪性リンパ腫を中心に臨床応用されている．Epratuzumabはヒト化抗CD22 IgG1抗体で，ADCC（antibody-dependent cell-mediated cytotoxicity）と直接殺細胞機能によって腫瘍の崩壊をもたらす．これまでB細胞性リンパ腫の中でも濾胞性リンパ腫，びまん性大細胞型B細胞性リンパ腫の治療抵抗，再発例に対して臨床試験が行われ安全性，有効性が示された[1,4]．また**Rituximab**との併用により効果が相乗されること

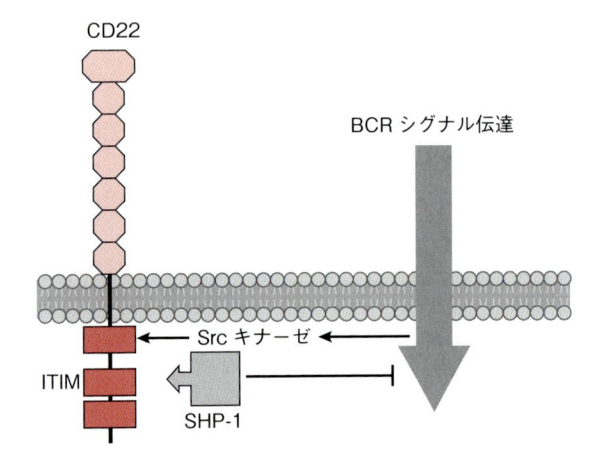

図　CD22の構造

が示されている．RituximabとEpratuzumabの作用機序は若干異なり，Rituximabは抗ヒトIgG Fcγ抗体を併用すればその効果は増強されるが，Epratuzumabにはそのような効果はなく，一方抗IgM抗体で刺激することでその効果が増強される．また抗CD22 IgG4抗体に抗腫瘍効果をもつカリケアマイシンであるCMC-544の開発，臨床研究も行われ[5]，現在第Ⅲ相臨床試験に進んでいる[6]．

<文献>
1) Leonard, J. P. et al. : J. Clin. Oncol., 21 : 3051-3059, 2003
2) Sjoberg, E. R. et al. : J. Cell. Biol., 126 : 549-562, 1994
3) Crocker, P. R. & Varki, A. : Immunology, 103 : 137-145, 2001
4) Leonard, J. P. et al. : Clin. Cancer Res., 10 : 5327-5334, 2004
5) McCarron, P. A. et al. : Mol. Interv., 5 : 368-380, 2005
6) DiJoseph, J. F. et al. : Clin. Cancer Res., 12 : 242-249, 2006

（遠西大輔，谷本光音）

memo

4章 細胞表面のマーカー

CD26 *DPP IV*

● 本分子の研究の経緯

CD26分子は，Ta1というマウス型モノクローナル抗体と反応するヒト末梢血T細胞表面抗原として報告され，その後，活性化T細胞に強く発現することからT細胞活性化抗原として確立された[1]．以前から，肝臓や腸管粘膜細胞表面にペプチダーゼ酵素活性が存在することが知られており，DPP IV（dipeptidylpeptidase IV）として研究されていたが，1992年に遺伝子クローニングがなされ，これらのペプチダーゼとCD26とが同一のものであることが示された[2]．CD26はリンパ球のみならず，腎臓，胆管，膵管，腸管，前立腺などの上皮のほか，血管内皮細胞や子宮内膜などにも発現している．

● 分子構造

ヒトCD26遺伝子は766個のアミノ酸よりなる110kDaの膜タンパク質をコードする（図）[3]．N末端側が細胞質内，C末端側が細胞外に存在するII型膜貫通タンパク質である．細胞内ドメインは6アミノ酸のみで，膜貫通ドメインが22アミノ酸，細胞外ドメインが738アミノ酸と，そのほとんどの部分が細胞外に存在する．細胞外ドメインにはC末端側に近い部分にSer630を活性中心としたセリンプロテアーゼの共通配列が含まれ，DPP IV活性を有している．そのすぐN末端側がシステインリッチドメインで，ここにはアデノシンデアミナーゼ（ADA），フィブロネクチン，コラーゲンとの結合部位が存在する．

● 機能・役割

CD26分子の多彩な生物学的作用として，T細胞の活性化，細胞外マトリックスとの相互作用，腫瘍発現などが認められている．CD26分子はT細胞受容体（T-cell receptor：TCR）よりの抗原特異的な一次シグナルと，同時に刺激することによって細胞を増殖させる抗原非特異的な二次シグナルを伝える共刺激分子である．CD26の細胞内領域はわずか6アミノ酸残基のみよりなり，既存のモチーフ構造をもたないため，共刺激分子の関与が必要である．MorimotoらがCD26陽性T細胞についての多くの知見を蓄積している．彼らによればT細胞上のCD26は，抗原提示細胞（antigen presenting cell：APC）上のcaveolin-1と結合し，脂質ラフトを足場としてTCRからの活性化シグナルとCD26細胞内ドメインに結合するCARMA1からの刺激シグナルの伝達が行われ，T細胞の増殖やIL-2産生が起こる[4]．一方，同グループは，CD26の高発現しているがん細胞株では，p38MAPKのリン酸化の亢進とトポイソメラーゼIIαの高発現を認め，トポイソメラーゼII阻害薬（ドキソルビシン，エトポシドなど）の高感受性と関連していると報告している[5]．

● がんとの関連性・臨床的意義

CD26の発現が認められるがん種は，T細胞性非ホジキンリンパ腫，T細胞性急性リンパ性白血病，悪性中皮腫，腎臓がん，肺腺がん，甲状腺がん，前立腺がん，大腸がんなど多岐に渡っている[6]．各がん種におけるCD26発現の役割はまだ研究途中ではあるが，いくつかのがん腫で興味深い報告がなされている．

がんの進展におけるCD26の果たす役割として，Kotaniらは，CD26の発現は甲状腺における濾胞腺腫と濾胞がんの鑑別の一助になりえ，甲状腺結節の遠隔転移出現の予測に有用である，と報告している[7]．また，胃のGIST（gastrointestinal stromal tumor）では，CD26の発現はGISTの悪性化あるいは再発リスクと関連するとの報告が2008年になされた．これによればGIST 152例の免疫染色の解析にて，CD26陽性群50例とCD26陰性群102例の比較の結果，全生存期間・無病生存期間いずれにおいてもCD26陽性群で不良であった[8]．

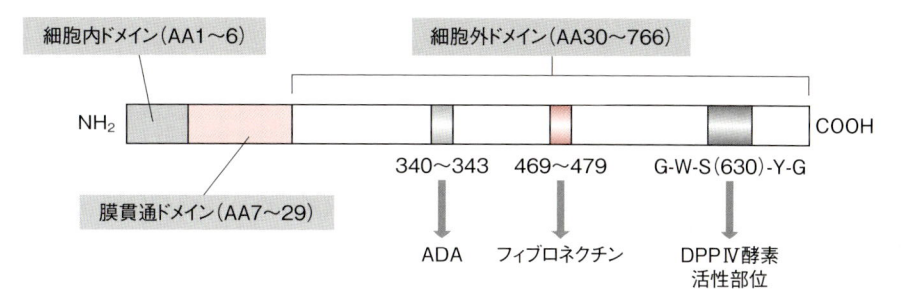

図 CD26分子の模式図
文献3より

また，MorimotoらはマウスCD26抗体が，T細胞クローンやCD26陽性T細胞株の増殖を抑制し，細胞周期を静止させるという基礎実験の結果のもと[9]，抗体エンジニアリングによって高親和性で高い生物学的活性を示すヒト化抗CD26抗体を作製した．この抗CD26抗体を異種移植片対宿主病（GVHD）発症モデルマウスおよびヒトT細胞性腫瘍担がんマウスに投与したところ，それぞれGVHD抑制効果と腫瘍縮小効果が顕著に認められた．

このようにCD26分子のがんにおける役割が徐々に明らかにされ，分子標的療法としてのヒト化抗CD26抗体の臨床応用も着実に進みつつある．今後，CD26の機能や情報伝達機構がさらに明らかにされ，T細胞性腫瘍をはじめとする血液腫瘍のみならず，CD26の発現を認める固形腫瘍への治療開発につながることが期待される．

<文献>
1) Hegen, M. et al.: J. Immunol., 144: 2908-2914, 1990
2) Tanaka, T. et al.: J. Immunol., 149: 481-486, 1992
3) Ohnuma, K. et al.: Trends Immunol., 29: 295-301, 2008
4) Ohnuma, K. et al.: J. Biol. Chem., 282: 10117-10131, 2007
5) Sato, T. et al.: Cancer Res., 65: 6950-6956, 2005
6) Harve, P. A. et al.: Front Biosci., 13: 1634-1645, 2008
7) Aratake, Y. et al.: Am. J. Clin. Pathol., 96: 306-310, 1991
8) Yamaguchi, U. et al.: J. Clin. Oncol., 26: 4100-4108, 2008
9) Ho, L. et al.: Clin. Cancer Res., 7: 2031-2040, 2001

（藤井昌学，谷本光音）

4章 細胞表面のマーカー

CD28

本分子の研究の経緯

　CD28はT細胞の活性化に必要な補助刺激シグナル分子の1つで，CD3陽性T細胞，ほとんどのCD4陽性T細胞や，多くのCD8陽性T細胞に発現している．CD28は，最も強力な既知の補助刺激分子CD80（B7-1）およびCD86（B7-2）に対する補助受容体として作用する．CD28の刺激は，IL-2やほかのサイトカインの産生を持続し，増強することが示されており，免疫寛容の誘導を阻止するうえで重要である．

　担がん状態においてがん細胞は，なんらかの要因で宿主の免疫監視機構から免れて増殖し続ける．よって宿主の免疫細胞を賦活化することでがん細胞を死滅させうることから，CD28に対するアゴニスト抗体や，反対に活性化T細胞を抑制する補助刺激分子であるCTLA-4（cytotoxic T-lymphocyte antigen-4；CD152）に対する抗体のがん治療への応用に向けて，研究・開発が進められた．

分子構造

　CD28はI型膜貫通タンパク質で，分子量44kDaの分子のジスルフィド結合ホモ二量体である．免疫グロブリンスーパーファミリー分子の1つである．細胞外にはリガンドのCD80またはCD86と結合するMYPPPYの配列があり[1]，細胞内にはPI3Kと結合するYMNM配列がある．

機能・役割

　T細胞の充分な活性化のためには，2つの独立したシグナルが必要で1つはT細胞受容体（T cell receptor：TCR）が抗原提示細胞（antigen presenting cell：APC）上の主要組織適合抗原複合体（major histocompatibility complex：MHC）に結合したペプチドを認識し伝達されるもの（シグナル1），そしてもう1つがCD28からの補助分子によって伝達される補助シグナル（シグナル2）である[2]．CD28は，APCに発現しているリガンドであるCD80，CD86と結合することで，活性化シグナルを伝達する．静止期T細胞はこのCD80またはCD86からの補助刺激なしには充分に応答することができず，もし補助刺激なしに抗原を認識すると，不活化されてしまい，免疫寛容もしくは細胞死に陥る[3]．CD28には細胞内ドメインにリン酸化部位があり，活性化されてT細胞側にはCD40L（CD154）が発現し，APCのCD40に結合する．APC側にはCD80が増加してT細胞に増加してきたCD28と結合する．後に活性化T細胞に出現するCTLA-4は，T細胞内に抑制シグナルを伝達する分子であり，CD80，CD86に対してCD28より数十倍強い親和性で結合し，活性化T細胞を抑制する信号となり，免疫反応は終結する（図）[4]．

がんとの関連性・臨床的意義

　CD28はT細胞の活性化に必須であるので，CD28シグナルの増強により，患者の腫瘍免疫を強化することで，がん治療に応用する研究開発が進んだ．その1つがドイツの製薬企業TeGenero社がTG1412と呼ばれる抗CD28アゴニスト抗体（スーパーアゴニスト）であった．従来のモノクローナル抗体では，単独でT細胞を活性化できないが，このスーパーアゴニストは結合部位の違いから単独でT細胞を活性化させ，T細胞の増殖およびサイトカイン産生を誘導することができるとされ，B細胞性慢性リンパ性白血病などの血液系悪性腫瘍の治療薬として開発が進められていた[5]．しかし，初回臨床試験において0.1mg/kgの静脈投与が健常人6人に対して投与されたが被験者6人全員に重度のサイトカイン放出症候群が生じ，多臓器不全に陥った．症状はきわめて重篤であったが，救命処置により幸い死亡には至らなかった[6]．この事件は新しいタイプの抗体医薬をヒトに投与するにあたって，作用

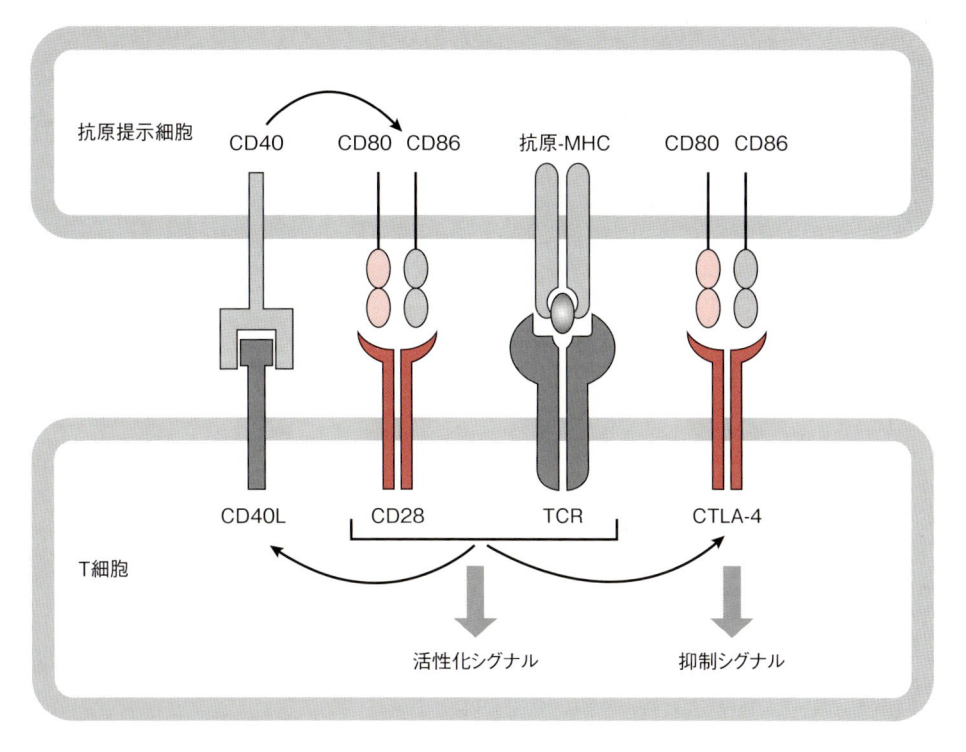

図 CD28シグナルの概略図

機序の解析，濃度作用相関あるいは用量作用相関の解析を充分に行うことが重要であるという警鐘を鳴らした．さらに，CD28の受容体がリンパ球以外にも存在し，後にはCD28が好酸球や好中球を刺激することも判明し，TG1412よってIL-2，IL-4，IL-13やIFN-γが分泌されるなど，予想をはるかに上回るサイトカインストームを生じたと考えられた．

CTLA-4に関してはp.122でも解説するが，CTLA-4阻害による腫瘍免疫強化やワクチン力強化などに応用可能である．実際，抗CTLA-4抗体投与により抗腫瘍免疫反応を増強できたことがマウス大腸がんなどで示された[7]．現在，2種類のヒト化モノクローナル抗体（**Ipilimumab**；MDX-010，Tremelimumab；CP-675,206）があり，主に悪性黒色腫に対しての臨床試験が進行中である[8]．反対に，Abatacept（ORENCIA®）は，リガンドであるCD80，CD86と強力に結合し，その結果としてCD28-CD80，CD28-CD86の相互作用を阻害するため[9]，免疫抑制作用が増強し，慢性関節リウマチなどの自己免疫疾患に対しての効果があり，臨床試験が進行中である[10]．

＜文献＞

1) Balzano, C. et al. : Int. J. Cancer Suppl., 7 : 28-32, 1992
2) Schwartz, R. H. : Cell, 71 : 1065-1068, 1992
3) Linsley, P. S. & Ledbetter, J. A. : Annu. Rev. Immunol., 11 : 191-212, 1993
4) Rudd, C. E. et al. : Immunol. Rev., 229 : 12-26, 2009
5) Margulies, D. H. : J. Exp. Med., 197 : 949-953, 2003
6) Suntharalingam, G. et al. : N. Engl. J. Med., 355 : 1018-1028, 2006
7) Leach, D. R. et al. : Science, 271 : 1734-1736, 1996
8) Fong, L. & Small, E. L. : J. Clin. Oncol., 26 : 5275-5283, 2008
9) Moreland, L. et al. : Nat. Rev. Drug. Discov., 5 : 185-186, 2006
10) Genovese, M. C. et al. : N. Engl. J. Med., 353 : 1114-1123, 2005

（西森久和，谷本光音）

4章 細胞表面のマーカー

CD33　*gp67, Siglec3*

● 本分子の研究の経緯

CD33は，第3回Leukocyte differentiation Antigensワークショップで骨髄系細胞に特異的な認識パターンをもつモノクローナル抗体群（MY9，L1B2，L4A3）の対応抗原として定義された67kDaの糖タンパク質である．1980年代半ばごろから，細胞形態に加え，これらのCD33抗原の有無により急性白血病の起源を骨髄系・リンパ系に分類することが可能になったが，このことは急性白血病の治療戦略決定上きわめて重要で，今日でも用いられている．1990年代初頭からは，急性骨髄性白血病に対するCD33抗体療法の研究が行われ，2000年には**Gemtuzumab ozogamicin**（GO；Mylotarg®）が米国FDAで認可を受けた．このように，臨床上の有用性がきわめて高い一方で，CD33自体の機能は1990年代半ばまでほとんどわかっていなかった．最近になって，シアル酸結合免疫グロブリン様レクチン（sialic acid-binding Ig-like lectin：Siglecs）として，細胞の分化増殖や自然免疫系における免疫反応の制御などの機能を担うことがわかってきた．

● 分子構造

CD33は免疫グロブリンスーパーファミリーに属する膜貫通型の糖タンパク質である．細胞膜外に位置する2種類の免疫グロブリン様ドメイン〔可変部（V-set 免疫グロブリンドメイン），定常部（C2-set 免疫グロブリンドメイン）〕，膜貫通ドメイン，細胞内に位置するITIMs（Immunoreceptor tyrosine-based inhibitory motifs）で成り立っている（図）．このような構造をもつものをSiglecsといい，CD33はその中でも最も基本的な構造をとる．そのため，Siglecsの中でCD33と50〜99％の類似構造をもつ群を特別にCD33関連Siglecsと呼び，ヒトでは9つ，マウスでは5つのCD33関連Siglecsが報告されている[1]．

発現パターンは，急性骨髄性白血病細胞のほか，正常の血液細胞のうち骨髄系細胞に限局しており，造血幹細胞やリンパ系細胞，血液細胞以外の細胞には発現していないとされる．しかしながら最近，活性化T細胞およびNK細胞にもCD33は発現していること，選択的スプライシングによってV-set 免疫グロブリンドメインを欠いた分子量の小さいCD33のアイソフォームが存在することが報告された[2]．

● 機能・役割

CD33は1988年にクローニングされ，第19番染色体長腕上の19q13に位置することが示された．その後，診断および治療的有用性は早くから認識されていたが，その後10年近くCD33自体の機能がわかっていなかった．1995年Freemanらによって，CD33がシアル酸依存性の接着分子であることが示された．この機能とシークエンスの相同性により，CD22（Sialoadhesin）と同じファミリーに属することが可能性が示唆された．1999年にはTaylorらによって，CD33が骨髄系細胞上でチロシンリン酸化されると，Src homology-2 domain-containing protein tyrosine phosphataseであるSHP-1，SHP-2が集積され，その結果，細胞の増殖および分化シグナル伝達に抑制的に関与することが示された[3]．また，CD33を架橋することによって急性骨髄性白血病細胞の増殖に抑制的に働くだけでなく，アポトーシスが誘導されること，NK細胞上のCD33を架橋した場合には，白血病細胞に対する殺細胞効果を消失させることなどが報告されている．また，CD33はエンドサイトーシスの受容体としての機能をもつ．GOはこの機能を利用した分子標的治療薬である．

● がんとの関連性・臨床的意義

CD33は急性白血病の診断および治療に大きな臨床

的意義をもつ．診断的意義は，いうまでもなく，CD33モノクローナル抗体によって急性白血病を骨髄系，リンパ系に分類することが可能になったことである．FAB分類のM1-M7に分類される急性骨髄性白血病は通常CD33陽性であり，急性リンパ性白血病はCD33陰性である．特に形態では判断の難しい場合において治療戦略決定上の有用性がきわめて高く，今日でも用いられている．

治療的意義については，急性骨髄性白血病に対する抗体療法の標的抗原として1990年代初めから注目されてきた．2000年，ヒト化抗CD33抗体hP67.6に抗腫瘍薬であるカリケアマイシンを結合させた薬剤であるGOが米国FDAによって認可された[4]．GOは，白血病細胞上のCD33に結合した後，細胞内にエンドサイトーシスによって取り込まれ，その後GOから外れたカリケアマイシンが核内に移行しDNAに取り付いて殺細胞効果を発揮する．米国において，初回再発のCD33陽性急性骨髄性白血病277例に対してGO単剤での有効性が検討され，計26％の寛解率（完全寛解率13％，血小板回復のみ遅延した寛解13％）であった[5]．本邦においてもほぼ同様の結果が得られ，2005年に認可された．現在は，標準的な初回治療に組み込んだ場合の，寛解率および生存の上乗せ効果に関して，欧米で大規模な臨床試験が進行中であるが，これまでに学会で発表された途中報告では肯定的な結果と否定的な結果が混在しており，最終結果を待つ必要がある．

<文献>
1) Crocker, P. R. et al. : Nat. Rev. Immunol., 7 : 255-266, 2007

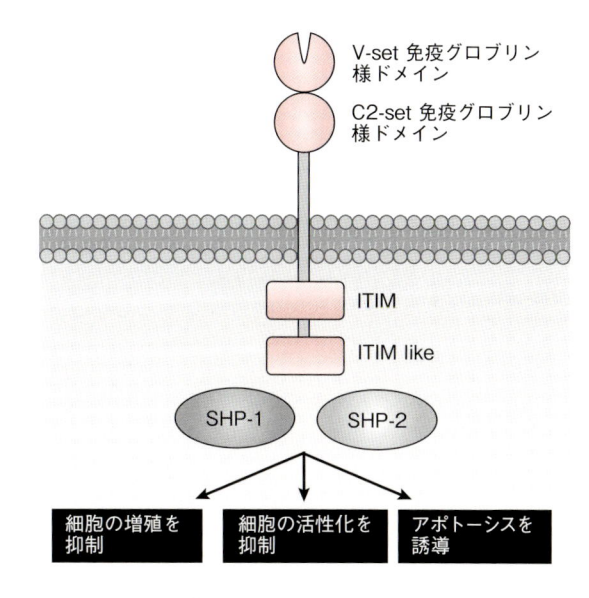

図　CD33の構造と機能

CD33は細胞外に2つの免疫グロブリン様（Ig）ドメインと，細胞質内にITIM（immunoreceptor tyrosine based inhibition motif）をもつ．CD33のリン酸化によりSHP-1，SHP-2が集結され，細胞の増殖および活性化に抑制性に働く

2) Hernández-Caselles, T. et al. : J. Leukoc. Biol., 79 : 46-58, 2006
3) Taylor, V. C. et al. : J. Biol. Chem., 274 : 11505-11512, 1999
4) Hamann, P. R. et al. : Bioconjug Chem., 13 : 40-46, 2002
5) Larson, R. A. et al. : Cancer, 104 : 1442-1452, 2005

（藤井伸治，谷本光音）

4章 細胞表面のマーカー

CD40

本分子の研究の経緯

CD40はTNF受容体スーパーファミリーに属する膜タンパク質である．リガンドであるCD154（CD40L）がCD40に結合すると，B細胞の活性化，クラススイッチ，抗原提示細胞の活性化を誘導するシグナルが伝達される．

CD40は，1985年に膀胱がん細胞およびリンパ腫に発現する抗原（p50）として発見され，1986年第3回ヒト白血球分化抗原に関する国際会議にてCDw40，89年の第4回会議にてCD40と命名された[1]．1989年にはヒトBurkittリンパ腫細胞株由来ライブラリよりcDNAが単離され，LNGFR（low-affinity nerve growth factor receptor）との相同性が示された．現在では，TNF受容体スーパーファミリーの1つとして認識されている．Banchereauらは，IL-4存在下でCD40を抗体により架橋するとB細胞は増殖すると同時に，アイソタイプスイッチを起こすことを示し，CD40のシグナルがB細胞の分化，増殖にきわめて重要であることを報告した[2]．1992年には，リガンドであるCD154が活性化T細胞上より単離され，CD40/CD154相互作用は，T細胞依存性の抗体応答において中心的な役割を果たしていることが示された（図）．

現在では，CD40はB細胞のみならず，単球，造血幹細胞，悪性腫瘍，血管内皮細胞にも発現していることが知られている．特に，血清中の可溶性CD154量が多い再発急性冠症候群患者は，有意に予後が悪いことが報告され，CD40/CD154相互作用の炎症における役割も注目されている．

分子構造

CD40は45kDaの膜貫通型糖タンパク質であり，通常細胞表面に単量体として発現している．CD154が結合するとCD40は三量体を形成し，TRAF1，TRAF2，TRAF3，TRAF5，TRAF6がCD40の細胞内領域に結合することで，PI3K，PLCγ，MAPキナーゼ，NF-κBを介したシグナルが伝達される[3]．

機能・役割

ヘルパーT細胞上のCD154によりB細胞が刺激されると，活性化，増殖，分化，抗体クラススイッチが誘導される．また，樹状細胞，B細胞にCD40を介した刺激が入ると，CD80，CD86などの共刺激分子発現が誘導され，抗原提示能が増強する．CD40またはCD154の遺伝子異常を有する高IgM症候群では，免疫グロブリンのクラススイッチ機構が正常に行えない（IgMを産生できるが，IgG，IgA，IgEを産生できない）ため，日和見感染や自己免疫様疾患，悪性腫瘍の合併頻度が高い．

がんとの関連性・臨床的意義

CD40の発現は，B細胞性リンパ腫のみならず，メラノーマ，肺がん，乳がん，腎細胞がん，大腸がん，など数多くのがんで認められ，予後や転移との相関も報告されている．CD40陽性腫瘍細胞株は，抗CD40抗体や組換えCD154タンパク質の添加によりアポトーシスに誘導されることが知られており，がん治療の分子標的として開発が進められている．

組換え可溶性CD154三量体，CD40アゴニスト抗体（CP-870,893，SGN-40），アンタゴニスト抗体（HCD122）は，固形がん，リンパ腫，骨髄腫などを対象に第Ⅰ相臨床試験が終了している[4]．現在，SGN-40では多発性骨髄腫に対する**Lenalidomide**や**Bortezomib**併用療法やリンパ腫に対する**Rituximab**やゲムシタビン併用療法が，CP-870,893では固形がんに対するパクリタキセル，カルボプラチン併用療法，膵臓がんに対するゲムシタビン併用療法が開発中である．

また，アデノウイルスベクターによりCLLや食道がんにCD154を発現し，腫瘍細胞自身や樹状細胞に

CD40を介した刺激を入れることで免疫を賦活させ，抗腫瘍効果を誘導する試みも第Ⅰ相臨床試験研究として進行中である[5]．

<文献>
1) Banchereau, J. et al. : Ann. Rev. Immunol., 12 : 881-922, 1994
2) Banchereau, J. et al. : Science, 251 : 70-72, 1991
3) Harnett, M. M. : Sci. STKE, 2004 : 25, 2004
4) Vonderheide, R. H. : Clin. Cancer Res., 13 : 1083-1088, 2007
5) von Bergwelt-Baildon, M. et al. : Ann. Oncol., 15 : 853-857, 2004

（近藤英生，谷本光音）

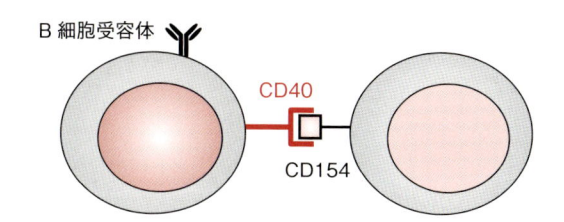

図 **CD40/CD154を介したヘルパーT細胞によるB細胞の刺激**

memo

4章 細胞表面のマーカー

CD44　ヒアルロン酸受容体

◆ 本分子の研究の経緯

　CD44は膜1回貫通型の糖タンパク質であり，リンパ球の表面抗原として同定された．その後，リンパ球のみならず白血球全般，さらには線維芽細胞，上皮細胞，腫瘍細胞など広範な細胞系に発現している接着分子であることが明らかとなった[1]．主なリガンドは細胞外マトリックス (extracellular matrix：ECM) の1つであるヒアルロン酸であるが，その他にもオステオポンチンやコラーゲン，マトリックスメタロプロテアーゼ (MMP) などもリガンドであると考えられている．CD44はリンパ球の活性化やホーミング現象にかかわるだけでなく，上皮細胞とECMとの接着，細胞運動，さらにはがん細胞の増殖能，浸潤・転移能に関与する．また近年では，単なる細胞-細胞間，細胞-マトリックス間接着としての機能のみならず，さまざまなシグナル伝達にかかわることが解明されつつある．

◆ 分子構造

　CD44は11番染色体上に存在する単一遺伝子によってコードされているが，mRNAが作られる際に選択的スプライシングを受け，多種類のバリアントが産生される．
　CD44分子のアミノ末端にはヒアルロン酸結合能をもつリンクモジュールと呼ばれる領域が存在し，その他にもコンドロイチン硫酸結合部位を複数もち，糖鎖に富む構造を示す．膜貫通ドメインに続く細胞内ドメインにはリン酸化を受けるセリンがあり，ERM (ezrin, radixin, and moesin) タンパク質を介してアクチンと結合，細胞の運動，がん細胞の転移に関与している[2]．

◆ 機能・役割

　正常組織におけるCD44の機能としては，①T細胞のホーミング，②Th1細胞，Th2細胞，CTL，NK細胞の活性化，③幹細胞の増殖と分化，④組織の形成などがあげられる．
　一方で，がんの浸潤・転移にも重要な役割を果たしている．がん細胞が転移する際には複数の過程が必要であるが，腫瘍細胞はまず，腫瘍塊から離れ，腫瘍を取り囲むECMに浸潤する必要がある．その際，CD44をはじめとする細胞表面の接着因子は，細胞と周囲の微小環境の間において重要な役割を果たす．
　CD44の細胞外ドメインは，細胞外からのCa^{2+}流入やPKC (protein kinase C) の活性化，がんタンパク質であるRasからのシグナル伝達により，膜型メタロプロテアーゼ（特にADAMファミリーメタロプロテアーゼ：ADAM10，ADAM17）による切断を受ける．そして，その細胞外ドメインの切断ががん細胞のマトリックス内浸潤に重要である[3]．
　細胞外ドメインの切断に続いて，細胞膜貫通ドメインにおいてもCD44はγ-セクレターゼによって連続的に切断を受ける．切断によって細胞膜から遊離したCD44細胞内ドメイン (CD44 intra cellular domain：CD44ICD) は核内へ移行し，TRE (TPA responsive element) のプロモーター配列を介して転写活性を上昇させる．また，CD44ICDが核内に移行することにより，CD44自身の転写も活性化される（図）[4]．

◆ がんとの関連性・臨床的意義

　がん種による発現頻度については，CD44ICDに対する抗体を用いた免疫染色にて，グリオーマでは58％，乳がんでは67％，非小細胞肺がんでは45％，大腸がんでは90％，卵巣がんでは25％で陽性であった[5]．
　CD44の発現と臨床的意義については，胃がん，大腸がん，悪性リンパ腫などにおいて，血中のCD44レベルが，腫瘍の大きさと相関があり，切除や化学療法などの治療後に低下を示した[6]．また，高悪性度の黒色腫の細胞株では，メラノサイトや低悪性度の細胞株

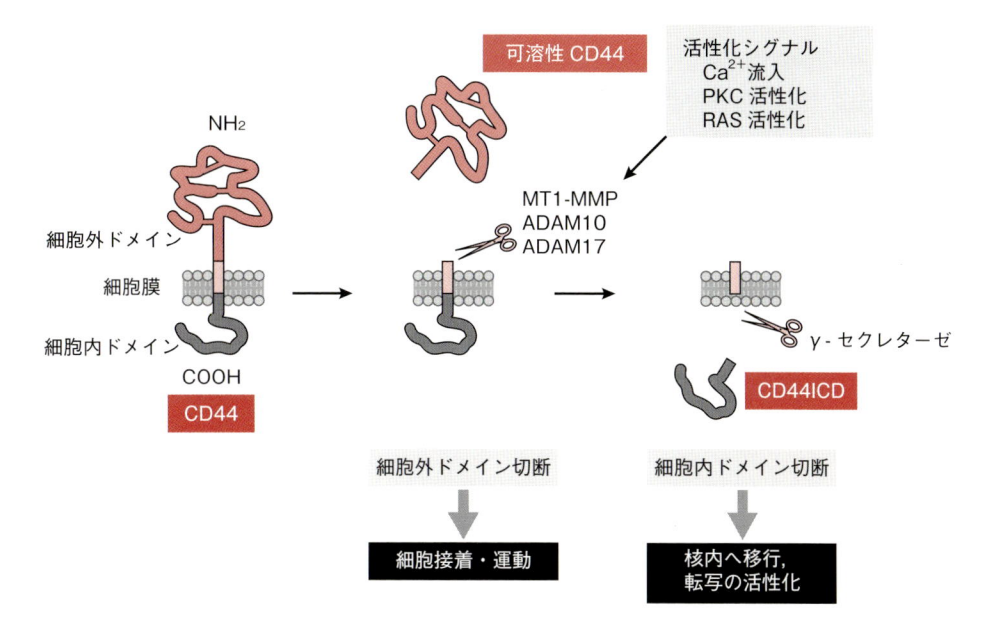

図 CD44の分子構造と機能
文献4より

と比較してCD44の合成と発現が亢進していた[7]．一方，子宮頸がん患者を対象とした臨床解析では，CD44の発現が強い群でむしろ予後が良好であった[8]．これらのことから，CD44の発現頻度はがん種によってさまざまであり，その発現強度と臨床的悪性度や予後との関連については一定の見解は得られていない．また前述のように，CD44には複数のバリアントが存在するが，胃がんや肝臓がんにおいてCD44アイソフォームの発現頻度が予後不良因子となりえたとの報告もある[9]．

さらに近年，CD44はいわゆるがん幹細胞（cancer stem cells：CSCs）の表面マーカーの1つとして注目されている．CD44陽性の乳がん細胞株は高い腫瘍形成能と転移能を有しており，その他にも前立腺がんや膵臓がん，大腸がん[10]においてもCD44はCSCsの分離・同定に有用であった．現時点ではCD44のみでCSCsを絞り込むことは困難であるが，今後，他の表面マーカーと組み合わせることで，CSCsを同定することが可能となれば，治療抵抗性をもち高い腫瘍形成能をもつCSCsを駆逐し，完全寛解に持ち込む治療法の開発も可能となると思われる．

<文献>

1) Ponta, H. et al. : Int. J. Biol. Cell Biol., 30 : 299-305, 1998
2) Lesley, J. : Front Biosci., 3 : 616-630, 1998
3) Okamoto, I. et al. : Oncogene, 18 : 1435-1446, 1999
4) Nagano, O. & Hideyuki, S. : Cancer Sci., 95 : 930-935, 2004
5) Okamoto, I. et al. : Am. J. Pathol., 160 : 441-447, 2002
6) Guo, Y. J. et al. : Cancer Res., 54 : 422-426, 1994
7) Goebeler, M. et al. : J. Cell Sci., 109 : 1957-1964, 1996
8) Sari, S. et al. : Clin. Cancer Res., 9 : 5318-5324, 2003
9) Cheng, C. et al. : Mol. Cell Biol., 26 : 362-370, 2006
10) Lei, D. et al. : Clin. Cancer Res., 14 : 6751-6760, 2008

（久保寿夫，谷本光音）

4章 細胞表面のマーカー

CD52 *CAMPATH-1*

本分子の研究の経緯

CD52は1983年にHaleらにより補体結合効果の強い抗体のスクリーニングによって発見された．その後cDNAのクローニングが1991年に行われ支配遺伝子が1番染色体の*p36*にあることがわかっている[1]．CD52の機能は未だ不明である．ヒトにおける遺伝子欠損の報告はなく，欠損動物の報告もない[2]．精子の構造における役割においてはCD52の発現がない場合には雄は繁殖力を失うと考えられる．またGPI（glycosylphosphatidylinositol）タンパク質合成のステップに重要な酵素の遺伝子異常を起こしている夜間発作性血色素尿症（PNH）の患者においては，他のGPI結合タンパク質（CD55, CD59など）と同様にCD52陰性のリンパ球の存在が報告されている[2]．

分子構造

CD52抗原は12のアミノ酸（Gly-Gln-Asn-Asp-Thr-Ser-Gln-Thr-Ser-Ser-Pro-Ser）からなる非常に小さなGPI結合性膜貫通糖タンパク質（Glycosylphosphatidylinositol-anchored cell surface glycoprotein）である[2]～[4]．Asn上にシアル酸残基をもつ糖鎖が結合して複合体を形成しており，2～3倍の25～29kDaの大きさとなっているが実際のコアタンパク質の分子量は8～9 kDaである[2]．

機能・役割・分布

本分子の機能についてはよくわかっていない．分布細胞は白血球全般（T細胞，形質細胞を除くB細胞，NK細胞，単球，好酸球，マクロファージ，樹状細胞，好中球）であるほか，上皮細胞，線維芽細胞，精細管上皮，精子，リンパ性腫瘍細胞にも分布している．赤血球，幹細胞には存在しない．豊富に細胞表面に発現する糖タンパク質であり，特にリンパ球においては450,000分子/cellが細胞表面面積の5％を占める形で存在する[3][4]．

この抗原に対する遺伝子組換えDNA由来ヒト化モノクローナル抗体が**Alemtuzumab**（Campath-1H）であり，生体内投与によりT細胞，B細胞，NK細胞とマクロファージの細胞死が誘導される．その機序はADCC活性とCDC活性とアポトーシスの調整によるものと考えられている（図）[2][5]．

がんとの関連性・臨床的意義

Alemtuzumab投与後には長期のリンパ球減少をきたす．自己免疫疾患への投与後に10年間の経過観察を行ったところマクロファージ，NK細胞，B細胞は1～3カ月以内に正常範囲に戻るがCD8陽性T細胞は回復にさらに時間を要し，CD4陽性T細胞は正常より低値が続いたという報告がある[6]．

Alemtuzumabは抗腫瘍薬としてリンパ性白血病およびリンパ腫に効果があり，アメリカではB細胞性慢性リンパ性白血病（B-CLL）の単剤療法として承認され，欧州では再発またはフルダラビン併用化学療法不応のB細胞慢性リンパ球性白血病に承認されている．またT細胞性腫瘍への投与で臨床試験が行われている[7]．

一方Alemtuzumabは同種造血幹細胞移植後の拒絶予防や移植片対宿主病（GVHD）のコントロール目的に免疫抑制剤として使われ，GVHDのの著名な減少が報告されている．同種造血幹細胞移植後，Alemtuzumabの生体内半減期は17日であり，長期に末梢循環に残存することがわかっている[4]．この何週間にも及ぶ存在は移植後の免疫再構築やドナーリンパ球輸注（DLI）のタイミングに影響すると考えられる．GVHDの予防に効果があるが移植後1年以内の感染症による死亡が多いことから免疫系の再構築を改善する試みが必要とされている．

その他，臓器移植や自己免疫疾患（慢性関節リウマ

チ・血管炎・多発性硬化症）治療において免疫抑制目的で使用されている．

＜文献＞
1) Xia, M. Q. et al. : Eur. J. Immunol., 21 : 1677-84, 1991
2) Hale, G. : J. Biol. Regul. Homeost. Agents., 15 : 386-91, 2001
3) Hale, G. et al. : Tissure antigens, 35 : 118-27, 1990
4) Hale, G. : Cytotherapy, 3 : 137-43, 2001
5) Xia, M. Q. et al. : Biochem. J., 293 : 633-40, 1993
6) Brett, S. et al. : Immunology, 88 : 13-19, 1996
7) 米国国立がん研究所（NCI）ホームページ，http://www.cancer.gov/

（杉山暖子，谷本光音）

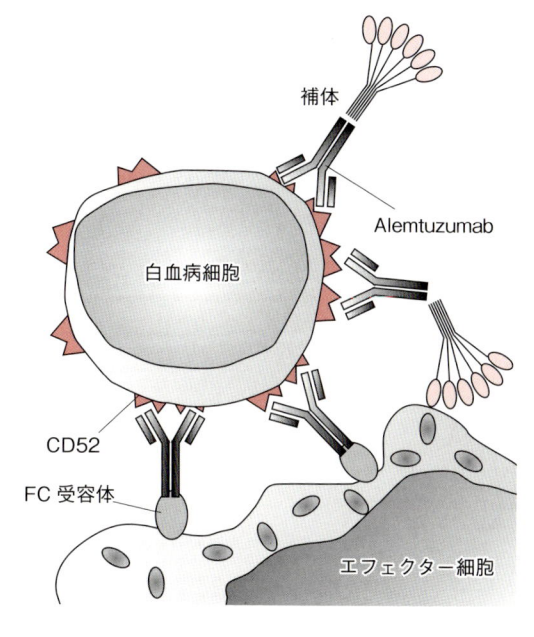

図　Alemtuzumabの作用機序
CD52に対する抗体であるAlemtuzumabは白血病細胞の表面にあるCD52に結合し，補体結合反応，ADCC，アポトーシスの誘導などの機序により抗腫瘍効果を発揮する

memo

4章 細胞表面のマーカー

CD137　*4-1BB*

● 本分子の研究の経緯

　CD137は別名4-1BBと呼ばれ，腫瘍壊死因子受容体スーパーファミリー（tumor necrosis factor receptor-superfamily：TNFR-SF）の一種である．T細胞活性化の際にT細胞受容体（T cell receptor：TCR）シグナルの存在下で共刺激分子（co-stimulatory molecule）として機能し，T細胞の増殖やサイトカイン産生を増強することが知られている[1]．

　CD137は，1989年にKwonらによりマウスT細胞において最初に単離され，ヒトにおいては1994年にAldersonらによって同定された[2]．CD137を介した刺激は，T細胞においては特にCD8陽性T細胞の増殖とインターフェロンγ（interferon γ：IFN γ）の産生を増強することが明らかになっているが，最近の研究ではCD137はT細胞だけでなく樹状細胞（dendritic cell：DC）やナチュラルキラー（natural killer：NK）細胞などにも発現がみられ，それら免疫担当細胞の増殖や機能制御にCD137とそのリガンド（CD137L）が深くかかわっていることが明らかになってきている[3]．このため，CD137L/CD137系を抗CD137モノクローナル抗体などを用いて操作することにより，さまざまな疾患に対する免疫療法のアプローチがなされている．

● 分子構造

　CD137が属するTNFR-SFには2種類が知られている．1つは細胞内領域にいわゆるデスドメインと呼ばれる細胞死を誘導するドメインをもち，アポトーシスに関する分子が会合するものと，もう1つはデスドメインをもたないものであるが，CD137はその後者である．細胞外領域は4つのシステインリッチドメインからなり，細胞内領域にはTNF受容体関連因子（TNF receptor-associated factor：TRAF）と呼ばれるシグナル伝達物質が会合する．CD137は27kDaの分子量をもつが，細胞には55kDaのホモ二量体として発現されるⅠ型膜糖タンパク質である．CD137遺伝子はヒトにおいては同じくTNFR-SFであるTNFR2，CD30，OX40（CD134）などとともに1p36に位置しており，マウスにおいては4番染色体の75.5cMに位置している．ヒトCD137とマウスCD137はアミノ酸レベルでは60％同一であり，保存配列が細胞内領域では5つの領域にわたって存在していることからこの領域がCD137の機能に重要であることを示している[2]．

　CD137LはTNF-SFに属する分子量34kDaのⅡ型膜糖タンパク質であり，活性化された抗原提示細胞（antigen presenting cell：APC）であるマクロファージ，樹状細胞やB細胞に発現していることが知られている[4]．ヒトCD137Lは254のアミノ酸から構成されているが，他のTNF-SF分子のマウスとの同一性が70％前後であるのに対してCD137Lのそれは36％である[2]．

● 機能・役割

　抗CD3シグナルの存在下でのT細胞上のCD137によるシグナル伝達は，T細胞の増殖およびIFN-γをはじめとしたサイトカインの合成を誘発する（図）．また，活性化細胞死を抑制する．共刺激によって抗原特異的およびエフェクターCD8陽性T細胞の数を増大させることにより，IFN-γ産生や細胞傷害性などのエフェクター機能を促進する．抗CD3シグナル伝達の不在下ではCD137による刺激はT細胞機能を変えることはない．CD4陽性およびCD8陽性の両T細胞がCD137刺激に応答することが示されているが，T細胞機能の促進に関してはCD8陽性細胞における方が大きい．これらのことから，CD137L/CD137系の操作による腫瘍およびウイルス病原体の治療のアプローチが試みられている[3]．

　また，CD137はDCや活性化NK細胞にも発現しており，DCにおいてはIL-6およびIL-12の分泌からDCの能力を高めることや，CD137刺激を受けたNK細胞

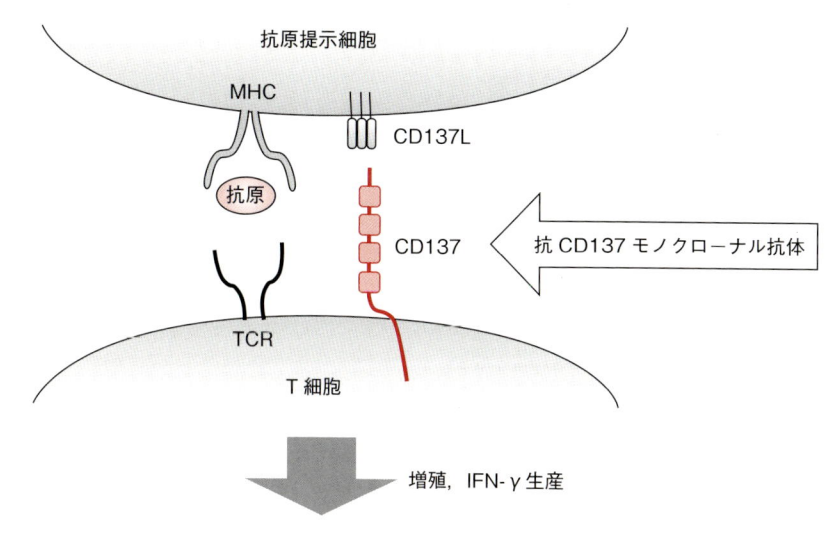

図 CD137の機能

はCD8陽性細胞傷害性T細胞に免疫調節あるいはヘルパー活性を与え，腫瘍に対する免疫をモデュレートすることが示されている[2]．

がんとの関連性・臨床的意義

がん治療におけるCD137を標的とした治療の試みとしては，1997年にMeleroらにより腫瘍モデルマウスに対するアゴニスト抗CD137モノクローナル抗体を用いて示された[2]．それによると，抗腫瘍作用にはT細胞およびNK細胞の両者が必要であり，また，抗CD137療法が有効であるためには免疫応答の最小限の誘発が必要である．それ以降，複数の研究者によってマウス型抗CD137モノクローナル抗体を用いたがん療法に対するアプローチがなされている[3]．

最近，ブリストル-マイヤーズ スクイブ カンパニーがアゴニスト完全ヒト型抗CD137モノクローナル抗体（BMS-663513）を新たに開発し，進行期がん患者に対する臨床試験を進行させている[5]．

＜文献＞
1) 免疫学ハンドブック（免疫学ハンドブック編集委員会/編），pp245-258，オーム社，2005
2) Cheuk, A. T. et al.：Cancer Gene Therapy, 11：215-226, 2004
3) Lynch, D. H.：Immunol. Rev., 222：277-286, 2008
4) 安部良：日本臨床免疫学会会誌，28：21-32, 2005
5) Sznol, M. et al.：J. Clin. Oncol., 26：Abstr 3007, 2008

（久保西四郎，谷本光音）

4章 細胞表面のマーカー

CEA がん胎児性抗原，CD66

本分子の研究の経緯

CEA (carcinoembryonic antigen：がん胎児性抗原) は1965年にGoldとFreedmanがヒト大腸がん組織より発見した糖タンパク質である．胎児期やがん組織にのみ発現し，健康な成人では認めないと考えられていたが，現在は大腸などの成人正常組織の一部においても発現することが知られている．

CEA分子の同定後，血液を含む正常ヒト組織においてCEA関連分子が発見された．1980年代後半以降，NCA (non-specific cross-reacting antigen)，BGP (biliary glycoprotein)，CGM1 (CEA gene family member 1)，CGM2，CGM6，CGM7などが発見され，CEAを含めたこれら分子全体をCEA遺伝子ファミリーと称するようになった．CEA遺伝子ファミリーは染色体19q13.2上にあり（図1），CD分類ではCD66にあたる[1]．

CEA遺伝子ファミリーは，遺伝子間のヌクレオチド配列の比較により3つのサブグループに分類されるが，CEAを含むCEAサブグループおよびPSG (pregnancy-specific β1 glycoprotein) サブグループの2つが主要なサブグループである[1]．さらにCEAサブグループは1999年にCEACAMs (CEA-rerated cell adhesion molecules) と改名された[2]．

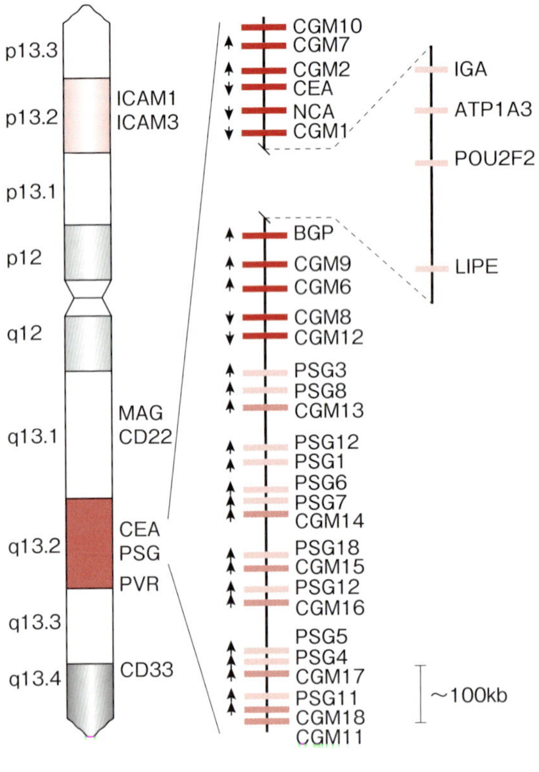

分子構造

CEAは分子量180〜200kDaのGPI (glycosyl-phosphatidyl inositol) 結合性I型膜貫通糖タンパク質である．免疫グロブリンスーパーファミリーに属し，可変部 (V-set 免疫グロブリンドメイン) が1個と定常部 (C2-set 免疫グロブリンドメイン) が6個，N型糖鎖結合部位が29個ある．糖含有量は多く変化に富む（図2）[3]〜[5]．

機能・役割

CEAの機能に関しては未だ詳細不明であるが，細胞接着に関与するとされ，細胞接着不全によるアポトーシスを阻害することが示されている．また，BCL2あるいはc-mycのようながん原遺伝子とともに細胞の形質転換に関与しうる．その他，腸管の自然免疫，がんの転移などに関与するとされている[1][3][6]．

がんとの関連性・臨床的意義

CEAは腫瘍マーカーとして広く用いられており，ラジオイムノアッセイ法や酵素免疫 (enzyme immuno

図1　CEA遺伝子ファミリーのゲノム構成
CEA遺伝子ファミリーは染色体19q13.2上にあり，29の個々のメンバーを染色体の右側に拡大して示す．遺伝子を均一の四角形で示し，矢印で転写の方向を示す．文献1より

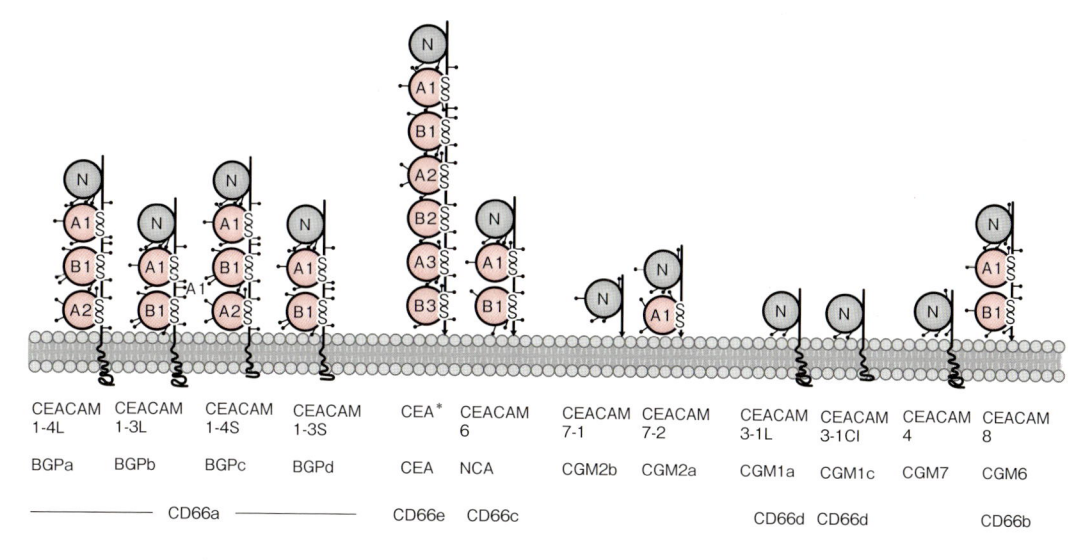

図2 CEAサブグループにおける分子モデル

V-set 免疫グロブリンアミノ酸N末端領域をN，C-set 免疫グロブリン領域をAおよびBで示す．細胞膜へのGPI（glycosyl-phosphatidylinositol）結合を矢印で示す．グリコシル化は棒線（先端が●）で示す．命名を3通りで示す．最上段は1999年の新しい命名であり，中段は古典的な命名であり，下段はCD分類での命名である．CEAはgeneを指す場合はCEACAM5，タンパク質を指す場合はCEAと称される．CD分類ではBGPがCD66a，CGM6がCD66b，NCAがCD66c，CGM1がCD66d，CEAがCD66eと命名されている．文献4より

assay）法で測定し，基準値は2.5～5.0ng/mLである．この際，CEAと抗原性が一部共通であるNCA，BGP，正常成人糞便中のNFA（normal fecal antigen）などと交叉性を有するため，キット毎に測定値や正常値が異なる．臓器特異性は低く，大腸がん，胃がん，肺がん，転移性肝がん，胆道がん，食道がん，乳がん，子宮がんなどのさまざまな悪性腫瘍で陽性となる．非がん疾患では肝疾患（慢性肝炎，肝硬変）や糖尿病，喫煙者，高齢者においても血中濃度が上昇する場合もあるが，良性疾患で基準値の2倍を超えて上昇することは稀とされている[7]．

化学療法や放射線治療などにより治療効果に応じて低下する場合が多く，治療効果判定の補助に有用とみなされている．また，肺がんにおいて，手術で腫瘍が完全切除された場合は2週間以内に正常化することが多いが，正常化しない場合は腫瘍が残存している可能性が考えられ，予後不良とされる．再発予知に関しても，有用性があると考えられている[7,8]．大腸がんでもCEAはスクリーニングや術後再発の指標として広く利用されており，術前CEAが高値例では病期が進行しており，再発率が高いという報告がある[9]．

CEAは現在，がん免疫療法の標的としても研究されている．CEA特異的抗体は，in vitro および in vivo で CEA発現がん細胞の増殖を抑制したという報告がある[10]．また，腫瘍ワクチンの抗原としてCEAを用いた臨床研究も報告されており[6]，今後さらなる進歩が期待される．

＜文献＞

1) Hammarstrom, S. : Semin. Cancer Biol., 9 : 67-81, 1999
2) Baranov, V. & Hammarstrom, S. : Histochem Cell Biol., 121 : 83-89, 2004
3) 新保敏和ほか：CD分類ハンドブック（2000）改訂IV版, pp229-231, がんと化学療法社, 2003
4) Hammarstrom, S. & Baranov, V. : Trends Microbiol., 9 : 119-125, 2001
5) Obrink, B. : Curr. Opin. Cell Biol., 9 : 616-26, 1997
6) Berinstein, N. L. : J. Clin. Oncol., 20 : 2197-207, 2002
7) 栗林英彦ほか：診断と治療, 97 : 1955-1960, 2009
8) 樋田豊明：肺がん―基礎・臨床研究のアップデート, pp282-83, 日本臨牀社, 2008
9) 滝内比呂也ほか：臨床腫瘍学3版（日本臨床腫瘍学会/編）, pp673, がんと化学療法社, 2004
10) Imakiire, T. et al. : Int. J. Cancer., 108 : 564-570, 2004

（柏原宏美，谷本光音）

4章 細胞表面のマーカー

EpCAM 上皮細胞接着因子，CD326

本分子の研究の経緯

EpCAM（epithelial cell adhesion molecule：上皮細胞接着因子）は，1979年Koprowskiらにより初めて報告された．EpCAMは，17-1A，323/A3，CO-17A，EGP-2，EGP34，EGP40，ESA，GA733-2，HEA125，KS1/4，KSA，MH99，MK-1，MOC31，TACST-1，TROP-1など多くの名称で呼ばれるが，これは別々の研究グループがそれぞれ別個にEpCAMを発見し命名したためである（9章p.198参照）．しかし，これら無数の名称は混乱を招くため，EpCAM（CD326）に統一すべきと提言されている．当初，EpCAMは腫瘍関連抗原として報告されたが，その後の研究で腫瘍だけでなく正常上皮細胞にも広く存在することがわかり，主に細胞接着因子として認識されるようになった．近年では，EpCAMは細胞接着因子としての働きだけでなく，腫瘍の増殖や転移，細胞内シグナル伝達などにも関与することが明らかとなってきている．

分子構造

EpCAMは，その他の細胞接着因子（カドヘリン，セレクチン，インテグリン，Ig-CAMなど）と同じCAM（cell adhesion molecules）の1つと考えられており，カルシウム非依存性の細胞間相互作用に関与するが，他のCAMファミリー同士で認めるような構造的共通点をもたない．EpCAMは，314個のアミノ酸からなる40kDaの膜貫通型糖タンパク質であり，細胞外ドメイン，1回膜貫通ドメイン，細胞内ドメインより構成される．細胞外ドメインは265個のアミノ酸からなり，EGF（epidermal growth factor）様ドメイン，TY（thyroglobin）ドメインを有する．また，細胞内ドメインはわずか26個のアミノ酸で構成される[1]．

機能・役割

1）細胞間接着

EpCAMは，正常組織においてほぼすべての単層上皮に発現している．EpCAMの細胞外ドメインにおいて他のEpCAMやclaudin-7と結合することで細胞間接着に関与する[2]．

2）細胞骨格

EpCAMの細胞内ドメインは，2カ所のα-actinin結合部位を有し，α-actininと結合することで細胞骨格の構成にかかわる[2]．

3）発生

EpCAMは，その他のCAMと同様に発生の非常に初期から発現を認める．また，胚性幹細胞（ES細胞）においてもEpCAMの発現を認めることが知られている[2]．

4）炎症反応

炎症反応においては，免疫応答細胞など種々の細胞間で細胞接着が必要とされる．EpCAMは他のCAMファミリーと同様に，炎症がある部位で発現が増加する．例えば，肝細胞は通常EpCAMを発現していないが，慢性肝炎ではEpCAMを発現する．また，障害を受けた肝臓の再生領域や虚血後の腎皮質などでもEpCAMの発現増加を認める[2]．

5）腸管粘膜における感染防御

CAMは，腸管に存在するリンパ球と腸管上皮の結合にも関与しており，腸管における免疫バリアーにかかわる．近年，EpCAMも他のCAMと同様に，腸管リンパ球と腸管上皮の結合にかかわることが明らかとなっており，腸管免疫に役割を果たしている可能性がある[2]．

がんとの関連性・臨床的意義

EpCAMは，前立腺がん，乳がん，大腸がん，胃がん，卵巣がん，膵臓がん，肺がんなど非常に多くのがんに強発現している．また，予後因子としての検討もなされており，乳がん，胆嚢がん，頭頸部がん，胆嚢がん，食道扁平上皮がんなどにおいて，EpCAMの発現は生存と負の相関をし，胃がん，大腸がん，非小細胞肺がんなどとは正の相関をするとの報告がなされている．なぜこれらがんの種類によってEpCAM発現の予後に与える影響が異なるかについては明らかとなっていない．

近年EpCAMは，がん細胞における増殖，分化，遊走や転移などにかかわるシグナルタンパク質としての働きが明らかになってきた[3]．EpCAMはTACEやpresenilin-2などのプロテアーゼにより細胞外ドメインと細胞内ドメインに切断され，細胞内ドメインはFHL-2やβカテニンとともに核へ移行し複合体を形成する．これら複合体の核内形成によりc-mycやcyclinなどの翻訳が増加し，細胞増殖が促進されると考えられる．また，人工的に細胞外ドメインを負荷するとEpCAMの切断が促進されることがわかっており，EpCAMの細胞外ドメインはオートクラインもしくはパラクラインにEpCAM陽性細胞のアゴニストとしての役割を果たしていると推測される．

このように，EpCAMはがんにおいて細胞接着だけでなくシグナルタンパク質としても重要な役割を果たしており，**Adecatumumab**など分子標的治療薬のターゲットとして注目されている．

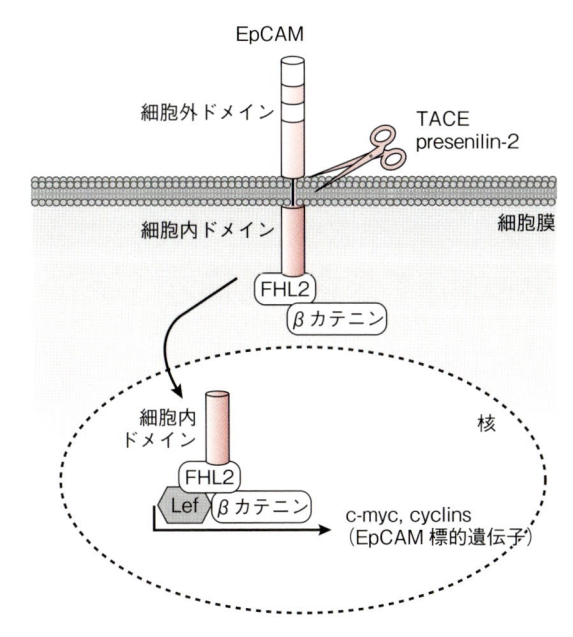

図　EpCAMの構造と機能
文献3より

＜文献＞

1) Baeuerle, P. A. et al. : Br. J. Cancer, 96 : 417-423, 2007
2) Trzpis, M. et al. : Am. J. Pathol., 171 : 386-395, 2007
3) Munz, M. et al. : Cancer Res., 69 : 5627-5629, 2009

（市原英基，谷本光音）

4章 細胞表面のマーカー

MUC1

本分子の研究の経緯

糖鎖構造を有する粘液タンパク質ムチンは，細胞保護とその糖鎖構造による細胞間相互作用を有する生体内で不可欠な要素である．ムチンのコアタンパク質はムチン遺伝子（MUC遺伝子）によりコードされている．最近，MUC1をはじめとする複数のムチン遺伝子が次々にクローニングされ，2009年7月現在，HUGOヒトゲノム命名委員会によると，18種類のMUC遺伝子が記載されている（表）．

分子構造

ムチン型糖タンパク質は非常に巨大な分子であり，その分子構造が多様で，細胞膜に結合している「膜結合型ムチン」と，細胞外へ分泌され，ゲルを形成する「分泌型ムチン」の2つに大別される[1]．ムチン型糖タンパク質の生合成はゴルジ装置cis部において，コアタンパク質に一連の特異的糖転移酵素が連続的に働き，糖鎖付加により行われる．膜結合型ムチンにはMUC1，MUC4があり，分泌型ムチンにはMUC2，MUC5AC，MUC5B，MUC6，MUC7があり，詳細がわかっているのはMUC1からMUC9であるが，これまでにMUC20までが報告されている[1]〜[7]．代表的な膜結合型ムチンMUC1のコアタンパク質は繰り返し構造の変異体があり，約475アミノ酸残基からなる[8]．MUC1は消化器，乳腺などさまざまな臓器の上皮細胞に発現するが，内分泌臓器である甲状腺濾胞細胞においても発現する[9]．

機能・役割

消化管をはじめとした粘膜を保護する目的で，その表面は粘液で覆われている．この主成分はムチンであり，粘膜表面の保護とともに，外界から身体の内部に侵入しようとする異物を防ぐ役割を果たしていると考えられる．

がんとの関連性・臨床的意義

MUC1は肺がん，乳がん[10][11]のほか，多発性骨髄腫[12]などのさまざまながん腫において高頻度で異常に発現している．MUC1は細胞形質転換に関与し[13]，DNA損傷物質に対する抵抗性を付与する[14]ことが，最近の研究で明らかになっている．MUC1の細胞表現での高い発現[10][11]，可溶性N末端部分の免疫抑制作用[15]，接着阻害作用[16][17]のすべてが，腫瘍細胞の増殖と生存を保護し促進する能力に寄与しており，これらの特徴によりMUC1はがん免疫療法の格好の標的となっている．

これに対して現在，腫瘍関連抗原であるMUC1の露出したコアペプチドを標的とするがんワクチンが開発されつつある．このがんワクチンはがん細胞表面に発現したMUC1抗原に対する細胞性免疫応答を誘導することを目的としており，抗原提示細胞により取りこまれた後，主要組織適合遺伝子複合体（MHC）クラスIおよびII分子を介する抗原提示を促進することにより，抗原特異的細胞性免疫応答を誘導するよう設計されたものである．

表　ムチン遺伝MUCの分類

ムチン		MUC遺伝子
膜結合型		MUC1，MUC3A，MUC3B，MUC4，MUC12，MUC13，MUC15，MUC16，MUC17，MUC20，MUC21
分泌型	多量体	MUC2，MUC5AC，MUC5B，MUC6，MUC19
	単量体	MUC7，MUC8

臨床的には，化学療法あるいは化学放射線療法により病勢安定が得られた非小細胞肺がん症例を対象とした無作為化第Ⅱ相臨床試験が行われた[18)19)]．支持療法のみの群と比べて，同ワクチン群において生存期間延長傾向がみられ（生存期間中央値：17.2カ月 vs 13.0カ月），特に局所進行期症例亜群においてその効果は顕著であった（生存期間中央値：30.6カ月 vs 13.3カ月）．毒性は注射部位の反応，インフルエンザ様症状などがみられるのみであった．現在さらに同薬剤の有効性・安全性が検討されつつあり，今後の結果に期待したい．

<文献>
1) 野元三治ほか：病理と臨床, 23：954-959, 2005
2) Batra, S. K. et al. : Int. J. Pancreatol., 12：271-283, 1992
3) Devine, P. L. et al. : Br. J. Cancer, 67：1182-1188, 1993
4) Hinoda, Y. et al. : Gan To Kagaku Ryoho, 21：150-156, 1994
5) Bobek, L. A. et al. : J. Biol. Chem., 268: 20563-20569, 1993
6) Shankar, V. et al. : Am. J. Respir Cell Mol. Biol., 16：232-241, 1997
7) Lapensee, L. et al. : Fertil. Steril., 68：702-708, 1997
8) Gendler, S. J. et al. : J. Biol. Chem., 265：15286-15293, 1990
9) Bieche, I. et al. : Thyroid, 7：725-731,1997
10) Ho, S. B. et al. : Cancer Res., 53：641-651, 1993
11) Zotter, S. et al. : Cancer Rev., 11-12: 55-101, 1988
12) Takahashi, T. et al. : J. Immunol., 153：2102-2109, 1994.
13) Li, Y. et al. : Oncogene, 22：6107-6110, 2003
14) Ren, J. et al. : Cancer Cell, 5：163-175, 2004
15) Agrawal, B. et al. : Nat. Med., 4：43-49, 1998
16) Wesseling, J. et al. : J. Cell. Biol., 129：255-265, 1995.
17) Wesseling, J. et al. : Mol. Biol. Cell, 7：565-577, 1996
18) Butts, C. et al. : J. Thorac. Oncol., 23：6674-6681, 2005
19) Butts, C. et al. : J. Thorac. Oncol., 2：S332-S333, 2007

（堀田勝幸，谷本光音）

memo

4章 細胞表面のマーカー

FLT3 *CD135, FLK-2, STK-1*

本分子の研究の経緯

FLT3（fms-like tyrosine kinase 3）は，M-CSF受容体（FMS）との相同性あるいはチロシンキナーゼ保存塩基配列を指標に1991年に2つの研究グループにより独自にクローニングされた受容体型チロシンキナーゼ（receptor tyrosine kinase：RTK）である[1)2)]．FLK-2（fetal liver kinase-2）あるいはSTK-1（human stem cell kinase-1）と呼ばれることもある．1996年のヒト白血球分化抗原（human leucocyte differentiation antigens：HLDA）会議においてCD135分子と認定された．FLT3は幼弱骨髄前駆細胞に発現し，分化・成熟した血球細胞には発現を認めない．造血細胞以外では中枢神経系あるいは生殖細胞にも発現を認めるが，その生物学的意義は明らかではない[3)]．

一方，FLT3リガンド（FL）は1993年に同定され，主として可溶性タンパク質と膜結合型タンパク質として存在する[4)]．幼弱骨髄前駆細胞に限定したFLT3の発現に対し，FLの発現は血球細胞のみならず，脾臓，胸腺，前立腺，卵巣，腎臓，肺，大腸，小腸，精巣，卵巣，心臓など多くの臓器組織に認められる[5)]．

FLT3分子は定常時には単量体として細胞膜表面に存在している．この状態では傍膜貫通領域がATP分子のキナーゼ領域への結合を立体構造的に阻害することによって自己活性化が抑制されている[6)]．FLがFLT3分子の細胞外領域に結合するとFLT3分子は二量体を形成するとともに立体構造の変化が生じ，ATPの結合が可能となってチロシンキナーゼの活性化がもたらされる．このFL依存性のFLT3キナーゼ活性は血液細胞の分化・増殖と造血幹細胞の自己複製に重要なシグナル伝達に関与している[7)]．

分子構造

ヒトFLT3遺伝子は染色体13q12に位置し，24個のエクソンを含んでいる．ヒトFLT3分子は993個のアミノ酸より構成され，マウスflt3と85％のアミノ酸相同性が認められている．FLT3は細胞外の5個の免疫グロブリン（Ig）様領域と，細胞内の膜貫通（transmembrane：TM）領域，傍膜貫通（juxtamembrane：JM）領域，キナーゼ挿入（kinase insert：KI）領域により二分されたチロシンキナーゼ（tyrosine kinase：TK）領域とC末端領域により構成され，FMS，PDGFR，KITとともにIII型RTKに分類されている（図）．FLT3の細胞外領域には糖鎖修飾部位があり，糖鎖修飾された158〜160kDaの成熟FLT3は細胞表面に発現し，糖鎖修飾が不完全な130〜143kDaの未熟FLT3は細胞質内での発現に留まる．

機能・役割

FLの結合によりリン酸化されたFLT3によってRAS/MAPキナーゼ，PI3K/AKTシグナル伝達機構が活性化される．マウスPro-B細胞株であるBa/F3細胞へのFLT3発現系においてはSTAT5aの活性化が認められているが，マウス骨髄前駆細胞真部である32D細胞への発現系では，STAT5の活性は認められていない[3)5)]．

活性化FLT3は，造血前駆細胞の増殖促進を促すことが明らかにされているが，FLT3のもたらす機能は細胞の種類や他の細胞増殖因子の存在によって異なっている．他の細胞増殖因子非存在下では，FLT3シグナルは造血前駆細胞に対し細胞増殖よりも単球系への分化促進に働くが，IL-3，G-CSF，CSF-1，GM-CSF，EPO，SCFのいずれかとの共存下では，強い細胞増殖促進効果が認められている．一方，IL-7，あるいはIL-11との共存下ではPro-B細胞の増殖促進に働き，IL-3，IL-6，IL-7との共存下では胸腺前駆細胞の増殖促進に働くことが明らかにされている．

FLT3ノックアウトマウスでは，Pro-B細胞とPre-B細胞分画のわずかな減少を認めるのみで，正常造血が認められている．しかし，FLT3欠損幹細胞移植モデルでは，T細胞と骨髄系細胞の再構築能が減弱すること

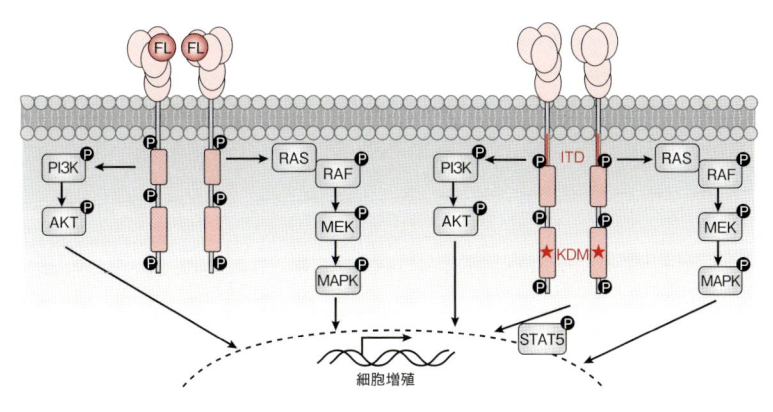

図　正常および変異FLT3の構造と活性化シグナル

正常FLT3分子は，FL結合による二量体形成によって活性化され，RAS/MAPキナーゼおよびPI3K/AKTシグナル伝達機構を活性化する．一方，ITDやKDMの生じた変異FLT3分子ではFL非依存性の二量体形成と恒常的活性化が認められ，RAS/MAPキナーゼ，PI3K/AKTに加えてSTAT5の活性化が誘導される

が示されている[8]．これらマウスでの解析から，FLT3は骨髄系およびリンパ系細胞の増殖・分化において必須ではなく，他の細胞増殖因子との協調下において重要であるとされている．しかしながらマウス造血幹細胞ではFLT3の発現が認められないのに対して，ヒト造血幹細胞はFLT3を発現していることから必ずしもヒト造血機能における役割を反映しているものではないことに留意すべきである．

がんとの関連性・臨床的意義

FLT3は大部分の急性骨髄性白血病（AML）と急性リンパ性白血病（ALL）細胞表面に発現し，FL刺激により細胞増殖が促進される．一部の白血病細胞ではFLT3とFLが共発現し，オートクライン機構による細胞増殖の亢進が認められている．AMLの約30％に*FLT3*遺伝子変異が認められ白血病の発症・進展機構に関与している．*FLT3*遺伝子変異にはJM領域の一部が重複して繰り返されるinternal tandem duplication型遺伝子変異（FLT3/ITD）とTK領域に位置する835番目のAsp残基（D835）ならびにD835周囲の残基における点突然変異，欠失，消失などの遺伝子変異（FLT3/KDM）の2種類がある（図）．FLT3/ITDは基本的にAMLにのみ認められ，AML中の約20〜25％に存在し，AMLにおける予後不良因子である．FLT3/KDMはAMLの5〜10％に認められるが，成人ALLでの報告はほとんどない．小児ALLの中で，*MLL*遺伝子の再構成やhyperdiploidyを示す症例の約20％に

FLT3/KDMが存在する[7]．

変異FLT3分子はFL非依存性に二量体を形成することにより，恒常的に活性化しており，白血病細胞の増殖促進と細胞死抑制機構に関与している．

FLT3は白血病に対する有力な治療標的分子であり，その選択的阻害剤の開発が進められている．AC220は高いFLT3選択性とキナーゼ阻害活性（IC_{50}：＜1 nM）を有する化合物であり，単剤での寛解例がAMLを対象とした第Ⅰ相臨床試験で認められている[9]．マルチキナーゼ阻害剤である**Sorafenib**（IC_{50}：58nM）は単剤での治療効果は限定的であるが，化学療法との併用でFLT3/ITD陽性AMLに対する治療効果が認められている[10]．

＜文献＞

1) Matthews, W. et al. : Cell, 65 : 1143-1152, 1991
2) Rosnet, O. et al. : Oncogene, 6 : 1641-1650, 1991
3) Stirewalt, D. L. & Radich, J. P. : Nat. Rev. Cancer, 3 : 650-665, 2003
4) Lyman, S. D. et al. : Cell, 75 : 1157-1167, 1993
5) Gilliland, D. G. & Griffin, J. D. : Blood, 100 : 1532-1542, 2002
6) Griffith, J. et al. : Mol. Cell, 13 : 169-178, 2004
7) Kiyoi, H. & Naoe, T. : Int. J. Hematol., 83 : 301-308, 2006
8) Mackarehtschian, K. et al. : Immunity, 3 : 147-161, 1995
9) Zarrinkar, P. P. et al. : Blood, 114 : 2984-2992, 2009
10) Ravandi, F. et al. : J. Clin. Oncol., 28 : 1856-1862, 2010

（清井　仁，直江知樹）

第1部 がんの分子標的用語

5章 免疫のマーカー

概論 サイトカイン・ケモカインとがん

伊藤　旭　石田高司

本章の用語 ● CCR4, CTLA-4, IL-6, IL-10, RANTES

◆ はじめに

　　自然免疫も獲得免疫も，抗体を主体とする液性免疫応答と，リンパ球や白血球を主体とする細胞性免疫応答に依存し，サイトカイン・ケモカインと呼ばれるタンパク質ホルモンにより制御される．

　　サイトカインはT細胞，B細胞，マクロファージ，線維芽細胞，間質細胞など多種類の細胞で刺激に対応して産生される糖タンパク質で，細胞表面の特異的受容体を介して微量（〜6 pg/mL）で強力に作用する．サイトカインの分類は受容体側から分類するのが一般的である．サイトカインはこれらの受容体を介して細胞内へシグナルを伝達し，作用を発現する．細胞内シグナル伝達にかかわる機能分子の研究も近年急速に発展し，サイトカインの作用を分子レベルでとらえることも可能になっている．

　　ケモカインとはケモタクティックサイトカインからの造語である．白血球の遊走を主な作用とし，共通の構造的特徴を示す10kDa前後の主に塩基性およびヘパリン結合性のサイトカインの一群である．ケモカインはさまざまな体細胞から誘導性あるいは恒常的に産生され，急性や慢性炎症での好中球や単球の組織浸潤，アレルギー性疾患での好酸球の浸潤，リンパ球の一次リンパ組織内での分化に伴う移動，成熟リンパ球の再循環と二次リンパ系組織への帰巣（ホーミング），エフェクターリンパ球の炎症反応や免疫応答での組織浸潤などで重要な役割を果たしている．各種リンパ球や樹状細胞のサブセットにおける特定のケモカイン受容体の発現やケモカインの産生は，これら細胞集団の生体内での移動，局在，そして細胞間相互作用を理解するうえで格好の手がかりとなる．また，白血球のさまざまな分化段階から発生する造血系腫瘍については，ケモカイン受容体の発現パターンが，由来する細胞の系統・分化段階や体内での移動・局在と直接関係している．ゆえにケモカイン系は造血器腫瘍の診断や治療において格好の標的分子を提供すると期待される．さらにケモカイン系は，がんの増殖や転移，血管新生，免疫不全ウイルスやヘルペス科ウイルスの感染と体内伝播などのさまざまな臨床上重要な現象に関与しており，将来これらの分野でも治療上有用な標的分子を提供することが期待されている[1]．

◆ がんとのかかわり

　　サイトカイン・ケモカインおよびそれらの受容体が多種のがんの発生や悪性化，増殖，浸潤などに深くかかわっていることが明らかになってきている．その機序の1つとしてサイトカインの自己分泌（オートクライン）や受容体の変異による活性化が細胞の無軌道な

表　本章で紹介するサイトカイン・ケモカイン

	がんにかかわる作用	関連するがん腫	関連薬剤
IL-6	自己分泌による増殖	多発性骨髄腫など	CNTO328 など
IL-10	抗腫瘍免疫の抑制	悪性黒色腫など	
CCR4	不明	成人T細胞性白血病など	KW-0761
RANTES	不明	乳がん・腎細胞がんなど	
CTLA-4	抗腫瘍免疫の抑制	悪性黒色腫など	Ipilimumab など

増殖を引き起こし，がんの原因になると考えられている．オートクライン増殖は，細胞が自ら増殖因子を分泌し，その増殖因子に対する受容体をもつ場合，外から増殖因子を与えなくても増殖可能となるものである．多くの場合，無軌道な増殖となりがん細胞を生み出す原因の1つと考えられる．このオートクライン増殖により発がんに関与しているとされているのが，インターロイキン-6（**IL-6**）である．多発性骨髄腫などで関与が指摘されているが，これに対して，現在がんでは保険未承認であるが抗IL-6R抗体であるTocilizumabや，抗IL-6抗体のSiltuximabが治療薬として有効と考えられる．

　抑制性サイトカインのインターロイキン-10（**IL-10**）は抗腫瘍免疫を抑制することにより発がんに関与していると考えられている．**CTLA-4**はT細胞免疫を抑制的に制御する細胞表面タンパク質であり，制御性T細胞（Treg）に高発現している．CTLA-4に対する完全ヒト型アンタゴニスト抗体Ipilimumabは免疫抑制解除をコンセプトとして開発され，種々のがんに対し臨床試験が行われている．Ipilimumabはメラノーマ患者に有意な生存期間延長をもたらすことが明らかにされ，「免疫抑制解除＝腫瘍免疫賦活」をコンセプトとする薬剤への注目が高まっている[3]．

　CCR4などのケモカイン受容体が各種がんに特異的に発現していることが明らかになっている．**CCR4**は大多数の成人T細胞性白血病（Adult T-cell lenkemia：ATL）に発現しており，この事実を基盤としてATLの皮膚浸潤，免疫不全のメカニズム，起源の細胞を同定する研究が発展した[2]．さらにCCR4を分子標的とする新規抗体薬KW-0761が開発され，第I相試験で有望な結果が得られている[4,5]．**RANTES**（CCL5）については抗腫瘍免疫増強作用が報告されており，がん免疫療法確立の前臨床研究が進んでいる．

　この後の用語解説で紹介するサイトカイン・ケモカインなどについて概説したが，このようにサイトカイン・ケモカインとそれらの受容体の作用機構が理解されてきている現在，これらの機構に基づいたがんの新しい治療法が開発されつつあり，有望なものは単独で，あるいは既存の抗がん薬治療などと併用した形での臨床試験が進められている．

＜文献＞
1）Zlotnik, A. et al. : Genome Biol., 7 : 243, 2006
2）Ishida, T. & Ueda, R. : Cancer Sci., 97 : 1139-1146, 2006
3）Hodi, F. S. et al. : N. Engl. J. Med., in press, 2010
4）Ishii, T. et al. : Clin. Cancer Res., 16 : 1520-1531, 2010
5）Yamamoto, K. J. Clin. Oncol., 28 : 1591-1598, 2010

5章 免疫のマーカー

CCR4

● 本分子の研究の経緯

CCR4（CC chemokine receptor 4）は1995年にヒト好塩基球細胞株KU-812からクローニングされたケモカイン受容体である．CCR4の高親和性リガンドはTARC（thymus and activation-regulated chemokine）/CCL17とMDC（macrophage-derived chemokine）/CCL22であり，実際に細胞遊走を誘導できることが示されている．

● 分子構造

*CCR4*遺伝子は3p22に位置し，タンパク質としては360個のアミノ酸からなる7回膜貫通型受容体である．

● 機能・役割

CCR4はヒト健常細胞において胸腺における分化段階の限られた一時期と，一部の成熟CD4陽性リンパ球サブセットに選択的に発現する．骨髄の造血幹細胞に由来するT前駆細胞は骨髄をでて胸腺に到達する．CD4，CD8を発現するダブルポジティブ細胞は胸腺皮質の上皮細胞によって正の選択を受ける．正の選択の間に，CD8もしくはCD4シングルポジティブ細胞へと分化する．その後，胸腺髄質に移動し，負の選択を受ける．この過程で，CCR4は正の選択を受けたT細胞受容体（T-cell recepter：TCR）低発現の細胞に発現しており，より成熟したTCR高発現の細胞では発現を認めない．TARC，MDCは胸腺髄質に発現していることから，CCR4は正の選択を受けたT細胞を負の選択が行われる胸腺髄質へ誘導するために重要な役割を果たしていると考えられる．こうして正および負の選択を生き抜く胸腺細胞はわずか1～2％であり，ナイーブT細胞として末梢循環に入り，二次リンパ組織で特異抗原に活性化され，エフェクターT細胞に分化をとげる．胸腺での正および負の選択を経たT細胞におけるCCR4の発現はCD4陽性細胞に選択的であることから，以下CD4陽性T細胞の分化に絞って解説する．CD4陽性ナイーブT細胞は，特定のサイトカイン存在下で特異抗原の刺激を受け，ヘルパーT（Th）細胞に分化することによりそれぞれ異なるサイトカインを産生するようになる．その結果，免疫システムを効率よく稼働させ，ヒトの身体をさまざまな感染症から守っている．CCR4はヒトでは制御性T細胞（regulatory T cell：Treg），およびTh2細胞に発現する（図）．

● がんとの関連性・臨床的意義

約90％の成人T細胞性白血病（Adult T-cell leukemia：ATL）においてCCR4発現を認め，かつその発現は有意な予後不良因子である[1]．ATL以外の末梢性T細胞性リンパ腫（Peripheral T-cell lymphoma：PTCL）においてCCR4の発現は30～40％に認め，PTCL-NOS（PTCL-not otherwise specified）においてその発現は有意な予後不良因子である[2]．

これらの知見より，筆者らは難治性T細胞性腫瘍に対する新規分子標的としてCCR4を位置付け，治療型フコース除去ヒト化CCR4抗体（KW-0761）がCCR4陽性腫瘍に対し有望な治療薬になりうることを *in vitro* およびマウス *in vivo* で示した[3,4]．これらの前臨床研究を基盤とし，2006年7月から，CCR4陽性PTCL患者を対象としたKW-0761の第Ⅰ相臨床試験を欧米諸国に先駆け日本で開始した．本臨床試験では，0.01mg/kgという低用量の投与で血液学的寛解に到達したATL症例を経験した．この0.01mg/kgという投与量は，同じくIgG1型抗体薬のRituximabの臨床使用量の約1/1,000に相当する．本ケースでは特記すべき有害事象は認めなかった[5]．このCCR4陽性PTCL細胞特異的に，低濃度で強い抗腫瘍効果を示した臨床での事実は，まさしく研究段階でのフコース除去によるADCC増強効果の概念の実証（proof of concept：POC）であった．2008年8月に本第Ⅰ相臨床試験の

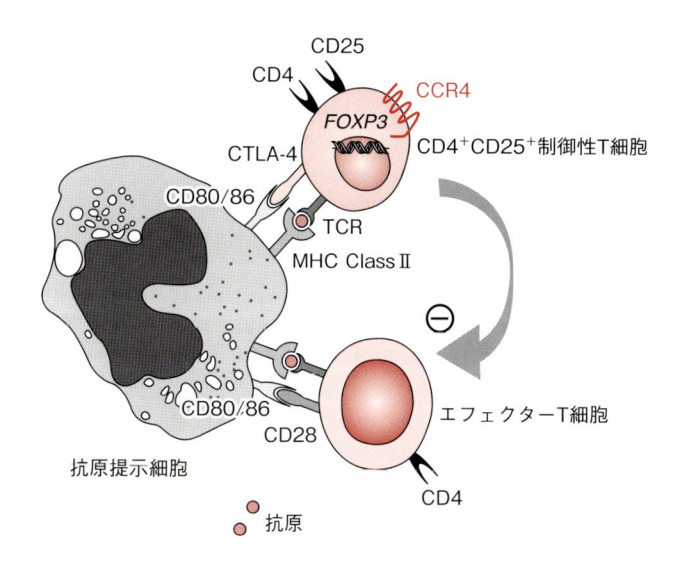

図　Tregの免疫抑制作用
CCR4を発現しているTregはIL-10，TGF-βなどの抑制性のサイトカインを分泌することによりエフェクター細胞に抑制シグナルを伝達する

　全患者登録が終了し，第Ⅱ相臨床試験の推奨用量は1.0mg/kgに決定した．第Ⅱ相試験は2009年6月より開始し，2010年3月までに予定の全患者登録を終了した．米国においても日本に追随する形で本剤のPTCLに対する第Ⅰ/Ⅱ相試験が開始されている．本剤はATLおよび，予後不良のCCR4陽性PTCLに対する新規治療薬として大いに期待されている．特記すべき事項は，CCR4抗体のトランスレーショナルリサーチは，基礎研究から臨床試験に至るまで，日本の基礎研究者，臨床医そして企業（産），学術機関（学）の共同研究によりなされていることである．がんに対する治療抗体の治験（clinical trial）が欧米諸国に先んじて日本で開始されたのは，本剤が初であり，その後にも例がない．CCR4抗体の臨床開発の過程は，今後の日本におけるがん治療抗体など新規抗腫瘍薬剤の臨床開発の1つのモデルケースになるであろう．

　最後に抗Treg剤としてのCCR4抗体について言及する．腫瘍組織に浸潤しているリンパ球（tumor infiltrating lymphocyte：TIL）中のTregの存在は，腫瘍細胞を宿主の免疫応答から回避させるだけでなく，がんワクチンなどのがん免疫療法が未だ充分な効果をあげられない一因とも考えられており，Tregの制御はがん免疫療法が克服すべき大きな課題と考えられている．前述のごとくCCR4がTregに発現していることから，CCR4抗体はTreg除去による抗腫瘍免疫増強薬剤としても期待されている．

＜文献＞

1）Ishida, T. et al. : Clin. Cancer Res., 9 : 3625-3634, 2003
2）Ishida, T. et al. : Clin. Cancer Res., 10 : 5494-5500, 2004
3）Ishida, T. et al. : Cancer Sci., 97 : 1139, 2006
4）Ishii, T. et al. : Clin. Cancer Res., 16 : 1520-1531, 2010
5）Yamamoto, K. et al. : J. Clin. Oncol., 28 : 1591-1598, 2010

（伊藤　旭，石田高司）

5章 免疫のマーカー

CTLA-4

本分子の研究の経緯

　免疫機構によって認識されるヒト腫瘍抗原が発見されて以来，これらの腫瘍抗原に由来し，MHC（major histocompatibility complex）上に提示されたペプチドを認識するCD8陽性細胞傷害性T細胞（cytotoxic T lymphocyte：CTL）を効率よく誘導・活性化することによりがんを駆逐しようとするコンセプトの免疫療法が数多く実施されてきた．しかしながら腫瘍抗原特異的CTLは誘導されるものの，臨床効果が得られる症例は一部にすぎないことが明らかになってきた．原因の1つとして，多くの腫瘍抗原が自己抗原であることにより，がんに対する免疫応答が免疫寛容となり，充分にエフェクター細胞を活性化できないことがあげられる．この問題の克服に副刺激分子を介した充分な副刺激が重要であるとする報告が蓄積してきた．免疫応答において，T細胞活性化にはT細胞受容体を介する抗原特異的なシグナルによる刺激と，抗原非特異的なシグナルによる副刺激が必要である．CTLA-4（cytotoxic T lymphocyte associated antigen）は抑制シグナルを伝達する副刺激分子である．

分子構造

　CTLA-4は，41〜43kDaの分子量を有するI型糖タンパク質である．免疫グロブリン様ドメイン1個を有し，免疫グロブリンスーパーファミリーに属している．CTLA-4は単量体で存在する．遺伝子座は2q33であり，4つのエクソンからなる．223個のアミノ酸によって構成されており，CD28とのアミノ酸相同性は20〜30％である．

機能・役割

　CTLA-4は活性化したT細胞表面に発現し，T細胞表面の主たる副刺激分子であるCD28と同一のリガンド分子（B7ファミリー分子であるCD80およびCD86）に高親和性に結合して競合するとともに，チロシン脱

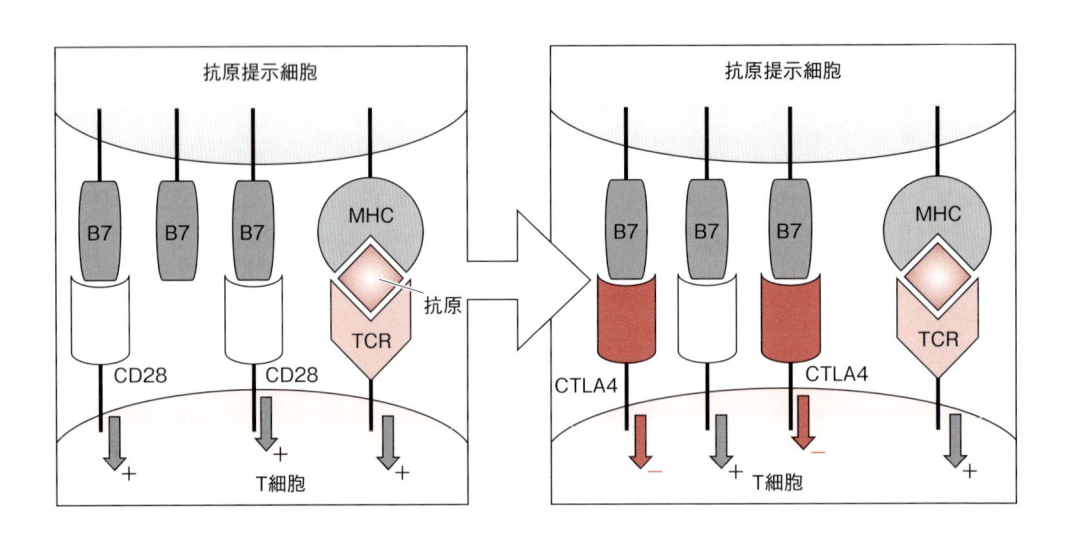

図　T細胞の活性化とCTLA-4の発現
T細胞がT細胞受容体とCD28を介する活性化シグナル（＋）により活性化されると，抑制性のB7受容体であるCTLA-4がT細胞上に発現し，抑制シグナル（−）を送る．文献1，4より

リン酸化酵素を介してT細胞活性化を抑制する(図)[1]．

またCTLA-4はTregに恒常的に発現しており，Tregの免疫抑制機能に重要な役割を果たしていると考えられている．すなわちTreg特異的CTLA-4欠損マウスにおいて，CTLA-4を欠損したTregは*in vivo*および*in vitro*ともにその抑制活性を失う．またマウスにおいてTreg上のCTLA-4は樹状細胞上のCD80およびCD86の発現を抑制し，ナイーブT細胞に対する副刺激分子の供給を抑制する．ヒトTregにおいてもこれらと同様の抑制メカニズムが考えられている．

がんとの関連性・臨床的意義

がん細胞特異的T細胞の活性化は直接的に抗腫瘍免疫増強につながる．その目的のためにT細胞に抑制シグナル付与するCTLA-4を阻害することは合理的である．実際にCTLA-4の抑制シグナルを阻害することで，マウスモデルで抗腫瘍効果が認められることが報告されている[2]．CTLA-4に対する完全ヒト型（IgG1型）アンタゴニストモノクローナル抗体，**Ipilimumab**を用いた第III相試験の結果が報告された．CTLA-4をアンタゴニスト抗体で阻害し抗腫瘍免疫を増強させることがその治療コンセプトである．切除不能の悪性黒色腫（III期またはIV期）676例を，Ipilimumabとペプチドワクチンgp100の併用（403例），Ipilimumab単独（137例），gp100（136例）に振り分けた．その結果，各群の全生存期間の中央値はそれぞれ，10.0カ月，10.1カ月，6.4カ月で，Ipilimumab投与の2群で有意な生存期間の延長を認めた[3]．CTLA-4は黒色腫表面に発現するタンパク質ではない．本試験の意義は大きく，IpilimumabによりCTLA-4をアンタゴニスト抗体で阻害し抗腫瘍免疫を増強させる治療コンセプトは悪性黒色腫のみならず，他のさまざまながんに適応しうる大きな可能性を有している．

<文献>

1) Immunobiology 6th editon (Janeway, C. A.): Harcourt Health Sciences, 2004
2) 西川博嘉：最新医学, 64：2434-2439, 2009
3) Hodi, F. S. et al.: N. Engl. J. Med. in press, 2010
4) Kirkwood, J. M. et al.: J. Clin. Oncol., 26：3445-3455, 2008

（伊藤　旭，石田高司）

5章 免疫のマーカー

IL-6

本分子の研究の経緯

IL-6は，活性化B細胞を抗体産生細胞へ分化誘導するT細胞由来のB細胞分化因子（BSF-2）として大阪大学のKishimotoらが見出したサイトカインである．1986年にその遺伝子がクローニングされた．その後の研究により，IL-6は免疫応答のみならず，造血系および神経系の細胞増殖や分化，急性期反応に関与し，さらに種々の免疫異常や炎症性疾患，リンパ系腫瘍の発症とも関係していることが明らかになった．一方，IL-6受容体（IL-6R）の解析からIL-6はIL-11，LIF（Leukemia inhibitory factor），OSM（oncostatin M），CNTF（ciliary neurotrophic factor），CT-1（cardiotrophin-1）とともにgp130を受容体サブユニットとして共有することが明らかとなり，これらの因子は一括してIL-6ファミリーと呼ばれる[1]．IL-6の中和活性を有するヒト化抗IL-6R抗体（Tocilizumab）が開発され，関節リウマチ，若年性特発性関節炎，キャッスルマン病に対して臨床適応されている．

分子構造

1）遺伝子

*IL-6*遺伝子はヒトの染色体では7p21に位置し，5つのエクソンと4つのイントロンより構成されている．mRNAサイズは1.3kbで，T細胞やB細胞，マクロファージなどの免疫系細胞のほか，線維芽細胞，血管内皮細胞，ケラチノサイト，腎メサンギウム細胞など，さまざまな細胞から分泌される．

2）タンパク質

ヒトIL-6は212アミノ酸としてつくられた後，N末端の28アミノ酸のシグナルペプチドが切断され，最終的に184アミノ酸が分泌されるが，糖鎖が付加されるため21～28kDaとなる．IL-6Rは当初80kDaのgp80が同定されたが，単独では低親和性しか示さずシグナル伝達能もないことから，第2のサブユニットの存在が想定されgp130がクローニングされた．gp130はIL-6のみならずIL-11，LIF，OSM，CNTF，CT-1などの受容体としても共有されていることが証明された．gp130はこれらの受容体のサブユニットとしてシグナル伝達に必須で，JAK（Janus kinase）ファミリーに属するチロシンキナーゼのうちJAK1，JAK2，TYK2を活性化する．また，IL-6Rには分泌型（sIL-6R）が存在し，膜結合型IL-6Rと同様にgp130を介してシグナル伝達することができる．

機能・役割

IL-6は活性化されたB細胞や形質細胞の増殖因子として作用する（図）．また，IL-6はT細胞や胸腺細胞の増殖・分化に関与し，造血にも強い影響を与える．その他にマクロファージや破骨細胞を活性化し，炎症時に肝臓で合成・分泌される急性期タンパク質（CRP，血清アミロイドAタンパク質，フィブリノーゲン）の産生促進，血小板の増加などにも関与しており，さらに血清沈降度の亢進，低アルブミン血症を引き起こす．また，B細胞の活性化により高γグロブリン血症を誘導する．これらの作用により，高IL-6の状態は発熱や倦怠感などの臨床症状を引き起こす．

がんとの関連性・臨床的意義

全身性リンパ節腫脹を主徴とするキャッスルマン病では血中IL-6が高濃度で，IL-6の産生異常が病態の原因と考えられる．また，自己免疫疾患様症状を呈する心房粘液腫の患者では，腫瘍細胞から大量のIL-6が産生されている．多発性骨髄腫において腫瘍細胞はIL-6の刺激により増殖し，また自身も自己増殖因子としてIL-6を分泌する．

抗IL-6R抗体のTocilizumabはキャッスルマン病患者の症状を顕著に改善することが確認され，保険適応

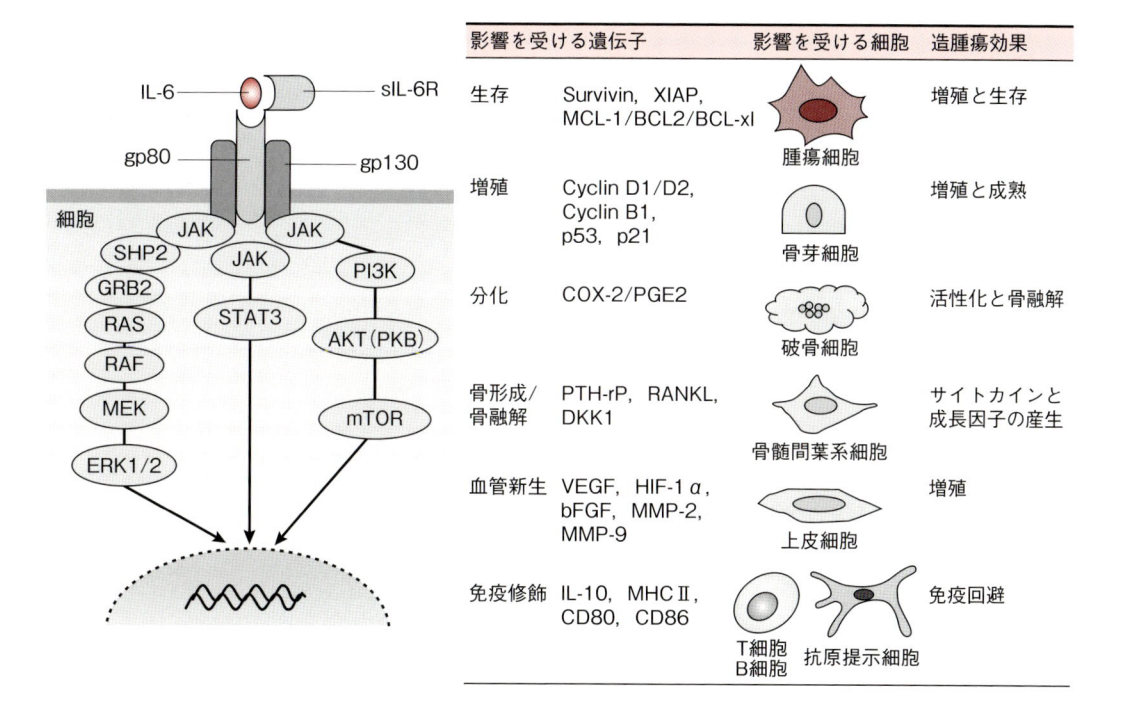

影響を受ける遺伝子		影響を受ける細胞	造腫瘍効果
生存	Survivin, XIAP, MCL-1/BCL2/BCL-xl	腫瘍細胞	増殖と生存
増殖	Cyclin D1/D2, Cyclin B1, p53, p21	骨芽細胞	増殖と成熟
分化	COX-2/PGE2	破骨細胞	活性化と骨融解
骨形成/骨融解	PTH-rP, RANKL, DKK1	骨髄間葉系細胞	サイトカインと成長因子の産生
血管新生	VEGF, HIF-1α, bFGF, MMP-2, MMP-9	上皮細胞	増殖
免疫修飾	IL-10, MHCⅡ, CD80, CD86	T細胞 B細胞 抗原提示細胞	免疫回避

図 IL-6が介在するシグナル，遺伝子発現，細胞の効果

IL-6はSTAT-3，ERK1/2，AKT（PKB）の3つの経路を活性化する．その結果，さまざまな細胞においてその生存，増殖，分化，骨形成/骨融解，血管新生，免疫修飾に関する遺伝子を活性化する．これらの遺伝子により，腫瘍が形成されるいくつかの効果が生じる．文献4より

されている．多発性骨髄腫に対しても海外で第Ⅱ相試験が進行中である．ShinrikiらはヒトK腔扁平上皮がん細胞株をSCIDマウスへ移植しTocilizumabで治療したモデルにおいてコントロール群に対し有意な増殖抑制効果を示した[2]．Yoshio-HoshinoらはTocilizumabのIL-6結合部位を遺伝子改変した抗体により，動物モデルで多発性骨髄腫細胞株に対しTocilizumabより有意に強い増殖抑制効果を示したと報告している[3]．また抗IL-6キメラ型モノクローナル抗体である**Siltuximab**は多発性骨髄腫・腎細胞がん・卵巣がん・前立腺がんなどで臨床試験が行われている．IL-6やIL-6Rを標的にした治療は，現状では関節リウマチやクローン病など炎症性疾患が中心であるが，今後，悪性腫瘍を対象疾患とした臨床試験が進み，臨床適応されていくことが期待されている．

＜文献＞
1) サイトカイン・増殖因子（宮園浩平，菅村和夫/編）：羊土社，1998
2) Shinriki, S. et al. : Clin. Cancer Res., 15 : 5426-5434, 2009
3) Yoshio-Hoshino, N. et al. : Cancer Res., 67 : 871-875, 2007
4) Ara, T. et al. : Eur. J. Cancer., 46 : 1223-1231, 2010

（伊藤　旭，石田高司）

5章 免疫のマーカー

IL-10

◆ 本分子・因子の研究の経緯

Mossmanなどによって，ヘルパーT細胞はTh1細胞とTh2細胞に分けられ，それぞれ遅延型過敏反応，抗体産生に深く関係していると報告された．現在ではTh1細胞およびTh2細胞の他にTh17，制御性T細胞（Treg），濾胞ヘルパーT細胞（Tfh）などのヘルパーT細胞サブセットが報告されているが，当初IL-10はTh2細胞が産生するサイトカイン産生抑制因子（cytokine synthesis inhibitory factor：CSIF）として発見，報告された．その後，マクロファージ，単球，B細胞，樹状細胞，CD8陽性T細胞，Treg，Th1細胞，Th17細胞といった多種の細胞がIL-10を産生していることが明らかになってきた．

◆ 分子構造

IL-10は35～40kDaの二量体からなる糖タンパク質である．遺伝子は第1染色体上に存在し，5つのエクソンからなる．タンパク質としては18アミノ酸のシグナル配列を含む178個のアミノ酸からなり，4つのシステイン残基と1つのN結合糖鎖部位をもつ．IL-10とアミノ酸配列の一部が一致し，構造的な相同性をもつサイトカインがいくつか発見されており，IL-10ファ

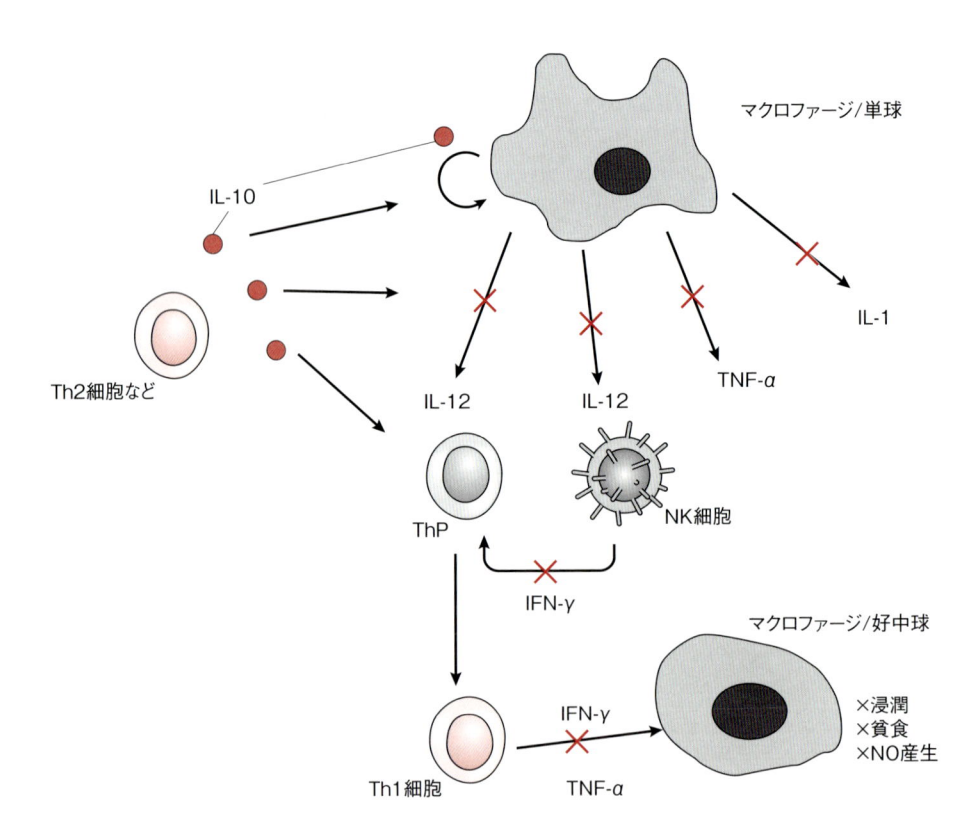

図　IL-10の作用
IL-10は強い抗炎症作用をもち，さまざまな細胞で炎症性サイトカインの放出を抑制する

ミリーと呼ばれている．これにはIL-10のほか，IL-19，IL-20，IL-22，IL-24，IL-26，IFN-λが含まれる．IL-10受容体（IL-10R）はα鎖およびβ鎖という2つのサブユニットから構成され，いずれもクラスIIサイトカイン受容体ファミリーに属する分子である[1]．

機能・役割

IL-10の機能は多岐にわたり，抗炎症作用，造血系の発達，および細胞の生存などに関与している（図）．抗炎症作用としてはマクロファージやTh1細胞によるIFN-γ，IL-2，IL-3，TNFαやGM-CSFといった炎症性サイトカインの産生を抑制する．また，抗原提示細胞が抗原を提示する作用を抑制する．IL-10の免疫抑制作用を拮抗する薬剤は，IFN-γの産生や作用を解除し，ウイルス，微生物や寄生虫への免疫力回復作用をもちうる．

がんとの関連性・臨床的意義

IL-10はその炎症反応抑制作用により，生体の抗腫瘍免疫反応をも抑制すると考えられている．なかでもIL-10を産生しているTregが免疫抑制作用とともに抗腫瘍免疫反応も抑制するという報告があり，Tregから分泌されるIL-10の抗腫瘍免疫抑制作用が注目されている[2]．またOzao-Choyらは肺がんの細胞株を移植したマウスモデルに対し，チロシンキナーゼ阻害薬の**Sunitinib**を投与することにより，腫瘍部位に浸潤するリンパ球（Tumor infiltrating lymphocyte：TIL）のなかのTregやMDSC（myeloid-derived suppressor cells）を減少させるばかりでなく，腫瘍細胞のIL-10やFoxP3の発現を減少させ，一方でTh1サイトカインであるIFN-γの発現を増加させ，TIL中のCD8陽性細胞傷害性T細胞（CTL）の細胞傷害作用を増強したと報告している[3]．IL-10の抗腫瘍免疫反応抑制を解除することにより抗腫瘍効果を得ることを目的とした治療はまだ臨床試験での報告はみられないが，基礎研究ではIL-10を標的とした治療が検討されており，今後の研究の進展が待たれる．

＜文献＞

1) Trivella, D. B. et al. : Cell Mol. Life Sci., in press, 2010
2) Strauss, L. et al. : Clin. Cancer Res., 13 : 4345-4354, 2007
3) Ozao-Choy, J. et al. : Cancer Res., 69 : 2514-2522, 2009

（伊藤　旭，石田高司）

memo

5章 免疫のマーカー

RANTES *CCL5*

本分子の研究の経緯

RANTES（regulated upon activation, normal T cell expressed and secreted；CCL5）はアレルギー性炎症や自己免疫性炎症など，局所の炎症を説明するのに重要なケモカインとして研究が進んできた．RANTESの好酸球遊走活性はきわめて強力であり，T細胞や単球に対しても遊走活性を示すが，好中球の遊走は誘導しないとされる．アレルギー・炎症領域に引き続き，腫瘍領域においてもRANTESの研究が進展している．

分子構造

*RANTES*遺伝子はヒトでは17q11.2-12に位置し，前駆体タンパク質として分子量10kDa，91個のアミノ酸，成熟タンパク質として8 kDa，68個のアミノ酸からなるケモカインである．CCケモカインに共通にみられる4つのシステインを有する．

機能・役割

RANTESはT細胞，好酸球，好塩基球，単球などさまざまな免疫担当細胞に対する強い遊走活性を有する．受容体はCCR1，CCR3，CCR5である．

がんとの関連性・臨床的意義

RANTESはT細胞やNK細胞，樹状細胞などの免疫担当細胞を腫瘍局所に集積させ，抗腫瘍免疫反応を誘

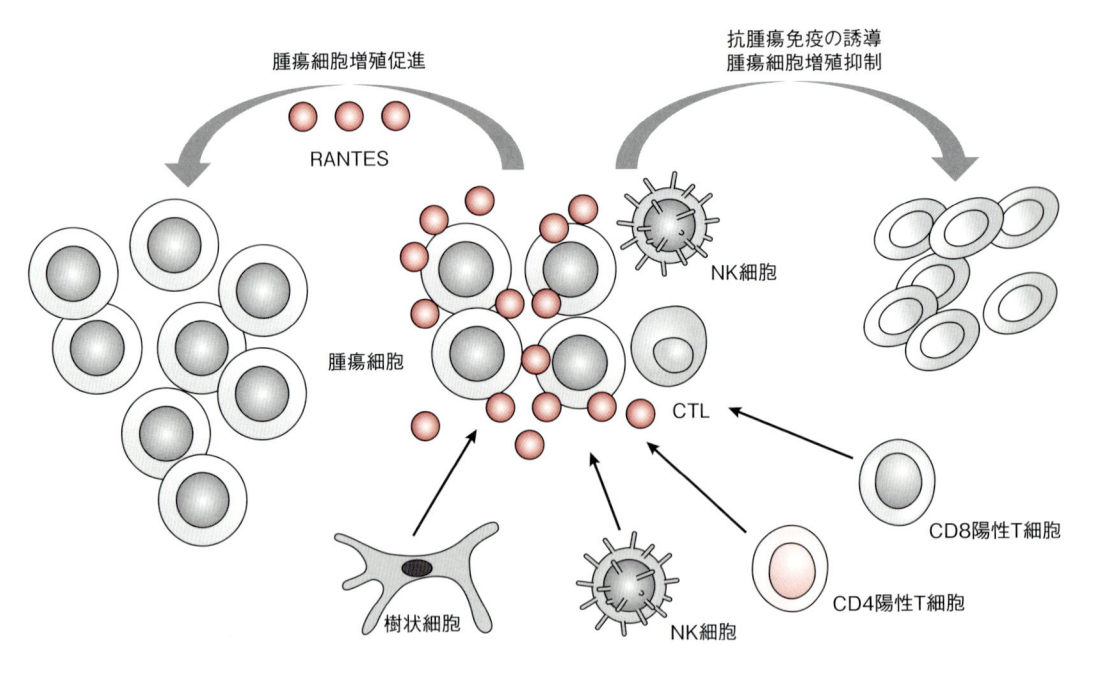

図　RANTESと腫瘍の関係
腫瘍細胞はRANTESを産生し自身の生存を維持し増殖を促進する．一方でRANTESはT細胞やNK細胞，樹状細胞といった免疫細胞を呼び集め，腫瘍の除去につながる抗腫瘍免疫反応を誘導することができる

導する（図）．この作用に期待し，RANTESを抗腫瘍免疫賦活剤として臨床応用しようとする基礎研究が進められている[1,2]．一方，RANTESそのものが腫瘍細胞から分泌され腫瘍細胞の生存や増殖に寄与するとの報告が種々のがんでなされている[3〜5]．この両者の作用は，ヒト体内で相反しているが，現時点では一定の結論を導くに至っていない．腫瘍領域におけるRANTESの役割は不明な点が多く，今後の研究の進展が待たれる．

<文献>

1) Inoue, H. et al. : Cancer Immunol. Immunother., 57 : 1399-1411, 2008
2) Lavergne, E. et al. : J. Immunol., 173 : 3755-3762, 2004
3) Azenshtein, E. et al. : Cancer Res., 62 : 1093-1102, 2002
4) Vaday, G. G. et al. : Prostate., 66 : 124-134, 2006
5) Milliken, D. et al. : Clin. Cancer Res., 8 : 1108-1114, 2002

（伊藤　旭，石田高司）

memo

6章 細胞周期・アポトーシス・ネクローシス

第1部 がんの分子標的用語

概論　細胞周期・細胞死と分子標的

冨田章弘

本章の用語 ● CDK，SCF複合体，p53，微小管，TNF-α，Fasリガンド，TRAILR，BCL2，IAP，HDAC，PARP，Telomerase

◆ はじめに

　がん細胞は，正常な細胞とは異なり，生理的な制御機構を逸脱した無制限の増殖能を示す．これには，増殖シグナルの異常に加え，細胞周期や細胞死（アポトーシス）の制御機構の異常が関与する．実際，多くのがん遺伝子・がん抑制遺伝子が制御因子として同定され，それらの変異による細胞周期・細胞死の制御機構の破綻の分子メカニズムも明らかになってきた（概略図）．こうしたがん細胞の分子異常は，がんを選択的に攻撃するための有望な分子標的として期待されている．

◆ 細胞周期，細胞死と抗がん薬[1)～3)]

　細胞周期は，G1期，S期，G2期，M期の4つに分けられる．S期では染色体DNAを複製し，M期では細胞分裂を行う．M期の終了からS期の開始までの期間をG1期，S期の終了からM期までの期間をG2期と呼ぶ．この細胞周期を繰り返すことによって，細胞は増殖する．増殖シグナルのない場合には，G1期と類似した，G0期と呼ばれる休止状態となる．また多くの正常細胞は，無限には増殖できず，いずれ分裂を停止し老化という状態に陥る．

　こうした増殖制御機構に加え，細胞はアポトーシスという生理的な細胞死の機構をそなえている．核の凝集，DNAの断片化，アポトーシス小胞を伴う細胞の分断化などの特徴を示し，死細胞はマクロファージによって貪食される．なお，細胞死にはネクローシスと呼ばれる形態もあり，傷害ややけどなどの物理的・化学的な要因によって死滅する場合にみられる．核やミトコンドリアの膨潤，細胞膜の破裂などの特徴を示し，周囲の正常な細胞を傷害したり炎症を起こしたりする．

　がん細胞は，細胞周期や細胞死の制御機構に異常をきたしており，異常な増殖能を示す．こうした旺盛な細胞増殖能への障害作用を指標に，多数の抗がん薬が開発されてきた．現在使用されている抗がん薬の多くは，核酸やタンパク質の合成経路，DNAや微小管といった生体高分子などを標的として，細胞周期の停止やDNA損傷などの致死的損傷を引き起こす．例えば，ビンカアルカロイド系やタキサン系の抗がん薬は微小管に作用し，細胞周期のM期の停止を引き起こす．こうした作用の結果，抗がん薬は細胞増殖抑制やアポトーシスを誘導し，あるいは細胞が壊死・老化に陥ることにより，増殖している細胞に選択的

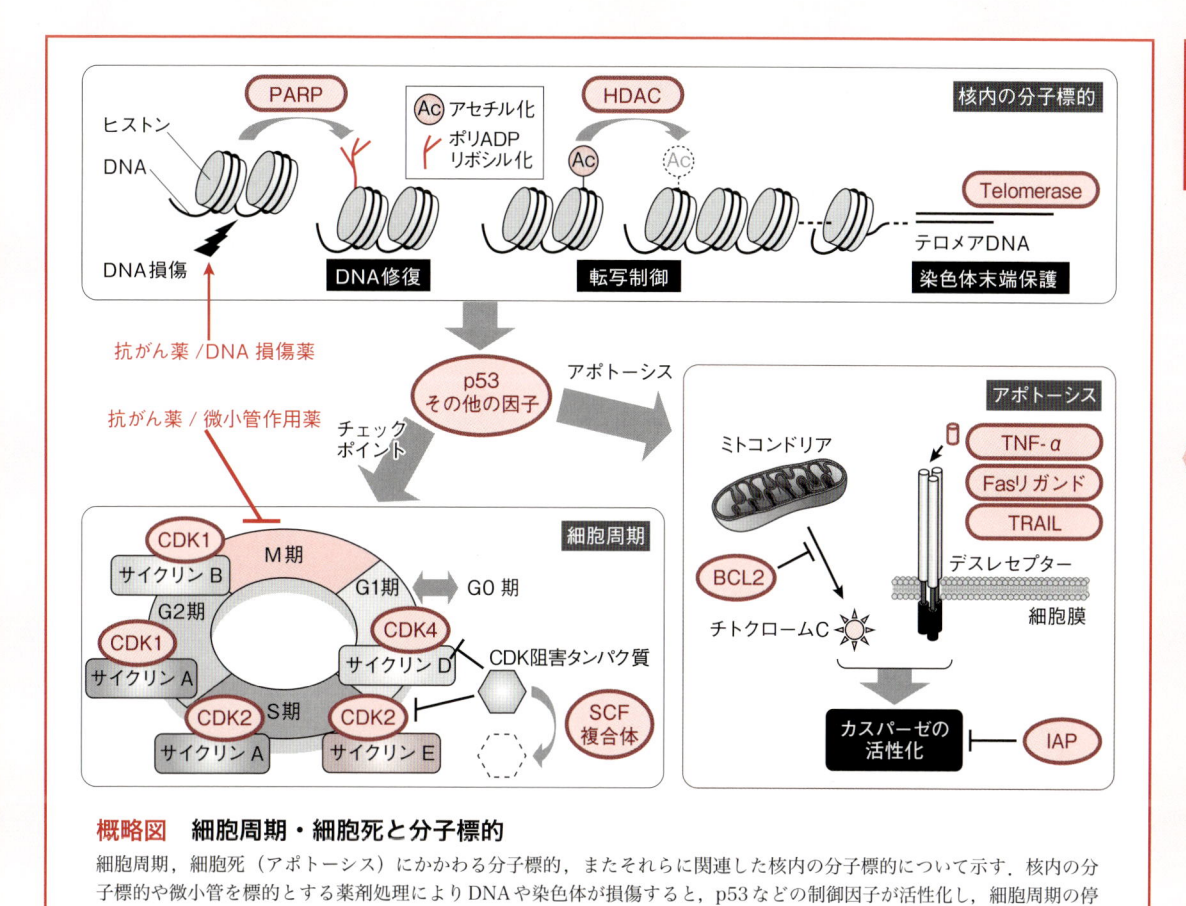

概略図　細胞周期・細胞死と分子標的

細胞周期，細胞死（アポトーシス）にかかわる分子標的，またそれらに関連した核内の分子標的について示す．核内の分子標的や微小管を標的とする薬剤処理によりDNAや染色体が損傷すると，p53などの制御因子が活性化し，細胞周期の停止やアポトーシス誘導に導かれる（詳細は本文参照）

に細胞毒性を示す．ただし，増殖の盛んな正常細胞にも作用するため，副作用が生じやすいという難点がある．

細胞周期制御と分子標的 4) 5)

　　細胞周期の進行において中心的役割を果たすのが，サイクリンとサイクリン依存性キナーゼ（**CDK**）の複合体である．主なものに，サイクリンD–CDK4，サイクリンE–CDK2，サイクリンA–CDK2，サイクリンB–CDK1があり，これらは細胞周期の異なる時期に働く．がん細胞ではサイクリン–CDK複合体の働きが亢進しているため，CDKを直接の標的とした阻害薬の開発が進められている．

　　またCDKは，サイクリンとの複合体形成によって活性化されるのに対し，$p27^{Kip1}$などのCDK阻害タンパク質と結合することによって抑制される．CDK阻害タンパク質はがん抑制因子として機能し，多くのがん細胞ではその遺伝子欠損やプロテアソーム系による分解亢進が認められている．したがって，CDK阻害タンパク質の発現回復によって，多くのがん細胞の増殖抑制が期待できる．CDK阻害タンパク質を特異的に分解に導くユビキチンリガーゼとして**SCF複合体**が同定され，その制御機構（NEDD8化）を標的とした阻害薬の開発研究が進んでいる．

細胞周期の進行中に，DNAや染色体が損傷すると細胞周期を停止させるチェックポイント機構が働く．がん抑制因子**p53**は，DNA損傷により活性化し，細胞周期をG1期に停止させるチェックポイント機能を有している．p53以外にも，チェックポイント制御因子として，CHK，Aurora，PLKといったキナーゼなどが同定されている．これらのうち，CHKはDNA損傷時にG2期のチェックポイントの制御因子として機能する．一方，AuroraやPLKは，微小管による紡錘体形成，染色体分配，細胞質分裂といったM期の進行のチェックポイントの制御因子として機能する．がん細胞では，チェックポイント機構がしばしば異常となっているため，チェックポイント制御因子を標的とする薬剤の研究が進められている．がん細胞では，チェックポイント機構がしばしば異常となっているため，チェックポイント制御因子を標的とする薬剤の研究が進められている．

◆ 細胞死制御と分子標的[6)7)]

　アポトーシスにはさまざまな因子が関与するが，最終的にはタンパク質分解酵素であるカスパーゼが活性化されることにより実行される．このカスパーゼの活性化に至るシグナル伝達経路は，主に，デスレセプターを介する経路（外因性経路：extrinsic pathway）とミトコンドリアを介する経路（内因性経路：intrinsic pathway）の2つに分けられる．

　デスレセプターを介する経路は，**TNF-α**，**Fasリガンド**，TRAIL（TNF-related apoptosis-inducing ligand）といったリガンドが，それぞれの受容体に結合することによって活性化される．がん細胞に選択的にアポトーシスを誘導できることから，TRAIL受容体のTRAILR1（TRAIL receptor 1；DR4）や**TRAILR2**（DR5）を活性化するアゴニスティックな抗体などの開発研究が進められている．

　一方，ミトコンドリアを介する経路では，抗がん薬刺激などさまざまな刺激による細胞死シグナルがミトコンドリアに集約され，ミトコンドリアよりシトクロムcが放出されることによって活性化される．この経路のシグナル伝達を制御する因子は，細胞のがん化とも関連が深く，分子標的として期待されているものが多い．なかでも，アポトーシスの阻害にかかわる因子は，治療抵抗性とも関連していることもあり，阻害薬の開発研究が進められている．

　特に標的として注目されている制御因子としては，アポトーシスを阻害する**BCL2**や**BCL-XL**がある．これらは，ミトコンドリアからのシトクロムcの放出を阻害する．また，アポトーシス阻害タンパク質である**IAP**（inhibitor of apoptosis protein）ファミリーも標的として注目されている．IAPは，カスパーゼ阻害機能などによりアポトーシスを阻害する．一方，50％以上という高頻度のがんで異常のみられるがん抑制遺伝子p53も標的として期待されている．がん細胞では，変異による機能喪失や分解促進による発現低下により，p53のアポトーシス誘導能が低下しているため，機能や発現の回復を狙ったアポトーシス誘導薬剤の開発が進められている．

◆ その他の制御因子と分子標的[8)～10)]

　細胞周期や細胞死に関連する核内の分子標的として，染色体構成タンパク質のヒストンの修飾にかかわる**HDAC**（histone deacetylase）や**PARP-1**（poly ADP ribose polymerase-1），染色末端保護にかかわる**テロメラーゼ**（Telomerase）などが注目されている．HDACは，ヒストンの脱アセチル化を触媒する酵素で，がん細胞のエピジェネティックな異常に関与する．HDAC阻害薬は，がん細胞に対して細胞周期のG1期停止，分化誘導や強いアポトーシス誘導作用などの活性を示す．PARP-1は，ヒストンや自身のポリADPリボシル化を触媒する酵素で，DNAの損傷部位に集積し，DNA修復に関与する．PARP阻害剤は，DNA修復因子として機能するがん抑制遺伝子BRCA1やBRCA2に変異をもつがんに特に有効性を示す．テロメラーゼは，染色体末端の保護構造であるテロメアを伸張維持する酵素で，がん細胞の無限分裂に寄与する．がん細胞ではテロメラーゼ活性が高いため，テロメラーゼ阻害薬の開発研究が進められている．

＜文献＞
1) がんの分子標的治療（鶴尾隆/編），南山堂，2008
2) がん化学療法・分子標的治療update（西條長宏，西尾和人/編），中外医学社，2009
3) 新臨床腫瘍学（日本臨床腫瘍学会/編），南江堂，2009
4) Malumbres, M. & Barbacid, M. : Nat. Rev. Cancer, 9 : 153-166, 2009
5) Nakayama, K. I. & Nakayama, K. : Nat. Rev. Cancer, 6 : 369-381, 2006
6) Reed, J. C. : Nat. Clin. Pract. Oncol., 3 : 388-398, 2006
7) Letai, A. : Nat. Rev. Cancer, 8 : 121-132, 2008
8) Brandl, A. et al. : Biol. Cell, 101 : 193-205, 2009
9) Rouleau, M. et al. : Nat. Rev. Cancer, 10 : 293-301, 2010
10) Harley, C. B. : Nat. Rev. Cancer, 8 : 167-179, 2008.

6章 細胞周期・アポトーシス・ネクローシス

CDK　サイクリン依存性キナーゼ

◆ 本分子の研究の経緯

　CDK（cyclin dependent kinase：サイクリン依存性キナーゼ）は細胞周期の進行に重要な役割を果たすセリン/スレオニンキナーゼである．CDKは分裂酵母の細胞周期制御因子Cdc2の発見にはじまり，動物卵の成熟促進因子MPFがCdc2ホモログとサイクリンBの複合体であること，さらに，ヒトでもCDK1がクローニングされ全真核生物に共通して細胞分裂における中心的な制御因子として働くことが明らかとなった[1]．CDKはその名の通り，活性を発揮するうえではパートナー分子であるサイクリンとの結合が必須である．CDKの発現は細胞周期を通じてほぼ一定であり，その活性は周期的に変化するサイクリンの発現量（合成と分解）に依存する．

　CDK（1, 2, 3, …），サイクリン（A, B, C, …）ともに複数種存在しており，各CDKは異なるサイクリンと結合することで細胞周期の各時期（G1, S, G2, M）の開始，進行，終了を厳密に制御している．

　現在，ヒトでは13種類のCDK（CDK1〜CDK13）が存在するが，なかでもCDK1（M期開始，進行），CDK2（G1/S遷移，S期進行），CDK4, CDK6（G1期進行）は主要な細胞周期制御因子として知られる（図）．

◆ 分子構造

　各CDKは自身の活性を制御するいくつかの共通した構造（Tループ，ATP結合領域，PSTAIRE配列）をもつ[2]．

　TループはCDKの中央領域に存在するドメインであり，その中のスレオニン残基のリン酸化がCDKの活性化に必要である．このリン酸化はCAK（CDK7とサイクリンHからなる複合体）によって仲介される．

　N末端ATP結合領域内にあるチロシン，スレオニンのリン酸化は活性を負に制御する部分であり，特にチロシン残基はほぼ全種類のCDKで保存されている．こうした，TループやATP結合領域のリン酸化はCDKの構造変化を引き起こし基質認識やATPとの結合能を変化させ活性を調節している．

　このほか，サイクリンとの結合に重要なPSTAIRE配列も全CDKに共通して存在する保存配列である．

◆ 機能・役割

　各CDKは決まった時期に発現してきたサイクリンと結合して特異的な基質をリン酸化することで細胞周期を進行させる[2]．

　CDK1はサイクリンAと結合することでG2期の進行に重要であり，サイクリンBと結合することでヒストンH1やラミンBをリン酸化し染色体凝集，核膜崩壊などM期開始を引き起こす．

　CDK2はG1期にサイクリンEに結合しRBをリン酸化しS期開始に，またS期ではサイクリンAと結合しS期の進行を行う．

　CDK4（またはCDK6）はサイクリンDと結合しRBをリン酸化し増殖抑制を解除することでG1期進行を促す．

　CDK7はサイクリンHと複合体を形成しCDKの活性化に重要なTループ内のスレオニン残基をリン酸化する．

　こうしたCDKの活性はG1期に働く抑制因子CDK阻害タンパク質（Cip/Kipファミリー，INK4ファミリー）をはじめ，DNA損傷や紡錘体形成に異常が生じた際にはチェックポイントと呼ばれる負の調節機構により，異常な細胞分裂が進行しないよう厳密に制御されている（図）．

◆ がんとの関連性・臨床的意義

　細胞周期の調節は細胞の複製を制御するための重要な分子システムであり，その異常は多くのがんで起こっ

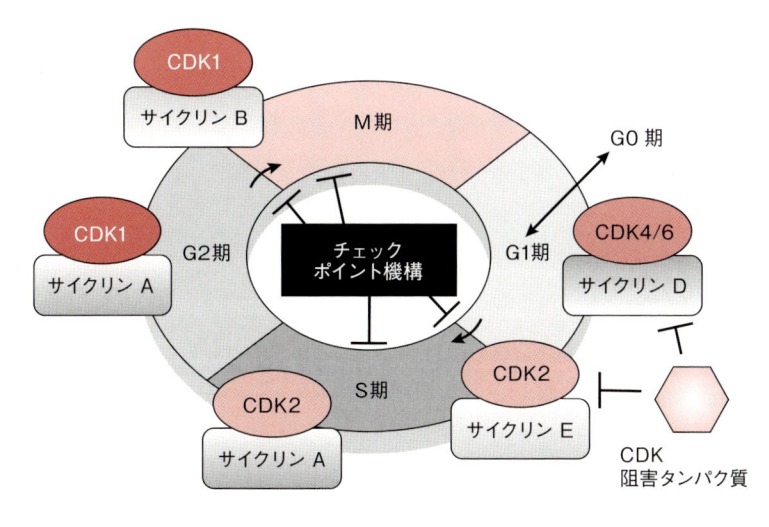

図　CDK，サイクリン，CDK阻害タンパク質による細胞周期制御
細胞周期はCDK，サイクリン，CDK阻害タンパク質の発現バランス（合成分解）によって進行が制御されている．さらに，細胞周期はDNA損傷時やDNA複製，分配の異常時などには誤って進行しないようにチェックポイントと呼ばれる機構により厳密に監視されている

ている．実際，間期（G1期の進行）で働くCDK4やCDK6，種々のサイクリンの遺伝子増幅，過剰発現，制御異常などが非常に多くのがん種で認められている．一方でCDK2（S期の開始，進行）の変異はヒトがんでは見つかっていない．

　CDK4に関してはマウスを用いた多くの in vivo での実験報告がある[3)〜6)]．CDK4の構成的活性型であるCDK4（Arg24Cys）ノックインマウスでは多くの部位で腫瘍が発生する．また，HER2過剰発現型乳がん発症マウスにおいては，CDK4を欠損，または結合パートナーであるサイクリンD1を欠損させると乳がんの発生が起こらなくなる．しかし，その一方でMycやWnt1による乳がん発症はサイクリンD1を欠損させても野生型同様に起こることから，サイクリンD1-CDK4はHER2陽性の乳がんの発生に重要であることが示唆されている．今後，他のCDKにおいても同様に解析が進むことで，がん種の選択とともにCDKを標的とした阻害剤の開発が進むことが期待される．

＜文献＞
1) Malumbres, M.& Barbacid, M. : Nat. Rev. Cancer, 9 : 153-166, 2009
2) 細胞周期がわかる（中山敬一/編），羊土社，2001
3) Yu, Q. et al. : Cancer Cell, 9 : 23-32, 2006
4) Reddy, H. K. et al. : Cancer Res., 65 : 10174-10178, 2005
5) Landis, M. W. et al. : Cancer Cell, 9 : 13-22, 2006
6) Yu, Q. et al. : Nature, 411 : 1017-1021, 2001

（築茂由則）

memo

6章 細胞周期・アポトーシス・ネクローシス

SCF複合体 *Skp1-Cullin-1-F-box complex*

本分子の研究の経緯

　SCF複合体はE3ユビキチンリガーゼとして機能する複合体であり，その名称は構成タンパク質であるSkp1-Cullin-1-F-boxの頭文字に由来する．SCF複合体は出芽酵母でG1期停止する温度感受性の細胞周期変異株の研究により発見された．ここで見つかったのがSkp1，Cdc4（F-boxタンパク質），Cdc34（Ubc3），Cdc53（Cullin-1：Cul-1），であり，これらの変異体ではCDK阻害タンパク質Sic1の分解ができないことがG1期で停止する原因であることが明らかになった[1]．その後，分裂酵母のCDK阻害タンパク質Rum1，ヒトのCDK阻害タンパク質p27もSCF複合体により分解制御されること[2][3]が明らかとなり，SCF複合体が普遍的に機能していることが証明された．以降，F-boxタンパク質が多種類存在することが明らかとなるにつれ，SCF複合体は細胞周期のみならず，多細胞生物の発生，分化，がん，免疫応答，脳機能など広範な機能をもつことがわかってきた．

分子構造

　SCF複合体の構成因子としては，基質とのアダプタータンパク質SKP1，複合体形成の足場となるCUL-1，基質認識タンパク質F-box，さらに基質ユビキチン化に重要なRINGフィンガータンパク質RBX1が知られる（図）．この中でF-boxタンパク質はヒトでは約70種類ほどみつかっており，多様な基質を分解するためSCF複合体はF-boxを使い分けていると考えられる．

　F-boxタンパク質の構造的特徴としてはSKP1と結合するためのF-boxドメインと基質認識のためのWD40リピート，LRR（leucine rich repeat）などを有していることがあげられる．一般にWD40リピートをもつF-boxタンパク質はFbxw，LRRをもつ場合はFbxl，それ以外はFbxoという具合に3つのカテゴリーに分類される[4]（図）．

機能・役割

　E3ユビキチンリガーゼであるSCF複合体の機能は，構成因子の1つであるF-boxタンパク質を介して標的タンパク質をユビキチン化することである．その結果，標的タンパク質はプロテアソーム系により分解される．その制御機構に関しても，標的タンパク質の補足は基質側のリン酸化修飾に依存することに加え，SCF構成因子CUL-1の修飾（NEDD8化）も基質のユビキチン化に重要であるなどSCF複合体の機能も複雑に制御されていることがわかってきた[5]．

　SCF複合体は，多種類あるF-boxタンパク質を換えることで異なる基質をユビキチン化することが可能である．代表的なF-boxおよびその基質としては，SKP2（Fbxl1）を介したp21，p27，p57や，Fbw7（Fbxw7）を介したサイクリンE，MYC，また，β-TrCP（Fbxw1a）を介したCDC25，WEE1，βカテニン，IκB-αなどがあげられる．SCF複合体は，こうしたさまざまな基質を適切な条件下でユビキチン化し，分解を誘導することで細胞周期，増殖，生存，免疫応答など多彩な細胞応答を正負に調節する役割を果たしている[4]．

がんとの関連性・臨床的意義

　SCF複合体を介した基質分解系の異常は多くのがんで報告されている[4]．例えばSKP2の発現量の増加と基質分子p27の減少は多くのがんで認められる．その他にも，組織特異的SKP2トランスジェニックマウスの実験から，SKP2の発現増加するとp27が減少し，それに伴い前立腺がんやリンパ腫を引き起こすことも報告されておりSKP2は発がんに重要な機能を果たしていると考えられる．これとは逆に，Fbw7を介したサイクリンEやMYCなどの増殖促進的に働くタンパク質

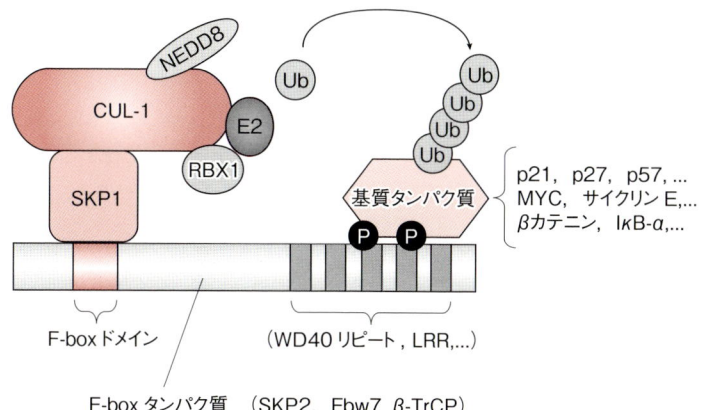

図　SCF複合体による基質タンパク質のユビキチン化

F-boxタンパク質が置き換わることでさまざまな基質タンパク質（細胞周期関連因子，転写因子，阻害因子など）のユビキチン化，分解を誘導することで，細胞周期をはじめ，細胞の増殖，生存，免疫応答などの制御を行う

の分解はがん抑制的に機能すると考えられ，実際に卵巣がん，乳がん，リンパ腫などでFbw7の変異が報告されている．β-TrCPに関しては，その基質にβカテニン，CDC25のような増殖促進的に働くものからIκB-α，Wee1のように増殖抑制的に働くものまでさまざまでありがんにおいても発現上昇，変異の両方が見つかっている．また，トランスジェニックマウスの実験においても野生型，優性阻害型β-TrCP（F-box領域欠損）ともに腫瘍を引き起こすことが報告されている．

こうしたSCF複合体活性の変化は発がん過程のみならず，がん化した細胞の増殖，生存にも有利に働いているため，SCF複合体は魅力的な分子標的の1つと考えられている．現在までのところ，F-boxタンパク質特異的な阻害薬の報告はないが，SCF複合体の構成因子であるCUL-1の機能を阻害する低分子が報告されている．CUL-1はNEDD8修飾というユビキチン化に似た修飾を受けることによってSCF複合体の基質ユビキチン化反応を促進する．このCUL-1のNEDD8修飾反応を阻害する低分子MLN4924ががん細胞に対してp27などのSCF基質の蓄積，S期停止，細胞死を誘導し，in vivoマウス移植実験でも抗腫瘍効果を発揮することが報告された[6]．MLN4924は現在，メラノーマ，多発性骨髄腫，リンパ腫患者を対象に臨床試験が進められている．

<文献>
1) Feldman, R. M. et al. : Cell, 91 : 221-230, 1997
2) Kominami, K. & Toda, T. : Genes Dev., 11 : 1548-1560, 1997
3) Carrano, A. C. et al. : Nat. Cell Biol., 1 : 193-199, 1999
4) Nakayama, K. I. & Nakayama, K. : Nat. Rev. Cancer, 6 : 369-381, 2006
5) Chiba, T, & Tanaka, K. : Curr. Protein Pept. Sci., 5 : 177-184, 2004
6) Soucy, T. A. et al. : Nature, 458 : 732-736, 2009

（築茂由則）

memo

6章 細胞周期・アポトーシス・ネクローシス

p53

本分子の研究の経緯

p53は，1979年に腫瘍ウィルスSV40で形質転換した細胞に高発現する，分子量53 kDaのタンパク質として発見された[1]．その後，*p53*遺伝子はがん抑制遺伝子であることが証明され，がん研究において非常に注目される分子となった．

Tynerらは，p53が通常よりも活性化している変異マウスにおいては，通常のマウスよりがんの発生率は低かったものの，組織の老化が早く寿命が短かったことを報告した[2]．すなわち，*p53*遺伝子は単にがん抑制遺伝子として機能しているのではなく，組織の老化にも関与していることが示唆される．

分子構造

p53のpはタンパク質（protein），53は分子量53 kDaを意味する．タンパク質は393個のアミノ酸から構成されている．ヒト*p53*遺伝子は，第17番染色体短腕上に存在する．N末端側には転写活性を調節するドメインがあり，細胞内でさまざまなリン酸化を受けるドメインでもある（図）．p53タンパク質の中央部には塩基配列特異的なDNA結合ドメインがある．C末端には四量体形成ドメインや核移行領域が存在し，これらのドメインは細胞内でアセチル化されることが知られている．

機能・役割

*p53*遺伝子は，がん抑制遺伝子の1つであり，DNAが放射線などのダメージを受けると活性化され，傷ついた遺伝子をもつ細胞の増殖を防ぐ役割を担っていることから，「ゲノムの守護神」と呼ばれる．p53タンパク質は，GADD45，MDM2，p21$^{CIP1/WAF1}$，BAX，14-3-3σなど多くの遺伝子群の発現に関与する転写因子として機能する．細胞に対する種々の刺激に反応し，標的遺伝子を制御することにより，多彩な生理機能を有する．p53が制御しうる機能は，損傷を受けたDNAの修復タンパク質の活性化，DNAが修復不可能な損傷を受けた場合のアポトーシス誘導，細胞周期の制御，老化，解糖系や活性酸素調節，ミトコンドリアでの呼吸・エネルギー代謝，オートファジー，iPS細胞の制御など，非常に多岐にわたる．

通常，p53は，ユビキチンリガーゼであるMDM2の作用により，不活性な状態に保たれている．MDM2は，p53の転写活性を阻害し，p53をユビキチン化することによりその分解を促進する[3]．p53の転写活性は，リン酸化やアセチル化など，種々の翻訳後修飾によりその活性が制御されることが知られている．

がんとの関連性・臨床的意義

細胞ががん化するためには複数のがん遺伝子とがん抑制遺伝子の変化が必要であると考えられるが，*p53*遺伝子はがんにおいて最も高頻度に異常が認められている[4]．ヒトがん細胞における*p53*遺伝子は，大腸・胃・乳腺・肺・脳・食道など多くの腫瘍において突然変異を起こしていることが知られている．p53タンパク質の異常な蓄積が多くの腫瘍組織において観察されている．Li-Fraumeni症候群（リ・フラウメニ症候群）は，家系内に脳腫瘍，乳がん，白血病，肉腫などのさまざまながんが多発する遺伝疾患であり，*p53*遺伝子の欠損が原因で起こる．ヒトのがんにおいては，多くの組織で，*p53*遺伝子自身の変異により，または，p53の上流および下流のシグナル伝達経路の欠損により，p53の活性が失われている．何らかの原因で*p53*遺伝子が損傷を受けると，がん細胞はアポトーシスを誘導されにくくなり，治療抵抗性となる．

血清中の抗p53抗体の出現と*p53*遺伝子の変異は高い相関がある[5]〜[7]．*p53*遺伝子の変異により半減期が延長し，変異p53タンパク質が細胞核内に蓄積することが示唆されている．すなわち，抗p53抗体の出現は，

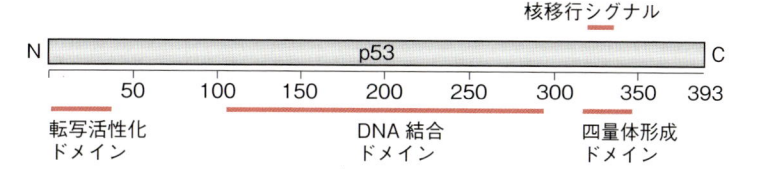

```
            核移行シグナル
N |━━━━━━━━━━━ p53 ━━━━━━━━━━| C
   50  100  150  200  250  300  350  393
  転写活性化         DNA結合         四量体形成
   ドメイン          ドメイン          ドメイン
```

図　p53タンパク質の構造
p53タンパク質の主なドメイン構造を示す．なお，*p53*遺伝子の変異は中央部のDNA結合ドメインに集中しており，変異のホットスポットと呼ばれる

がん細胞における*p53*遺伝子の変異とp53タンパク質の細胞内への蓄積の結果であると考えられる．また，抗p53抗体は，実際に悪性腫瘍において高い特異性で出現するという結果も得られている．抗p53抗体の出現を検出することによりがんの診断が可能になると考えられる．抗p53抗体測定は，早期の大腸がん，食道がん，乳がんの診断に対し，2007年より保険適応が認められた．

p53そのものを用いた遺伝子治療については，現在のところ，大きな成果が得られていない．アポトーシスを優位に誘導するp53変異体や，p53AIP1，p53DINP1，p53RDL1などのアポトーシス関連のp53標的遺伝子について，アデノウイルスベクターを用いた遺伝子導入法によって，*p53*遺伝子治療より効果的な新しい遺伝子治療法の開発が可能になると期待されている．

＜文献＞
1) DeLeo, A. B. et al. : Proc. Natl. Acad. Sci. USA, 76 : 2420-2424, 1979
2) Tyner, S. D. et al. : Nature, 415 : 45-53, 2002
3) Momand, J. et al. : Cell, 69 : 1237-1245, 1992
4) Hollstein, M. et al. : Science, 253 : 49-53, 1991
5) Lubin, R. et al. : Clin. Cancer Res., 1 : 1463-1469, 1995
6) Lubin, R. et al. : Nat. Med., 1 : 701-702, 1995
7) Peyrat, J. P. et al. : Lancet, 345 : 621-622, 1995

（芳賀直実）

memo

6章 細胞周期・アポトーシス・ネクローシス

微小管 *microtubule*

● 本因子の研究の経緯

微小管は，細胞骨格の構成要素の1つであり，細胞の形を一定に保ち，また細胞の運動や物質輸送に重要な役割を果たしている．1960年代に行われた電子顕微鏡を用いた細胞の観察から，繊毛や鞭毛の構造と動作に微小管構造が大きな役割を果たしていることや，細胞分裂の際の染色体の移動に関与する紡錘体の繊維が微小管であることが発見された．また，細胞の極性，遊走，細胞内顆粒の輸送など，細胞のさまざまなプロセスに微小管が必要であることが明らかになっている．

● 構造

微小管は，主にα-チューブリンおよびβ-チューブリンのヘテロ二量体から構成される[1)2)]．チューブリン二量体が繊維状に重合したものは原繊維（プロトフィラメント）と呼ばれ，プロトフィラメントがらせん状に束ねられて円柱状の微小管繊維になる（図）．細胞中に見出される微小管の多くは13本のプロトフィラメントからできており，直径は25nmである．微小管の長さは細胞の状態や環境に応答して変化しており，チューブリンの重合によって伸長し，脱重合によって短縮される．

微小管の表面には微小管結合タンパク質（microtubule-associated proteins：MAPs）が結合しており，微小管のダイナミクスや機能を調節している．MAPsの種類は，組織や細胞の種類によってさまざまであり，微小管に多様な機能を与えている．

● 機能・役割

微小管の重要な機能の1つは，細胞の有糸分裂において形成される紡錘体の主体としての役割である．紡錘体は，細胞周期の分裂期（M期）に形成される．M期前期には，細胞の両極に移動した中心体から微小管が伸長し，中央の赤道面で重なり合う．前中期から中期には，伸びた微小管が染色体上の動原体に結合し，染色体が赤道面に整列する．後期には染色分体が解離し，動原体微小管の分解と短縮によって，娘染色体が両極に向かって引き寄せられて移動すると考えられている．その後，核膜の形成や細胞質分裂を経て，細胞分裂が完了する．

微小管は，また，キネシンモータータンパク質の足場としても機能している．キネシンは，ATP加水分解のエネルギーによって微小管上を動くモータータンパク質である．キネシンは，タンパク質や脂質，細胞内小器官などの細胞内輸送に関与しているだけでなく，紡錘体の形成においても，微小管動態の制御に必須の役割を果たしている．現在までに報告されているM期特異的なキネシンの中には，微小管の脱重合を促進するものもあることが明らかになっており，これらのモータータンパク質が協調的に働くことで，紡錘体の機械的な動きを可能にしている．

● がんとの関連性・臨床的意義

がん細胞で観察される特徴の1つに，染色体の数が高頻度で増加あるいは減少している染色体不安定性があり，染色体分配異常は発がんのメカニズムの1つとして注目されてきた[3)]．染色体不安定性の原因となる機序については今も議論がなされているが，紡錘体の形成における微小管の異常や，微小管結合タンパク質の異常が染色体不安定性に関与していることを示す報告もある．

一方で，がん細胞は分裂が速く，細胞周期が速く進むという点から，細胞周期を標的としたさまざまな種類の抗がん薬が開発されており，微小管機能の阻害剤も多数実用化されている．抗がん薬としての微小管阻害薬には，チューブリンの重合を阻害する微小管重合阻害薬と，チューブリンの重合を促進し，微小管を安定化・過剰形成させる脱重合阻害薬の2種類が存在

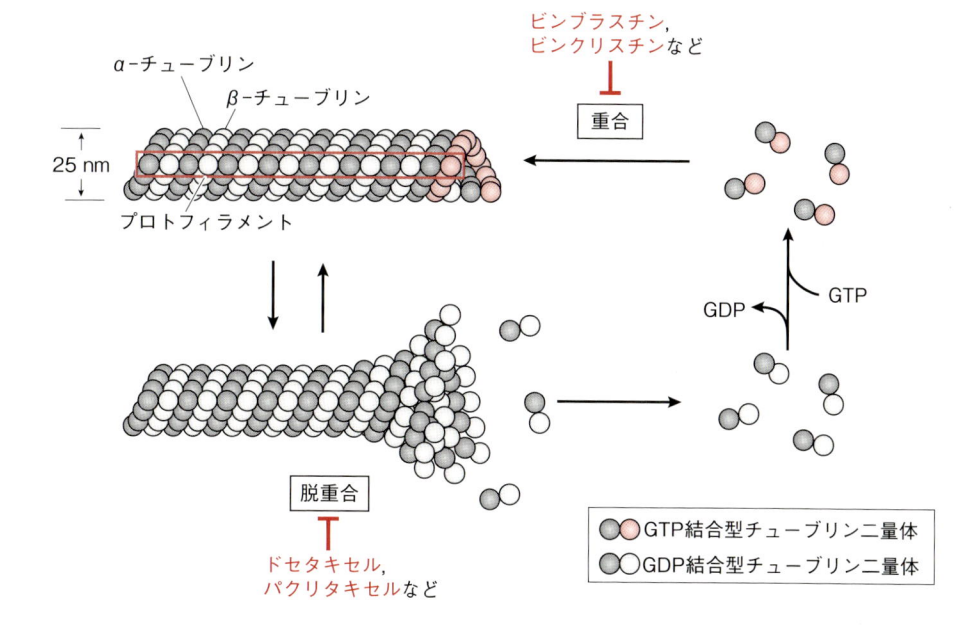

図 微小管の構造と動的不安定性

し，前者にはビンカアルカロイド系の抗がん薬〔ビンブラスチン硫酸塩（エグザール®），ビンクリスチン（オンコビン®）など〕があり，後者にはタキサン系の抗がん薬〔ドセタキセル（タキソテール®），パクリタキセル（タキソール®）など〕がある．いずれの薬剤も微小管の不全をもたらすことにより細胞分裂をM期に停止させて細胞増殖を抑制し，細胞死を誘導する[1)2)]．また，ビンアルカロイド系抗がん薬およびタキサン系抗がん薬は，薬物トランスポーターの1つであるP糖タンパク質の基質となることが知られており，感受性の予測や耐性の克服も重要な研究課題といえる．

微小管を標的とした，同様の作用機序をもつ抗がん薬としては，Epothiloneおよびその誘導体やEribulin mesylate（E7389）などが開発されている．また，KSP（kinesin spindle proten）阻害薬やCENP-E阻害薬など，キネシンタンパク質を標的とした抗がん薬も開発されており，紡錘体形成の阻害により抗腫瘍活性を示すことが報告されている．

＜文献＞

1) Jordan, M. A. & Wilson, L. : Nat. Rev. Cancer, 4 : 253-265, 2004
2) Perez, E. A. : Mol. Cancer Ther., 8 : 2086-2095, 2009
3) Lengauer, C. et al. : Nature, 386 : 623-627, 1997

（齋藤さかえ）

6章 細胞周期・アポトーシス・ネクローシス

TNF-α　腫瘍壊死因子α

本分子の研究の経緯

Carswellらは，腫瘍に対して出血性壊死を引き起こす因子として，BCGとエンドトキシンを注射したマウスの血清中から腫瘍壊死因子（tumor necrosis factor：TNF）を同定した[1]．この腫瘍の壊死は，エンドトキシンの作用によるものではなく，細胞由来の他の因子（TNF-α）によるものであった．TNF-αを含む血清は，多くのマウス由来あるいはヒト由来のトランスフォーム細胞に対して細胞傷害性や増殖抑制性効果を有し，出血性の壊死を惹起し，また，マウスに移植された腫瘍を完全に消失させた．

1984年に遺伝子がクローニングされた．PennicaらはTNF-αを産生する単球様のヒトの細胞およびTNF-αのmRNAを同定した[2]．cDNAクローンが単離され，シークエンスが決定され，大腸菌内で作らせることに成功した．リンパ球由来のサイトカインであるリンフォトキシン-α（LT-α；TNF-β）は，TNF-αと同様の生理活性を有しており，アミノ酸相同性が30％であった．Wangら[3]およびShiraiら[4]はそれぞれ，ヒトTNF-α遺伝子のcDNAクローニングに成功した．推測された233アミノ酸からなるタンパク質は76残基の長いリーダー配列を有していた．大腸菌内で発現された遺伝子産物は，マウスの腫瘍に対して in vivo で壊死を誘導した．

分子構造

TNF-αは，分子量26 kDaの膜結合型タンパク質（前駆体タンパク質）として合成される．TNF-α変換酵素（TNF-α converting enzyme：TACE；ADAM17）により細胞外に存在するカルボキシル基側末端ドメインの切断を受けて17kDaの可溶性TNF-αタンパク質（157アミノ酸残基）となる．前駆体タンパク質と可溶性タンパク質のいずれも活性を有する．可溶性タンパク質は，主な受容体（TNF receptor：TNFR）であるTNFR1およびTNFR2に結合することができる．51kDaのホモ三量体を形成し，血液中を循環する．

機能・役割

TNFは，サイトカインの一種であり，TNF-α，TNF-β（LT-α）およびLT-βの3種類が含まれる．これらの分子は類似した生理作用を有する．腫瘍壊死因子といえば一般にTNF-αを指していることが多い．TNFファミリーにはFasリガンドやTRAIL（TNF-related apoptosis inducing ligand）などの分子が含まれる．TNF-αは，固形がんに対して出血性の壊死を生じさせるサイトカインとして発見された．主に活性化されたマクロファージによって産生されるが，単球，T細胞，NK細胞，平滑筋細胞，脂肪細胞なども産生源となりうる．TNF-αは多機能の炎症促進性サイトカインである．脂質代謝，凝固，インスリン耐性，内皮の機能に対して生理活性を有する．

TNFの生理作用は，生体内の細胞に広く存在しているTNFRを介して発現する．TNFRにはTNFR1とTNFR2が存在する．TNFR1が多くの組織に恒常的に発現しているのに対し，TNFR2は刺激を介して免疫系の細胞に発現する誘導型の受容体である．

TNFR1とTNFR2の構造上の主な違いはデスドメインと呼ばれるドメイン構造の有無である．デスドメインは他のデスドメインを有する分子との結合に関与している．TNFR2にはデスドメインが存在しない．一方，TNFR1は，デスドメインを介してアダプター分子およびタンパク質分解酵素であるカスパーゼ-8の前駆体とともにDISC（death-inducing signaling complex）と呼ばれる複合体を形成する．カスパーゼ-8が活性化され，細胞にアポトーシスが誘導される[5]（図）．

TNFRを介した転写因子（NF-κB，AP-1など）の活性化は生理作用の一部の発現に関与している．NF-κBの活性化はアポトーシスに対して抑制的に働く．転

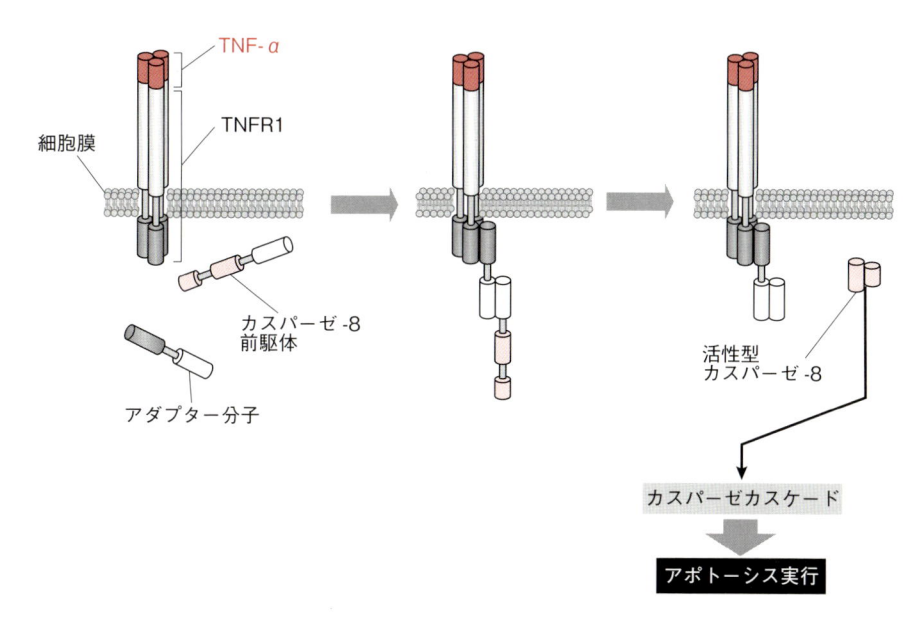

図　TNF-αにより誘導されるアポトーシスのシグナル伝達
TNF-αによるアポトーシスは外因性経路を介して進行する．TNFが受容体（TNFR1）に結合すると，TNFR1の細胞質領域にはアダプター分子を介してカスパーゼ-8の前駆体が結合する．この結合により，カスパーゼ-8は活性型に変換される．活性型カスパーゼ-8はその下流のカスパーゼを次々に活性化（カスパーゼカスケード）し，活性化されたカスパーゼは細胞内の種々の基質を切断し，アポトーシスが実行される．TNFR2にはデスドメインが存在しないので，このシグナル伝達は進行しない

写因子の制御を伴う作用はデスドメインの有無にかかわらず引き起こされるため，TNFR1とTNFR2に共通している．

がんとの関連性・臨床的意義

TNF-αは細胞接着分子の発現やアポトーシスの誘導，炎症メディエーターや形質細胞による抗体産生の亢進を行うことにより感染防御や抗腫瘍作用に関与するが，過剰な発現は関節リウマチ，乾癬などの疾患の発症を招く．TNF阻害薬〔Infliximab（レミケード®），Etanercept（エンブレル®），Adalimumab（ヒュミラ®）など〕は，若年性特発性関節炎（juvenile idiopathic arthritis：JIA），リウマチ性関節炎，乾癬性関節炎，尋常性乾癬，クローン病および強直性脊椎炎など，複数の免疫系疾患の治療薬として承認されている．しかしながら，小児や10代の若者ではこれらの薬剤投与に伴ってリンパ腫やその他のがんのリスクが高まるとされている．

＜文献＞
1) Carswell, E. A. et al. : Proc. Natl. Acad. Sci. USA, 72 : 3666-3670, 1975
2) Pennica, D. et al. : Nature, 312 : 724-729, 1984
3) Wang, A. M. et al. : Science, 228 : 149-154, 1985
4) Shirai, T. et al. : Nature, 313 : 803-806, 1985
5) Micheau, O. et al. : Cell, 114 : 181-190, 2003

（芳賀直実）

memo

Fasリガンド

6章　細胞周期・アポトーシス・ネクローシス

● 本分子の研究の経緯

　不要な細胞の除去は，発生過程，免疫系の機能の維持のみならず，胚形成，組織および器官の変態，組織の維持にもきわめて重要である．哺乳類の発生は，細胞の増殖・分化だけでなく，細胞の死によっても厳密に制御されている．発生または組織の維持の際に起きる細胞死はプログラム細胞死と呼ばれ，その大部分はアポトーシスの過程を経る．アポトーシスは形態的にネクローシス（壊死）と区別される．ネクローシスは，物理的な傷害または化学物質などにより起きる偶発的な細胞死である．

　アポトーシスにおいては，細胞質が凝縮し，また，核も凝縮し，最終的には断片化する．アポトーシスの最終段階では，細胞自体が断片化し，アポトーシス小体と呼ばれる構造物となる．アポトーシス小体は，周辺に存在するマクロファージや顆粒球に貪食される．アポトーシスは，プログラム細胞死のときだけにみられるものではなく，ある種の細胞傷害性T細胞（cytotoxic T cells：CTL）によっても誘導されうる．Sudaらは，細胞表面の受容体として知られていたFas（APO-1；CD95；TNFRSF6）に結合することにより細胞死を誘導するリガンド（Fasリガンド）を同定した[1]．Fasは，1989年に，ヒトの細胞を殺す活性を有するモノクローナル抗体（抗Fas抗体）とともに発見された[2]．抗Fas抗体により誘導される細胞死は，アポトーシスであった．遺伝子クローニングの結果，Fasは，TNF受容体ファミリーに関連する膜貫通型タンパク質であることが明らかになった．

　Takahashiらは，1994年に，ヒトのFasリガンド遺伝子を単離した[3]．COS細胞に発現させると，ヒトおよびマウスのリコンビナントFasリガンドはアポトーシスを誘導したことから，その交差反応性が示された．

● 分子構造

　Fasリガンドは，281アミノ酸からなるタイプIIの膜貫通型タンパク質である．メタロプロテアーゼにより切断され，可溶型に転換する．マウスのタンパク質と，アミノ酸レベルで76.9％の相同性がある．Fasリガンドの細胞内領域はリガンドとしては長い約80アミノ酸からなる．また，著しくプロリンに富んだ配列はマウスとヒトでよく保存されている．ATG開始コドンのおよそ300bp上流の配列は，マウスとヒトでかなり保存されており，SP1，NF-κB，IRF1などのいくつかの転写因子は，この領域で認識されている．

● 機能・役割

　Sudaらは1993年に，Fasリガンドを同定した[1]．Fasリガンドは，TNFファミリーに属する，タイプIIの膜貫通型タンパク質であり，Fasを発現している細胞にアポトーシスを誘導する活性がある（図）．Fasは，免疫系の細胞のみならず，肝臓，肺，卵巣，心臓に発現していることが知られているが，これらの臓器におけるFas抗原の機能は明らかにされていない．一方，FasのリガンドであるFasリガンドは，活性化されたTリンパ球（CTL）やNK細胞に存在し，ウイルスに感染した細胞やがん化した細胞，活性化されたB細胞（Bリンパ球）やT細胞（Tリンパ球）にアポトーシスを誘導する．加齢に伴いリンパ節および脾臓が肥大化し，DNAや核に対する抗体を血清中に蓄積し，腎炎や動脈炎を発症する変異マウス（lpr：lymphoproliferation，gld：generalized lymphoproliferative disease）を用いた解析により，免疫系におけるFas/Fasリガンド系の関与が明らかにされた[1,4]．すなわち，lprやgldマウスでは，FasあるいはFasリガンドが正常に機能しないため，活性化されたTリンパ球，自己反応性の抗体を産生するBリンパ球が死滅せずに自己免疫疾患を発症したと考えられる．Fasリガンドをマウスに投与

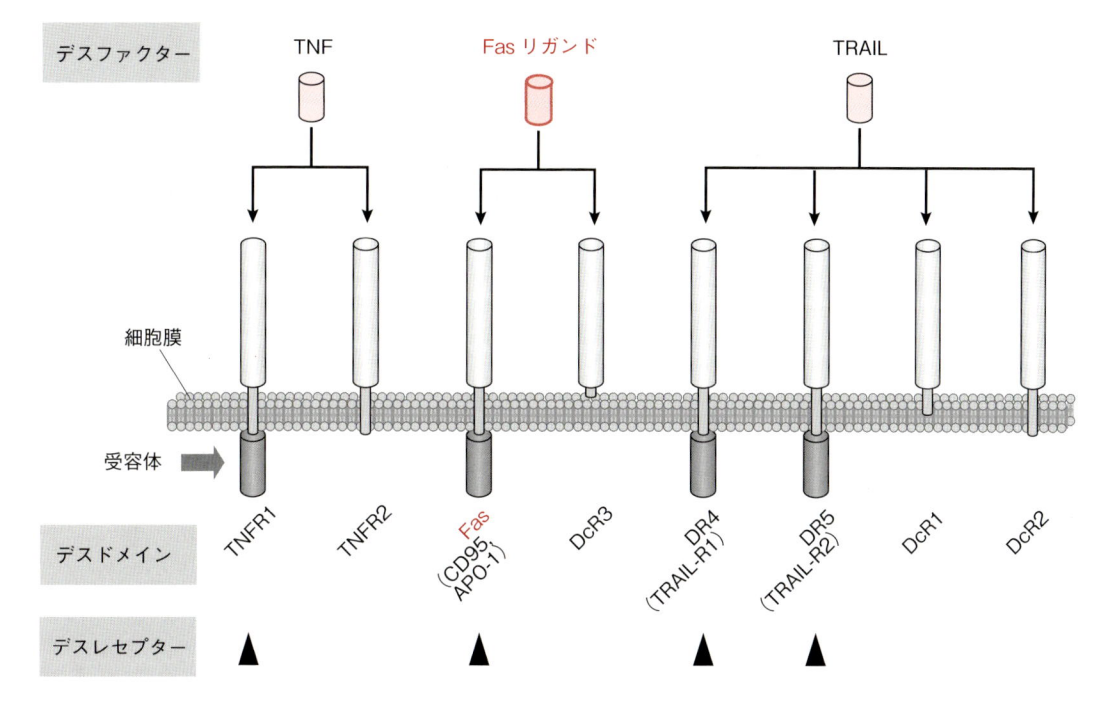

図 デスファクターと受容体

デスファクター（TNF，Fasリガンド，TRAIL）と，それぞれのデスファクターが結合する受容体を示す．これらの受容体のうち，細胞質内にデスドメインと呼ばれる領域をもつものが外因性経路を介するアポトーシスに関与しているデスレセプター（細胞死受容体）である．Fasはデスドメインを有しているので，リガンドの結合により細胞にアポトーシスを誘導する

する，あるいはアゴニストとして作用する抗Fas抗体をマウスに投与すると，マウスは劇症肝炎の症状を呈して数時間以内に死滅する[5]．CTLは本来，Fasリガンドを利用して，ウィルスに感染した細胞やがん化した細胞を攻撃し，これらの細胞を除去する役割を担っている．このような臓器破壊においては，CTLが異常に活性化され，肝細胞にアポトーシスを誘導すると考えられる．

がんとの関連性・臨床的意義

1980年代後半に，抗Fas抗体の開発が進められた．FasはTNF受容体遺伝子スーパーファミリーに属するデスレセプターである．抗Fas抗体は，デスレセプターであるFasに結合するモノクローナル抗体であり，がん細胞にアポトーシスを誘導することにより抗腫瘍活性を発現する．しかしながら残念なことに，in vivoの実験において，マウスの抗Fas抗体には，非常に強い毒性が認められた．これは上述のように，肝細胞に非常に速やかにアポトーシスを誘導することに起因すると考えられた．

<文献>
1) Suda, T. et al. : cell, 75 : 1169-1178, 1993
2) Yonehara, S. et al. : J. Exp. Med., 169 : 1747-1756, 1989
3) Takahashi, T. et al. : Int. Immunol., 6 : 1567-1574, 1994
4) Watanabe-Fukunaga, R. et al. : Nature, 356 : 314-317, 1992
5) Ogasawara, J. et al. : Nature, 314 : 806-809, 1993

（芳賀直実）

TRAILR

6章　細胞周期・アポトーシス・ネクローシス

● 本分子の研究の経緯

TRAIL（TNF-related apoptosis-inducing ligand）の受容体であるTRAILR1（TRAIL receptor 1；DR4）とTRAILR2（DR5）は，アポトーシス誘導に関与する．一方，TRAILR3（DcR1）とTRAILR4（DcR2）はアポトーシスのシグナル伝達のきっかけとはならない．

Walczakらは，TRAILの刺激によりアポトーシスが誘導された細胞株を用いて，アフィニティ精製により，新たにTRAIL受容体タンパク質を同定し，TRAILR2と名付けた[1]．さらに，PCRとライブラリースクリーニングにより，TRAILR2をコードする領域に相当するcDNAを単離した．ノザンブロッティング法を用いた解析により，試したすべての組織において，TRAILR2は4.4 kbのmRNAとして発現していることが確認された．特に，末梢血リンパ球，脾臓，卵巣においては発現レベルが非常に高かった．

一方，Screatonら[2]とWuら[3]も，同年（1997年）に，TRAILR2をコードするcDNAのクローニングに成功し，それぞれTRICK2（TRAIL receptor inducer of cell killing），KILLER/DR5と名付けた．Screatonら[2]の報告においても，多くの種類の細胞においてTRAILR2の発現が確認され，特に，リンパ球と脾臓において発現レベルが高いことが明らかになった．また，mRNA前駆体の可変スプライシングが2種類のTRICK2アイソフォームを生成することを見出し，それぞれTRCIK2A，TRICK2Bと名付けた．440アミノ酸からなると推測されたTRICK2Bタンパク質は，TRICK2Aと比較すると，細胞外ドメインに29アミノ酸の延長が含まれていた．

MacFarlaneら[4]，Panら[5]，Sheridanら[6]，Schneiderら[7]はそれぞれ，TRAILR2と，TRAILR3をコードするcDNAを単離した．TRAILR2は，TRAILR1と同様に細胞内デスドメインを有しており，細胞にアポトーシスを誘導することができた．一方，TRAILR3はデスドメインを有しておらず，アポトーシスを誘導する活性がなかった．TRAILR3はデコイ受容体と呼ばれる．複数の受容体の存在により，TRAILのシグナル伝達経路が非常に複雑であることが示唆された．

● 分子構造

配列から予想される440アミノ酸からなるTRAILR2タンパク質には，シグナルペプチドが1つ，TNF受容体ファミリータンパク質に特徴的なシステインリッチな偽繰り返し配列が2つ，膜貫通ドメインが1つ，そして細胞内デスドメインが1つ含まれている．TRAILR2のデスドメインはTNFR1のデスドメインと30％の相同性がある．また，機能的なTRAIL受容体であるTRAILR2とTRAILR1には58％の相同性がある．

● 機能・役割

TRAILは，APO2Lとも呼ばれ，腫瘍壊死因子（tumor necrosis factor：TNF）ファミリーに属するサイトカインである．TNF, Fas抗体，Fasリガンドと同様に，受容体に結合してがん細胞にアポトーシスを誘導できる分子（図）として，TRAILが同定された．TRAILは，複数の異なる受容体に結合することができ，そのうちの2つ（TRAILR1，TRAILR2）ががん細胞にアポトーシスを誘導しうる，いわゆるデスレセプターである（図）．TRAILがこれらの受容体に結合すると，Fasを介して誘導されるのと同様に，受容体の細胞内デスドメインを介して，カスパーゼの活性化を伴うアポトーシス経路が活性化される．また，TRAIL欠損マウスにおいてはFasリガンド欠損マウスと異なり，T細胞の異常は起きなかった．

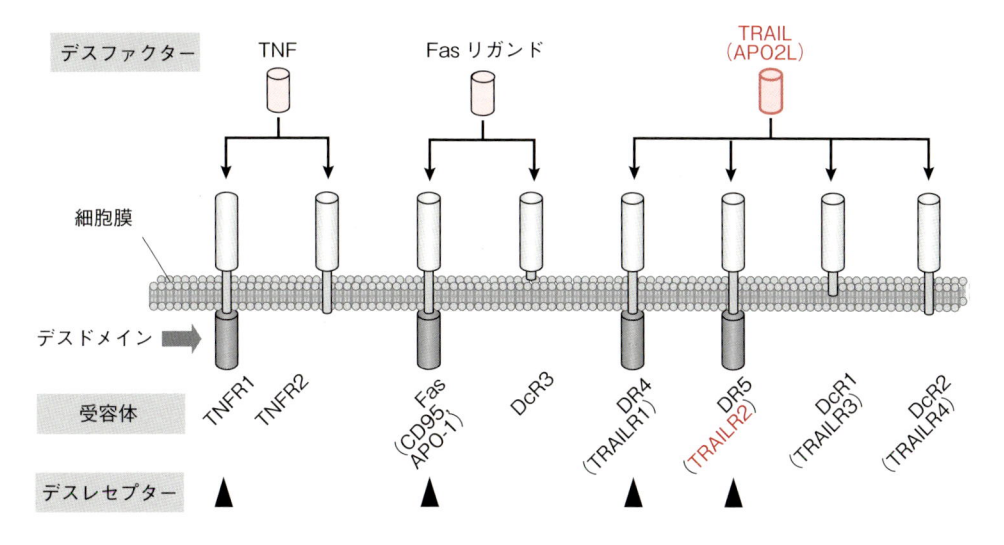

図 デスファクターと受容体

デスファクター（TNF，Fasリガンド，TRAIL）と，それぞれのデスファクターが結合する受容体を示す．これらの受容体のうち，細胞質内にデスドメインと呼ばれる領域をもつものが外因性経路を介するアポトーシスに関与しているデスレセプター（細胞死受容体）である．TRAILR1，TRAILR2はデスドメインを有しているので，TRAILの結合により細胞にアポトーシスを誘導する

がんとの関連性・臨床的意義

TRAILRはさまざまながん細胞で発現しているので，この経路はがんの分子標的治療の対象として合理的であると考えられる．TRAILRおよびその下流の経路を治療の標的と考えた場合，その治療戦略はいくつか考えられる．例えば，可溶型のリコンビナントTRAILを用いた場合，マウスモデルにおいては肝細胞に対する重篤な副作用は現れずに抗腫瘍活性が確認されている．また，TRAILそのものではなく，アポトーシス誘導に関与するTRAILRであるTRAILR1またはTRAILR2に対するモノクローナル抗体を用いる方法も考えられる．この方法は，必ずしもアポトーシス誘導とは関係のない他のTRAILRを刺激しないので，TRAILそのものを用いるよりも効率的・選択的にがん細胞を死滅させることができる可能性がある．

TRAILR2は，多くの腫瘍組織で発現が認められるのに対し，正常組織でほとんど発現していない．Lexatumumab（HGS-ETR2）は，TRAILR2に強く結合するモノクローナル抗体で，がん細胞の外因性アポトーシス経路を活性化させる．また，がん細胞株およびマウスの移植モデルにおける単独での抗腫瘍効果，ドセタキセル，パクリタキセル，シスプラチンとの併用による効果増強作用も確認されている．第Ⅰ相臨床試験の結果によれば，10mg/kg以下の静脈内投与においては，造血系に対する副作用はほとんど現れず，比較的多かった副作用は便秘，疲労感，軽い吐き気であった．TRAILR1に対する抗体についても，臨床試験が行われている．

リコンビナントTRAILおよび抗TRAIL抗体を用いた臨床試験の結果では，注目すべき毒性の報告はなされていない．このような観点からはTRAILRを標的とした抗がん薬開発は非常に期待される．一方，実験室で用いられる多くのがん細胞株に対してTRAILはアポトーシスを誘導するものの，プライマリの細胞はTRAILに耐性であるとする報告もある．

＜文献＞
1) Walczak, H. et al. : EMBO J., 16 : 5386-5397, 1997
2) Screaton, G. R. et al. : Curr, Biol., 7 : 693-696, 1997
3) Wu, G. S. et al. : Nat. Genet., 17 : 141-143, 1997
4) MacFarlane, M. et al. : J. Biol. Chem., 272 : 25417-25420, 1997
5) Pan, G. et al. : Science, 277 : 815-818, 1997
6) Sheridan, J. P. et al. : Science, 277 : 818-821, 1997
7) Schneider, P. et al. : FEBS Lett., 416 : 329-334, 1997

（芳賀直実）

6章 細胞周期・アポトーシス・ネクローシス

BCL2

本分子の研究の経緯

がん細胞において通常染色体異常が認められることは古くから知られているが，1980年代初期に，ヒト血液細胞がんにみられる2つの染色体転座t(14;18)およびt(9;22)が，それぞれがん遺伝子であるc-mycおよびc-ablを活性化することが見出され，発がんのメカニズムの1つとして注目された．BCL2（B-cell CLL/lymphoma 2）遺伝子は，ヒト濾胞性リンパ腫におけるt(14;18)転座の近傍に存在するがん遺伝子として同定され[1]，カスパーゼの活性化を抑制する抗アポトーシス遺伝子であることが明らかになっている．また，構造・機能の類似したタンパク質が複数同定されており，BCL2ファミリーと呼ばれている．

分子構造

BCL2ファミリータンパク質は，アポトーシスを抑制する分子群と促進する分子群に大別される（図）．BCL2ファミリーの分子は，BCL2相同（BCL2 homology：BH）ドメインと呼ばれる特徴的な配列を1～4個もち，これらのドメインがタンパク質間の相互作用に重要な働きをしていることがわかっている．BCL2をはじめとするアポトーシス抑制因子では，4種類のBHドメイン（BH1～BH4）がすべて保存されている．また，C末端に疎水性の膜貫通ドメインをもち，この領域を介してミトコンドリア外膜，核膜および小胞体膜に局在している．

BCL2はホモ二量体を形成してアポトーシス抑制に働く一方，同じBCL2ファミリーのアポトーシス促進因子であるBaxとBH3ドメインを介してヘテロ二量体を形成し，競合的に機能を抑制する．細胞内でのアポトーシス抑制因子と促進因子のバランスも，BCL2ファミリータンパク質によるアポトーシスの調節に関与していると考えられている[2,3]．

機能・役割

細胞死の誘導にはいくつものシグナル伝達経路が存在するが，ミトコンドリアを介するカスパーゼ活性化の経路では，ミトコンドリアからのシトクロムcの放出が重要なステップである．シトクロムcは，APAF-1に結合してカスパーゼ-9との複合体を形成し，下流のカスパーゼ-3を活性化させ，アポトーシスを誘導する．BCL2は，ミトコンドリア外膜に存在し，シトクロムcの細胞質への放出を抑制している．ミトコンドリアからのシトクロムc放出の制御機構はまだ完全にはわかっていないが，ミトコンドリア膜透過性遷移孔や電位依存性陰イオンチャネルへの作用を介してアポトーシスの抑制に関与しているのではないかと考えられている．また，小胞体ストレスにより誘導されるアポトーシスの経路にも，BCL2ファミリータンパク質が関与することが明らかになっている[4]．

BCL2ファミリータンパク質は，アポトーシスだけでなく，オートファジーやネクローシスにも関与している[4,5]．BCL2は，オートファジー誘導因子の1つであるbeclin 1と結合することによって，オートファジーの抑制に働く．また，低酸素や呼吸阻害により誘導されるネクローシスを抑制することや[6]，NF-κBの活性化にも影響を与えることが報告されている．

がんとの関連性・臨床的意義

アポトーシス抑制因子であるBCL2による発がんのメカニズムについては，BCL2の活性化によって細胞の寿命が長くなる結果，発がんにかかわる二次的な遺伝的変化の起こる確率が高くなることで，細胞のがん化が進むというモデルが広く受け入れられている．濾胞性リンパ腫に特徴的な染色体転座t(14;18)は，14q32.3に遺伝子座をもつ免疫グロブリン重鎖と18q21.3に位置するBCL2との遺伝子転座であり，BCL2の遺伝子産物の過剰なレベル上昇を引き起こす．

アポトーシス抑制因子

BCL2 サブファミリー

BCL2, BCL-XL,
BCL-w, MCL-1, BCLB

BFL1/A-1

アポトーシス促進因子

BAX サブファミリー

BAX, BAK, BOK

BCL-XS

BCL-GL, BFK

BH3-only サブファミリー

BIK, BIM, HRK

BAD, BID, PUMA,
BMF, NOXA

図 ヒトBCL2ファミリータンパク質の構造
BCL2ファミリータンパク質は，構造と機能からBCL-2サブファミリー，BAXサブファミリーおよびBH3-onlyサブファミリーの3種類に分類される．BCL2サブファミリーはアポトーシス抑制因子として働き，BAXおよびBH3-onlyサブファミリーはアポトーシス促進因子として働く．BH：BCL2相同ドメイン，TM：膜貫通ドメイン

BCL2の過剰発現は，リンパ腫以外のさまざまながんにおいても報告されており，悪性度や化学療法耐性と相関することが明らかになっている[4]．

BCL2を標的とした治療は，がん細胞にアポトーシスを誘導し，化学療法や放射線治療との併用によって，固形がんの退縮の効率をよくするものと期待される．現在開発中のBCL2阻害薬としては，BCL2 mRNAを標的としたアンチセンスオリゴヌクレオチド薬剤 **Oblimersen sodium**（Genasense®）が注目されてきたが，未だ承認はされていない．また，BH3ドメインへのタンパク質の結合を競合的に阻害するBH3類似化合物（ABT-737，GX15-070など）についても臨床試験が進められている．

＜文献＞

1) Tsujimoto, Y. et al.: Science, 226: 1097–1099, 1984
2) Kroemer, G.: Nat. Med., 3: 614–620, 1997
3) Oltvai, Z. N. et al.: Cell, 74: 609–619, 1993
4) Yip, K. W. & Reed, J. C.: Oncogene, 27: 6398–6406, 2008
5) Sasi, N. et al.: Mol. Cancer Ther., 8: 1421–1429, 2009
6) Shimizu, S. et al.: Oncogene, 12: 2045–2050, 1996

（齋藤さかえ）

memo

IAP　アポトーシス阻害タンパク質

6章　細胞周期・アポトーシス・ネクローシス

本因子の研究の経緯

IAP（inhibitor of apoptosis protein：アポトーシス阻害タンパク質）は，バキュロウイルスが宿主への感染と複製サイクルの効率を上げるために，宿主細胞を細胞死から防ぐ因子として，ウイルスゲノムから同定された．その機能は，カスパーゼに結合して活性を阻害することであり，ヒトIAPでも同様にプログラム細胞死の内在性阻害物質として働くことが明らかになった[1]．その後，ヒトにおける相同タンパク質として，現在までにNAIP（NLR family apoptosis inhibitory protein），cIAP1，cIAP2，XIAP（X-linked inhibitor of apoptosis protein），survivin，BRUCE/apollon，livin，ILP2の8種類が同定されており，IAP（BIRC）ファミリータンパク質と呼ばれている[2,3]．

構造

IAPファミリータンパク質には，バキュロウイルスIAPリピート（baculovirus IAP repeat：BIR）と呼ばれる約70アミノ酸からなるドメインが1～3個存在する（図）．BIRドメインは，アポトーシスの制御に関して，カスパーゼとの結合や機能の抑制に重要な役割をもつ．XIAP，cIAP1，cIAP2，ILP2およびlivinは，C末端にE3ユビキチンリガーゼの活性中心となるRINGフィンガードメインをもっている．また，cIAP1およびcIAP2にはカスパーゼ誘導ドメイン（CARD）が存在し，タンパク質間の相互作用に関与していると考えられている．

機能・役割

IAPファミリータンパク質は，さまざまな刺激によるアポトーシスの抑制に関与していると考えられているが，そのメカニズムについては明らかになっていない点も多い．XIAPは，カスパーゼ-3，カスパーゼ-7およびカスパーゼ-9と結合し，その活性化を強く阻害する[1]．カスパーゼ-9はXIAPのBIR3ドメインに結合するが，ミトコンドリアからアポトーシス刺激によって遊離されるDIABLO/SMACおよびHTR2Aタンパク質も，同じBIR3ドメインに結合する．そのため，DIABLO/SMACおよびHTR2AタンパクはXIAPとカスパーゼ-9の結合を競合的に阻害する負の調節因子として働き，カスパーゼの活性化によるアポトーシスを促進している．cIAP1およびcIAP2もカスパーゼに結合するが，阻害活性は弱い．

一方，カスパーゼの阻害以外の機能として，cIAP1は，TRAF1およびTRAF2と結合してTNFR複合体を形成し，TNFのシグナル伝達に関与している[3,4]．IAPはTRAF2およびTRAF3と複合体を形成し，NF-κBのシグナル伝達経路の調節に関与する[3]．また，XIAP，cIAP1およびcIAP2は，E3ユビキチンリガーゼ活性によって結合タンパク質あるいは自分自身をユビキチン化し，プロテアソームによる分解を介して機能の調節を行っていると考えられている．

survivinおよびBRUCE/apollonは，他のIAPファミリータンパク質と異なり，細胞分裂の制御にも関与する．特にsurvivinは，M期の進行制御因子としての機能が明らかになっており，抗がん薬の標的としても注目されている．survivinおよびBRUCE/apollonについては，BIRドメイン配列の相同性やドメイン構造の違いから，他のIAPファミリータンパク質と分類できることを指摘する報告もある[3,5]．

がんとの関連性・臨床的意義

がん細胞におけるIAPファミリータンパク質の高発現は，他の抗アポトーシス因子と同様に，DNA損傷や抗がん薬の作用により本来死ぬべき運命にある細胞にアポトーシス耐性を獲得させ，がんの発症や治療抵抗性の原因になっていると考えられている．

cIAP1およびcIAP2遺伝子が存在する染色体11q22

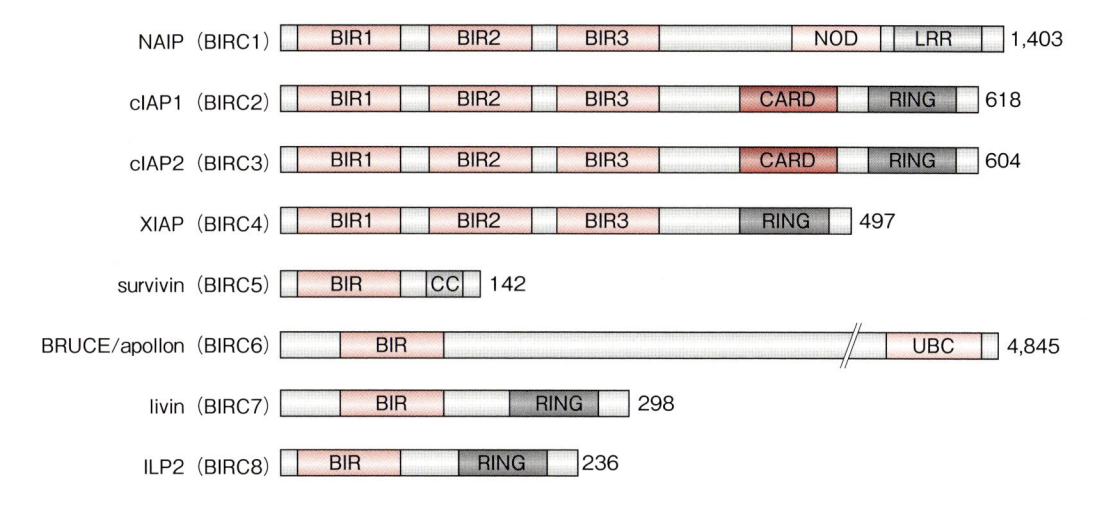

NAIP (BIRC1)	BIR1	BIR2	BIR3		NOD	LRR	1,403
cIAP1 (BIRC2)	BIR1	BIR2	BIR3	CARD		RING	618
cIAP2 (BIRC3)	BIR1	BIR2	BIR3	CARD		RING	604
XIAP (BIRC4)	BIR1	BIR2	BIR3	RING			497
survivin (BIRC5)	BIR	CC	142				
BRUCE/apollon (BIRC6)	BIR					UBC	4,845
livin (BIRC7)	BIR	RING	298				
ILP2 (BIRC8)	BIR	RING	236				

図 ヒトIAP（BIRC）ファミリータンパク質の構造

右端の数字は，各タンパク質のアミノ酸残基数を示す．BIR：バキュロウイルスIAPリピートドメイン，RING：E3ユビキチンリガーゼZnフィンガードメイン，CARD：カスパーゼ誘導ドメイン，NOD：ヌクレオチド結合オリゴマー化ドメイン，LRR：ロイシン-リッチ反復配列ドメイン，UBC：ユビキチン結合ドメイン，CC：コイルドコイルドメイン

は，肺がん，食道がん，子宮頸がん，肝臓がんなど，多くのがんで遺伝子増幅がみられる領域であり，これらのがんではcIAP1が過剰発現していることが知られている[3)6)]．XIAPも多数のがん細胞で発現しており，急性骨髄性白血病では，XIAPの発現レベルが患者生存率に相関することが報告されている[7)]．また，survivinは，正常細胞に比べがん細胞で特異的に高発現していることが知られており，診断のためのバイオマーカーや抗がん薬の標的分子として注目されている．

IAPを標的とした抗がん薬としては，XIAPに対するアンチセンスオリゴヌクレオチド製剤，DIABLO/SMACと同様なカスパーゼ-9とBIR3ドメインとの結合阻害活性を示す化合物（compound 3, AEG40826など），またsurvivinを標的とした細胞周期阻害薬（YM155など）などがあり，開発および臨床試験が進められている．

<文献>
1) Deveraux, Q. L. et al. : Nature, 388 : 300-304, 1997
2) Salvesen, G. S. & Duckett, C. S. : Nat. Rev. Mol. Cell Biol., 3 : 401-410, 2002
3) LaCasse, E. C. et al. : Oncogene, 27 : 6252-6275, 2008
4) Rothe, M. et al. : Cell, 83 : 1243-1252, 1995
5) Robertson, A. J. et al. : Dev. Biol., 300 : 321-334, 2006
6) Imoto, I. et al. : Cancer Res., 61 : 6629-6634, 2001
7) Tamm, I. et al. : Clin. Cancer Res., 6 : 1796-1803, 2000

（齋藤さかえ）

memo

6章 細胞周期・アポトーシス・ネクローシス

HDAC　ヒストン脱アセチル化酵素

本分子の研究の経緯

　HDAC（histone deacetylase：ヒストン脱アセチル化酵素）は，染色体を構成するタンパク質であるヒストンのN末端領域にあるリジン残基の脱アセチル化を触媒する酵素である．1960年代にヒストンが可逆的にアセチル化されることが報告され，クロマチンの構造変化における役割や転写活性との関連が示唆されたが，ヒストンの化学修飾の機構については最近まで明らかにされていなかった．最初のHDACは，1996年にSchreiberらにより，脱アセチル化酵素の活性を阻害する低分子化合物であるトラポキシンと結合するタンパク質として単離された[1]．同時期に，HAT（histone acetyl transferase：ヒストンアセチル化転移酵素）をはじめ，ヒストンの化学修飾を触媒する種々の酵素が相次いで同定され，ゲノム動態のエピジェネティックな制御に関与する因子として注目されている．

分子構造

　ヒトHDACは，現在までに18種類同定されており，機能および配列の相同性から4つのグループに分類される[2]．クラスI HDAC（HDAC-1，HDAC-2，HDAC-3，HDAC-8）は，酵素活性部位にZn^{2+}が存在し，アセチル基の加水分解によって反応を触媒する．クラスII HDACは，酵素触媒部位が1つのクラスIIa（HDAC-4，HDAC-5，HDAC-7，HDAC-9）と酵素触媒部位を2つもつクラスIIb（HDAC-6，HDAC-10）に分類され，クラスI HDAC同様にZn^{2+}依存性の活性をもつ．クラスIII HDAC（SIRT1～SIRT7）は，酵母Sir2のホモログであり，さまざまなシグナルの影響により核と細胞質を移動できる．クラスIII HDACは，脱アセチル化反応にNADを必要とし，アセチル基をNADのADP-リボース残基に転移することで反応を触媒する．唯一のクラスIV HDACであるHDAC-11は，主に核に局在し，酵素活性はZn^{2+}依存性である．

機能・役割

　真核生物のクロマチンの基本単位であるヌクレオソームは，4種類のヒストン（H2A，H2B，H3，H4）からなる八量体にDNAが巻き付いた構造をしている（図）．ヒストンは通常正に荷電しており，負に荷電しているDNAと親和性が高い．ヒストンのアセチル化はヒストンの正の荷電を中和するため，クロマチンの凝集が緩くなり，遺伝子の転写が起こりやすくなる．HDACは，ヒストンを脱アセチル化し，クロマチンを凝集させ，遺伝子の転写を抑制していると考えられてきた．

　最近の研究では，ヒストンの化学修飾（アセチル化，リン酸化，メチル化，ユビキチン化など）の組み合わせがコードとして機能し，それらを認識する因子によって特異的に制御されるというヒストンコード仮説が広く受け入れられており[3,4]，HATおよびHDACによる迅速で可逆的なヒストンの修飾は，遺伝子の転写や細胞周期のエピジェネティックな調節にも重要な役割を果たしていると考えられる．

　ヒストン以外の細胞内のさまざまなタンパク質も，HATおよびHDACによってアセチル化，脱アセチル化修飾を受けることが明らかになっている．HDACが標的とする非ヒストンタンパク質は，p53，RBといったがん抑制遺伝子や転写因子E2Fなど多数報告されている．また，HDAC-6は微小管の構成成分であるα-チューブリンを脱アセチル化することで，重合・脱重合のサイクルを介し，微小管の動的な安定性の制御に関与している[5]．HDACによるアセチル化は，タンパク質の活性，局在や安定性に関与しており，転写，増殖，アポトーシス，分化などのさまざまな細胞反応をコントロールしていることが示されている．

がんとの関連性・臨床的意義

　がん組織においては，HDACの異常な活性化がみら

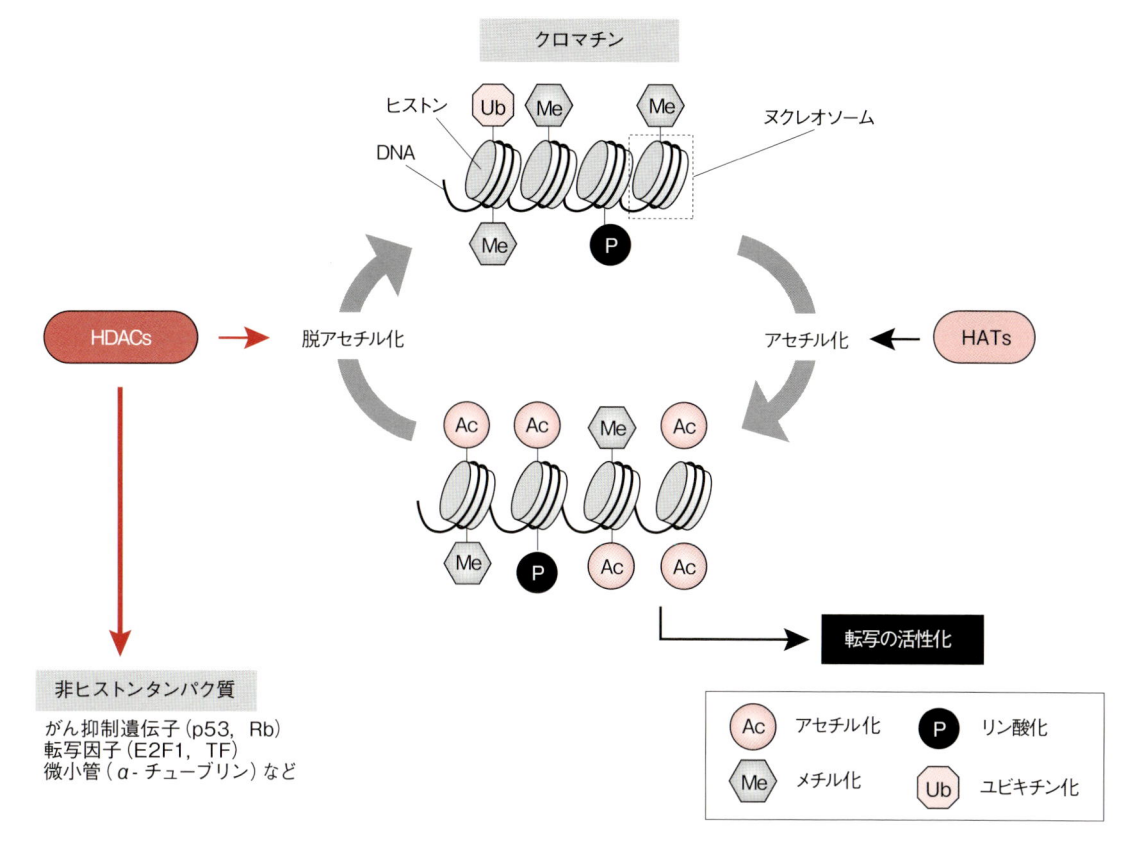

図　HDACファミリータンパク質の機能

れる例が報告されており，がん抑制遺伝子の転写が抑制されることが，がんの発症の原因の1つと考えられている．急性前骨髄球性白血病にみられる染色体転座t(15;17)は，融合型がん遺伝子産物PML-RARαを産生するが，このタンパク質がHDACと結合して標的遺伝子の発現を阻害し，細胞のがん化を促す[6]．また，ヒト乳がん細胞の腫瘍抑制因子BRCA1もHDAC複合体と結合していることが知られており，乳がん，肺がん，膵がんなどで，HDACの発現と予後に相関がみられることが報告されている．

HDAC阻害薬は，がん細胞に対して細胞周期のG1停止，分化誘導や強いアポトーシス誘導作用などの活性を示す．米国食品医薬局（FDA）ではHDAC阻害薬である**Vorinostat**（SAHA，Zolinza®）が抗がん薬として承認されており，その他にも多数のHDAC阻害薬で臨床試験が行われている．しかし，HDAC阻害薬の抗腫瘍効果の機序については明らかになっていない点も多く，今後の研究の進展が期待されている．

＜文献＞

1) Taunton, J. et al. : Science, 272 : 408-411, 1996
2) Brandl, A. et al. : Biol. Cell, 101 : 193-205, 2009
3) Strahl, B. D. & Allis, C. D. : Nature, 403 : 41-45, 2000
4) Turner, B. M. : Bioessays, 22 : 836-845, 2000
5) Hubbert, C. et al. : Nature, 417 : 455-458, 2002
6) Grignani, F. et al. : Nature, 391 : 815-818, 1998

（齋藤さかえ）

PARP ポリADPリボシル化酵素

6章 細胞周期・アポトーシス・ネクローシス

本分子の研究の経緯

　タンパク質のポリADPリボシル化は真核生物におけるDNA修復，転写制御，ゲノム安定性，細胞死，がん化などに関与する翻訳後修飾の1つとして知られている．このポリADPリボシル化を行う酵素として発見されたのがPARP（poly ADP ribose polymerase）である．PARPはNADを基質として標的タンパク質にADP-リボース残基を付加し，さらに次々にADP-リボース残基を重合し，直鎖または分岐したADP-リボースポリマー（～数百分子）を形成する．

　PARPファミリーはその多くがC末側に共通した触媒ドメイン（PARPドメイン）をもち，現在までにヒトでは17種類存在することが知られている．なかでも最も解析が進んでいるのはPARP-1である[1)～3)]．

　PARP-1は組織全体に発現しており，PARP欠損細胞やPARP阻害薬を用いた実験をはじめとした多くの研究成果から，その主な機能の1つがDNA損傷修復であることが広く知られるようになった．さらに最近ではDNA修復以外にも免疫応答，細胞死，転写制御，細胞分裂などさまざまな細胞応答にかかわることが明らかとなってきた．

分子構造

　PARP-1は分子量約110kDaの核タンパク質であり，その構造は大きく3つのドメイン（DNA結合ドメイン，自己修飾ドメイン，PARPドメイン）に分けられる（図）．DNA結合ドメインはN末側にあり，損傷DNAの切れ目を感知する2つのZnフィンガー構造を含んでいる．自己修飾ドメインは中程に位置し，自身の機能制御に加えさまざまな核タンパク質との結合に重要である．PARPドメインは触媒活性を有する領域でありNAD$^+$を基質として標的タンパク質の（または自身の）グルタミン酸残基にADP-リボース残基を付加する[1)～3)]．

機能・役割

　PARP-1のポリADPリボシル化する触媒活性は損傷DNAに結合することで500倍以上高まることが知られている．損傷部位に集まったPARPはヒストンのポリADPリボシル化を引き起こし周辺のクロマチン構造を緩ませる．さらに，PARP自身がポリADPリボシル化されることでXRCCやDNAリガーゼなどの修復関連因子群をリクルートし損傷が修復される[1)]（図）．この他にもPARPの標的タンパク質としてはトポイソメラーゼ，DNAおよびRNAポリメラーゼ，DNAリガーゼなどがある．

　PARP-1のこうした損傷修復における役割は広範かつ詳細な研究から明らかにされている．例えば，ポリADPリボシル化修飾反応がDNA損傷を受けた細胞で顕著に増大すること，PARP-1がDNA損傷部位に強い親和性を示し切断されたDNAの再結合に関与することなどの研究結果があげられる．こうした，研究に加えPARP-1欠損細胞やPARP阻害薬で処理した細胞の損傷修復機能の低下，アルキル化剤やγ線への高感受性化などの研究結果により強く裏付けられることとなった[1)～3)]．

がんとの関連性・臨床的意義

　PARP-1の発現は多くのがんで増加が認められており，そのDNA損傷修復機能はがん細胞の化学療法への抵抗性にも寄与していることから，PARP阻害薬とDNA傷害性抗がん薬との併用は乳がんをはじめ，現在最も期待されているアプローチの1つである[4)5)]．

　プラチナ製剤のようなDNA傷害性の抗がん薬により一方のDNA鎖が切断されると，通常はPARP-1が活性化されて損傷修復（塩基除去修復）機構が働くが，PARP阻害薬を併用するとこの修復機構が阻害されDNAは二重鎖切断を起こす．この段階でも通常はBRCA1を介した相同組換え修復機構が働くことで生存

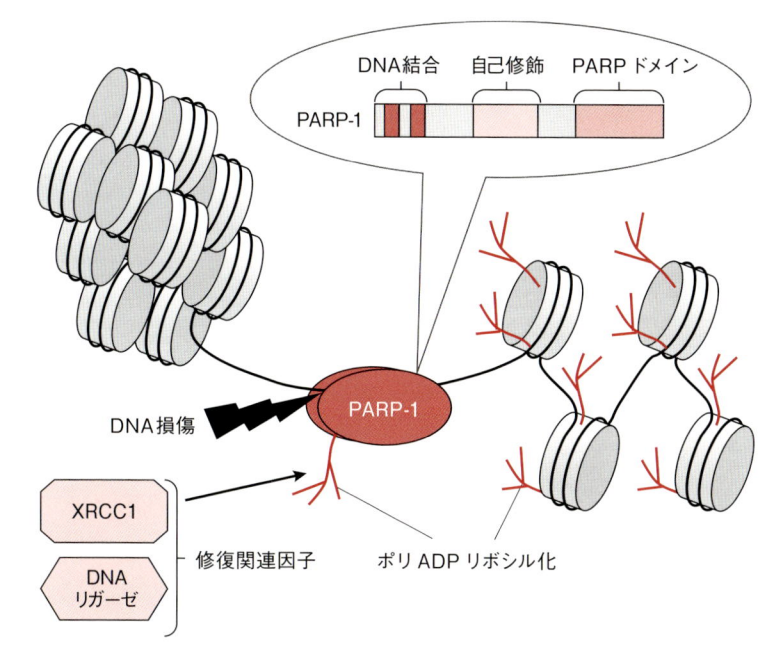

図　PARPによる損傷DNAの修復

DNA損傷（一本鎖切断）が起こるとPARPは損傷部位に結合し活性化する．活性化PARPは，自身とヒストンのポリADPリボシル化を起こすことで，クロマチン高次構造を緩めるとともに修復関連因子を呼び込む．その結果，損傷DNAの修復が実行される

可能である．しかし，BRCA1変異がんにおいてはこの機構が低下しているため修復できずに細胞死に至る．こうした現象はsynthetic lethality（合成致死）と呼ばれており，複数存在する相補的な経路が同時に阻害されることで細胞死に至る．そのため，PARP阻害による毒性はBRCAが機能している正常細胞では起こりにくく，BRCA変異がん細胞特異的に毒性を発揮できるのである．

実際にBRCA1変異乳がんの1つTNBC（triple negative breast cancer）患者を対象としてPARP阻害薬**BSI-201**やAZD2281の臨床試験が行われている．いずれも高い治療効果が期待され，現在第Ⅲ相臨床試験が進められている．

＜文献＞

1) Schreiber, V. et al. : Nat. Rev. Mol. Cell Biol., 7 : 517-528, 2006
2) Miwa, M. & Masutani, M. : Cancer Sci., 98 : 1528-1535, 2007
3) Amé J. C. et al. : Bioessays, 26 : 882-893, 2004
4) Opar, A. : Nat. Rev. Drug Discov., 8 : 437-438, 2009
5) Bolderson, E. et al. : Clin. Cancer Res., 15 : 6314-6320, 2009

（築茂由則）

memo

6章 細胞周期・アポトーシス・ネクローシス

Telomerase テロメラーゼ

● 本分子の研究の経緯

真核生物の染色体末端はテロメアと呼ばれるDNA反復配列と複数の結合タンパク質からなる構造体によって保護されることで，物理的および遺伝的な安定性を保っている．酵素によりテロメアが伸長されることは，Olovnikovによって最初に予測され，後にGreiderとBlackburn（ともに2009年ノーベル医学生理学賞受賞者）らは，テトラヒメナからこの酵素，Telomerase（テロメラーゼ）の単離に成功した[1]．多くの正常細胞ではテロメラーゼ活性は低いため細胞分裂ごとにテロメアの短縮が進み，やがて細胞分裂の停止（細胞老化：replicative senescence）が起こる．一方で，がん細胞では80〜90％というきわめて高い頻度で強いテロメラーゼ活性が認められ，その無限増殖能に寄与している[2]．このことから，テロメラーゼ活性を抑制することはがん治療のアプローチの1つとして大きな期待が寄せられている．

● 分子構造

テロメラーゼは，触媒サブユニットTERT（telomere reverse transcriptase，ヒトではhTERTと表記）タンパク質とテロメアDNAの鋳型となるRNAコンポーネントTERC（telomere RNA component，ヒトではhTR）からなる逆転写酵素である（図）．TERCの全長はテトラヒメナで159bp，ヒト，マウスで450bp，出芽酵母で約1,300bpとさまざまである[3]．また，TERCが普遍的発現を示すのに対して，TERTはテロメラーゼ陽性細胞でのみ発現が認められることから，TERTはテロメラーゼ活性の実質的な規定因子となっている．過剰発現の実験から，テロメラーゼ活性自体はTERCとTERTの2つの構成因子で充分であることがわかっているが，テロメラーゼは生体内において巨大な複合体（1 MDa以上）を形成しており，正常な機能を発揮するには他の構成サブユニット（dyskerinなど）も必要である[4]．

● 機能・役割

テロメラーゼは細胞周期のS期（DNA合成期）に染色体末端テロメア部分に誘導されて機能する．テロメアDNAの鋳型となる配列はhTR内に存在する3'-CAAUCCCAAUC-5'であり，これを元にTERTはテロメアの3'側へ塩基を付加する．脊椎動物では6塩基配列5'-TTAGGG-3'を付加するが，他の生物では配列が異なる．テロメラーゼは，この塩基付加を繰り返すことで染色体末端におけるテロメアの伸長を行う．こうしたテロメラーゼによるテロメア維持機構は生殖細胞，幹細胞などの一部の正常細胞の無限増殖性にかかわる一方で，がん細胞の不死化にも大きく寄与している．

● がんとの関連性・臨床的意義

がんの90％近くでテロメラーゼ活性が検出される．このようにがん細胞で高頻度に活性化が認められる原因として，がん抑制遺伝子の失活やそれに伴うゲノム不安定性があげられる．通常，染色体複製に伴いテロメアの短縮が限界に達した染色体末端は，損傷DNAとして認識され，p53遺伝子やRB遺伝子などのがん抑制遺伝子の働きによって細胞分裂停止が起きる．しかし，がん抑制遺伝子が失活した場合はさらなる短縮が起こる．こうした過程で，染色体末端の融合などゲノムの不安定化が起こる．結果的にTERTの恒常的発現を獲得した細胞がテロメラーゼ活性陽性となり染色体を安定化させ，腫瘍形成に至る[5]．

こうした，がん細胞での高い活性が検出されることから，テロメラーゼを標的としたがん治療法の開発も積極的に進められている[4]（図）．

1つはテロメラーゼの阻害薬を用いたアプローチである．GRN163LはhTR内の鋳型となる部分に相補的

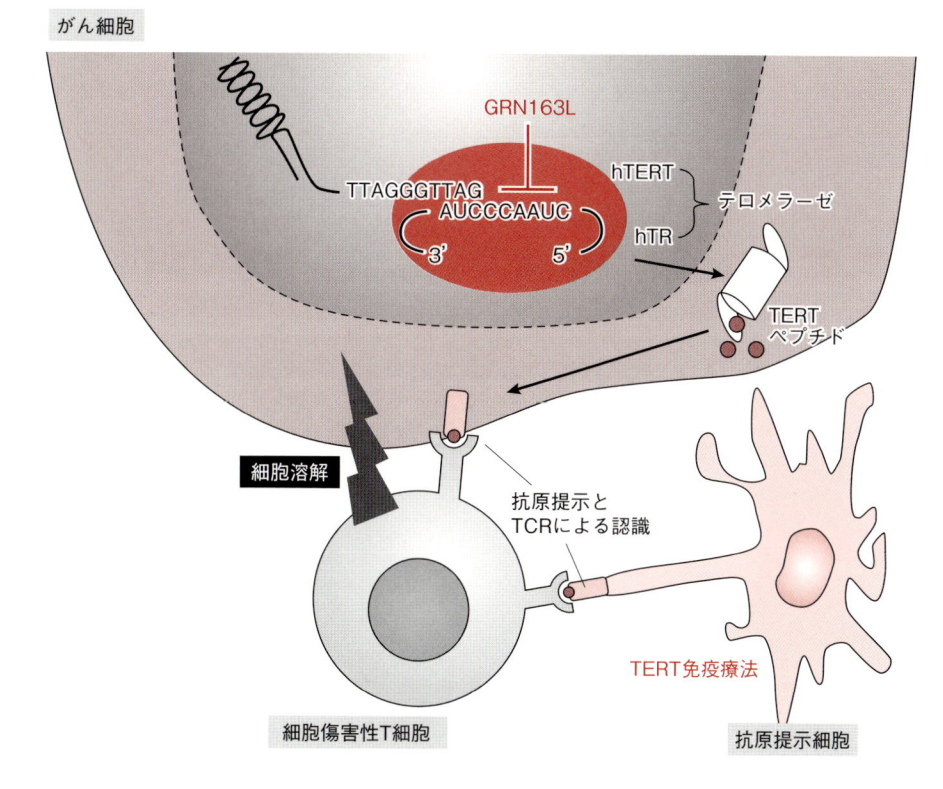

図 テロメラーゼを標的とした治療法
正常細胞とは対照的にがん細胞では90％近くがテロメラーゼ活性陽性である．ここでは，現在開発が進んでいる，テロメラーゼを直接阻害する方法（GRN163L）とテロメラーゼ陽性のがん細胞を宿主免疫系で排除する方法（TERT免疫療法）2つのアプローチを示した

なオリゴヌクレオチドからなる化合物であり，テロメラーゼの拮抗型阻害効果を有する．細胞レベルや実験動物レベルにおける顕著な抗腫瘍効果が認められており，現在は慢性リンパ性白血病，多発性骨髄腫患者を対象に単剤投与での臨床試験が行われている．

もう1つはGV1001やGRNVAC1などに代表されるテロメラーゼペプチドを用いた免疫活性化療法（がんワクチン療法）である．患者由来の抗原提示細胞にテロメラーゼペプチドを提示させ，細胞傷害性T細胞などを活性化することで宿主免疫系を介してテロメラーゼ陽性がん細胞を排除する．このアプローチは現在，膵がん，非小細胞肺がん，進行性肝がんを対象に第Ⅱまたは第Ⅲ相臨床試験が展開中である．

<文献>
1) Greider, C. W. & Blackburn, E. H. : Cell, 43 : 405-413, 1985
2) Deng, Y. et al. : Nat. Rev. Cancer, 8 : 450-458, 2008
3) Greider, C. W. : Annu. Rev. Biochem., 65 : 337-365, 1996
4) Harley, C. B. : Nat. Rev. Cancer., 8 : 167-179, 2008
5) 清宮啓之 : Drug Delivery System, 21 : 24-31, 2006

（築茂由則）

memo

7章 がん遺伝子・がん抑制遺伝子・small RNA

第1部 がんの分子標的用語

概論 がん遺伝子・がん抑制遺伝子とsmall RNA

河野隆志　横田　淳

本章の用語●BCR-ABL, KIT, EML4-ALK, KRAS, BRAF, MYC, APC, let-7 miRNA

はじめに

　ヒトがん細胞では，複数のゲノム異常・エピゲノム異常が生じており，それに伴い複数のがん遺伝子の活性化，がん抑制遺伝子の失活が生じている[1)2)]．しかしながら，このようなゲノム異常・エピゲノム異常の複雑さに反して，がん細胞は単一の活性化がん遺伝子の機能阻害により，その増殖や生存能力を失うことが示されている．この現象は"oncogene addiction"と呼ばれ，分子標的治療の基盤となっている[3)]．つまり，がん細胞はがん遺伝子変異により活性化した細胞内シグナル経路に依存して増殖・生存しているため，その細胞内シグナル経路を遮断することで，がん細胞を特異的に殺傷・増殖停止させることができるのである．また，以前より単一のがん抑制遺伝子の導入によってもがん細胞の増殖・生存が抑制できることから，がん抑制遺伝子の失活についても同様のaddictionが生じている可能性が高い．よって，①がん細胞のがん遺伝子・がん抑制遺伝子異常を把握し，②その情報をもとにがん細胞が依存状態にあるシグナル経路を同定し，③そのシグナルを特異的に遮断することが，分子標的治療の本体である．

　例えば，フィラデルフィア染色体（9：22転座染色体）陽性の慢性骨髄性白血病（CML）においてはABLチロシンキナーゼ阻害薬による治療が行われる．これは，上記CML細胞が，転座染色体から発現するBCR-ABL融合タンパク質がもたらす活性化シグナル経路に依存して増殖・生存していることを利用し，この経路をABLチロシンキナーゼ阻害薬で遮断することでCML細胞の増殖が抑制できるのである．

　本稿では，がん遺伝子・がん抑制遺伝子，そしてこれらの遺伝子に関連するmiRNAに焦点を当て，遺伝子同定の経緯，ヒトがんへの関与の解明，機能解析に基づいた分子標的治療への展開について概説する．

がん遺伝子

　がん遺伝子研究は1970年代後半からはじまるマウス・トリレトロウイルスのもつがん遺伝子（v-onc）群の同定に端を発する．その遺伝子産物はさまざまであり，erbに代表される受容体型チロシンキナーゼ，ablに代表される非受容体型チロシンキナーゼ，rasに代表されるGTP結合タンパク質，rafに代表されるセリン/スレオニンキナーゼ，mycに代表される核内タンパク質などが存在する．ほどなく，これらのがん遺伝子群は宿主ゲノム

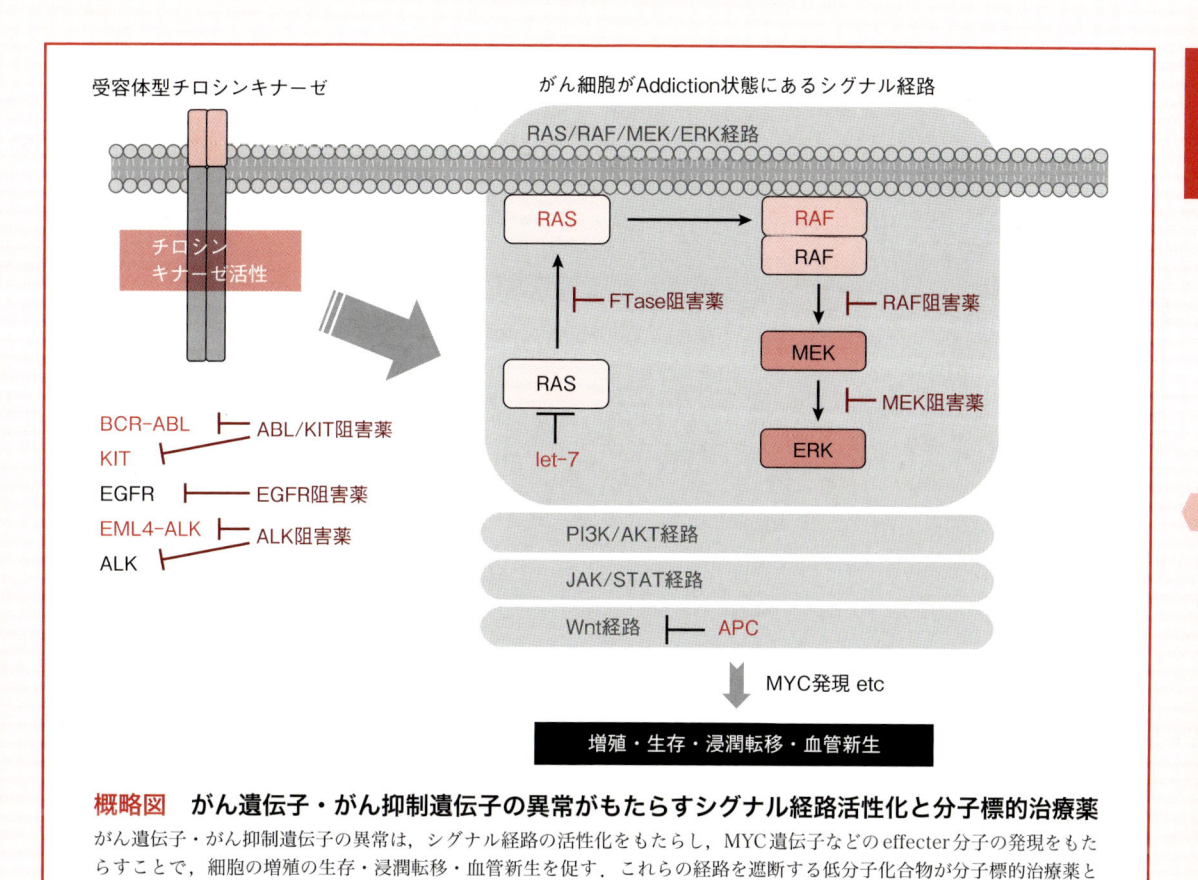

```
受容体型チロシンキナーゼ          がん細胞がAddiction状態にあるシグナル経路
                                  RAS/RAF/MEK/ERK経路

         チロシン                        RAS  →    RAF
         キナーゼ活性                                RAF
                              ├ FTase阻害薬      ├ RAF阻害薬
                                                    MEK
                                    RAS           ├ MEK阻害薬
BCR-ABL  ├ ABL/KIT阻害薬        let-7              ERK
KIT
EGFR     ├ EGFR阻害薬
EML4-ALK ├ ALK阻害薬             PI3K/AKT経路
ALK                              JAK/STAT経路
                                 Wnt経路 ├ APC
                                          ↓
                                        MYC発現 etc
                                 増殖・生存・浸潤転移・血管新生
```

概略図 がん遺伝子・がん抑制遺伝子の異常がもたらすシグナル経路活性化と分子標的治療薬
がん遺伝子・がん抑制遺伝子の異常は，シグナル経路の活性化をもたらし，MYC遺伝子などのeffecter分子の発現をもたらすことで，細胞の増殖の生存・浸潤転移・血管新生を促す．これらの経路を遮断する低分子化合物が分子標的治療薬として開発されている（赤字）

に存在する遺伝子が変異や再構成ののちウイルスゲノムに取り込まれたものであることが明らかになり，その後，対応する宿主遺伝子（c-onc）やヒト遺伝子が次々とクローニングされた[1)2)]．

1980年代より，RAS（変異），MYC（転座・増幅），ABL（転座）などがヒトがん細胞においても活性化変異を生じていることが明らかにされた．そして，BCR-ABL融合タンパク質のチロシンキナーゼの阻害薬であるImatinibが最初の分子標的薬として開発され，慢性CML患者の予後を大きく改善した．その後，EGFR活性型変異体を有する肺腺がんに対するEGFRチロシンキナーゼ阻害薬（Gefitinib, Erlotinib），HER2タンパク質を高発現を有する乳がんに対する抗ERBB2抗体（Trastuzumab）などの分子標的治療薬が治療に用いられるに至った[3)]．最近では，染色体転座・逆位により発現するALK融合タンパク質（EML4-ALKなど）を標的としたALKチロシンキナーゼ阻害薬（Crizotinib）を用いた肺非小細胞がん治療の臨床試験が進行しており，その結果が注目されている（概略図）．

◆ がん抑制遺伝子

1986年に網膜芽細胞腫における第13染色体欠失領域の解析から，初めてのがん抑制遺伝子RBが同定された．その後，ゲノム解析が進み，APC, BRCA1, BRCA2, LKB1, p16, p53, PTEN, SMAD4などのがん抑制遺伝子群が現在までに同定されている[1)]．

がん抑制遺伝子の失活変異を有するがん細胞に野生型がん抑制遺伝子産物を再発現させることでがん細胞の増殖抑制・細胞死を誘導できることから，ウイルスを用いた遺伝子治療が p53 遺伝子を中心に試みられてきた．しかしながら，その効果は充分ではないことが明らかになってきた．そこで，近年では低分子化合物を用いたがん抑制遺伝子産物の機能の増強，あるいは，がん抑制遺伝子の失活がもたらすがん細胞の特性を利用した治療法が提唱されている．

　前者としては，p53 タンパク質に対するユビキチンリガーゼ MDM2 の阻害薬を用いて p53 タンパク質を安定化させることで，がん細胞を殺傷させる治療法が考案されている[4]．

　後者としては，遺伝性乳がんに対する PARP（poly ADP-ribose polymerase）阻害薬（Olaparib）を用いた治療が代表的である．遺伝性乳がんでは *BRCA1*，もしくは *BRCA2* 遺伝子の失活に伴い DNA 切断修復活性が欠損するため，PARP タンパク質の機能阻害による DNA 切断の誘発に致死性（合成致死：synthetic lethality）を示す．これまでの臨床試験では BRCA1，BRCA2 変異乳がんにおいてきわめて良好な治療成績が示されている[5]．残念ながら，散発性乳がんや他のがんでは *BRCA1*，*BRCA2* 遺伝子の失活はみられないことから，PARP 阻害薬の適用範囲は広くないと予想されるが，合成致死に基づく分子標的治療に先鞭をつけた点では功績は多大である．

　がん遺伝子に比べると，がん抑制遺伝子に着眼した分子標的治療の例は多くない．しかしながら，*APC* 遺伝子の失活によりもたらされる活性化 Wnt シグナル経路を標的とした大腸がん治療法の開発など，今後の期待は大きい．

◆ miRNA

　miRNA はゲノムにコードされる 20 数塩基の non-coding RNA で，配列相補性を利用して標的となる mRNA に結合し遺伝子の機能を抑制する．近年，miRNA ががん遺伝子・がん抑制遺伝子の機能制御にかかわることが明らかになってきた[6]．例えば，let-7 はがん遺伝子 KRAS および MYC の mRNA に結合し，発現抑制をもたらす．よって，がん細胞の let-7 活性を上昇させることで，KRAS および MYC タンパク質の活性低下をもたらし，がん細胞を殺傷することが可能である．一方，mir-21 は PTEN 遺伝子の mRNA に結合し，PTEN タンパク質の発現抑制をもたらす．そこで，mir-21 に対する抗 miRNA オリゴヌクレオチドを導入することで PTEN タンパク質機能を復活させ，がん細胞を殺傷させる試みがなされている[6]．また，mir-34 は *p53* 遺伝子により誘導され，下流因子として細胞の細胞増殖抑制や細胞老化・アポトーシスの誘導を司ることが明らかにされ，がん治療への利用が期待されている[7]．

◆ がん細胞の全ゲノムシークエンシング

　がん遺伝子，がん抑制遺伝子，miRNA を標的とした分子標的治療法が考案され，一部は実現に至っている．しかしながら，現行の分子標的治療においても標的遺伝子の二次変異による治療耐性がん細胞の出現など，問題点が存在する．また，KRAS および MYC がん遺伝子に対しては，残念ながら有効な分子標的治療薬の開発には至っていない．

　よって，さらなる治療標的分子の同定が望まれている．近年の DNA シークエンシング技術の長足な進歩により，全ゲノムシークエンシングによる新たながん遺伝子，がん抑制

遺伝子の同定が盛んに行われている[8]．2010年6月時点では，乳がん，大腸がん，メラノーマ，肺がん，グリオーマ，骨髄性白血病など合わせて80例ほどのがんゲノムが解読され，新たな変異遺伝子群が同定されている．特にグリオーマ・骨髄性白血病の約10％で変異が同定されたIDH1（isocitrate dehydrogenase 1）に関しては，分子標的治療薬の開発が進行している[8]．また，国際がんゲノムコンソーシアム（ICGC）では，50種類のがん種それぞれ500症例の全ゲノム配列の解読が進められている[9]．今後，がん細胞の全ゲノムシークエンシングにより，新たな治療標的遺伝子・シグナル経路が見出され，がん治療のブレークスルーとなることが期待される．

＜文献＞

1) Futreal, P. A. et al. : Nat. Rev. Cancer, 4 : 177–183, 2004
2) Santarius, T. et al. : Nat. Rev. Cancer, 10 : 59–64, 2010
3) Weinstein, I. B. & Joe, A. : Cancer Res., 68 : 3077–3080, 2008
4) Shangary, S. & Wang, S. : Annu. Rev. Pharmacol. Toxicol., 49 : 223-241, 2009
5) Iglehart, J. D. & Silver, D. P. : N. Engl. J. Med., 361 : 189-191, 2009
6) Li, C. et al. : Aaps. J., 11 : 747-757, 2009
7) Hermeking, H. : Cell Death Differ., 17 : 193-199, 2010
8) Ledford, H. : Nature, 464 : 972-974, 2010
9) International network of cancer genome projects. : Nature, 464 : 993-998, 2010

7章 がん遺伝子・がん抑制遺伝子・small RNA

BCR-ABL　*BCR-ABL融合遺伝子*

● 本分子の研究の経緯

　BCR-ABL（breakpoint cluster region-abelson murine leukemia viral oncogene homolog 1）は，慢性骨髄性白血病（CML）および一部の急性リンパ性白血病（ALL）にみられる第22染色体と第9染色体染色体との転座染色体（フィラデルフィア染色体）から発現する融合遺伝子として1985年に単離された[1]．ABL遺伝子はマウスレトロウイルスのがん遺伝子v-ablに対応するヒト遺伝子である．

　BCRタンパク質と融合することで脱制御状態となったABLタンパク質は，そのチロシンキナーゼ活性により，PI3K/AKT, RAS, JAK/STATを介した複数のシグナル経路を活性化し，細胞をがん化させる（図）．特に，JAK/STAT経路の活性化の役割は大きく，アポトーシス抑制遺伝子BCL2やBCL-XLの転写を促進し細胞の不死化を引き起こすことが明らかにされている[1]．また，BCR-ABL融合タンパク質はDNA修復を阻害することで，ゲノム異常の蓄積を誘発することも示唆されている[2]．

　BCR-ABL融合タンパク質のチロシンキナーゼ阻害薬**Imatinib**が分子標的治療薬として開発され，患者予後の改善をもたらした．現在は次世代の薬剤**Dasatinib**，**Nilotinib**が登場し，さらに治療成績が改善されている[3][4]．

● 分子構造

　ABL遺伝子は第9染色体q34に，BCR遺伝子は第22染色体q11に存在する．BCRタンパク質はセリン/スレオニンキナーゼドメインとGTPaseドメインをもつが，その分子機能は不明である．ABL遺伝子は非受容体型チロシンキナーゼをコードし，細胞の増殖・分化・細胞死・ストレス応答にかかわるシグナル伝達分子として機能する．

　ABLタンパク質の活性はキナーゼドメインとCAP・SH2・SH3ドメインとの分子内相互作用によって抑制されているが，BCR-ABL融合タンパク質ではその抑制が解除され，チロシンキナーゼ活性が恒常活性化している．その結果，上記シグナル伝達に異常が起こり，白血病の病態が形成されると考えられている[1][5]．

　ImatinibはBCR-ABL融合タンパク質のATPポケットをふさぐように入り込み，ATP結合を阻害することでBCR-ABL融合タンパク質のキナーゼ活性を抑制する．BCR-ABL融合タンパク質の構造解析から，より効果の高い次世代の薬剤に至っている．

● がんとの関連性・臨床的意義

　分子標的治療薬Imatinibが開発されてからはその予後は大きく改善された．しかしながら，CMLでは治療を受けた患者の90％が応答するものの10％が急性転化に至る．急性転化を起こした患者に投与した場合でも60％程度は応答するものの大半は再発に至る．よって，治療耐性の克服が大きな課題となっている[3]〜[5]．

　耐性獲得の機構として，標的分子である*BCR-ABL*遺伝子の二次変異（secondary mutation）があげられる．当該変異により，ATP結合部位近傍のアミノ酸置換が生じ，タンパク質の分子構造の変化の結果，ImatinibがBCR-ABL融合タンパク質に結合できなくなるというもので，Imatinib耐性の約半数を占める．その他の例については，BCR-ABL融合タンパク質の過剰発現により通常の薬物濃度では応答しない，薬物の小腸からの吸収不足などが，耐性獲得の機序となっている．

　二次変異による治療耐性獲得を克服するため，第2世代の薬剤としてDasatinib, Nilotinibが開発された．これらの薬剤は変異BCR-ABL融合タンパク質にも結合できるため，Imatinibより効果が高いことが期待される．実際，最近の臨床試験によりその効果が証明された[3][4]．また，Imatinibとは作用点を異にする**Tozasertib**, ON012380などの第3世代薬剤の開発されて

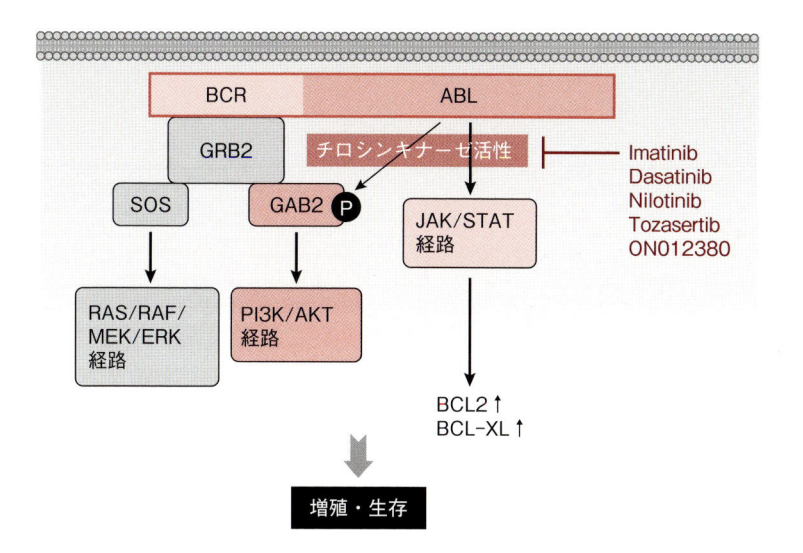

図　BCR-ABL融合タンパク質によるシグナル経路活性化と分子標的治療薬
BCR-ABL融合タンパク質は，RAS/RAF/MEK/ERK経路，PI3K/AKT経路，JAK/STAT経路の活性化をもたらす．ABLのチロシンキナーゼ阻害薬が分子標的治療薬として開発されている．

いる．

　以上，*BCR-ABL*遺伝子および，その分子標的治療薬について概説した．BCR-ABLチロシンキナーゼ阻害薬は分子標的治療薬として先鞭をつけたものであり，患者予後の改善，耐性獲得のメカニズムの解明および次世代薬によるその克服など，進展が目覚ましい．また，ImatinibはBCR-ABLチロシンキナーゼ活性を阻害するほぼ同等の濃度でKITタンパク質のチロシンキナーゼ活性も阻害するため，KIT遺伝子の活性化変異で発症する消化管間質腫瘍（gastrointestinal stromal tumor：GIST）に対しても抗腫瘍効果を発揮する．

＜文献＞

1) Hazlehurst, L. A. et al. : Cancer Control, 16 : 100-107, 2009
2) Burke, B. A. & Carroll, M. : Leukemia, 24 : 1105-1112, 2010
3) Saglio, G. et al. : N. Engl. J. Med., 362 : 2251-2259, 2010
4) Kantarjian, H. et al. : N. Engl. J. Med., 362 : 2260-2270, 2010
5) Quintas-Cardama, A. et al. : Nat. Rev. Drug Discov., 6, 834-848, 2007

（河野隆志，横田　淳）

memo

7章 がん遺伝子・がん抑制遺伝子・small RNA

KIT *KITがん遺伝子，CD117*

本分子の研究の経緯

KIT（v-kit hardy-zuckerman 4 feline sarcoma viral oncogene homolog）はネコレトロウイルスのがん遺伝子v-kitに対応するヒト遺伝子として同定された．KITタンパク質は受容体型チロシンキナーゼであり，リガンドとしてSCF（stem cell factor）やMGF（mast cell growth factor）などが同定され，メラノサイト，赤血球，マスト細胞，生殖細胞の分化への関与が明らかにされたものの，ヒトにおけるがん化への寄与は不明であった．

*KIT*遺伝子は，血球細胞のほか，消化管運動のペースメーカーとして機能するカハール細胞に発現していることが明らかにされた．そして，1998年，消化管間葉系腫瘍の1つである消化管間質腫瘍（gastrointestinal stromal tumor：GIST）の約90％で*KIT*遺伝子の活性化変異がみられることが明らかにされ，注目を集めた[1]．GISTの多くは胃（50〜70％）に発生し，次いで小腸（20〜30％），大腸および直腸（10％未満），そして食道（5％未満）に発生する．

慢性骨髄性白血病におけるBCR-ABL融合タンパク質のチロシンキナーゼ阻害薬として開発された**Imatinib**が，ほぼ同等の濃度でKITのチロシンキナーゼ活性を阻害することが明らかにされ，Imatinibを用いた分子標的治療が行われるようになった[2,3]．

GISTでは*KIT*遺伝子以外にも，*PDGFR-A*遺伝子，*BRAF*遺伝子にも活性化変異がみられることが明らかにされている．また，*KIT*遺伝子，*PDGFR-A*遺伝子の胚細胞変異は遺伝性GISTの原因となることも明らかにされている[2]．

分子構造

*KIT*遺伝子は第4染色体q12に存在する．KITタンパク質は，リガンド結合ドメインである5個の免疫グロブリン様ドメイン（細胞外ドメイン）と，細胞膜貫通ドメイン，傍細胞膜ドメイン，そして2つのチロシンキナーゼドメインから構成されている（図）．リガンドであるSCFやMGFとの結合により二量体が形成され，チロシンキナーゼの活性化を引き起こし，細胞の増殖・分化を誘導する[2,3]．

一方，GISTでは，主に機能調節領域である傍細胞膜ドメイン（65％），免疫グロブリン様ドメイン（10％）に変異が生じ，リガンドが結合しない状態で恒常活性化している．その結果，下流のPI3K/AKT，MEK/MAPキナーゼ，JAK/STAT経路を活性化し，細胞の異常増殖をもたらす[2,3]．

がんとの関連性・臨床的意義

KIT変異GISTに対するImatinibを用いた治療が標準的に行われている．また，ImatinibはPDGFR-A遺伝子変異腫瘍にも効果を示すことが明らかにされている．

最近の報告では，*KIT*遺伝子の変異部位により，Imatinibの治療効果に違いがあること示唆されている．傍細胞膜ドメイン変異腫瘍では効果は72〜86％でみられるのに対し，免疫グロブリン様ドメイン変異腫瘍では38〜48％でしかみられない．これにより，前者は後者に比べ予後が良好となっている[2,3]．

BCR-ABL融合遺伝子を発現する慢性骨髄性白血病に対する治療と同様に，GIST治療においても*KIT*遺伝子に二次変異が生じ，Imatinibに治療耐性の腫瘍細胞が出現することが大きな問題となっている．変異の大半は，KITタンパク質のキナーゼドメインのATP結合ポケット・キナーゼ活性化ループ領域の変異であり，これによりImatinibがKITタンパク質に結合できなくなる[2,3]．

現在，二次変異後のKITタンパク質にも作用する**Sunitinib**がセカンドライン薬剤として用いられている．さらに，サードライン薬剤としてImatinibおよびSunitinib耐性腫瘍に対して効果のある**Nilotinib**が開

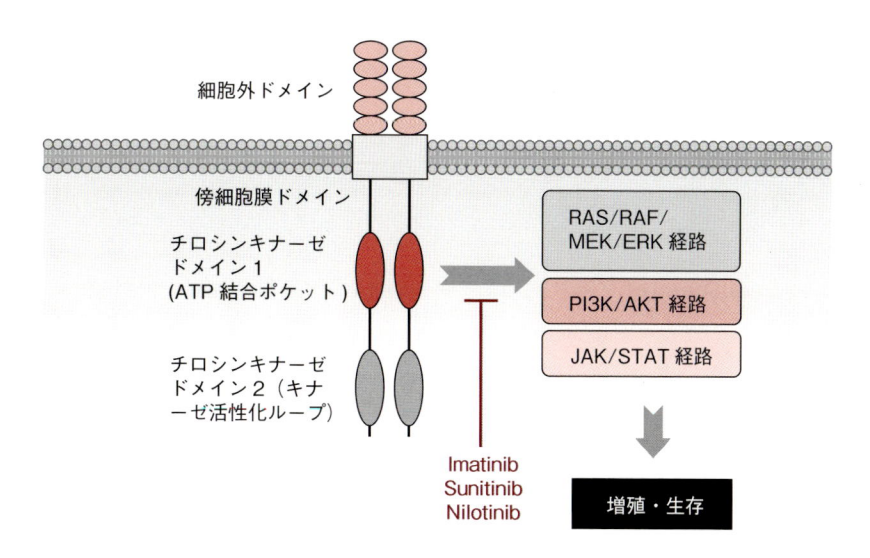

図　KIT変異タンパク質によるとシグナル経路活性化と分子標的治療薬
変異KITタンパク質は，RAS/RAF/MEK/ERK経路，PI3K/AKT経路，JAK/STAT経路の活性化をもたらす．ABLのチロシンキナーゼ阻害薬がKIT変異GISTにおいても分子標的治療薬として用いられる

発されている[2)3)]．

以上，*KIT*遺伝子について概説した．GISTにおける*KIT*遺伝子の活性化変異は，本邦発の分子標的治療のブレークスルーとなった重要な発見であることを付記したい．

＜文献＞
1) Hirota, S. et al. : Science, 279 : 577–580, 1998
2) Liegl-Atzwanger, B. et al. : Virchows Arch., 456 : 111–127,
3) Nishida, T. et al. : Gastric Cancer, 12 : 175–188, 2009

（河野隆志，横田　淳）

memo

7章 がん遺伝子・がん抑制遺伝子・small RNA

EML4-ALK　*EML4-ALK融合遺伝子*

本分子の研究の経緯

ALK（Anaplastic lymphoma kinase）はt(2;5)(p23;q25)染色体転座をもつ未分化大細胞リンパ腫（ALCL）の融合遺伝子の1つとして同定された．この転座では第2染色体のALKと第5染色体にあるヌクレオホスミン（NPM）の融合遺伝子NPM-ALKが形成されている．NPM-ALKタンパク質では，ALKのチロシンキナーゼが恒常活性化され，JAK/STAT，PI3K/AKT，KRAS経路の活性化によりリンパ腫発生をもたらすものと理解されてきた[1]．

喫煙歴肺腺がん患者由来の外科切除標本を由来とする完全長cDNAの発現スクリーニングの結果，2007年にEML4（Echinoderm microtubule associated protein-like 4）-ALK遺伝子が同定された[2]．同融合遺伝子は2番染色体内の逆位により生じていた．その後，ALKは（2;10）転座など，複数の染色体再構成によってKIF5Bなどと複数種の融合遺伝子を形成していることが明らかにされた[3]．

このEML4-ALK遺伝子を肺胞上皮で特異的に発現するトランスジェニックマウスでは肺腺がんを発生すること，ALK阻害薬の投与によりそのがんが消失することが確認され，新たな肺がんドライバー変異としてALK融合遺伝子形成が認知されるに至った[2]．その後の解析で，ALK遺伝子の転座・逆位は肺腺がんの5％程度に生じていること，また，他の肺発がんドライバー変異であるEGFR変異およびKRAS変異とは相互排他的に生じていることが明らかにされている[4]．

また，2008年，小児固形腫瘍である神経芽腫ではALKの活性化変異や遺伝子増幅が生じており，ALK遺伝子異常が神経芽腫の発生・進展にも関与していることが明らかにされた[5]．したがって，悪性リンパ腫，肺がん，神経芽腫という3つのがんの発生において，ALK遺伝子の関与が明らかにされている．

ALKやc-MET（HGFR）のチロシンキナーゼ活性阻害薬であるCrizotinibがALK異常を有する肺腺がん患者に対して有効であることが臨床試験で示され，期待の分子標的治療薬となっている[4]．

分子構造

EML4, ALK遺伝子はそれぞれ第2染色体短腕p21，p23に存在する．染色体逆位inv（2）(p21p23)により，EML4-ALK融合が生じる．EML4は細胞内骨格タンパク質をコードし，そのC末端側にALKの細胞内チロシンキナーゼドメインが融合している．EML4-ALK融合タンパク質は細胞質内に局在し，リガンド非依存性に二量体を形成し，活性型となる（図）[3]．

ALK阻害薬Crizotinibは，ALKキナーゼドメインのATP結合ポケットに入り込み，ATP結合を阻害することによって作用すると推定されている．

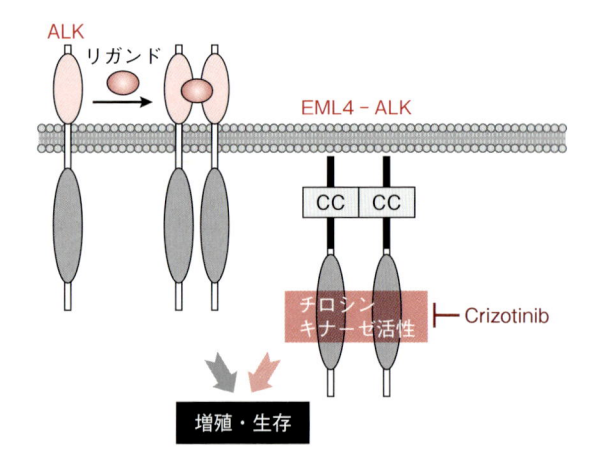

図　EML4-ALK融合タンパク質によるシグナル経路活性化と分子標的治療薬
EML4-ALK融合タンパク質は，EML4タンパク質のCoiled coil（CC）ドメインにより，リガンド非依存的に二量体化し，活性化体となる．ALKタンパク質のチロシンキナーゼ阻害薬が分子標的治療薬として開発されている．

がんとの関連性・臨床的意義

ALK転座・逆位は，若年，男性，非・軽喫煙の腺がんに比較的多くみられることが報告されている[4]．また，病理学的には腺がんの中でもムチン産生性の印環細胞がんに多いと報告されている[6]．

ALK転座・逆位の検出に関してはRT-PCR解析・FISH解析が有効であることが示されていたが，最近ALKタンパク質に対する免疫染色法の有用性も示されている[4]．

ALK阻害薬Crizotinibの非小細胞肺がんを対象とした第Ⅱ相臨床試験の結果が，2010年第46回米国臨床腫瘍学会年次集会（ASCO）で発表された．ALK融合遺伝子陽性の肺非小細胞がん患者82人において，奏効率57％と良好な結果であった．また，Crizotinibの国際的な第Ⅲ相臨床試験も開始されている．

以上，ALK遺伝子について概説した．肺がんにおけるALK転座・逆位，神経芽腫におけるALKの活性化変異は，本邦発の発見であり，分子標的治療が展開しつつある．今後，CrizotinibについてもALK遺伝子の二次変異などの治療耐性獲得などが問題になることは予想できる．次世代薬の開発にも期待したい．

<文献>
1) Mosse, Y. P. et al. : Clin. Cancer Res., 15 : 5609-5614.
2) Soda, M. et al. : Proc. Natl. Acad. Sci. USA, 105 : 19893-19897, 2008
3) Mano, H. : Cancer Sci, 99 : 2349-2355, 2008
4) Sasaki, T. et al. : Eur. J. Cancer,
5) Chen, Y. et al. : Nature, 455 : 971-974, 2008
6) Inamura, K. et al. : J. Thorac. Oncol., 3 : 13-17, 2008

（河野隆志，横田　淳）

7章　がん遺伝子・がん抑制遺伝子・small RNA

KRAS　　KRASがん遺伝子

◆ 本分子の研究の経緯

ラット肉腫から分離されたKirsten肉腫ウイルスのもつがん遺伝子v-K-rasに対応するヒトがん遺伝子として1982年にヒト未分化肺がん細胞株LX-1より単離された．rasはRat sarcomaに由来する．単離された遺伝子はコドン12にアミノ酸変異の生じている活性化変異体であった[1)2)]．

その後，さまざまなヒトがんでKRAS (kirsten rat sarcoma viral oncogene homolog) 遺伝子のコドン12，13，61にミスセンス変異が生じていることが明らかになった．変異の頻度の高いがんとして，膵がん(90％)，大腸がん(40％)，肺腺がん(20％)があげられる[2)3)]．

ヒトがんで変異のみられるRASファミリー遺伝子としてはその他に，NRAS遺伝子（メラノーマや肝がんなど），HRAS遺伝子（甲状腺がんなど）が存在する[3)]．

ヒトがんにおけるRASファミリー遺伝子の変異はRASタンパク質のGTPase活性を低下させることで，タンパク質を活性化状態に保持させる．これにより，RAF/MEK/ERK経路が活性化される．

◆ 分子構造

遺伝子は第12染色体短腕p12に存在する．第4エクソンのスプライシングの違いにより，C末端アミノ酸構造の異なる4A，4Bのタンパク質が発現し，4Bが主要フォームであると考えられている．また，染色体6p12-p11に偽遺伝子KRASPが存在する．

KRAS遺伝子産物は細胞膜の内側に局在する．GTP/GDP結合タンパク質であり，GDPと結合している不活性体がSOSなどのグアニンヌクレオチド交換因子 (GEF) によりGTPと交換されると活性化する．上流に位置するEGFR (epidermal growth factor receptor：上皮成長因子受容体) などからのシグナルにより活性化され，RAF/MEK/ERKタンパク質のリン酸化をもたらすことでシグナルを伝達する．また，その他に，PI3K/AKT経路などの活性化も引き起こす．

ヒトがんにおけるKRAS遺伝子変異はKRASタンパク質のGTPase活性を低下させるためKRASタンパク質はGTP結合体となる．その結果，下流のRAF/MEK/ERK経路のシグナルが持続し，細胞増殖・生存能の向上をもたらし，細胞のがん化を引き起こすと考えられている（図）．KRASの上流に位置するEGFR，下流に位置するBRAF遺伝子にもヒトがんにおける活性化変異が知られており，KRASの関与するシグナル経路の活性化は，細胞のがん化に広く関与している．

◆ がんとの関連性・臨床的意義

大腸がんや肺腺がんではそれぞれ腺腫，AAH（異型腺腫様過形成），つまりがん前駆病変からKRAS遺伝子に変異がみられることから，がん化の初期に働くドライバー遺伝子であると考えられている．肺腺がんでは，喫煙者にKRAS遺伝子変異が多く生じることが明らかにされている．

これまで変異KRASタンパク質を標的とした創薬が試みられてきた．その代表的なものが，ファルネシル基転移酵素 (farnesyltransferase：Ftase) 阻害薬である．KRASタンパク質はC末端がファルネシル化され細胞膜の内側に局在することで機能する．そこで，ファルネシル化を阻害することでKRASタンパク質の機能を抑制するというものである．**Tipifarnib**（膵がん，大腸がん），**Lonafarnib**（肺がん）などのファルネシル転移酵素阻害薬が開発され，臨床試験が進められているものの，顕著な治療効果を得るには至っていない[3)]．

そこで，現在ではファルネシル化阻害以外の手法を用いたKRAS変異がん細胞の分子標的治療の試みがなされている．その1つとしては他の翻訳後修飾酵素の阻害があげられる．KRASタンパク質は，ファルネシル化の後，RCE1 (RAS converting enzyme 1) によるC末端3アミノ酸残基の除去，ICMT (isoprenyl-

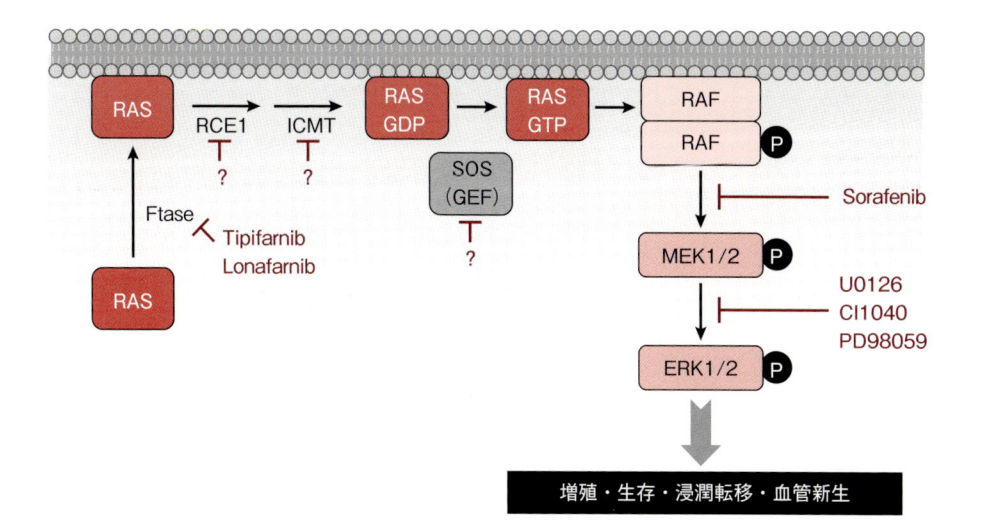

図 RASシグナル経路と分子標的治療薬
RASタンパク質が機能するためには，Ftase（farnesyltransferase），RCE1（RAS converting enzyme 1），ICMT（isoprenylcysteine carboxymethyltransferase）による翻訳後修飾が必要である．そこで，これらの修飾分子の阻害薬が分子標的治療薬として開発中である．また，その後のシグナル伝達分子の阻害薬も分子標的治療薬として開発されている

cysteine carboxymethyltransferase）によるシステイン残基のカルボキシメチル化の修飾を受ける（図）．そこで，RCE1，ICMTタンパク質が有望な創薬標的である．また，KRAS活性化因子であるGEF，KRASの下流シグナル伝達分子RAF，MEKの阻害も有望である[3)4)]．

最近，KRAS遺伝子変異細胞はキナーゼ遺伝子STK33の阻害に致死性を示すこと[5)]，グルコーストランスポーター遺伝子GLUT1の発現に伴う解糖系への依存により，解糖系阻害薬への感受性が高いことが報告された[6)]．今後の分子標的治療への展開に期待したい．

以上，KRAS遺伝子について概説した．KRAS遺伝子は，膵がん，肺がん，大腸がんという複数の難治がんで変異しており，特に悪性度の高いがんとして知られる膵がんの90％で変異していることから分子標的治療薬開発への期待は大きい．

＜文献＞
1) Kahn, S. et al.: Anticancer Res., 7: 639-652, 1987
2) Kranenburg, O.: Biochim. Biophys. Acta., 1756: 81-82, 2005
3) Konstantinopoulos, P. A. et al.: Nat. Rev. Drug Discov., 6: 541-555, 2007
4) Adjei, A. A.: J. Thorac. Oncol., 3: 160-163, 2008
5) Scholl, C. et al.: Cell, 137: 821-834, 2009
6) Yun, J. et al.: Science, 325: 1555-1559, 2009

（河野隆志，横田　淳）

memo

7章　がん遺伝子・がん抑制遺伝子・small RNA

BRAF　*BRAFがん遺伝子*

本分子の研究の経緯

　raf遺伝子群はマウス・トリレトロウイルスのがん遺伝子として1983～1984年に同定された．ヒトBRAF（v-raf murine sarcoma viral oncogene homolog b1）遺伝子は1990年にクローニングされた．ARAF，CRAFと同様，BRAF遺伝子産物は，がん遺伝子産物であるRASの下流分子として，RAF/MEK/ERK経路のシグナル伝達にかかわることが明らかにされた[1]．

　2002年にヒトメラノーマの70％，大腸がんの15％で活性化変異が生じていることが報告され，ヒトがんにおいてもがん遺伝子として機能していることが見出され注目を集めた．また，BRAF変異はKRAS変異とは，ほぼ相互排他的であり，ともにRAF/MEK/ERK経路の活性化をもたらすことが示された[2]．

　その後，BRAF変異体は皮膚細胞の形質転換をもたらすこと，また，変異タンパク質の発現抑制がメラノーマのアポトーシスを引き起こすことが明らかになり，がん遺伝子としての役割が確認された．

分子構造

　遺伝子は第7染色体q34に位置する．遺伝子産物はセリン/スレオニンキナーゼである．BRAFタンパク質は細胞質に存在し，RASタンパク質により活性化され，下流分子であるMEK1およびMEK2タンパク質をリン酸化することによりRAF/MEK/ERK経路を活性化する．

　ヒトがんでみられる活性化変異V599E，L596V，G463A，G468Aは，タンパク質のC末端に存在するRAFファミリータンパク質間での保存アミノ酸を置換する．このアミノ酸置換によりBRAFタンパク質はリン酸化（活性化）体と類似のコンフォーメーションに変化し，恒常的な活性化状態となると考えられている．

がんとの関連性・臨床的意義

　現在までのところ，*BRAF*遺伝子の変異はメラノーマの40％，大腸がんの15％に生じていることが明らかになっている．一方，肺がんや乳がんなど他のがんでの変異はきわめて稀である[2]．*BRAF*遺伝子変異は，*KRAS*遺伝子変異と同様にRAF/MEK/ERK経路の恒常活性化をもたらすことで細胞のがん化を促すと考えられている．そこで，同経路の遮断に基づいた分子標的治療が試みられている（図）．

　BRAFキナーゼ阻害薬はその代表的なものであり，恒常活性化したRAF/MEK/ERK経路のシグナル伝達経路を遮断することで，BRAF変異がん細胞の増殖を抑制する．また，同経路の遮断に基づく分子標的治療薬として下流のMEKタンパク質に対する阻害薬も開発されている．特に，BRAF変異がんは，BRAF野生型がん，RAS変異がんのどちらと比べても，下流のMEK阻害薬に選択的な感受性を示すことが明らかにされ，MEK阻害薬の有用性が期待されている[3]．現在，メラノーマを中心に**Sorafenib**などのBRAFキナーゼ阻害薬，U0126などのMEK阻害薬の臨床試験が進められている[4,5]．

　最近の着目すべき知見としては，BRAFキナーゼ阻害薬はKRAS変異がんやRAS/RAF野生型がんでは，逆にRAF/MEK/ERK経路の活性化をもたらすことが明らかにされたことがあげられる[6]～[8]．すなわち，野生型BRAFタンパク質へのBRAFキナーゼ阻害薬の結合は，BRAFタンパク質の細胞膜への局在化とRASタンパク質との相互作用を引き起こすため，RAF/MEK/ERK経路を逆に活性化し，がん細胞の増殖を促進するというものである．つまり，BRAFキナーゼ阻害薬の使用は，BRAF変異がん細胞のみに限定すべきであることを意味している．

　また，BRAF変異メラノーマ発生に関しては，遺伝的素因の関与が明らかにされている．α-メラノサイト刺激ホルモン（α-MSH）のシグナル伝達に寄与す

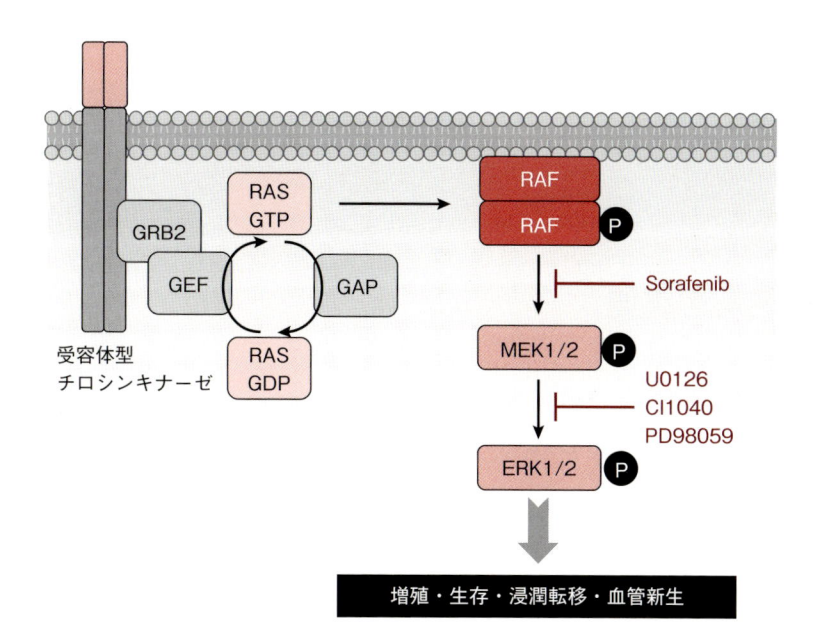

図　RAFシグナル経路と分子標的治療薬
RAF遺伝子の活性化変異は，RASタンパク質を上流とするシグナル伝達経路を活性化する．BRAF，MEKのセリン/スレオニンキナーゼ阻害薬が分子標的治療薬として開発されている

るmelanocortin-1受容体をコードするMC1R遺伝子の多型が，BRAF遺伝子変異を有するメラノーマの発生にかかわるというものである．同報告では，MC1Rの機能低下または消失アレルのホモ接合体は，野生型比べてメラノーマ罹患のオッズ比が17.0と高く，発症したメラノーマの80％以上がBRAF遺伝子の変異を有することが示されている[9]．

以上，BRAF遺伝子について概説した．メラノーマおよび大腸がんにおける遺伝子変異の発見以降，治療研究の進展が目覚ましい．現在では，BRAFキナーゼ阻害薬，MEK阻害薬に，さらにAKT/PI3K経路の阻害薬を加えた治療法も考案されている．今後の進展に期待したい．

＜文献＞
1) Mercer, K.E. & Pritchard, C. A. : Biochim. Biophys. Acta., 1653 : 25-40, 2003
2) Davies, H. et al. : Nature, 417 : 949-954, 2002
3) Solit, D. B. et al. : Nature, 439 : 358-362, 2006
4) Madhunapantula, S. V. & Robertson, G. P. : Cancer Res., 68 : 5-8, 2008
5) Smalley, K. S. & Flaherty, K.T. : Br. J. Cancer, 100 : 431-435, 2009
6) Hatzivassiliou, G. et al. : Nature, 464 : 431-435, 2010
7) Poulikakos, P. I. et al. : Nature, 464 : 427-430, 2010
8) Wajapeyee, N. et al. : Cell, 132 : 363-374, 2008
9) Landi, M. T. et al. : Science, 313 : 521-522, 2006

（河野隆志，横田　淳）

memo

7章 がん遺伝子・がん抑制遺伝子・small RNA

MYC　*MYC*がん遺伝子

本分子の研究の経緯

MYC（v-myc avian myelocytomatosis viral oncogene homolog）はトリ白血病ウイルスのがん遺伝子v-myc遺伝子に対応するヒト遺伝子である．1980年代初頭に急性前骨髄白血病で*MYC*遺伝子の増幅が見出され，また，バーキットリンパ腫ではt（8；14）（q24；q11）転座の標的遺伝子であることが明らかにされた[1)2)]．1986年にはヒト固形がんで遺伝子増幅が見出され，その後，肺がん，胃がんなど多くのがんで遺伝子増幅に伴う高発現が同定され，ヒトがんに広く関与するがん遺伝子であると認知されるに至った[3)]．また，*MYC*遺伝子に相同性をもつ*NMYC*遺伝子は神経芽腫や肺小細胞がんで遺伝子増幅を起こしており，同様にがん遺伝子として機能している[4)]．

2002年に*MYC*遺伝子の発現抑制は乳がん細胞の退縮をもたらすことが示され，oncogene addiction（がん遺伝子依存）説の基盤となった[5)]．2008年にはKRas誘導肺腺がんマウスモデルにおいてMycタンパク質機能の阻害が肺腫瘍の退縮を引き起こすこと，また，全身的なMycタンパク質機能の阻害は，皮膚や血球系などの正常組織に障害を及ぼすにもかかわらず，障害は容易に回復することが示され，MYCががん治療の有用な標的であることが再び示された[6)]．

しかしながら，MYCタンパク質が正常細胞の多くの機能にかかわること，標的化が難しいことなどの理由から，有効な分子標的薬は開発されていない．

分子構造

*MYC*遺伝子は第8染色体q24に存在する．MYCタンパク質は，塩基性領域，helix-loop-helix，ロイシンジッパーの3ドメインを有するbHLHZipファミリーの転写因子である．同じ，bHLHZip転写因子であるMAXタンパク質とヘテロ二量体を形成してE-box配列に結合し，転写制御を行う[7)]．

また，*MYC*遺伝子自身はWnt，Notch，STAT，EGFRなど多くのシグナル経路の活性化によりその発現が誘導され，当該シグナルのエフェクターとして機能する．

MYCは数千の遺伝子やmiRNAの発現を司ることで細胞の増殖・老化にかかわる（図）．また，血液や皮膚などの幹細胞の維持に役割を果たすことも明らかにされ，最近では人工多能性幹（induced pluripotent stem：iPS）細胞の構築・維持に寄与することが示された[7)]．

がんとの関連性・臨床的意義

上述のようにMYCタンパク質機能の阻害はがん細胞の退縮をもたらすことから，MYCタンパク質ががん幹細胞形質の維持に必要であることが示唆されている．また，MYCはグルコースやグルタミン代謝においても機能することが明らかにされている．特にMYCは嫌気性条件下では，HIF-1αと協力して解糖系酵素の発現上昇をもたらすことが知られており，がん細胞の特性の1つであるWarburg効果の一因を担う可能性も示唆されている[8)]．

MYCは古くよりヒトがんにおける関与が明らかにされたがん遺伝子であるにもかかわらず，分子標的治療は実現されていない．今後，MYCタンパク質に的を当てた治療法の開発が望まれる．その手段としては，MYC発現をもたらすWnt，Notch，STAT，EGFRなどの上流経路の遮断，MYCタンパク質とMAXタンパク質や他のコアクチベーターとの相互作用の阻害，MYC下流分子の阻害などが考えられる[4)7)]．近年，複数のmiRNAが*MYC*遺伝子により制御されていることも明らかにされている．miRNAを利用したがん治療の可能性が示されつつある現在，MYCにより正に制御されるmiRNAの阻害，負に制御されるmiRNAの活性化は有用ながん治療法となるかもしれない．

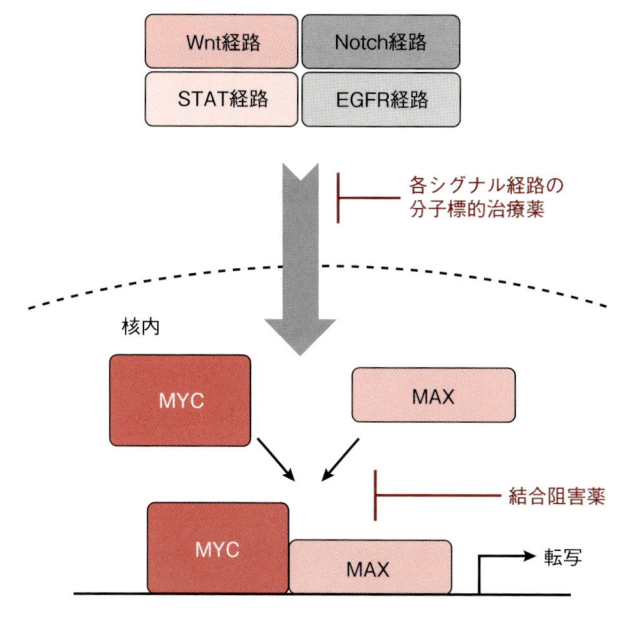

図　MYCに対する分子標的治療
MYCタンパク質はさまざまなシグナル経路のエフェクター分子として機能する．MYCタンパク質はMAXタンパク質と結合して標的遺伝子群の発現を促す．その結合の阻害薬は分子標的治療薬として有用である可能性がある

＜文献＞
1) Croce, C. M. et al. : Proc. Natl. Acad. Sci. USA, 80 : 6922-6926, 1983
2) Little, C. D. et al. : Nature, 306 : 194-196, 1983
3) Yokota, J. et al. : Science, 231 : 261-265, 1986
4) Albihn, A, et al. : Adv. Cancer Res., 107 : 163-224,
5) Weinstein, I. B. et al. : Science, 297 : 63-64, 2002
6) Soucek, L. et al. : Nature, 455 : 679-683, 2008
7) Larsson, L. G. & Henriksson, M. A. et al. : Exp. Cell Res., 316 : 1429-1437.
8) Dang, C. V. et al. : Cancer Res., 70 : 859-862, 2010

（河野隆志，横田　淳）

7章 がん遺伝子・がん抑制遺伝子・small RNA

APC　APCがん抑制遺伝子

● 本分子の研究の経緯

　APC（adenomatous polyposis coli）は1991年に家族性大腸腺腫症（familiar adenomatous polyposis coli：FAP）の原因遺伝子として同定された．APC遺伝子の失活変異は散発性の大腸がんの約80％でも検出され，大腸発がんにおける代表的なドライバー変異であると考えられる[1]．

　Wntタンパク質群が細胞に作用することにより活性化されるWntシグナル経路にはβカテニンを介する経路（古典的Wntシグナル経路）と，βカテニンに非依存性の経路が存在する．APCタンパク質はβカテニン依存性Wntシグナル経路に対して抑制的に働くことが明らかにされたことから，APC遺伝子の失活は同経路の活性化をもたらすことで細胞のがん化に寄与すると考えられる[2]．また，APC遺伝子変異をもたない大腸がんや肝臓がん，胃がん，肺がんなどにおいてはβカテニン遺伝子の変異・部分欠損により，また，肝臓がんなどではAXIN1，AXIN2遺伝子の失活変異により，βカテニン依存性のWntシグナル経路が活性化されている[2]．

　Wntシグナル阻害薬を用いた分子標的治療への期待が集まっているが，2010年現在，有効な分子標的治療の実現には至っていない．

● 分子構造

　APC遺伝子は第5染色体q21に存在する．APCタンパク質はβカテニンと直接結合してβカテニンの分解を促進することによりWntシグナル経路に抑制的に作用する（図）．

　FAP患者の胚細胞変異や散発性大腸がんにおけるAPC遺伝子変異の大部分はナンセンス変異であるために，APCタンパク質のC末端領域の欠損をもたらす．このAPC変異体はβカテニンタンパク質との結合能は保たれているがAXINタンパク質とは結合できないた

め，分解能が低下しβカテニンタンパク質の蓄積をもたらす．一方，βカテニン変異体も自身の分解制御から逸脱し蓄積する．βカテニンタンパク質の蓄積は，サイクリンD1，c-mycなどの遺伝子の過剰発現をもたらし，細胞の異常増殖を誘導すると考えられている[3]．

● がんとの関連性・臨床的意義

　大腸発がんにおいては，APC遺伝子の失活変異により腺腫が発生し，KRAS遺伝子の活性化変異，p53遺

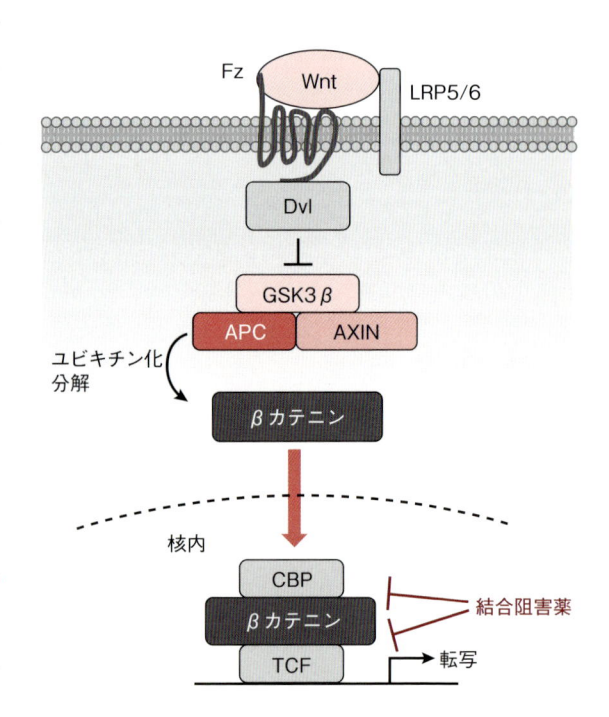

図　Wntシグナル経路活性化と分子標的

Fz（frizzled）タンパク質へのWntタンパク質の結合により活性化されたDvl（Dishevelled）は，GSK3β-APC-AXIN複合体を細胞膜にリクルートすることで同複合体がもつβカテニン分解活性を抑制する．APC，AXINタンパク質の失活や，βカテニンも同様に分解の抑制をもたらす．分解を逃れたβカテニンタンパク質は核内に移行し，標的遺伝子群を転写する．分子標的薬としてβカテニン転写複合体形成の阻害薬が探索されている

伝子の失活を経て悪性腫瘍化するという多段階発がんのモデルが確立されている．

　FAP患者では，生来APCアレルの一方が失活しているため，APC遺伝子の失活が1 hitで生じるため，腺腫が発生しやすく，大腸発がんリスクが高まる．現在ではAPC遺伝子の胚細胞変異を検出することでFAP家系内の保因者の同定が行われている．

　Wntシグナル経路の活性化は広範ながん種でみられることからWntシグナル阻害薬による分子標的治療が試みられている．Wntシグナル経路の活性化は核内でのβカテニン-Tcf複合体量を上昇させ，標的遺伝子群の転写上昇をもたらす．最近，化合物ライブラリーを用いた当該転写に対する阻害薬の大規模スクリーニングが行われ，AXINタンパク質の安定化作用をもつWntシグナル阻害薬が同定された[4]．その他にも，また，βカテニン-Tcf複合体量の結晶構造解析を基にした in silico スクリーニングによる，Tcfとβカテニンとの選択的結合阻害薬，また，転写コアクチベーターであるCBPとβカテニンとの選択的結合阻害薬もWntシグナル阻害薬として同定されている[5,6]．

　以上，APCおよびWntシグナル分子とがんとのかかわりについて概説した．特異的なWntシグナルの活性化は広汎ながん種でみられることから，特異的阻害薬による分子標的治療の進展に期待する．

〈文献〉

1) Aoki, K. & Taketo, M. M. : J. Cell Sci., 120 : 3327-3335, 2007
2) Paul, S. & Dey, A. : Neoplasma, 55 : 165-176, 2008
3) Tennis, M. et al. : J. Thorac. Oncol., 2 : 889-892, 2007
4) Huang, S.M. et al. : Nature, 461 : 614-620, 2009
5) Emami, K. H. et al. : Proc. Natl. Acad. Sci. USA, 101 : 12682-12687, 2004
6) Trosset, J. Y. et al. : Proteins, 64 : 60-67, 2006

（河野隆志，横田　淳）

7章 がん遺伝子・がん抑制遺伝子・small RNA

let-7 miRNA　*let-7 micro-RNA*

◆本分子の研究の経緯

1993年の*C. elegans*におけるlin-4の発見を皮切りにmiRNA研究が発展し，現在ではヒトにおいて約1,000種類のmiRNAが存在すると推定されている．miRNAはゲノムにコードされる20数塩基のnon-coding RNAで，配列相補性を利用してmRNAに結合し，切断や翻訳抑制をもたらすことにより遺伝子機能を抑制する[1]．

近年，miRNAは発生・分化・細胞増殖などのプロセスだけでなく，細胞のがん化への関与が知られるようになった．ここにあげるlet-7を含めたいくつかのmiRNAの発現はがん患者の予後を規定することが報告され[2,3]，miRNAがんの特性診断マーカーとして有用であることが示されている[4]．また，miRNAアンタゴニスト活性をもつアンチセンスオリゴヌクレオチド，miRNAアゴニスト活性をもつmiRNA dsRNAなどの核酸医薬品によるがん治療の可能性が検討されている[5]．

let-7 miRNA群はヒトがんでしばしばその発現が低下・消失しており，KRAS，MYCなど，let-7 miRNAが標的とするがん遺伝子の抑制を解除して腫瘍形成を促すと考えられている．また，RNA結合タンパク質であるLin28およびLin28Bはlet-7前駆体の成熟miRNAへのプロセシングを阻害する．このLin28やLin28Bタンパク質のがん細胞での高発現も観察されていることから，Lin28およびLin28Bの発現上昇，let-7 miRNA発現低下によるlet-7標的がん遺伝子の抑制解除が細胞のがん化を促すと示唆される[4]．

◆分子構造

let-7には，a～fの6個の遺伝子座から発現する9個のlet-7 miRNAが存在する（http://www.mirbase.org/）．let-7などのmiRNAはCapおよびpolyA構造をもつPri-miRNA（primary microRNA）として転写され，Droshaを含むマイクロプロセッサー複合体によりpre-miRNA（precursor miRNA）へとプロセスされる．Pre-miRNAは細胞質内へと輸送され，Dicerによってループ部分が切断され鎖長が19～27塩基の成熟miRNAとなる．RISC（RNA-induced silencing complex）に取り込まれ，主に標的mRNAの3'-UTRを配列特異的に認識する[1]．

◆がんとの関連性・臨床的意義

let-7 miRNAはRAS，MYCなどのがん遺伝子，HMGA2などのOncofetalタンパク質群の発現を抑制する作用をもつことからがん抑制遺伝子として機能すると考えられる．実際，肺がんではlet-7 miRNA量とRASタンパク質量が逆相関関係にあることが報告されている[1]．

また，乳がんでは，がん幹細胞においてlet-7 miRNA発現が抑制状態にあり，その活性化は自己再生能力を失わせることから，がん幹細胞形質の獲得・維持にlet-7 miRNAの発現抑制が役割を果たしていると考えられている[6]．がん幹細胞形質・転移浸潤能の獲得ともかかわるがん細胞の特性である上皮間葉移行（epithelial-mesenchymal transition：EMT）とlet-7 miRNAとのかかわりも示唆される．let-7 miRNAの発現抑制は別のmiRNAであるmiR-200の発現を低下させるとともに，RASやTGF-β1経路の抑制を解除することでがん細胞のEMTに寄与するという機序である（図）[4]．

miRNAは血漿や血清中で安定であることが示され，がんの診断マーカーとしての可能性が提唱されている．また，miRNAのプロセシングに関与するDroshaやDicerの発現レベルと肺がんなど，がん患者の予後との関係も報告されている．miRNAやその関連遺伝子のバイオマーカーとしての有用性は今後明らかにされるであろう．また，治療に関しては，miRNAアゴニスト核酸医薬品による機能回復，ウイルス・ナノ粒子

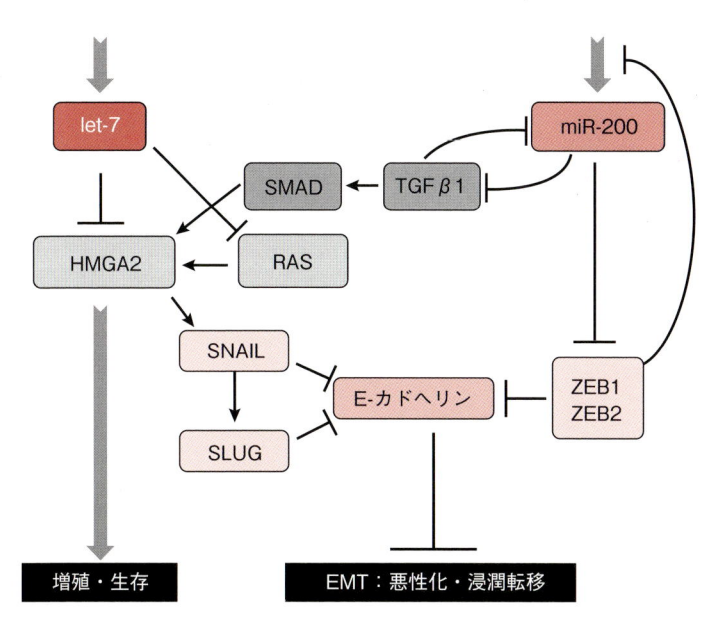

図　let-7, miR-200 とがんの増殖・悪性化

let-7 miRNA は HMGA2, RAS などのがん遺伝子の発現を抑制することで細胞の増殖・生存を負に制御する．また，miR-200 とともに，E-カドヘリンの発現抑制因子である SNAIL, SLUG, ZEB1/2 を抑制することで，EMT（epithelial-mesenchymal transition）を抑制する．よって，let-7, miR-200 の活性を上昇させることで，がんの発生・悪性化を抑制できる可能性がある

を用いた RNA 導入治療の可能性も示されている[5)7)]．今後の治療への発展に期待したい．

＜文献＞
1) Bussing, I. et al. : Trends Mol. Med., 14 : 400-409, 2008
2) Yu, S. L. et al. : Cancer Cell, 13 : 48-57, 2008
3) Yanaihara, N. et al. : Cancer Cell, 9 : 189-198, 2006
4) Peter, M. E. : Cell Cycle, 8 : 843-852, 2009
5) Li, C. et al. : Apas. J., 11 : 747-757, 2009
6) Yu, F. et al. : Cell, 131 : 1109-1123, 2007
7) Davis, M. E. et al. : Nature, 464 : 1067-1070, 2010

（河野隆志，横田　淳）

memo

8章 転移・微小環境

第1部 がんの分子標的用語

概論 がんの転移と分子標的

山田忠明, 矢野聖二

本章の用語●αvβ3, MMP, VCAM-1, RANKL, Wnt

◆ はじめに

　がんの転移は, 1829年にRecamierが最初に用いたとされ, 1973年にFidlerらが低転移性のマウス黒色腫B16細胞から高転移性細胞の選択に成功し, それを用いた転移実験モデルを確立したことにより転移研究の基礎が築かれた. また, 1986年にはLiottaにより浸潤ががん細胞と基底膜の接着, 基底膜成分の分解, がん細胞の運動の三段階によって遂行されるという"Three Step Theory"が提唱された. その後, 急速な研究の進展により, ①がん細胞は生物学的に不均一 (heterogenous) であること, ②がん細胞は絶えざる遺伝子変異の結果転移に好都合な細胞形質を獲得し, ごく少数の転移能を有したがん細胞が転移の過程で選択され増えていくこと, ③転移のすべての過程が正常細胞とがん細胞の複雑な相互反応のうえに成り立っており, 接着分子, タンパク質分解酵素, 増殖因子, 血管新生因子, ケモカインなど多くの分子が関与していることなどが明らかになってきた.

◆ 転移のメカニズム

　がんの致死率を規定する最も大きな要因は, 転移巣における増殖である[1]. がんの転移には血行性転移, リンパ行性転移, 管腔性転移, 体腔性転移などがあるが, その転移メカニズムは基本的には類似している. そのうち, ここでは血行性転移を例にとり概説する. 血行性転移は, ①原発巣でのがん細胞の増殖, ②原発巣からのがん細胞の離脱と脈管への浸潤, ③脈管内での移動, ④転移臓器の血管内皮への接着, ⑤転移臓器への浸潤, ⑥転移臓器内でのがん細胞の増殖, などの過程から構成されており (概略図1), すべての過程が連続的に起こった結果生じる[2]. また, すべての過程においてがん細胞は免疫による排除機構から逃れて生存する必要がある.

1) 原発巣でのがん細胞の増殖

　転移を形成するためにはまずがん細胞が原発巣で増殖する必要がある. 原発巣での増殖にはさまざまな増殖因子とその受容体がオートクラインまたはパラクライン的に関与していると考えられている. さらに, がんが1〜2mm以上の大きさに増大するためには酸素や栄養を運ぶ血管の新生が必須であるが, 血管新生も種々の血管新生促進因子と抑制因子により制御されている.

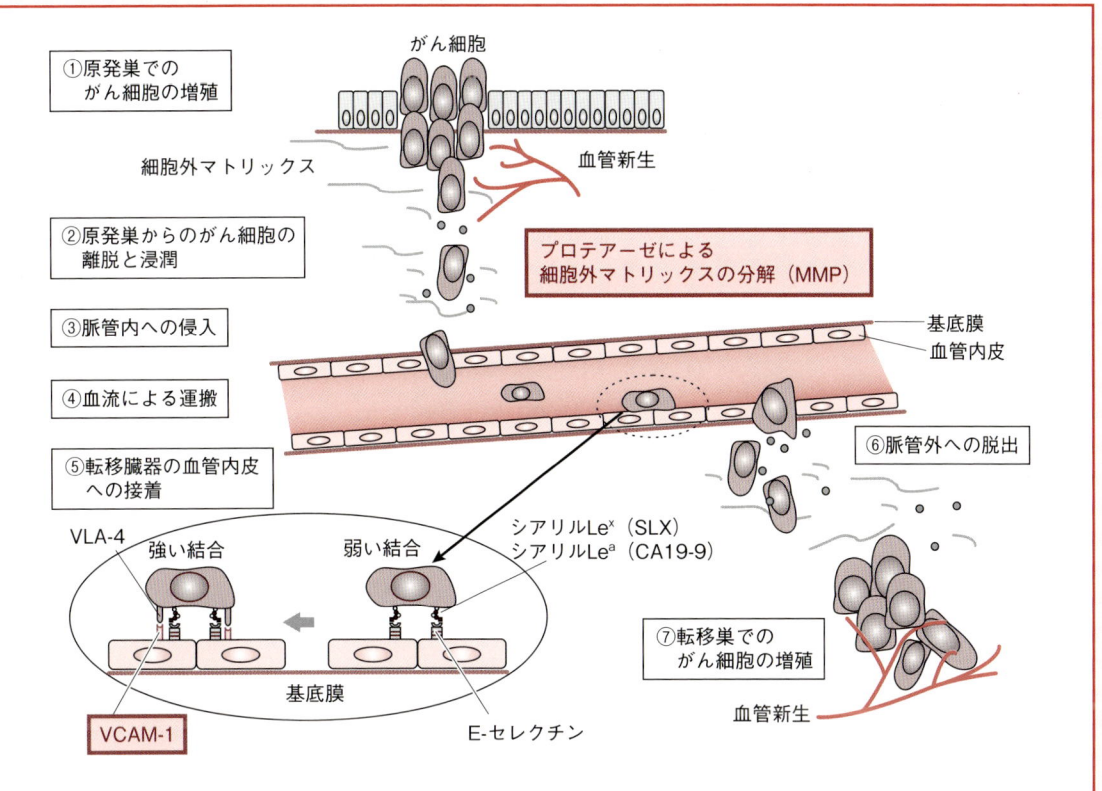

概略図1　転移のカスケード

がんの転移は，①原発巣でのがん細胞の増殖，②原発巣からのがん細胞の離脱と脈管への浸潤，③脈管内での移動，④転移臓器の血管内皮への接着，⑤転移臓器への浸潤，⑥転移臓器内での増殖などの過程から構成され，すべての過程が連続的に起こった結果生じる

2）原発巣からのがん細胞の離脱と脈管への浸潤

　増殖したがん細胞は次に原発巣から離脱する必要がある．これに関与する重要な分子としてE-カドヘリンが知られている．E-カドヘリンは細胞膜貫通タンパク質であるが，細胞内裏打ちタンパク質であるカテニンを介して細胞骨格に結合している．細胞外ドメインの先端で隣接する細胞のカドヘリンと結合することで細胞接着が生じる．高浸潤性のがんではE-カドヘリンが低下し，原発巣からがん細胞が離脱しやすいと考えられている．

　がん細胞が原発巣から離脱してもその周辺には細胞外マトリックス（extracellular matrix：ECM）が存在し，細胞の移動を妨げている．がん細胞は自身または間質細胞が産生する各種プロテアーゼやグリコシダーゼを利用してECMを分解し，接着-分解-移動を繰り返すことにより組織浸潤を達成させる．ECMとの接着には$αvβ3$などのインテグリンを中心とする接着分子が，ECMの分解には各種のプロテアーゼが関与しているが，その中でもマトリックスメタロプロテアーゼ（**MMP**）は中心的役割を演じている[3]．

3）転移臓器の血管内皮への接着

　集塊を形成したがん細胞が毛細血管に塞栓を形成する場合と，がん細胞と血管内皮細胞が特異的結合により接着する場合がある．後者の場合，複数の糖鎖や接着分子が利用され巧妙に接着が制御されており，使用される糖鎖や接着分子の種類により転移の臓器特異性

の一部が規定されていると考えられる．その一例として，がん細胞表面のシアリルLe^{x}やシアリルLe^{a}抗原などの糖鎖と，その受容体である血管内皮細胞上のE-セレクチンとの弱い接着が誘導され，続いてがん細胞が発現するLFA-1やVLA-4（α4β1）などのインテグリン分子が血管内皮細胞のICAM-1や**VCAM-1**などの接着分子とより強固な結合をする機構がある．

4）脈管外への脱出

がん細胞は血管内皮細胞同士の接着に割り込み，その下層構造である基底膜にインテグリンなどを介して接着し，基底膜成分のIV型コラーゲンやラミニンを分解し，移動する．その際，細胞とECMの接着部位には接着斑と呼ばれる構造が形成され細胞内の細胞骨格タンパク質がインテグリンを介してECMと連結する．この接着斑において方向性のある接着・脱接着が繰り返され，一定方向に細胞が運動していくと考えられている．

5）転移巣での増殖

原発巣での増殖同様，種々の増殖因子や増殖因子受容体，血管新生因子が関与するが，転移巣では特に臓器特異的に産生される因子により臓器特異性が規定されうる．例えば，IGF-1は多くの臓器で発現されているが肝で最も高発現している．IGF-1は細胞周期を促進するため，IGF-1受容体を発現したがん細胞の肝での増殖を特異的に促進する可能性がある．同様に，肝ではEGFRのリガンドであるTGF-αの発現が高く，EGFRを発現したがん細胞の増殖を促進していると考えられる．

◆ 転移の臓器特異性

がん種によって特徴的な転移臓器のパターンを示すことは臨床上よく経験するところであり転移の臓器特異性（organ tropism）と呼ばれている．転移の臓器特異性は，がん細胞を運ぶ血行動態と，がん細胞がある臓器で選択的に増殖しうる特性という2つの要素が関係している．臨床的には両方の要素が部分的に関与しあっている場合が多いと考えられ，相矛盾するものではない．前者は1928年にEwingより提唱された「転移の臓器特異性は血流の方向のみにより規定される」という考え方で"anatomical-mechanical theory"と呼ばれ，消化器がんのがん転移はこの説がよく適合すると考えられる．後者は，1889年にPagetにより提唱され"seed and soil theory"と呼ばれている．これは，がん細胞を種（seed）に，転移臓器を土壌（soil）になぞらえて，「がんの転移の成立はがん細胞の増殖に適した微小環境を有する臓器にのみ可能である」という考えで，近年，その分子機構が徐々に明らかになってきた．

そのうち，骨は悪性腫瘍の転移の好発部位である．健常な骨代謝では，骨芽細胞による造骨と破骨細胞による骨吸収により営まれているが，腫瘍細胞が骨へ浸潤すると，インテグリンやVCAM-1などの細胞接着因子，増殖因子・サイトカイン，MMPなどの基質分解酵素，骨特異タンパク質などの因子が骨微小環境中に放出され，造骨と骨吸収のバランスが崩れ，溶骨性転移あるいは造骨性転移が形成される．また，実際には両者が混在していることが多く，骨芽細胞と破骨細胞が重要な役割を果たしている．特に破骨細胞は骨転移形成に必須の宿主細胞として注目されている．骨芽細胞の細胞膜上に発現している**RANKL**は，破骨細胞が発現している受容体RANKを活性化し，分化・成熟した破骨細胞はαvβ

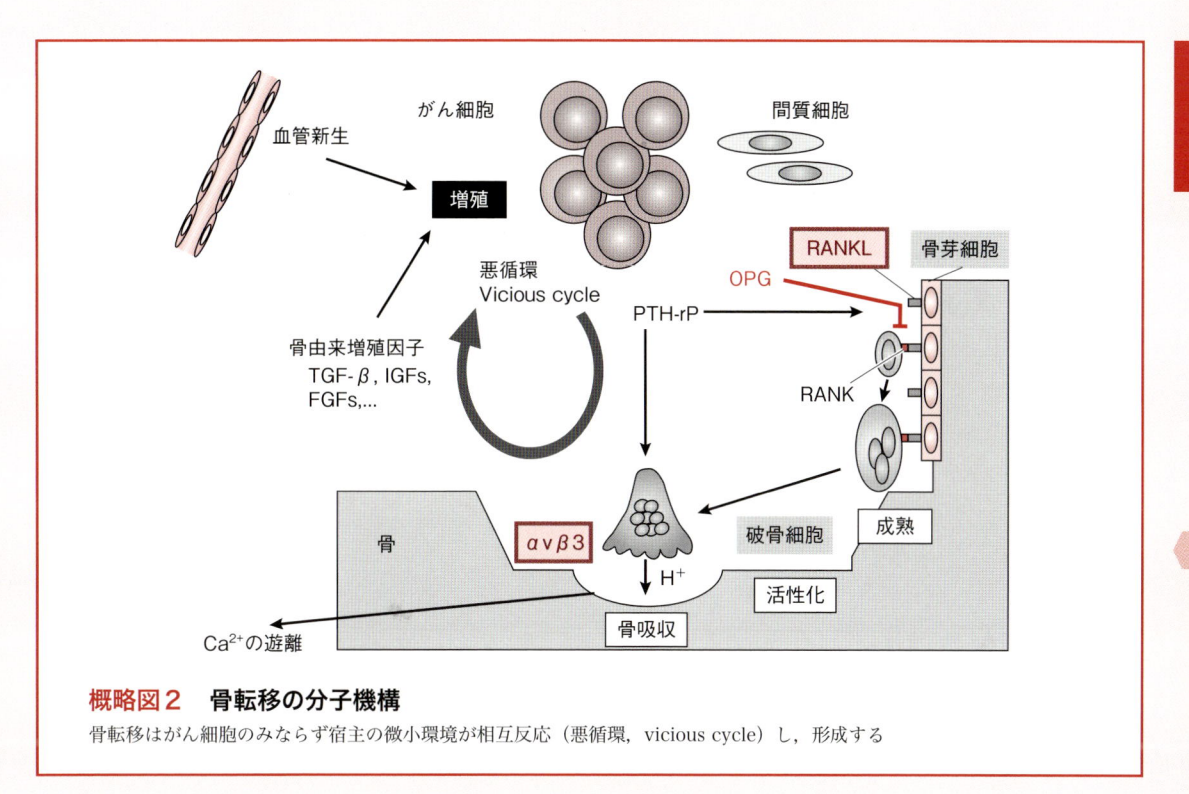

概略図2　骨転移の分子機構
骨転移はがん細胞のみならず宿主の微小環境が相互反応（悪循環，vicious cycle）し，形成する

3インテグリンを介して骨表面に接着し，塩酸を放出して骨のミネラルを溶解し，骨基質はcathepsin Kにより分解される（概略図2）．

分子標的としての骨転移治療

　特異ながん微小環境の代表である骨転移では"vicious cycle"と呼ばれるがん・宿主のさまざまな転移形成にかかわる相互反応（悪循環）を離解することが骨転移を効果的に抑制するアプローチとなると考えられ，特に破骨細胞が治療標的として注目されている[4]．具体的には破骨細胞選択的阻害剤，PTH-rP阻害剤，RANKL/RANK反応阻害剤オステオプロテグリン（OPG）などの薬物治療があげられる．なかでも，ビスフォスフォネート（BP）製剤は，ハイドロキシアパタイトに強力に結合するため，骨に選択的に集積し，破骨細胞が貪食することで，破骨細胞のアポトーシスを誘導する．BP製剤の臨床試験における骨関連事象の減少効果は確認されており，既に本邦でも保険適応になっている．

<文献>
1) Fidler, I. J. : Nat. Rev. Cancer, 3 : 453-458, 2003
2) 高井義美：がん研究のいま ②がん細胞の生物学（秋山徹/編），東京大学出版，2006
3) Sato, H, et al. : Cancer Sci., 96 : 212-217, 2005
4) 矢野聖二：がん薬物療法学，pp95-99，日本臨床，2009

8章 転移・微小環境

αvβ3

本分子の研究の経緯

　細胞は接着現象を介して，その周囲の細胞外マトリックスならびに細胞間相互作用により生じる情報に対応しその機能をダイナミックに変化させている．このような細胞接着はαvβ3などのインテグリンファミリーを介し，個体の発生過程，免疫反応，組織修復，炎症反応，がんの転移，動脈硬化の発症・進展，生理的な止血や病的血栓形成といったさまざまな生理的あるいは病的過程における中核をなしていることが明らかにされている．

分子構造

　αvβ3は，ビトロネクチン，フィブロネクチン，フィブリノーゲン，オステオポンチンなどの細胞外マトリックスとの結合に関与し，接着分子インテグリンファミリーに属する．インテグリンは細胞と細胞外マトリックスおよび細胞-細胞間のheterophilicな接着に関与する接着分子の1つであり，細胞膜上に存在するα鎖タンパク質およびβ鎖タンパク質からなるヘテロ二量体型受容体で大きな細胞外ドメインと短い細胞内ドメインにて形成されている．インテグリンファミリーの構造は，18種類のα鎖と8種類のβ鎖から形成され，その組み合わせは，少なくとも24種類の受容体の存在が確認されている．また，αvサブユニットは，β1，β3，β5，β6，β8の少なくとも5種類のβサブユニットと結合することが知られている．β3サブユニットは，αvサブユニットのほか，αⅡbサブユニットと結合する．このαⅡbβ3は血小板凝集に作用するインテグリンである．αvβ3は，αvサブユニットとβ3サブユニットにより膜貫通型タンパク質のヘテロ二量体型受容体を形成し，そのN末端にリガンド結合部位を有している．

機能・役割

　αvβ3は，腸管や血管，平滑筋などの正常組織で通常，発現は低レベルだが，骨，胎盤，炎症組織，浸潤腫瘍組織などでは高レベルの発現がみられる．そのなかでも，骨吸収時の破骨細胞，活性化マクロファージ，新生血管内皮細胞などで特に高発現を示し，骨吸収，血管新生，炎症におけるαvβ3の深い関与が示唆されている[1]．実際に成熟した破骨細胞では，αvβ3インテグリンを介して骨吸収が促進され，骨微小環境において重要な役割を演じている．

　血管内皮細胞は周囲の基底膜との接着を保持しつつ，新たな血管新生やリモデリングの再構築を行っている．この内皮細胞と基底膜との接着にはαvβ3やαvβ5などのインテグリンとビトロネクチンなどの基底膜構成タンパク質とが関与している．また，α5β1，α1β1，α2β1，αvβ3，α3βvなどのインテグリンは細胞接着以外にも活性化により血管内皮細胞のアポトーシスの抑制を誘導する作用をもつ．他にもαvβ3は，細胞内外における双方向へのシグナル伝達作用を有し，血管内皮細胞ではαvβ3を介した接着作用により細胞外から内へとシグナル伝達され，VEGF受容体やFGF受容体の発現の増強を介して，増殖因子やTNF-αなどによる増殖をさらに促進する[2]（図）．また，血管新生の際にαvβ3の発現の増加が示されており，その阻害剤は病的血管抑制作用を有することが前臨床試験で報告されている．その一方で，β3およびβ5の欠損マウスはほぼ正常の発育を示し，腫瘍血管新生についても抑制効果は示されなかった[3]．

がんとの関連性・臨床的意義

　がんにおけるインテグリンの役割は遊走，浸潤，増殖，生存など多様である．一部のインテグリンはがん細胞で発現し，進行度や生存期間との関連が報告されている．そのうち，悪性黒色腫，乳がん，前立腺がん，

膵がん，卵巣がん，膠芽腫などではαvβ3の発現が認められ，さまざまな機構で関与している[4]．また，インテグリンは腫瘍細胞に加えて，血管内皮細胞，血管周囲細胞，線維芽細胞，骨髄由来細胞や血小板などの腫瘍関連宿主細胞でも発現し，がんの進行に影響する．さらに，インテグリンは，がん微小環境における細胞生死にも関与し，その役割は細胞表面に発現した活性化インテグリンの状態によりそれぞれ異なる．αvβ3やFGFRを介したRAFのSer338, Ser339部位の刺激は，細胞のアポトーシスを抑制する働きを示している．血管新生におけるαvβ3に役割に注目した研究からは，MMP2とインテグリンαvβ3との結合が血管新生に必要であり，MMP2のC末端側ドメインを過剰発現させるとMMP2とインテグリンαvβ3の結合が拮抗的され，腫瘍組織における血管新生を阻害することができると報告されている．

最近では，インテグリンαvβ3に対するヒト化モノクローナル抗体（Etaracizumab）やヒトαvインテグリンモノクローナル抗体（CNTO95）などを標的分子とした創薬開発が精力的に進められ，前臨床試験と同様に臨床試験でも抗腫瘍効果が示され，がん治療に応用されようとしている[5,6]．その他，αvβ3およびαvβ5阻害剤であるCilengitideは，膠芽腫を対象とした第Ⅱ相臨床試験において臨床効果とともに副作用が少ないことが確認されている[4]．

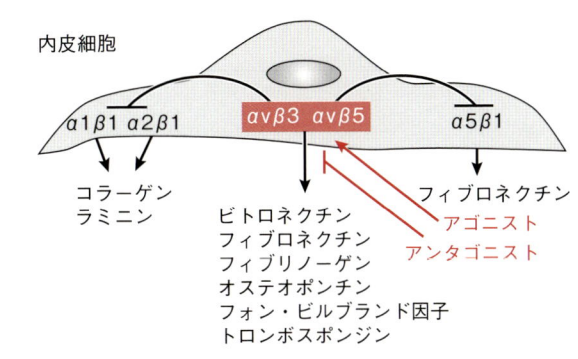

図 血管内皮細胞のインテグリンと細胞外マトリックス
文献2より

<文献>

1) Wilder, R. L. : Ann. Rheum. Dis., 61 : Suppl 2, ii96-99, 2002
2) Hynes, R. O. : Nat. Med., 8 : 918-921, 2002
3) Reynolds, L. E. et al. : Nat. Med., 8 : 27-34, 2002
4) Desgrosellier, J. S. & Cheresh, D. A. : Nat. Rev. Cancer, 10 : 9-22, 2010
5) Delbaldo, C. et al. : Invest. New Drugs, 26 : 35-43, 2008
6) Mullamitha, S. A. et al. : Clin. Cancer Res., 13 : 2128-2135, 2007

（山田忠明，矢野聖二）

8章 転移・微小環境

MMP　マトリックスメタロプロテアーゼ

本分子の研究の経緯

結合組織に存在する細胞を取り巻く微小環境は、細胞の増殖や死、運動、分化、形態などの細胞機能において多くの異なるメカニズムにより制御されていることが知られており、そのなかでもタンパク質分解酵素（プロテアーゼ）は制御システムの重要な部分を占めている。細胞周囲の細胞外マトリックス（extracellular matrix：ECM）は複雑で多様な成分により構成され、その分解作用には複数のプロテアーゼの協調的な介入を必要とする。細胞外プロテアーゼの機能は、慢性関節リウマチにおける骨破壊、感染や傷害などの炎症に応答した好中球・マクロファージなどの炎症細胞が基底膜を通じて行う細胞移動のECM分解においてかかわっている。そのうち、特にECMの分解に関与する一連の酵素群をMMP（matrix metalloproteinase）と呼び、ECM分解の中心的な役割を担っている。このMMPは、ゼラチン分解酵素としてオタマジャクシの尾から発見された。また、その酵素活性が金属（metal）イオンであるZn^{2+}あるいはCa^{2+}の結合を必要とすることが名前の由来となっている。

分子構造

MMPは二価の金属イオン要求性タンパク質分解酵素で、25種類が同定されている。MMPの分子構造は各MMPの間でよく保存され、MMP存在様式の違いから分泌型と膜型とに分類される（図）[1]。分泌型MMPは18種類存在し、そのほとんどが細胞外に非活性型として分泌され、間質あるいは細胞表面プラスミンやトロンビンなどの他のプロテアーゼによる切断を受けて活性化され、酵素作用を発揮する。つまり、産生細胞から離れた広範囲におけるECMの分解が可能と考えられる。一方、膜型MMPは活性化した状態で細胞膜表面に送られ、産生細胞の細胞膜アンカー型として7種類が局在し、その近傍のマトリックスを限定的に分解する。

機能・役割

Ⅰ型コラーゲンの切断にはMMP-1、MMP-8、MMP-13、MT1-MMPが活性を有する。また、基底膜のⅣ型コラーゲンを切断するのは主としてMMP-2とMMP-9である。MMPは全体として多様なECM成分に対応できる分解系であるとされ、このような複数のMMPの共同作業によりECMのほとんどのタンパク質成分を分解できる[2]。MMPの活性は、その発現量、活性化機構、あるいは生体におけるTIMP1（tissue inhibitor of metalloproteinase 1：MMP抑制因子1）～TIMP4との分子バランス、あるいはプラスミンなどによるMMP産生亢進作用などによって厳密に制御されている。このうち、TIMPはMMPと1：1で結合して複合体を形成し、MMP活性を阻害する。MMP活性を必要とする多くの組織ではTIMPの発現も同時に観察され、組織のリモデリング過程におけるMMPの過剰な状態を制御するためのしくみとしてTIMPが用いられている。

1994年にSatoらにより発見された膜型MMPのプロトタイプであるMT1-MMPは、Ⅰ型コラーゲン、ラミニンなどのECMを分解する[3]。さらに、基底膜分解酵素として着目される代表的分泌型MMPであるMMP-2とTIMP-2をアダプターとして間接的に結合し、MMP-2を活性化する。これらの分子の発現は、がん細胞よりもむしろ線維芽細胞などの間質細胞で多く、がんの浸潤を促進していると考えられている。MT1-MMP遺伝子欠損マウスを用いた検討では、生後数週間で、骨の形成不全、関節や組織の繊維化、新生血管形成の不全などのコラーゲン分解異常に起因すると考えられる重篤な症状を呈して致死に至ることからもMT1-MMPは生理的にも大変重要な酵素であることが明らかとなっている[4,5]。

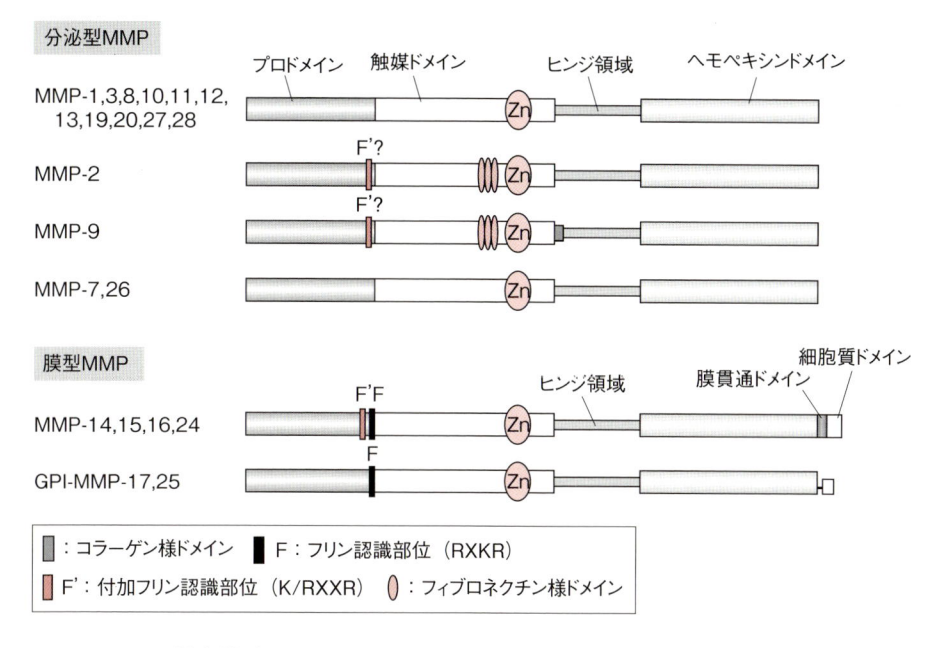

図　MMPの基本構造
文献1より

がんとの関連性・臨床的意義

　がん細胞が原発巣から離脱してもその周辺にはECMが存在し，細胞の移動を妨げている．ECMは上皮下の間質結合組織とその境界面に膜状に存在する基底膜からなる．またECMは，各種コラーゲン，フィブロネクチン，ラミニンなどの糖タンパク質，プロテオグリカンなどを含んでいるが，主に基底膜はIV型コラーゲンで，間質はI型コラーゲンで構成されている．一方，がん細胞ではその浸潤過程において，通常，複数のMMPが過剰発現している．そのため，がん細胞はオートクラインまたは間質細胞由来のパラクライン作用により産生されるMMPをはじめとする各種プロテアーゼやグリコシダーゼを利用してECMを分解し，生じた隙間を移動する．さらにECMへの接着，分解，移動を繰り返すことにより組織浸潤が達成される．これらECMの分解機構には各種のプロテアーゼ（メタロプロテアーゼ，セリンプロテアーゼ，システインプロテアーゼ，アスパラギン酸プロテアーゼ）が関与している．なかでもMMPファミリー分子であるMMP-1，MMP-7，MMP-9，MT-MMPなどが，特にがん転移・浸潤に関与することが報告されている．また，がん細胞におけるMMP活性化の機序としては，転写の促進，阻害タンパク質量の低下，他のプロテアーゼによる切断などが多く関与している．

　MMPを治療標的とした阻害剤開発はこれまでに進められ，前臨床試験では有効性を示したものの，実際のヒト臨床試験では，有害事象としての関節炎が生じ，既存の治療法を凌駕する有効性は示されなかった[6]．そのうち，Marimastatは，小細胞肺がんや切除不能胃がんなど，複数のがん種で第III相臨床試験が行われたが，生存期間の延長効果は示せず，現在では，MMP阻害剤の開発はほとんど中止されているのが現状である[7]．また，MMP阻害剤と同様に他のプロテアーゼ阻害剤も最近まで確実な臨床効果は示されていない．

<文献>

1) 梁幾勇，清木元治：がんと血管新生の分子生物学（澁谷正史/編），pp99-107，南山堂，2006
2) Egeblad, M. & Werb, Z. : Nat. Rev. Cancer, 2 : 161-174, 2002
3) Sato, H. et al. : Nature, 370 : 61-65, 1994
4) Holmbeck, K. et al. : Cell, 99 : 81-92, 1999
5) Zhou, Z. et al. : Proc. Natl. Acad. Sci. USA, 97 : 4052-4057, 2000
6) Coussens, L. M. et al. : Science, 295 : 2387-2392, 2002
7) 矢野聖二：血管新生と抗血管療法（末添恵一ほか/編），pp272-277，先端医療技術研究所，2003

（山田忠明，矢野聖二）

8章 転移・微小環境

VCAM-1 CD106

本分子の研究の経緯

接着因子は細胞内シグナル伝達に働き，さまざまな生体反応において関与する重要な分子である．なかでもNCAM，L1，ICAMファミリー，ネクチンなどの免疫グロブリンスーパーファミリーは上皮，血管内皮，免疫系，神経などのさまざまな細胞間認識に関与し，homophilicあるいはheterophilicな接着作用を行うことが知られている．そのうち，VCAM-1（vascular cell adhesion molecule-1；CD106）は，主に血管内皮細胞と白血球の接着に関与し，アレルギー性炎症性疾患や膠原病，膠原病類似疾患などの炎症反応や免疫反応に重要な役割を演じている．

分子構造

VCAM-1は，分子量110kDaの1型膜糖タンパク質で細胞外領域に7個の免疫グロブリン様ドメイン構造を有し，活性化された血管内皮細胞のほか，胸腺上皮細胞，末梢リンパ節，腎臓の上皮細胞，樹状細胞，筋原細胞，骨髄や脾臓ストローマ細胞に発現が認められる[1]．また，単球，リンパ球，好酸球，胸腺細胞や筋原細胞などの細胞表面に発現するVLA-4（$\alpha 4\beta 1$インテグリン）や$\alpha 4\beta 7$インテグリンをリガンドとして細胞接着に関与している．

機能・役割

VCAM-1はTNF-α，IFN-γ，IL-1β，IL-4，IL-13，LPSなどのサイトカインの刺激により血管内皮細胞上に一過性に発現し，その発現は刺激後6～10時間でピークに達する．その主な働きはVLA-4をリガンドとした白血球と血管内皮細胞の接着を行うことである．VCAM-1は未刺激の血管内皮細胞上にほとんど存在せず，このような炎症性サイトカインの刺激によって誘導されることから，炎症反応過程に密接に関与することが示唆されている．実際に，VCAM-1と疾患の関連については，動脈硬化症，同種移植拒絶反応，関節リウマチ，サルコイドーシス，悪性腫瘍の転移などでVCAM-1の発現亢進が報告されている．

VCAM-1は炎症局所への白血球の遊走や集積に関与するほか，IL-4やIL-13などのTh2サイトカインでも発現が誘導される．また，好酸球で発現しているVLA-4に対しては逆にリガンドとして働き，好酸球の選択的遊走の側面からアレルギー性炎症への関与も考えられている．

その他，骨髄中の骨芽細胞や骨髄間質細胞ではVCAM-1やフィブロネクチン，カドヘリンなどの細胞接着因子が恒常的に発現しており，これらに対応する接着分子を発現するがん細胞の骨髄へのホーミング，増殖，骨吸収促進因子の産生，抗がん薬抵抗性に関与している（図）[2]．

がんとの関連性・臨床的意義

急性骨髄性白血病細胞ではVLA-4を介した骨髄フィブロネクチンへの接着により接着依存性薬物耐性と呼ばれる抗がん薬耐性を獲得し，骨髄微少残存病変を形成する．実際に，化学療法後の比較検討では，VLA-4低発現患者群がVLA-4高発現患者群に比べて長期生存率が有意に高いことが報告されている．

また，がん細胞におけるVCAM-1発現は，免疫による排除機構からの回避に関与することが報告されている．VCAM-1を発現したがん細胞は，CD8陽性T細胞の腫瘍内への浸潤や遊走作用を調節し，がん微小環境におけるCD8陽性T細胞の集積低下をもたらす．その結果，がん細胞のアポトーシスを抑制することが示されている．一方で多くのがん細胞ではVCAM-1発現はみられないものの，サイトカイン療法が有効である腎細胞がんでは正常組織よりも高い発現を認めている[1]．

骨髄間質細胞ではVCAM-1を恒常的に発現し，骨髄腫細胞ではその受容体であるVLA-4を高発現してい

る．このような骨髄腫細胞におけるVCAM-1/VLA-4を介する接着は，骨髄内の集積や生存・増殖へ影響している．VCAM-1/VLA-4を介した骨髄腫細胞と間質の接着によって骨吸収促進活性の産生が誘導されることが報告されている[3]．また，VCAM-1/VLA-4を介した骨髄腫細胞では間質細胞のRANKL発現を誘導することも報告されている[4]．骨髄腫動物モデルを用いた検討では，抗VLA-4抗体によるVCAM-1/VLA-4を介する接着阻害作用は，骨吸収病変と腫瘍進展を抑制することが示され，骨髄腫細胞と間質細胞のVCAM-1/VLA-4を介する接着が骨髄腫における骨病変形成に重要な役割を有することが示された[5]．その他，可溶性VCAM-1（sVCAM-1）は多発性骨髄腫や悪性リンパ腫などの血清中で発現亢進していることが報告されている[6]．

VCAM-1は正常の血管内皮細胞では発現せず，がん微小環境においてがん細胞や腫瘍血管により発現することから，がん治療における標的分子として大変有望であると考えられている．VLA-4に対するヒト化モノクローナル抗体Natalizumabは，多発性硬化症やクローン病で精力的に臨床試験が進んでいるが，がん領域では現在，再発または難治性の多発性骨髄腫を対象とした第Ⅰ/Ⅱ相臨床試験が進行中である．

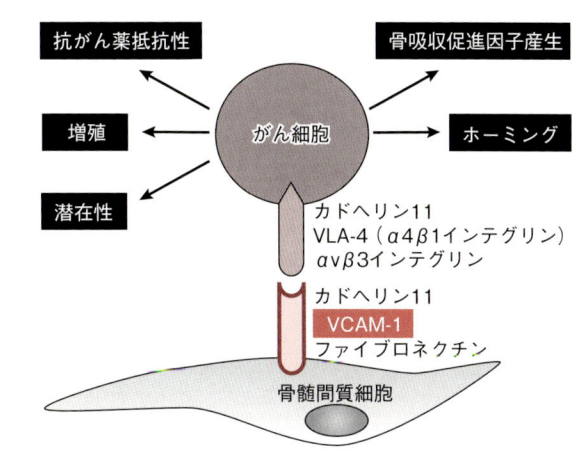

図　がん細胞と骨髄間質細胞
文献2より

＜文献＞
1) Wu, T. C. : Cancer Res., 67 : 6003-6006, 2007
2) Yoneda, T. & Hiraga, T. : Biochem. Biophys Res. Commun., 328 : 679-687, 2005
3) Michigami, T. et al. : Blood, 96 : 1953-1960, 2000
4) Guiliani, N. et al. : Blood, 98 : 3527-3533, 2001
5) Mori, Y. et al. : Blood, 104 : 2149-2154, 2004
6) Christiansen, I. et al. : Eur. J. Haematol., 62 : 202-209, 1999

（山田忠明，矢野聖二）

RANKL 破骨細胞分化促進因子，ODF

8章 転移・微小環境

◆ 本分子の研究の経緯

　骨転移は直接的に生命予後には影響しないものの，病的骨折や疼痛によりQOLの低下をきたす予後不良因子である．健常な骨代謝では，カップリングと呼ばれる骨芽細胞による造骨と破骨細胞による骨吸収により営まれているが，骨転移においては造骨と骨吸収のバランスが崩れ，溶骨性転移あるいは造骨性転移が形成される．また，実際には両者が混在していることが多く，やはり骨芽細胞と破骨細胞が重要な役割を果たしている．特に破骨細胞は骨転移形成に必須の宿主細胞として注目されている．

　RANKL（receptor activator of NF-κB ligand）は，もともと，樹状細胞の活性化因子としてクローニングされたが，1998年にODF（osteoclast differentiation factor：破骨細胞分化誘導因子）と同一のサイトカインであることが明らかになった．その後の研究によって，RANKL（ODF）は破骨細胞の分化・多核化，活性発現などをコントロールするTNFリガンドファミリーに属するサイトカインであることが判明した．

◆ 分子構造

　膜結合型タンパク質であるRANKLは，TNFファミリーに属する約40kDaのⅡ型膜貫通タンパク質でTRAF（TNFR associated factor）の1つであるRANK（receptor activator of NFκB）のリガンドである．ヒトRANKLは，マウスRANKLと87％の相同性を有する．また，TRAIL（TNF-related apoptosis-inducing ligand）やFasL（Fas ligand）と類似した遺伝子配列を示し，それぞれと〜34％，〜28％の相同性を有する．その発現は，リンパ節，胎児肝臓，骨肉腫や前立腺がん細胞株などで見出されている[1]．

◆ 機能・役割

　骨転移病巣では，がん細胞が産生するさまざまなサイトカインにより，骨髄中に存在する細胞の分化や機能に大きく影響する．なかでも，副甲状腺ホルモン関連タンパク質（PTH-rP），IL-1，IL-6，IL-8，IL-11，TNF-α，CSF-1，PGE2，TGF-β，IGF-1 などは，血液幹細胞からの破骨細胞への分化，骨吸収および破骨細胞の生存に関与する．これらの因子は，骨芽細胞や骨髄間質細胞に作用し，RANKL産生を促進する．RANKLは破骨細胞の形成および活性化に必須のサイトカインであり，骨芽細胞などの破骨細胞形成支持細胞の表面上に発現し，破骨細胞前駆細胞が発現している受容体RANKを活性化し，破骨細胞への成熟・分化を誘導し，骨吸収を促進する（図）．その他，骨粗鬆症，関節リウマチ，炎症性骨吸収における関節破壊の病態においても，RANKLの発現が重要な役割を果たしている．

　また，RANKLは樹状細胞に発現し，T細胞の成熟に関係するとともにT細胞表面でTCR刺激を促進的に調節する因子として，免疫排除機構に関与している．このようなT細胞が産生するRANKLは骨の代謝調節にも関与している．

◆ がんとの関連性・臨床的意義

　前立腺がん，多発性骨髄腫細胞を用いた動物モデルでは，RANK/RANKLによる抗腫瘍効果や転移抑制効果の報告がなされている．その他にも，デコイ受容体としてRANKLとRANK結合を阻害するOPG（osteoprotegerin：オステオプロテグリン）が，骨転移抑制効果を示すことが報告されている．また，RANKやRANKL欠損マウスを用いた検討では，成熟破骨細胞が存在せずに骨吸収不全となり大理石骨病を呈することが報告されている[2]．最近の研究では，RANKLはRANKを発現したがん細胞に直接的に作用し，がん細

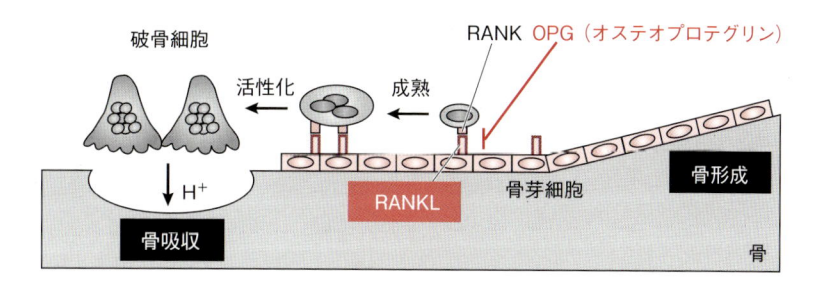

図　骨微小環境における RANK/RANKL と OPG

胞の遊走や転移を促進することが報告されている[3]．このように RANKL は破骨細胞のみならず，がん細胞自身への直接作用など多彩な役割を演じることで，がんの転移・浸潤・増大に影響している．

また，多発性骨髄腫患者では骨髄中の RANKL レベルが増加していることや，骨破壊進行による血中 OPG レベルの低下や RANKL レベルの上昇が報告され[4]，骨破壊の際に RANKL とその関連因子が重要な役割を担っていることが示唆されている．

RANKL 阻害を標的とした臨床応用は，完全ヒト型モノクローナル IgG2 抗体 **Denosumab**（AMG162）などが精力的に試みられている．Denosumab は，RANKL に対して高い親和性を有し，特異的に作用することから，骨粗鬆症における骨量低下や，がんの骨転移抑制と骨破壊の阻止における効果も評価されている．これまでに報告されている Denosumab と骨転移の標準的治療薬であるビスフォスフォネート（bisphosphonates：BP）製剤の無作為化第 II 相臨床試験では，BP 治療群と同程度の骨吸収マーカー NTx の低下や，有意差はないものの BP 治療群より骨関連事象の頻度が減少する傾向を認めた．また，本剤は BP と比べても副作用が少ないことも確認されている[5]．さらに，BP 製剤の使用でも尿中骨吸収マーカー NTx の低下がみられない骨転移症例を対象に Denosumab の効果を検討した報告では 71％の患者でマーカーの改善が確認され，骨関連事象の発生頻度は減少した[6]．

現在，多発性骨髄腫や骨巨細胞腫を対象とした第 II 相臨床試験や，骨転移を有する乳がんや前立腺がん患者を対象に BP 製剤であるゾレドロン酸（ゾメタ®）との無作為化第 III 相臨床試験などが進行中であり，臨床実用化に向けた転移性骨腫瘍への治療効果が大いに期待されている．

＜文献＞
1) Blair, J. M. et al. : Int. J. Biochem. Cell Biol., 39 : 1077-1081, 2007
2) Theill, L. E. et al. : Annu. Rev. Immunol., 20 : 795-823, 2002
3) Jones, D. H. et al. : Nature, 440 : 692-696, 2006
4) Roodman, G. D. et al. : Nat. Clin. Pract. Oncol., 3 : 41-49, 2006
5) Lipton, A. et al. : J. Clin. Oncol., 25 : 4431-4437, 2007
6) Fizazi, K. et al. : J. Clin. Oncol., 27 : 1534-1536, 2009

（山田忠明，矢野聖二）

memo

8章 転移・微小環境

Wnt

本分子の研究の経緯

ショウジョウバエWinglessの変異体がSharmaとChopraにより報告されたのは1976年である[1]．その後，1982年にNusseとVarmusがマウス乳がんウイルスによる乳がんの原因遺伝子の1つとして*Wnt1*遺伝子を同定した[2]．1993年になり，家族性腺腫症の原因遺伝子APCとWntの下流分子であるβカテニンが結合することが報告された．その後，このWntタンパク質による細胞間シグナルの異常な活性化が，動物の発生や臓器形成，種々のがんの発がん過程において重要な役割を担っていることが次々と明らかにされ，さまざまな病態がWntシグナルを介して惹起されることが注目されている．

分子構造

分泌型糖タンパク質であるWntは細胞外のリガンドとして機能し，これまでにWnt1～Wnt20までのファミリーが知られている．Wntシグナル経路はβカテニン依存性の古典的Wntシグナル経路（canonical Wnt signaling pathway）と非古典的Wntシグナル経路（non-canonical Wnt signaling pathway）に大別され，非古典的Wntシグナル経路としては，低分子Gタンパク質を介する平面細胞極性経路，Wnt/Ca^{2+}経路など複数の経路が知られている．いずれの経路も種を超えて保存され，生体の発生および分化，組織のホメオスタシス維持に重要な役割を担っている．

機能・役割

古典的Wntシグナル経路では，細胞膜表面に存在するWnt受容体が存在する．この受容体は7回膜貫通型タンパク質frizzledと呼ばれ，これまでに哺乳動物では10種類が報告されているが，Wntタンパク質との対応は完全に明らかでない．また，Wntタンパク質は，共受容体であるLRPとも結合し，Wnt-frizzled-LRP複合体が細胞内へのシグナルを伝達する働きを有する．一方でWntにはWIFやSFRPがWntに結合することで負に働くことが知られており，さらに，Dickkopf（Dkk）は，LRPと結合することでKremen依存的にLRPの細胞内移行を促し，Wntシグナルを阻害する．このようにWntシグナルは細胞内外からのさまざまな因子によって調節されていると考えられる．

また，古典的Wntシグナル経路ではβカテニンの量的変化が重要であり，形態形成，がん化に重要な働きを示す．βカテニンの多くは細胞膜に存在し，カドヘリンに結合している細胞接着分子であるが，Wntシグナルにおいては細胞内から核内へ移行する転写因子として働いている．そのメカニズムは，Wntシグナル伝達により細胞内βカテニンのリン酸化および分解が抑制され，その結果，βカテニン蓄積が増加する．蓄積した細胞内βカテニンは核内へと移動し，活性化補助因子として，転写因子Lef/TCFと結合してWnt標的遺伝子の転写活性化を引き起こす．一方，Wntシグナルがない状態では細胞内のβカテニンは膜貫通型接着因子カドヘリンと会合体を形成し，細胞間接着接合部位に局在して存在する．接着部位にあるβカテニンはカドヘリンとアクチン細胞骨格との連結に関与する．また，AXINやAPC，GSK3βなどは，カドヘリンと結合していないβカテニンと複合体を形成することでβカテニンをリン酸化した後，E3ユビキチンリガーゼであるβ-TrCPに認識され，ユビキチン／プロテアソームによる分解を誘導して，Wntシグナル伝達経路を負に制御し，βカテニンのタンパク質量を低く保持する役割を担っている（図）[3]．

がんとの関連性・臨床的意義

古典的Wntシグナル経路の変異はがん化メカニズムとして注目され，精力的に研究が進められている．古典的Wntシグナル経路のうち，APCは家族性大腸腺腫

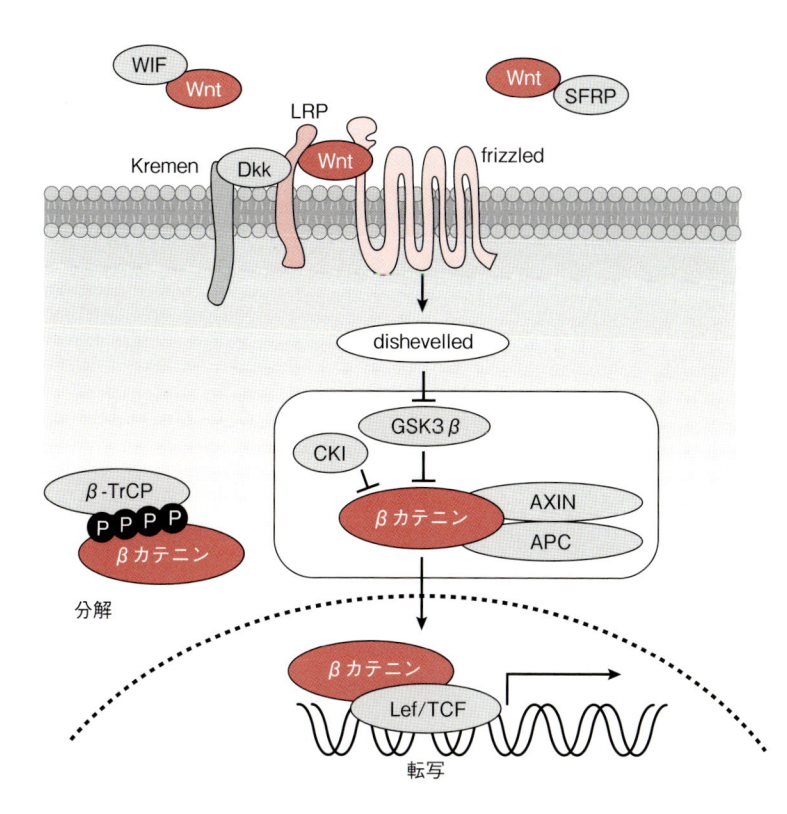

図　古典的Wntシグナル経路
文献3より

症で高頻度の変異が検出されており、βカテニンやAXIN2遺伝子変異とあわせると、大腸がんの90％近くで本経路の活性化が惹起されていると想定されている．最近APCに異常のない大腸がんやメラノーマではβカテニンに変異が起きて安定化していることが報告され、卵巣がん，子宮がん，前立腺がん，肝臓がん，髄芽腫でもβカテニンの活性型変異が報告されている．これまでにヒトがん細胞では、Wntの遺伝子変異や遺伝子増幅の報告はないものの，さまざまながん腫でWntや細胞内βカテニンの発現量の増加は報告されている．

さらにWnt1あるいはWnt2に対する抗体はがん細胞のアポトーシスを誘導し[4]，がんにおけるWntシグナルの異常な活性化状態を治療標的とした創薬研究も進められている．その標的としてLef/TCF分子とβカテニンの結合阻害，BCL9やPigopusとβカテニンの結合阻害，frizzledとdishevelledの結合阻害などが想定されている．また，βカテニンの転写補助因子であるCBP/P300阻害薬ががん細胞増殖を抑制することが報告されている．

一方で，古典的Wntシグナル経路はさまざまな組織幹細胞の維持にかかわり，その機構は生物種あるいは組織を超えて保存されている可能性が報告され，がん治療標的としてのWntシグナルを調節する際にはこのような幹細胞への影響も考慮する必要がある．一部の未分化な直腸結腸がんではβカテニンの細胞内蓄積がみられるため，Wntシグナルの恒常的な活性化ががん幹細胞の維持にかかわりをもつという仮説も報告されている[5]．

＜文献＞
1) Sharma, R. P. & Chopra, V. L. : Dev. Biol., 48 : 461–465, 1976
2) Nusse, R. & Varmus, H. E. : Cell, 31 : 99–109, 1982
3) 八尾良司：がんの分子標的治療（鶴尾隆／編），pp120–125，南山堂，2008
4) He, B. et al. : Oncogene, 24 : 3054–3058, 2005
5) Fodde, R. & Brabletz, T. : Curr. Opin. Cell Biol., 19 : 150–158, 2007

（山田忠明，矢野聖二）

第1部 がんの分子標的用語

9章 その他

DNAメチル化

本分子の研究の経緯

　DNAメチル化には，生理的なDNA修飾であるシトシンのメチル化と，異常なDNA構造物であるグアニンのメチル化とがある．本章でのDNAメチル化はシトシンのメチル化を指し，発生・分化・リプログラミングなどに重要な役割を果たすことが知られるものである．また，その異常は突然変異と同様に，発がんの原因となりうることがわかっている[1]．DNAメチル化異常には，突然変異とは異なり，DNA脱メチル化剤により除去可能であるという特徴があり，治療に用いられはじめている[2)～4)]．

DNAメチル化の複製と転写抑制作用

　シトシンのメチル化は，シトシン（C）の次にグアニン（G）が位置するCpG部位のシトシンに認められ，あるCpG部位がメチル化される場合，両方のDNA鎖がメチル化される．DNA複製時には，一時的に鋳型鎖のみがメチル化された片メチル化状態となるが，その状態を認識して新生鎖をメチル化する維持メチル化酵素〔DNAメチル基転移酵素1（DNA methyltransferase 1：DNMT1）〕により，元通り両方のDNA鎖がメチル化された状態に戻される．

　ゲノム内には，CpG部位が密集した領域があり，CpGアイランド（CpG island：CGI）と呼ばれる．CGIは，全体としてメチル化された状態，またはされない状態に保たれている．遺伝子転写開始点直上にCGIがある場合，そのメチル化は下流遺伝子のmRNAへの転写を強力に抑制（サイレンシング）する．

DNAメチル化とがんにおける異常

　DNAメチル化による遺伝子サイレンシングは，がん抑制遺伝子にも起こりうる．*RB*，*CDKN2A*（p16），*MLH1*，*CDH1*（E-カドヘリン）などの多くのがん抑制遺伝子が，プロモーター領域CGIのメチル化によりサイレンシングされ，発がんの原因として関与することが知られる．胃がんなど一部のがんでは，がん抑制遺伝子の不活化は，突然変異による場合よりも，DNAメチル化による場合の方が多い[1]．

DNAメチル化異常の診断応用

　がんでのDNAメチル化異常が，腫瘍の検出，薬剤反応性や予後の予測などの診断に，また，がんの発症以前の組織でのDNAメチル化異常ががんのリスク診断に応用されている[5]．

DNA脱メチル化剤

　DNA脱メチル化剤 5-azacytidine（azacitidine；Vidaza®，以下5-aza-CR）と 5-aza-2′-deoxycytidine（decitabine；Dacogen®，以下5-aza-dC）（図A）が，骨髄異形成症候群（myelodysplastic syndromes：MDS）に対して有効であることが第III相臨床試験で示され，これらは米国ではMDSに対する治療薬として認可されている[2)～4)]．固形腫瘍においても卵巣がん，腎がん，悪性黒色腫，小細胞がんなどを対象に，第I/II相臨床試験が行われている．我が国では，MDSに対する第I/II相臨床試験が進行中である．

　作用機構として，両薬剤ともDNA鎖に取り込まれ

5-azacytosineとなり，DNMT1により基質として誤認識される．DNMT1は5-azacytosineの6位に結合し，5位のNにメチル基を付加するが，電子密度の変化により解離できなくなる（図B）．解離できなくなったDNMT1はDNA付加体として認識され，修復酵素により切り出され，プロテアソームで分解される．維持メチル化酵素であるDNMT1が細胞内から枯渇するために，細胞分裂依存性にDNA脱メチル化が誘導されると考えられている[2]．

<文献>
1) Ushijima, T. & Asada, K. : Cancer Sci., 101 : 300-305, 2010
2) Issa, J. P. : Clin. Cancer Res., 13 : 1634-1637, 2007
3) Kaminskas, E. et al. : Clin. Cancer Res., 11 : 3604-3608, 2005
4) Kantarjian, H. et al. : Cancer, 106 : 1794-1803, 2006
5) 牛島俊和：実験医学，25：2670-2677, 2007

（浅田　潔，牛島俊和）

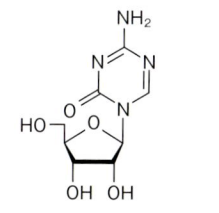

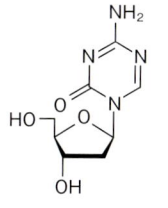

図　DNA脱メチル化剤
A) 脱メチル化剤2種類の構造．B) 5-aza-CRおよび5-aza-dCが代謝され，DNA鎖に組み込まれると，DNMT1と非可逆的に結合する．DNMT1はDNA付加体として認識され，分解される

9章 その他

がん幹細胞

本分子の研究経緯

　幹細胞とは自己複製能と多分化能という2つの機能をもった未分化な細胞である．すべての細胞への分化能をもった胚性幹細胞のみならず，生体内の各組織にも，その組織の多種類の細胞への分化能と自己複製能をもった組織幹細胞が存在する．近年，がん組織においても，高度の自己複製能をもつ「がん幹細胞（Cancer Stem Cell）」が存在すると考えられるようになってきた．がん幹細胞は，組織幹細胞と同様に増殖が遅く，がん組織の多くのがん細胞とは異なる薬剤感受性を示すために，腫瘍の残存や薬剤耐性の出現などに重要な役割をもつのではないかと推測されている．ただし，正常幹細胞のように整然としたヒエラルキーをもつ場合ばかりではなく，「がん開始細胞（cancer initiating cells）」という言い方が正確だとする研究者もいる．

がん幹細胞の由来と細胞表面マーカー

　正常組織では，幹細胞から成熟細胞が発生する過程にヒエラルキーが存在し，分化は逆戻りすることなく進んでいく．また各系統の前駆細胞は同じ系統の中で分化する（図）．以前から，がん組織においても正常組織と同じような幹細胞のシステムが存在すると想像されていたが，1994年，Lapidotらが初めて急性骨髄性白血病（acute myelogenous leukemia：AML）のがん幹細胞の存在を明らかにした[1]．がん幹細胞は，元来自己複製能や多分化能をもった正常組織幹細胞か，あるいは前駆細胞レベルに遺伝子異常が生じて発生すると考えられている（図）．そしてがん幹細胞からがん前駆細胞が産生され，これらが分化しながら活発に増殖し腫瘍を形成するとされる．

　AMLのがん幹細胞が発見されて以来，これまでに細胞表面マーカーを用いて，多くのがんでがん幹細胞が同定されてきた．乳がんでは$CD24^{-/low}/CD44^+/EpCAM^+$，脳腫瘍および大腸がんでは$CD133^+$，膵がんでは$CD44^+/CD24^+/EpCAM^+$，肝がんでは$CD90^+$，卵巣がんでは$CD44^+/CD117^+/CD133^+$，悪性黒色腫ではABCB5（ATP-binding cassette subfamily B member）$^+$を用いてがん幹細胞が同定されている[2,3]．

機能・役割

　正常組織幹細胞のみならず，がん幹細胞の発生・維持にはWnt，Hedgehog，Notchなどのシグナル伝達が重要であることが白血病をはじめ，さまざまながんで報告されている[4]．例えばWntシグナルは大腸がんや扁平上皮がん，Hedgehogシグナルは基底細胞がんや髄芽腫，Notchシグナルは乳がんや脳腫瘍などで報告されている[5]．

　正常組織幹細胞の自己複製能や多分化能などの性質は隣接細胞や細胞外マトリックスなどのニッチによる制御を受ける．がん幹細胞についても，増殖に有利な血管周囲のニッチで増殖しやすいという報告や[6]，がん幹細胞自身がニッチの形成を促進するという報告がある[7]．

がん幹細胞を標的とした治療

　現在のがん治療の主流である化学療法や放射線療法は，分裂速度の速い大部分のがん細胞には有効である．しかし，分裂速度が遅いとされるがん幹細胞には効果が低い可能性があり，がん幹細胞を標的とした治療の開発が期待されている．

　がん幹細胞を標的とした治療には，細胞表面マーカーを標的とした治療と，自己複製能を制御するシグナル伝達経路を標的とした治療とが考えられる．しかし，両者ともがん幹細胞を特異的に標的とするものではない．細胞表面マーカーを標的とした治療には，悪

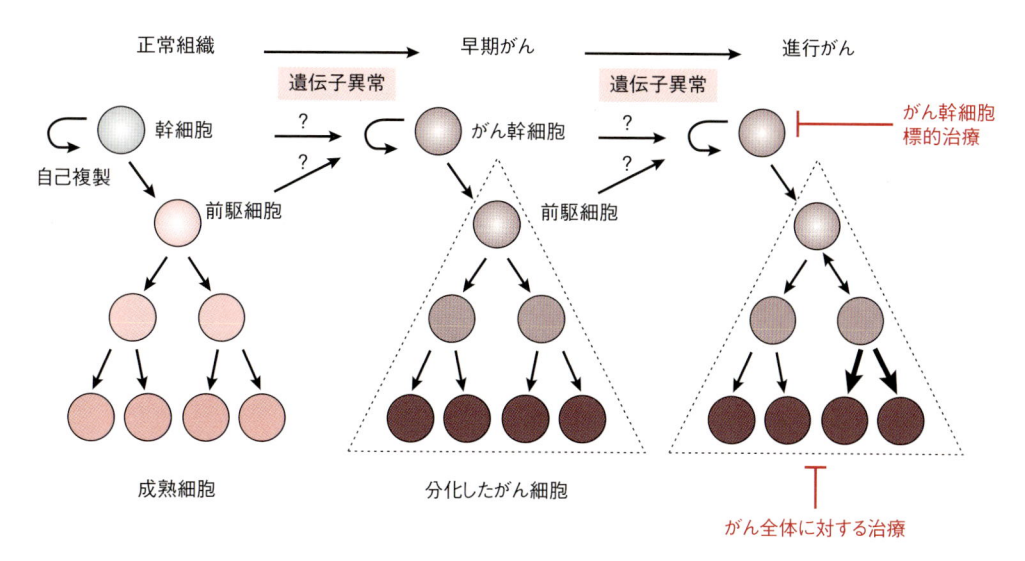

図　幹細胞から成熟細胞への分化とがん幹細胞の起源
正常組織では，幹細胞から成熟細胞へ秩序正しく段階的に分化が進む．がん組織でも，がん幹細胞から段階的な分化が進むと考える研究者がいる．増殖を続ける間に新たな遺伝子異常が加わり，進行がんとなる．がん全体としては目立つ遺伝子異常であっても，がん幹細胞に存在しなければ真の標的であるがん幹細胞を攻撃できない

性黒色腫のマーカーであるABCB5に対する抗体3C2-1D12やAMLのCD44に対する抗体H90，乳がんのCD44に対する抗体P245などが作成されたが，未だ臨床試験に至っていない．

シグナル伝達経路を標的とした治療で，臨床試験が行われているものには，Hedgehog経路のSMO拮抗剤であるcyclopamineを用いた基底細胞がんに対する第I相臨床試験がある．その他に，SMO拮抗剤であるGDC-0449やIPI-926を用いた臨床試験もある．Notch経路では，γ-セクレターゼの阻害薬であるMK-0752を用いたT細胞性急性リンパ性白血病や進行乳がんに対する第I相臨床試験が行われている[5]．

<文献>
1) Lapidot, T. et al. : Nature, 367 : 645-648, 1994
2) Ponnusamy, M. P. & Batra, S. K. : J. Ovarian Res., 1 : 4, 2008
3) Yang, Z. F. et al. : Cancer Cell, 13 : 153-166, 2008
4) Zhao, C. et al. : Cancer Cell, 12 : 528-541, 2007
5) Zhou, B. B. et al. : Nat. Rev. Drug Discov., 8 : 806-823, 2009
6) Hambardzumyan, D. et al. : Genes Dev., 22 : 436-448, 2008
7) Bao, S. et al. : Cancer Res., 66 : 7843-7848, 2006

（浅田　潔，牛島俊和）

memo

9章 その他

プロテアソーム

本分子の研究経緯

プロテアソームはすべての真核細胞に存在し,細胞内タンパク質の分解・除去に重要な役割を果たしている.1990年代にプロテアソーム阻害薬が多くの細胞にアポトーシスを誘導することが報告され[1],2003年,dipeptidyl boronic acid (**Bortezomib**; Velcade®,以下Bortezomib)が多発性骨髄腫の治療薬として米国食品医薬品局(FDA)により認可された.我が国でも2006年,多発性骨髄腫に対して承認され,使用可能となっている.

分子構造と機能・役割

ユビキチン-プロテアソーム系はタンパク質を分解することで,細胞内のタンパク質量を調節したり,細胞内シグナルを調節したり,老朽化した不良なタンパク質が蓄積すること防いだりしている[2].ユビキチンは,活性化酵素E1により活性化され,結合酵素E2に渡される.そしてユビキチン転移酵素E3が活性化されたユビキチンを用いてポリユビキチン鎖を形成し,標的とするタンパク質をマークする.

ポリユビキチン化されたタンパク質は,プロテアソームに選択的に取り込まれる.プロテアソームは,2.5MDaに及ぶ巨大なタンパク質複合体で,タンパク質の認識,取り込みを行う1MDa程度の制御ユニットと,分解する670kDaのコアユニットからなる.制御ユニットは蓋の役割をするサブユニットとATPaseを含むサブユニットから構成されている.コアユニットは$\alpha-\beta-\beta-\alpha$と4個の輪状のサブユニットが連続した構造をとり,中央の2個のβサブユニットによりタンパク質が分解される[3].

機能・役割

ユビキチン-プロテアソーム系によって分解されるタンパク質は多岐にわたる.E2A,E2F,STATなどの転写因子,c-fos,c-jun,c-mycなどのがん遺伝子産物,IκBなどの転写抑制因子,サイクリンやp21など細胞周期の調節にかかわる因子,p53,RBなどのがん抑制遺伝子産物,BAX,MDM2,IAPなどのアポトーシスに関与する因子など,細胞の生存に重要なタンパク質が分解される[4].そしてプロテアソームの阻害により,増殖の停止と細胞死の誘導が引き起こされる.

プロテアソーム阻害薬

合成ペプチドアルデヒド,ラクタシスチンなど多くのプロテアソーム阻害薬が開発されてきたが,阻害活性,選択性などが最も優れたBortezomibが2003年,FDAにより認可された.Bortezomibの抗腫瘍効果のうち,最も重要な作用が,NF-κBシグナル経路の抑制作用だと考えられている.NF-κBは多数のがん細胞で活性が上昇しており,抗アポトーシス,細胞周期の促進,サイトカインの産生増加,接着分子の発現増加などを通して,がんの増殖・進展に大きな役割を果たしている[5](図).

多発性骨髄腫は,NF-κBシグナル経路が高度に活性化されているため,Bortezomibのよい治療対象と考えられ,再発・難治性多発骨髄腫に対してSUMMITとCRESTという2つの第II相臨床試験が行われ,良好な結果が得られた[6)7].多発性骨髄腫以外では,マントル細胞リンパ腫においても,第II相臨床試験が行われ,有用性が示されている[8)9].

現在,Bortezomib以外にも**Carfilzomib**,Salinosporamide,CEP-18770などが開発されている[10].CarfilzomibとSalinosporamideは,Bortezomibとは異なりプロテアソームを非可逆的に阻害する.またSalinosporamideは,NF-κB系よりもFADD-カスパーゼ-8を阻害すること,さらにBortezomibの併用により相乗効果を示すことが明らかにされている.

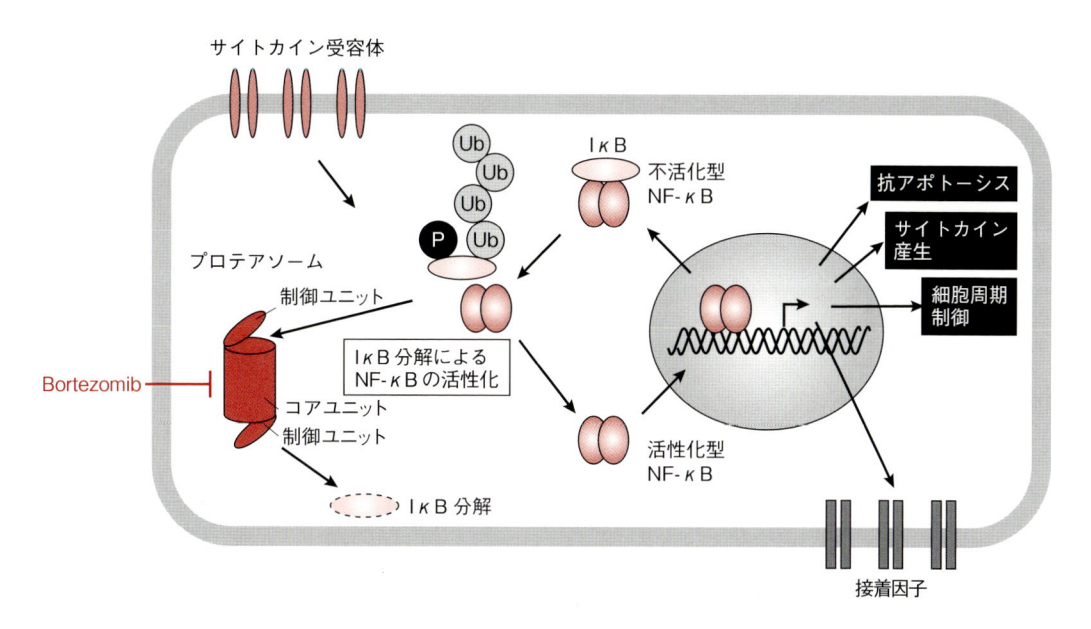

図　NF-κBシグナルのプロテアソームによる増強とBortezomibによる抑制

転写因子NF-κBはIκBが結合することにより不活化される．細胞外からのシグナルにより，IκBがリン酸化，ポリユビキチン化され，プロテアソームで分解されることにより，NF-κBは活性化する．Bortezomibはプロテアソームを阻害することにより，IκBの分解を抑え，NF-κBの活性化を抑制する

＜文献＞

1) Adams, J. et al. : Cancer Res., 59 : 2615-2622, 1999
2) Ciechanover, A. : EMBO J., 17 : 7151-7160, 1998
3) Navon, A. & Ciechanover, A. : J. Biol. Chem., 284 : 33713-33718, 2009
4) Elliott, P. J. & Ross, J. S. : Am. J. Clin. Pathol., 116 : 637-646, 2001
5) Roccaro, A. M. et al. : Curr. Pharm. Biotechnol., 7 : 441-448, 2006
6) Richardson, P. G. et al. : N. Engl. J. Med., 348 : 2609-2617, 2003
7) Jagannath, S. et al. : Br. J. Haematol., 127 : 165-172, 2004
8) Goy, A. et al. : J. Clin. Oncol., 23 : 667-675, 2005
9) O'Connor, O. A. et al. : J. Clin. Oncol., 23 : 676-684, 2005
10) Hoeller, D. & Dikic, I. : Nature, 458 : 438-444, 2009

（浅田　潔，牛島俊和）

memo

9章 その他

糖タンパク質17-1A *EpCAM*

本分子の研究経緯

糖タンパク質17-1Aは，1979年，大腸がんの腫瘍表面抗原の1つとして発見され，その後，肺がん，乳がん，前立腺がん，腎細胞がんなどほとんどすべてのがんで発現が報告されてきた．ただし，がん特異的ではなく正常上皮にも発現を認める．17-1Aは異なる研究グループによりさまざまな名称（EpCAM，CD326，GA733-2，HEA125，KS1/4，MK-1，MH99，MOC31，323/A3，CO-17A，ESA，EGP-2，EGP34，EGP40，KSA，TROP-1，TACST-1など）で呼ばれてきたが[1]，2006年の国際シンポジウムでEpCAM（epithelial cell adhesion molecule）の使用が推奨された（4章p.112参照）．EpCAMを標的とした治療のほとんどは抗体治療であるが，2009年4月，Catumaxomab（Removab®）が，がん性腹水症治療の抗体製剤として欧州医薬品庁（EMEA）により認可された[2]．

分子構造

EpCAMは314アミノ酸からなるI型膜タンパク質で，26アミノ酸からなる細胞内ドメイン，膜貫通ドメイン，および，細胞外ドメインとからなる．細胞外ドメインはN末端が折れ曲がって細胞膜の方へ戻り，N末近くにEGF様ドメイン，外側にTY（thyrogloblin）ドメインをもつ（図）．TYドメインは，転移に重要なシステインプロテアーゼの1つであるcathepsinを強力に抑制する働きをもつ．

機能・役割

EpCAMは，細胞表面において，がん転移に関連するCD44v4-7やタイトジャンクションタンパク質であるclaudin-7と直接結合することや，CD9と複合体を形成する（図）ことなど，細胞接着因子として重要な機能をもつことが知られてきた[1]．最近これに加えて，Wntシグナルを伝達する機能をもつことが明らかにされた．具体的には，EpCAMはTNFα変換酵素（TACE/ADAM17）とPS-2（presenilin 2）によって細胞外ドメイン（EpEX）と細胞内ドメイン（EpICD）に切断される（図）[3]．人工的に合成したEpEXを細胞に添加するとEpCAMの切断が進むこと[4]から，EpEXは，自身あるいは周囲の細胞におけるEpICDの産生を促進すると推測されている．EpICDはβカテニンやLefと複合体を形成し，Wntシグナル経路を活性化する[4]．またEpICDとβカテニンの結合にはFHL2（four and one-half LIM domains protein 2）との相互作用が必要であることも示されている[5]．EpICDを含む核内タンパク質複合体が，最終的にc-mycやサイクリン遺伝子を活性化すると考えられている（図）[3]．EpCAMがWntシグナル経路に深くかかわることから，がん幹細胞のマーカーである可能性についても検討されている．

EpCAMに対する分子標的治療

EpCAMを標的とした免疫治療のほとんどは抗体治療で，その他に免疫毒素治療がある[6]．代表的な抗体製剤がCatumaxomabである．Catumaxomabは抗EpCAMと抗CD3抗体を含む抗体製剤で，EpCAM陽性がん細胞とCD3陽性Tリンパ球，さらにそのFc部位を介して抗原提示細胞に結合するので三機能抗体（trifunctional antibody）と呼ばれる．2009年欧州で認可され[2]，米国では卵巣がんや胃がんで臨床試験が進められている．

最初に開発された抗体製剤は**Edrecolomab**で，かつては膵がんや大腸がんで臨床試験が行われたが，マウス型抗体で急速に中和されるため効果が不充分であった．そこで完全ヒト型抗体である**Adecatumumab**（MT201）が開発され，転移性乳がんと初期の前立腺がんに第II相臨床試験が行われてきた．抗体製剤には，その他にMT110，ING-1，EMD273066（huKS-IL2）などがある．

免疫毒素治療には，EpCAMに対する抗体にシュードモナスの細胞外毒素を融合させたProxinium®（VB4-845）があり，頭頸部がんや膀胱がんで第Ⅰ/Ⅱ相臨床試験が行われている．

＜文献＞

1) Trzpis, M. et al. : Am. J. Pathol., 171 : 386-395, 2007
2) Seimetz, D. et al. : Cancer Treat. Rev., in press, 2010
3) Munz, M. et al. : Cancer Res., 69 : 5627-5629, 2009
4) Maetzel, D. et al. : Nat. Cell Biol., 11 : 162-171, 2009
5) Johannessen, M. et al. : Cell Mol. Life Sci., 63 : 268-284, 2006
6) Baeuerle, P. A. & Gires, O. : Br. J. Cancer, 96 : 417-423, 2007

（浅田　潔，牛島俊和）

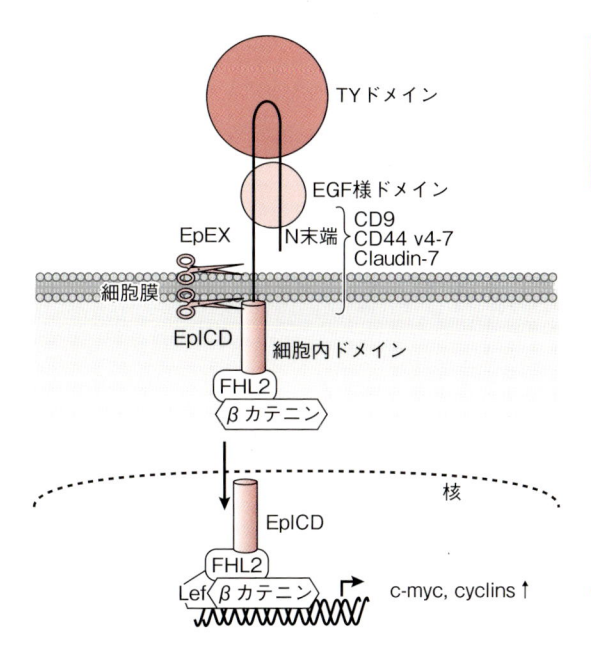

図　EpCAMの構造とWntシグナルの伝達経路

EpCAMは，TACE/ADAM17およびPS-2によって2つの部位（矢印）でEpEXとEpICDに切断される．EpICDはタンパク質複合体を形成して核内に移行し，FHL2，βカテニン，Lef-1とともにLef-1のDNA結合配列に結合し，c-mycやサイクリン遺伝子などの標的遺伝子を活性化する

9章 その他

スプライシング

本分子の研究経緯

　mRNA前駆体からイントロンを切り出して成熟型mRNAを作ること（スプライシング）は，真核生物において遺伝子発現に必須である．がんではこのスプライシングに異常が生じることがある．がんでのスプライシング異常には，スプライシングに関与するDNA部位の突然変異により誘発されるものと，スプライシング装置（スプライソーム，スプライシング因子など）の異常によるものがある．スプライシング異常を標的とする治療には，スプライシング異常の結果生じた転写産物を標的とするものと，スプライソームを標的とするものとがある[1)2)]．

スプライシングの分子機構

　スプライシングに関与する塩基配列として，エクソン–イントロン境界の目印となる5'-スプライシング部位のGT配列，3'-スプライシング部位のAG配列，分岐部位のA配列など，よく保存された配列がある．その他にスプライシングを修飾する配列として，エンハンサー配列とサイレンサー配列が知られている．エクソンとイントロンの，エンハンサー配列をそれぞれESEとISE，サイレンサー配列をそれぞれESSとISSと呼ぶ．

　スプライシング反応は，スプライソームと呼ばれる150以上のタンパク質と5つの低分子核内RNA（snRNA）からなる巨大分子複合体によって行われる．スプライソームの中心的役割を果たす低分子核内リボ核タンパク質（snRNP）が，エクソン–イントロンの境界を認識し，mRNA前駆体に結合することにより，スプライシング反応が進行する[2)]．

　スプライシングを修飾する因子としてSR（serine/arginine-rich）タンパク質などのスプライシング因子や不均一核内リボ核タンパク質（hnRNP）などがある．エンハンサー配列にSRタンパク質が結合し，スプライソームを誘導する．一方，サイレンサー配列には，hnRNPが結合し，スプライソームの結合を阻害する[2)]．

がんにおけるスプライシング異常

　突然変異により誘発されるスプライシング異常には，スプライシング部位の変異，3'-スプライシング部位の5'側直上にあるポリピリミジントラクト配列の変異，さらに，新たにスプライシング部位ができる場合などがある[1)]．例えばp53遺伝子については，さまざまながんで29カ所のスプライシング部位の変異がみつかっている．*hSNF5*遺伝子や*APC*遺伝子についても，脳腫瘍や大腸がんの肝転移症例において，スプライシング部位の変異が報告されている（図A）．ポリピリミジントラクト配列の変異は，*MLH1*遺伝子の変異による家族性非ポリープ性大腸がんなどで知られている（図A）．新たにスプライシング部位ができた例としては，家族性乳がんで，*BRCA1*遺伝子に異常が生じた例がある．

　突然変異がないスプライシング異常は，スプライシング装置の異常により誘発されると考えられている．このタイプのスプライシング異常がおきる遺伝子は，転写因子，シグナル伝達因子，細胞膜タンパク質など多岐にわたる[1)]．しかしながら，これらの異常ががん化の原因であるか，あるいは付随変化であるかどうかの判断がつかない場合が多い．

スプライシング異常を標的とする治療

　スプライシング異常の結果生じた転写産物を標的とする治療には，頭頸部がんのCD44v6に対する抗体治療などがある[3)]（図B）．スプライソームを標的とする治療として，我が国の2つの研究グループにより，

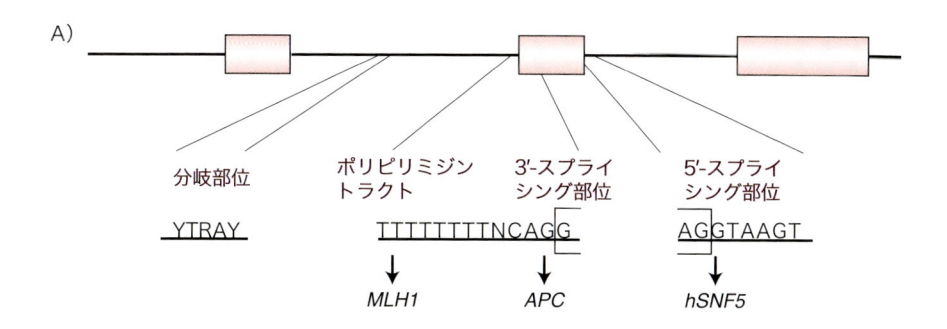

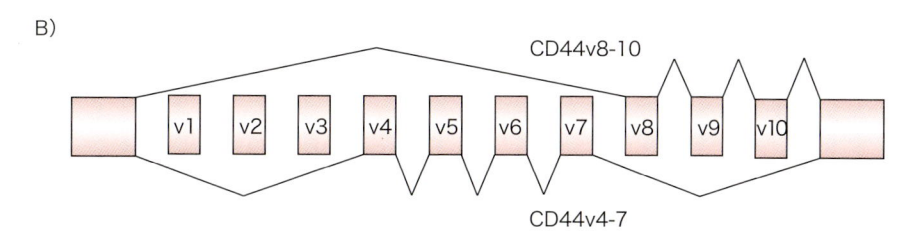

図 がんにおけるスプライシング異常

A) 突然変異によるスプライシング異常の例．エクソン（箱）-イントロンの境界の5'-スプライシング部位の変異例として hSNF5 遺伝子, 3'-スプライシング部位の変異例として APC 遺伝子, ポリピリミジントラクト配列の変異例として, MLH1 遺伝子などの報告がある．B) CD44 における選択的スプライシングの例．CD44v8-10 は肺非小細胞がんや膀胱がん, v4-7 は頭頸部がんで発現が上昇している

世界で初めて低分子スプライシング阻害薬が同定された．その2つの低分子化合物は, Pladienolide 類縁体[4]と Spliceostatin A[5] で, まったく構造は異なるが, ともにスプライソソームの構成因子 SF3b 複合体に結合し, スプライシングを阻害する．Pladienolide 類縁体は *in vitro* および *in vivo* で抗腫瘍活性を示し, その誘導体である E-7107 について, 欧州と米国において第 I 相臨床試験が行われている．

<文献>

1) Venables, J. P. : Cancer Res., 64 : 7647-7654, 2004
2) van Alphen, R. J. et al. : Br. J. Cancer, 100 : 228-232, 2009
3) Heider, K. H. et al. : Cancer Immunol. Immunother., 53 : 567-579, 2004
4) Kotake, Y. et al. : Nat. Chem. Biol., 3 : 570-575, 2007
5) Kaida, D. et al. : Nat. Chem. Biol., 3 : 576-583, 2007

（浅田　潔，牛島俊和）

memo

9章 その他

転写因子（特にSTAT3）

本分子の研究経緯

がんでは多数の転写因子が発がん，浸潤，転移などの局面で重要な働きをしている．転写因子を標的とした治療としては，NF-κBに対するDHMEQ[1]や，STAT3を標的とするペプチド，化合物，オリゴヌクレオチドなどが研究開発途上にある[2]．ここでは，最近注目されているSTAT3について紹介する．

分子構造

STATsはサイトカインや成長因子に反応して遺伝子発現を誘導する転写因子として発見された[3]．STAT遺伝子はファミリーを形成し，7個の遺伝子（STAT1，STAT2，STAT3，STAT4，STAT5a，STAT5b，STAT6）が同定されている．各STATは分子量100kDa程度のタンパク質で，コイルドコイルドメイン，DNA結合ドメイン，リンカードメイン，SH2（Src homology-2）ドメインにより構成されている．STATは活性化すると二量体を形成し，DNA上の特異的な領域に結合する．そしてその下流の遺伝子の転写を活性化する．

STAT3の活性化とシグナル伝達経路

正常細胞ではSTATsの活性化は一過性であるが，多くのがんではSTAT3が持続的に活性化されている．例えば，乳がんではIL-6/gp130/JAKとSRCの経路によって[4]，頭頸部がんでは，EGFR経路の活性化によっ

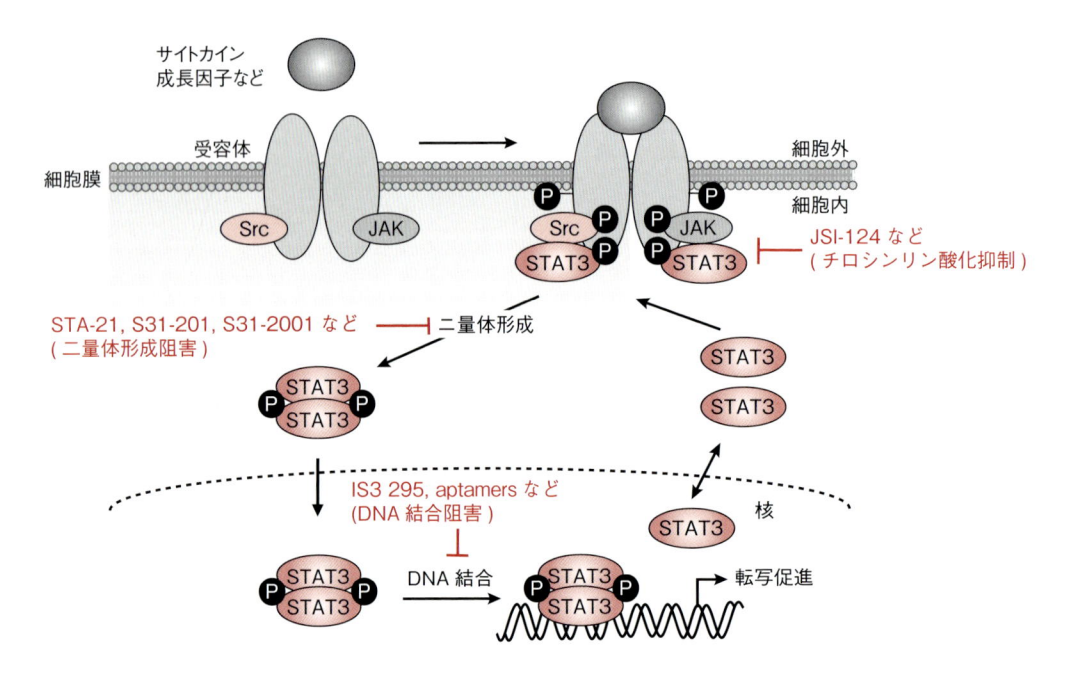

図　STAT3のシグナル経路と阻害剤
サイトカインや成長因子が受容体に結合するとJAKやSrcのチロシンキナーゼが活性化される．次に，活性化したチロシンキナーゼによりSTAT3がリン酸化され，二量体を形成する．二量体となったSTAT3は核内に移行し，DNAに結合し転写を活性化する．阻害剤はそれぞれSTAT3シグナル上流のチロシンリン酸化の抑制，二量体形成阻害，DNA結合阻害に作用する

て，STAT3が持続的に活性化されている[5]．その他にも悪性黒色腫，前立腺がん，脳腫瘍，膵がん，大腸がん，卵巣がん，肺がんなどさまざまながんにおいてVEGF，EGFR，SRC，JAK，c-met（HGFR）経路の活性化により，STAT3が活性化されている[6]．

◆ STAT3シグナル伝達経路の分子標的治療

STAT3シグナル伝達経路の分子標的治療には，STAT3を直接標的とするものと，間接的にSTAT3の上流のシグナル経路を標的とするものとがある．直接標的には，二量体の形成やDNA結合があり，間接標的には，STAT3シグナル上流の受容体のチロシンリン酸化などがある[2]（図）．

それぞれの標的の阻害薬として，二量体形成を阻害するSTA-21などの低分子化合物，DNA結合を阻害するIS3 295などのプラチナ製剤が開発されている．STAT3シグナル上流のチロシンリン酸化の抑制には，JSI-124などの有機化合物が開発されている[2]．このように多数のSTAT3阻害薬が開発されてきたが，いずれも臨床試験を行うレベルにまで達しておらず，臨床上有用な薬剤の早期開発が望まれている．

＜文献＞
1）Umezawa, K. : Cancer Sci., 97 : 990-995, 2006
2）Yue, P. & Turkson, J. : Expert Opin. Investig. Drugs, 18 : 45-56, 2009
3）Darnell, J. E. et al. : Science, 264 : 1415-1421, 1994
4）Berishaj, M. et al. : Breast Cancer Res., 9 : R32, 2007
5）Grandis, J. R. et al. : Laryngoscope, 110 : 868-874, 2000
6）Al Zaid Siddiquee, K. & Turkson, J. : Cell Res., 18 : 254-267, 2008

（浅田　潔，牛島俊和）

memo

第2部
各臓器がんの分子標的治療

第2部 各臓器がんの分子標的治療

1. 脳腫瘍（悪性神経膠腫）

関連分子標的治療薬

Gefitinib（p.286参照）／Erlotinib（p.280参照）／Temsirolimus（p.321参照）／Sorafenib（p.318参照）／Enzastaurin／Bevacizumab（p.257参照）／Cediranib（p.267参照）／Cilengitide

● 悪性神経膠腫の治療標的

脳腫瘍の中で最も高頻度の悪性腫瘍は神経膠腫（グリオーマ）であり，全原発性脳腫瘍の約25％を占める．このうち約半数は高悪性度であり（WHOグレードⅢ～Ⅳ），最も悪性な膠芽腫（glioblastoma：GBM）は，手術・放射線照射・標準治療薬であるテモゾロミド（temozolomide：TMZ）による化学療法を併用した集学的治療によっても生存期間中央値（median survival time：MST）は15カ月に満たず，5年生存率は10％未満と依然きわめて予後不良であり[1)2)]．分子標的治療薬を含めた新規治療法の開発が急務となっている．

悪性グリオーマにおける遺伝子異常は，その結果として腫瘍細胞に細胞増殖・浸潤・血管新生の亢進，細胞死抑制など悪性腫瘍としての基盤をなす生物学的特徴をもたらす[3)]．2008年に発表された米国のTCGA（The Cancer Genome Atlas）グループによる膠芽腫に対する包括的ゲノム遺伝子解析により，以下の3つの主要な腫瘍細胞内シグナル伝達経路にほとんどの膠芽腫において変異が生じていることが明らかとなった．すなわち，①受容体チロシンキナーゼ/RAS/PI3キナーゼ（RTK/RAS/PI3K）シグナル経路，②p53シグナル経路，③RBシグナル経路（細胞周期関連）である[4)]（図1）．マウスの遺伝子改変自然脳腫瘍発生モデルにおいて，これらの経路のグリオーマ形成に果たす役割の重要性が証明されている[5)]．特にRTK/RAS/PI3Kシグナル経路活性化は膠芽腫には必須のイベントであり[4)6)]，腫瘍細胞はこのような増殖・生存シグナルへの依存度が増大することから（pathway addiction），本経路の構成分子は重要な治療標的となる．

● 悪性神経膠腫とRTKの異常

悪性グリオーマにおいて最も高頻度に異常が認められるRTKは*EGFR*遺伝子であり，膠芽腫では50％近くに遺伝子増幅がみられ[4)]，さらに細胞外ドメインに欠失の生じる恒常的活性化変異（EGFRvⅢ）が最も高頻度で認められる特徴をもつ[7)]．EGFRを標的とする低分子阻害薬として，GefitinibおよびErlotinibが再発悪性グリオーマに対し検討された．これらの薬剤は非小細胞肺がんにおいて治療効果が認められ，有効性の高い症例群因子（EGFR細胞内ドメインATP結合ポケットの点変異など）が明らかにされているが，再発膠芽腫に対しては，これまで施行された欧米での前向き第Ⅱ相臨床試験において，いずれも有効性およびEGFR発現などのバイオマーカーとの相関が認められない結果となっている．奏効率は多くの試験で10％以下，無増悪生存期間（progression-free survival：PFS）中央値が2～3カ月，6カ月PFS（6m-PFS）は12～13％と，同条件の抗がん薬を用いた試験のhistorical controlと比較し劣る結果であった[8)9)]．この原因として，①膠芽腫ではPTEN変異によるPI3Kの活性化が高頻度で，EGFR阻害の耐性機構となる，②mTORを介するネガティブフィードバック経路の存在，③膠芽腫にはATP結合部位の遺伝子変異が稀，などが指摘されており，他経路の同時阻害や，多標的阻害剤の使用など，今後の検討が必要である．Temsirolimus（mTOR阻害薬），Sorafenib，Enzastaurinなどの新規阻害薬の試験が進行中である．

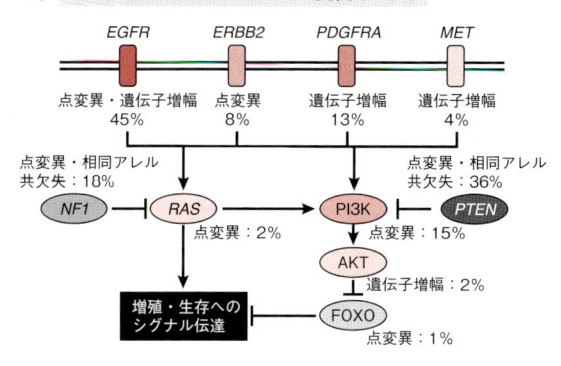

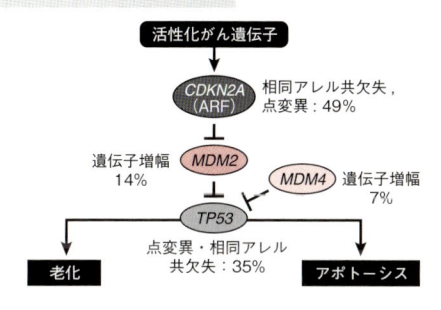

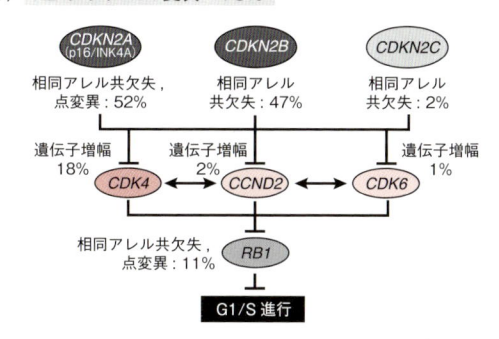

図1 膠芽腫における高頻度遺伝子異常と3つの主要なシグナル経路

遺伝子変異とコピー数変化のみられる遺伝子を示す．赤は活性化変異，グレーは不活化変異．色調が濃くなるほど変異頻度が高い．各遺伝子の変異頻度とシグナル経路全体での変異率も示されている．文献4より

図2 AVF3708g試験の概要と結果
文献11より

Bevacizumabへの期待

現在最も注目される分子標的治療薬は，血管内皮細胞増殖因子（VEGF）を標的とした抗VEGFモノクローナル抗体Bevacizumab（BV）である．悪性グリオーマでは高度の血管新生が特徴的であり，VEGFが中心的役割を果たしているからである．2007年に再発膠芽腫に対しBV＋CPT11併用療法が6カ月全生存期間77％，6m-PFS 46％，中間PFS 24週と高い治療効果を示すことが報告された[10]．さらにBV単独療法でも治療奏効率27％，6m-PFS 43％，MST 9.3カ月と，これまでの成績を凌駕する治療効果を報告され（図2）[11]，

米国では2009年5月に再発膠芽腫に対し承認されている．現在初発膠芽腫に対する放射線＋TMZ＋BV併用効果につき本邦を含め国際大規模第III相臨床試験（国際治験）が進行中であり，国内での再発膠芽腫に対する治験も併せ，本邦でも早期に認可されることが期待される．また，国際治験での附随研究により，BV感受性とバイオマーカーその他の因子の関連性の解明や，有効性が示唆されているVEGFR阻害剤Cediranibや浸潤に深く関与するインテグリンの阻害剤Cilengitideなど，今後の進展が待たれる．

＜文献＞
1) 永根基雄：日本臨牀，63：460-471, 2005
2) Stupp, R. et al. : Lancet Oncol., 10 : 459-466, 2009
3) Furnari, F. B. et al. : Genes Dev., 21 : 2683-2710, 2007
4) Cancer Genome Atlas Research Network : Nature, 455 : 1061-1068, 2008
5) Huse, J. T. & Holland, E. C. : Brain Pathol., 19 : 132-143, 2009
6) Parsons, D. W. et al. : Science, 321 : 1807-1812, 2008
7) Huang, H. S. et al. : J. Biol. Chem., 272 : 2927-2935, 1997
8) Brandes, A. A. et al. : Clin. Cancer Res., 14 : 957-960, 2008
9) Omuro, A. M. et al. : Mol. Cancer Ther., 6 : 1909-1919, 2007
10) Vredenburgh, J. J. et al. : J. Clin. Oncol., 25 : 4722-4729, 2007
11) Friedman, H. S. et al. : J. Clin. Oncol., 27 : 4733-4740, 2009

（永根基雄）

memo

第2部 各臓器がんの分子標的治療

2. 頭頸部がんと食道がん

関連分子標的治療薬

Cetuximab（p.268参照）／**Panitumumab**（p.306参照）

◆ 頭頸部扁平上皮がんとEGFRを標的とする治療戦略

頭頸部がんは発症し受診した段階でステージⅢまたはⅣの進行例が60％以上とされ，治療成績は局所の制御が生存，QOLの双方で優先される疾患であり，約90％以上が扁平上皮がんである．治療の主体は手術と放射線療法であり，薬物療法はこれらを補助する集学的治療の中で，あるいはこれらの処置が不可能な転移・再発例が適応となる．

頭頸部扁平上皮がんでは，病因の1つにリガンドであるTGF-αなどとその受容体である上皮成長因子受容体（EGFR）の関連があり，またEGFRの発現頻度も高い．EGFR高発現は，進行例，化学療法や放射線療法に耐性，遠隔転移をきたしやすいなど予後不良な因子であるため，これを標的とする治療戦略が研究されてきた．他項にもあるようにEGFRを標的とする薬剤としてモノクローナル抗体と低分子化合物が研究されたが，頭頸部がんにおいては前者を用いたアプローチでエビデンスが構築されてきておりCetuximabがその代表格になる．利用法の視点としては，単剤，化学療法との併用，放射線療法との併用，化学放射線療法との併用など他の治療との組み合わせから，初回治療，維持・補助療法，転移・再発など使用時期からのものがあり，NCCN（National Comprehensive Cancer Network）[1]のガイドラインにおいては，表の赤字に示す位置にCetuximabが記載されている．しかし，残念ながら現時点で我が国では頭頸部がんに対してCetuximabの保険適応はない．

◆ 放射線療法とCetuximabの併用

前臨床においてCetuximabと放射線治療の相乗効果が報告され，放射線治療単独と放射線治療とCetuximab併用療法（RT+Cetuximab）の比較試験が行われた[2]．生存期間中央値が29.3カ月 vs 49カ月，5年生存率が36.4％ vs 45.6％と，RT+Cetuximabが有意に優った結果であった．さらに，痤瘡様発疹がグレード2以上ではそれより軽度の症例よりも5年生存で有意に改善が認められたことが示されている[3]．

しかしながら，この試験の解釈は難しい．この試験が終了した頃に局所進行頭頸部がんに対するメタ解析が発表され[4)5]，現在の標準治療が放射線治療単独ではなく化学放射線療法になっており，RT+Cetuximabが化学放射線療法と比較してどうなのかということがわかっていない．サブセット解析をどこまで信用するかという問題があるが，5年生存率に影響する因子としては，中咽頭原発，T1-3，放射線治療方法がConcomitant Boost（CB-RTS），65歳未満があり，症例の選択をどうするか，我が国ではなじみの薄いCBによる放射線療法が実施できるかなどの問題がある．放射線療法を行ううえで皮膚炎の管理も重要であるが，EORTCのRT+Cetuximabの実地臨床の調査でグレード3以上の発現が約50％と当初の2倍であることを報告し注意を喚起している[6]．

◆ 化学療法とCetuximabの併用

頭頸部がんの化学療法にプラチナ製剤（Pt）系の薬剤はキードラッグでありいろいろな場面で汎用され，特に5-FUの持続点滴との併用であるCF（CDDP＋

表 頭頸部扁平上皮がんにおける薬物療法

口唇，口腔，中・下咽頭，喉頭，篩骨洞，上顎洞，原発不明	初回化学放射線療法		CDDP Cetuximab CDDP + PXL CDDP + 5-FU CBDCA + 5-FU CBDCA + PXL
	術後補助化学放射線療法		CDDP 単独
	導入/順次化学療法	導入化学療法	DOC + CDDP + 5-FU
		導入化学療法後化学放射線療法	weekly Platinaums weekly taxanes Cetuximab
上咽頭	化学放射線療法後補助化学療法		CDDP + RT → CDDP + 5-FU
再発，切除不能，遠隔転移	多剤併用療法		CDDP or CBDCA + 5-FU + Cetuximab CDDP or CBDCA + DOC or PXL CDDP + Cetuximab CDDP + 5-FU
	単剤		CDDP CBDCA PXL DOC 5-FU MTX IFOS BLM GEM（→NPC） Cetuximab

文献1より

5-FU）療法は標準治療に位置付けられている．このCF療法にCetuximabの上乗せ効果を確認する目的でCF vs CF + Cetuximabの試験（= EXTREME）が行われその概要と結果を図に示す[7]．化学療法単独と比較し，全生存期間（OS）中央値で10.1カ月 vs 7.4カ月，無増悪生存期間（PFS）中央値で5.6カ月 vs 3.3カ月，最良効果で36% vs 20%と，Cetuximab併用療法が有意な有効性を示した．

この設定においては現在我が国ではfeasibility studyが行われている段階である．この前にEGFRを標的としヒト型のモノクローナル抗体であるPanitumumabが同様のデザインの国際治験として行われており，その結果が待たれる．しかし，両者ともCDDP 100 mg/m^2，5-FU 1000 mg/m^{2}と我が国で汎用されている投与量ではないため，現状に合わせた場合にここまでの効果が得られるかはわからない．またここでは，発疹の状況による治療結果については検討されていない．

単剤でCetuximabの投与

この設定で投与されるのは，化学療法に併用して維持療法的に単独で継続する場合と，転移再発でPt系抗がん薬耐性の状態開始する場合がある．後者に関する報告では[8]，耐性例にまずCetuximab単独で投与し，PD（progressive disease）となった場合にPtを併用するデザインになっている．Cetuximab単独で奏功率13%，PFS 70日，Pt併用時で奏功率0%，PFS 50日，平均OS 178日であったが，発疹の程度と予後については関連を示せていない．毒性はグレード1〜2の皮膚障害が主体であり，無治療で4カ月，Ptベースの化学療法を行っても6〜9カ月程度の予後不良な対象での結果で，比較試験ではないが選択肢として提示されている．

治療の個別化

頭頸部扁平上皮がんにおけるCetuximabでは，非小細胞肺がんにおけるEGFR変異とGefitinibやErlo-

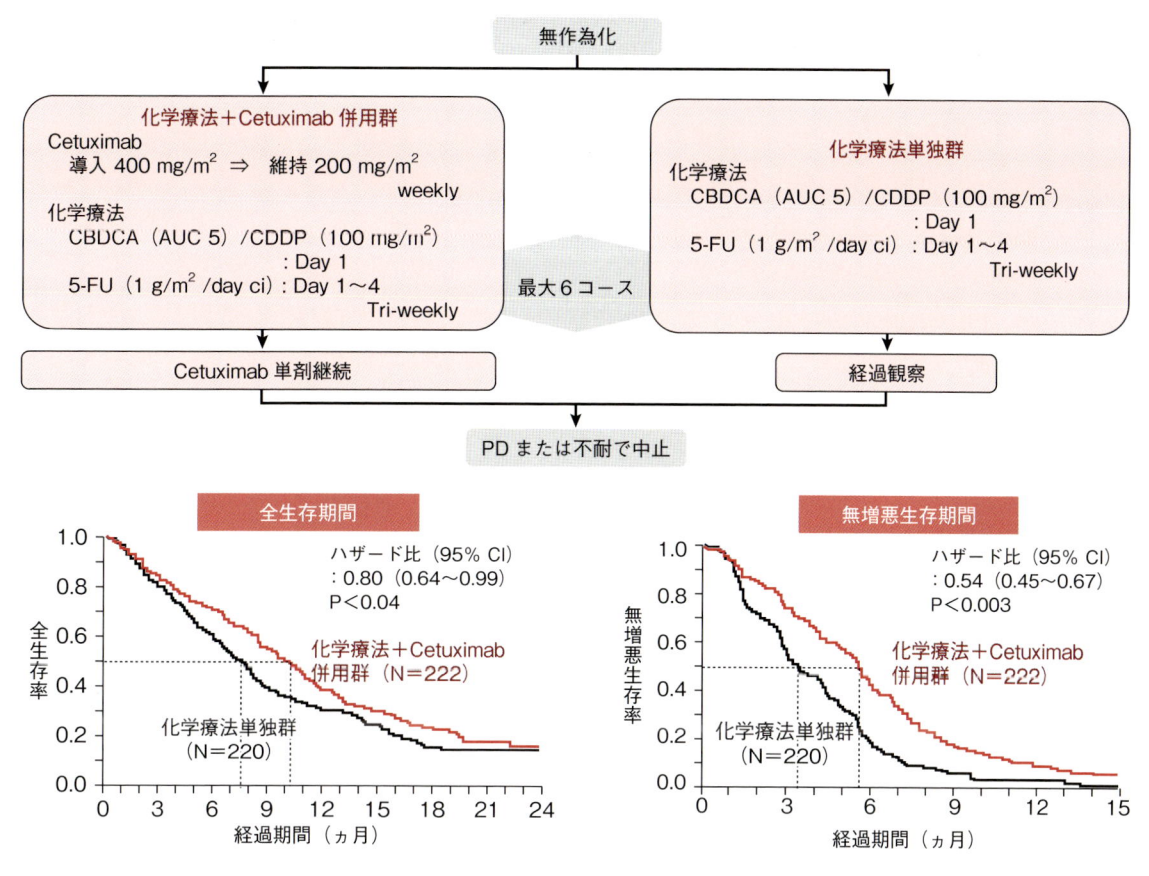

図 EXTREME試験の概要と結果
文献7より

tinib，大腸がんのK-rasとCetuximabのような治療の個別化を予測する腫瘍側の因子はわかっていない．また，発疹の発現を予測できる因子もわかっていない．

食道がんにおける分子標的薬

我が国やアジアの食道がんはほとんどが扁平上皮がんであるが，欧米では腺がんが多い．食道がんに対する分子標的治療の報告は少なく，今後の発展が待たれる．

<文献>

1) National Comprehensive Cancer Network Practice Guidelines in Oncology, Head and Neck Cancer, V. 1. 2010
2) Bonner, J. A. et al.：N. Eng. J. Med., 354：567-578, 2006
3) Bonner, J. A. et al.：Lancet Oncol., 11：21-28, 2010
4) Pignon, J. P. et al.：Lancet, 355：949-955, 2000
5) Pignon, J. P. et al.：Radiother. Oncol., 92：4-14, 2009
6) Giro, C. et al.：Radiother. Oncol., 90：166-171, 2009
7) Vermorken, J. B. et al.：N. Engl. J. Med., 357：1695-1704, 2007
8) Vermorken, J. B. et al.：J. Clin. Oncol., 16：2171-2177, 2007

〔藤井博文〕

第2部 各臓器がんの分子標的治療

3. 肺がん

> **関連分子標的治療薬**
> Gefitinib（p.286参照）／Erlotinib（p.280参照）／Bevacizumab（p.257参照）

◆ 非小細胞肺がん

　我が国における肺がんの死亡率は，1950年以降一貫して増加しており，1993年以降は肺がん死亡数はがん死亡数の第1位となっている．肺がんは非小細胞肺がんと小細胞肺がんの2つに大別され，前者が全肺がんのうち，80～85％を占める．非小細胞肺がんはその組織型により扁平上皮がん，腺がん，大細胞がんなどに分類され，その3分の2は発見時すでに切除不能例であり薬物療法が治療の中心となる．進行肺がんの治療成績をあげること，すなわち化学療法の成績をあげることが非小細胞肺がんの治療成績の向上には不可欠である．その突破口となりうるものが，がんの生物学的特性を標的とした分子標的治療薬であり，EGFRを標的としたり，また腫瘍増生に必要な血管新生を阻害する小分子化合物や抗体が注目されている．

◆ EGFRチロシンキナーゼ阻害薬

　GefitinibやErlotinibはEGFR（ERBB1；HER1）を選択的に阻害するEGFRチロシンキナーゼ阻害薬（EGFR tyrosine kinase inhibitors：EGFR-TKIs）である．EGFR-TKIsの臨床開発において大きなブレークスルーとなる発見が2004年にアメリカの3つのグループからほぼ同時に発表された．EGFR-TKIsによる治療が奏効した肺がん患者の腫瘍組織においてEGFRチロシンキナーゼ部位に遺伝子変異を認めるというものである[1)～3)]．このセンセーショナルな知見は我が国においても検証され，日本人非小細胞肺がん患者の20～30％にこの遺伝子変異が存在し，これは欧米における頻度よりかなり高率であることが示された．

　我が国を中心に行われたいくつかのEGFR遺伝子変異陽性進行非小細胞肺がん患者を対象としたGefitinib治療のプロスペクテイブスタデイにおいては70％を超える高い奏効率が示され，さらにこの患者群においてはEGFR-TKIsを適切に用いることにより平均生存期間が2年を超え，この病期における従来の治療成績をはるかに凌ぐものであった[4)]．さらに我が国ではEGFR遺伝子変異陽性の進行非小細胞肺がん患者を対象に，ファーストライン治療としてのGefitinib単独投与の有効性を従来の標準的化学療法（プラチナ製剤を含む2剤併用療法）と比較した無作為化第Ⅲ相比較試験が2つ（WJTOG3405，NEJ002）実施され，両試験ともに，この患者群の初回治療においてGefitinibが従来の化学療法より有意な無増悪生存期間（PFS）の改善をもたらすことが示された[5)6)]（表，図）．我が国においてはEGFR遺伝子検査が保険適応検査となっており，日常臨床のなかで遺伝子解析の結果が薬剤選択に大きく影響を及ぼす時代となり，EGFR遺伝子変異発見は肺がん治療において大きなインパクトをもたらしたといえる．

　EGFR遺伝子変異陽性症例でもEGFR-TKIsが一度は奏効した症例においても多くは1年未満で治療抵抗性になる．この獲得耐性の分子機構としてEGFR遺伝子の二次的変異（T790M変異）やMET遺伝子の増幅があげられる．これら耐性機序に即した耐性克服を目指した戦略が今後の課題である．

◆ 抗VEGF抗体 Bevacizumab（Avastin®）

　Bevacizumab（Avastin®）はヒト化モノクローナル

表 EGFR遺伝子陽性患者を対象としたGefitinibと化学療法の第Ⅲ相比較試験

Study	患者数	PFS中央値（月）		
		Gefitinib	化学療法	ハザード比
WJTOG3405	172	9.2	6.3	0.49 (0.37〜0.71)
NEJ002	194	10.4	5.5	0.36 (0.25〜0.51)

抗体で，血管内皮細胞増殖因子（VEGF）を標的として血管新生を阻害し，腫瘍の増殖と生存を妨げる．米国にて進行非小細胞肺がん（扁平上皮がんを除く）を対象として，標準治療であるカルボプラチン（AUC6）＋パクリタキセル（200mg/m^2）併用化学療法にBevacizumabを併用することの意義を検討した第Ⅲ相比較試験（E4599）が実施され，主要評価項目である全生存期間（OS）の有意な延長が認められている（ハザード比：0.79，p＝0.003，OS中央値：12.3カ月 vs 10.3カ月）．また無増悪生存期間（PFS）（6.2カ月 vs 4.5カ月），全奏効率（35％ vs 15％）においても有意な改善が認められている[7]．

我が国においてもカルボプラチン（AUC6）＋パクリタキセル（200mg/m^2）にBevacizumabを併用した際の有効性と安全性を評価する目的で実施された無作為化第Ⅱ相臨床試験が実施され，Bevacizumab併用群は121人，化学療法単独群は59人に割り付けられた．安全性の解析対象となった177人におけるグレード3以上の有害事象全体の発生は，Bevacizumab併用群98％，化学療法単独93％で，Bevacizumab投与に関連する新たな安全性の問題は検出されなかった．Bevacizumab併用群で1人に喀血による治療関連死亡を認めた．有効性の解析対象となった175人において，奏効率はBevacizumab併用群60.7％，化学療法単独群31.0％と有意（p＝0.0013）にBevacizumab併用群で良好であり，主要評価項目であるPFSに関しては，PFSの中央値がBevacizumab併用群6.9カ月，化学療法単独群5.9カ月とBevacizumab併用群で有意に改善（ハザード比0.61，95％CI 0.42〜0.89，p＝0.009）を示した[8]．日本人非小細胞肺がん患者（扁平上皮がんを除く）を対象とした示されたBevacizumabのカルボプラチン＋パクリタキセル療法への顕著な上乗せ効果は，米国にて行われたECOG4599の試験結果と矛盾しないものであった．

患者
・ステージⅢB/Ⅳ もしくは 再発NSCLC
・初回治療（アジュバントOK）
・評価可能な病態
・PS 0〜1
・20歳以上

エクソン19欠損 or L858R

Gefinitib（250 mg/day）

CDDP＋ドセタキセル
CDDP（80 mg/m^2）
ドセタキセル（60 mg/m^2）
Q3w up to 6 cycles

主要評価項目：無増悪生存期間

無増悪生存期間
HR（95％CI）：0.49（0.34〜0.71）
P＜0.001

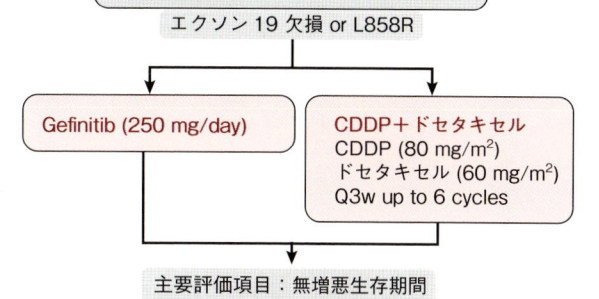

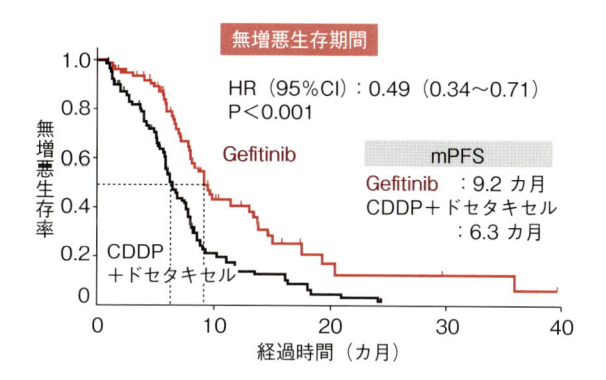

mPFS
Gefitinib ：9.2カ月
CDDP＋ドセタキセル ：6.3カ月

図 WJTOG3405試験の概要と結果
文献5より

＜文献＞
1) Lynch, T. J. et al. : N. Engl. J. Med., 350 : 2129-2139, 2004
2) Paez, J. G. et al. : Science, 304 : 1497-1500, 2004
3) Pao, W. et al. : Proc. Natl. Acad. Sci. USA, 101 : 13306-13311, 2004
4) Morita, S. et al. : Clin. Cancer Res., 15 : 4493-4498, 2009
5) Mitsudomo, T. et al. : Lancet Oncol., 11 : 121-128, 2010
6) Kobayashi, K. et al. : J. Clin. Oncol., 27 : 15s, Abstr 8016, 2009
7) Sandler, A. et al. : N. Engl. J. Med., 355 : 2542-2550, 2006
8) Nishio, M. et al. : J. Clin. Oncol., 27 : 15s, Abstr 8036, 2009

（岡本　勇）

第2部 各臓器がんの分子標的治療

4. 乳がん

> **関連分子標的治療薬**
> Trastuzumab（p.326参照）／Lapatinib（p.292参照）／Bevacizumab（p.257参照）／BSI-201（p.263参照）／Olaparib（p.305参照）

◆ ホルモン療法の有効性

乳がんでは，早期・進行再発期ともに分子標的治療薬が活躍している．ホルモン陽性乳がんでは，エストロゲンを抑制するホルモン療法が早期・進行再発期ともに有効である．その軽微な有害事象により，進行再発期では，急速ながんの進行がなければ，化学療法よりも先行してホルモン療法を行い，一次ホルモン療法で効果があれば，二次治療以後も種類を変えてホルモン療法を継続する．

閉経前では，タモキシフェン（TAM）を中心に，GnRHアゴニストや酢酸メチルプロゲステロン（MPA）を使用する．閉経後では，メタ解析により，アロマターゼ阻害剤（AI）のTAMに対する優越性が示され[1]，AIをまず使用し，その後TAM，MPA，その他のAIを使用する．一方，術後療法では，メタ解析により，TAMは，再発・死亡の相対リスクを41％・34％減少させたと示された[2]．閉経後の，TAMとAIそれぞれの5年内服の比較では，いずれもAIが有意に無病生存率（DFS）を延長した[3]．また，TAMを内服2〜3年後にAIに切り替え，計5年内服する方がTAM 5年よりもDFSを改善させ，メタ解析では，全生存期間（OS）の改善も示されている[4]．さらに，TAM 5年内服後のAI 5年の追加が有意にDFSを延長させた[5]．以上より，閉経前ではTAM 5年，閉経後では，AI 5年内服，2，3年のTAM内服後にAIへ切り替え計5年の内服，ないしTAM 5年内服後のAI 5年内服が推奨される．

◆ HER2陽性乳がんの標準治療

HER2陽性乳がんでは，抗HER2治療薬が多数開発され，HER2受容体のモノクローナル抗体であるTrastuzumabは術前後，進行再発治療ともに標準治療となっている．複数の第Ⅲ相臨床試験で術後補助化学療法に1年間のTrastuzumab投与の上乗せ効果を示し[6]，進行再発期でも，一次治療のアンスラサイクリンまたはタキサンに対してTrastuzumabの上乗せ効果を示した（ただしアンスラサイクリンとの併用は心毒性の増強があり推奨されない）[6]．また，二次治療以降でも殺細胞性薬剤に対するTrastuzumabの上乗せ効果があるとされ，タキサンとTrastuzumab既治療例においてカペシタビンに対するTrastuzumabの上乗せ効果が示されている[6]．

EGFR，HER2の経口チロシンキナーゼ阻害薬であるLapatinibは，アンスラサイクリンとタキサン系薬剤とTrastuzumabの投与歴のあるHER2陽性の転移性乳がんを対象にカペシタビンに対する上乗せ効果を示した[6]．同様の患者対象に，Lapatinibに対するTrastuzumabの上乗せ効果も示された[6]．また，TrastuzumabとLapatinibともにホルモン陽性HER2陽性乳がんに対してホルモン剤に対する上乗せ効果を示している[6]．

◆ HER2陰性乳がんとBevacizumab

BevacizumabはHER2陰性の進行再発乳がんを対象に，一次治療では，E2100試験でパクリタキセル週1回療法[7]，AVADO試験でドセタキセルq3w[8]，RIBBON-1試験[9]で，タキサンまたはアンスラサイクリンまたはカペシタビンをコントロールとし，それぞれで上乗せ効果を示した．二次治療では，RIBBON-2

試験[10]で，タキサンまたはゲムシタビンまたはカペシタビンまたはビノレルビンをコントロールとし上乗せ効果を示した．ただしサブセット解析においてビノレルビンのみ，ビノレルビンの無増悪生存期間（PFS）7.0カ月に対し，併用群で5.7カ月と不良であった．現在，術後補助療法やHER2陽性乳がんにおけるBevacizumabの第Ⅲ相臨床試験が進行中である．

PARP阻害剤の開発

DNAを修復する酵素であるPARPの阻害剤がBRCA1，BRCA2遺伝子異常をもつ患者や，BRCA1の機能異常が示唆されているトリプルネガティブ乳がん（TNBC）において開発されている．ランダム化第Ⅱ相臨床試験で，転移性トリプルネガティブ乳がんの一次治療に，ゲムシタビンとカルボプラチン併用療法に対するBSI-201の上乗せ効果を示した．本試験ではPFS（3.3カ月 vs 6.9カ月），OS（5.7カ月 vs 9.2カ月）ともに有意にBSI-201併用群で良好であった（図）[11]．また，BRCA1，BRCA2遺伝子変異のキャリアで進行乳がんを有し，前治療が1レジメン以上の患者を対象に，Olaparib 100mgと400mg，それぞれ1日2回内服を比較した無作為化第Ⅱ相臨床試験では，奏効率（22% vs 41%），PFS（3.8カ月 vs 5.7カ月）ともに400mg群の方が良好であり，単剤の分子標的治療薬としてきわめて良好な治療成績であった[12]．以上，PARP阻害剤は第Ⅲ相臨床試験での検証が必要であるが，今後期待される治療である．

＜文献＞

1) Mauri, D. et al. : J. Natl. Cancer. Inst., 98 : 1285-1291, 2006
2) Early Breast Cancer Trialists' Collaborative Group (EBCTCG) : Lancet, 365 : 1687-1717, 2005
3) The Breast International Group (BIG) 1-98 Collaborative Group : N. Engl. J. Med., 353 : 2747-2757, 2005
4) Jonat, W. et al. : Lancet Oncol., 7 : 991-996, 2006
5) Goss, P. E. et al. : N. Engl. J. Med., 349 : 1793-1802, 2003
6) Nielsen, D. L. et al. : Cancer Treat. Rev., 35 : 121-136, 2009
7) Miller, K. et al. : N. Engl. J. Med., 357 : 2666-2676, 2007
8) Miles, D. et al. : J. Clin. Oncol., 26 : Abstr LBA1011, 2008
9) Robert, N. et al. : J. Clin. Oncol., 27 : Abstr 1005, 2009
10) Brufsky, A. et al. : San Antonio Breast Cancer Symposium, Abstr 42, 2009
11) O'Shaughnessy, J. et al. : J. Clin. Oncol., 27 : Abstr 3, 2009
12) Fong, P. C. et al. : N. Engl. J. Med., 361 : 123-134, 2009

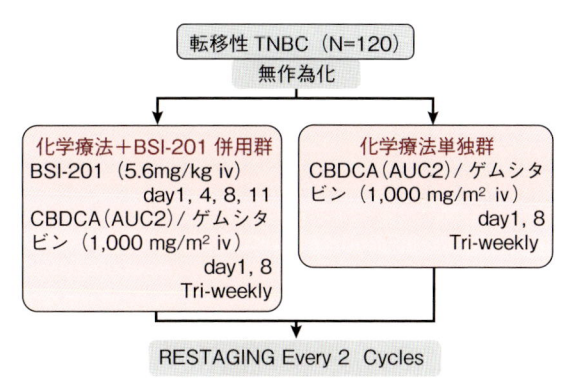

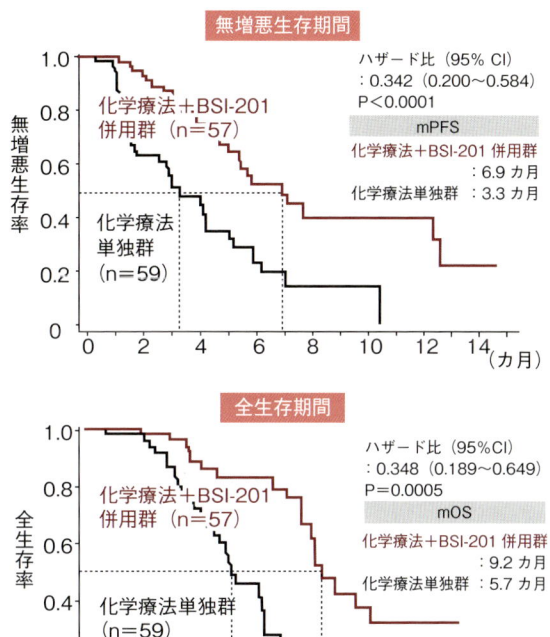

図　TNBC試験の概要と結果
文献11より

（小野麻紀子，田村研治）

第2部 各臓器がんの分子標的治療

5. 胃がん・GIST

> **関連分子標的治療薬**
> **Imatinib**（p.289参照）／**Sunitinib**（p.319参照）／**Trastuzumab**（p.326参照）／**Lapatinib**（p.292参照）／**Bevacizumab**（p.257参照）

　胃がんにおける一次治療の標準は，5-FU系薬剤（S-1，カペシタビン）＋シスプラチンと見なされており，分子標的治療薬の上乗せ効果が期待されている．切除不能のGISTには，Imatinib, Sunitinibを用いることが標準治療として日常臨床ですでに使用可能である．

胃がんにおける分子標的治療

1）Trastuzumab（ToGA試験）

　HER2陽性の進行胃がん患者におけるTrastuzumabによる生存期間の延長を検証するためにToGA試験が行われた．スクリーニングされた3,807例の標本のうち，3,667例の標本が評価可能であった．HER2陽性を免疫染色（IHC）法で「3＋」またはFISH法で「陽性（＋）」としたところ，HER2陽性は810人で，HER2陽性率は22.1％となった．そのうち試験の適格基準を満たした584例を5-FUまたはカペシタビン＋CDDP（FC群：290例），5-FUまたはカペシタビン＋CDDP＋Trastuzumab（FC＋T群：294例）に無作為に割り付けた．Trastuzumabは，初回8 mg/kg，2回目以降6 mg/kgで3週毎に投与し，PD（progressive disease）となるまで継続した．

　生存期間はTrastuzumab併用群で有意に優れていた〔ハザード比（HR）：0.74, p＝0.0046〕．生存期間中央値（MST）は，FC群で11.1カ月，FC＋T群で13.8カ月であった．無増悪生存期間（PFS）もFC＋T群で有意に優れていた（HR：0.71, p＝0.0002），PFS中央値は，FC群で5.5カ月，FC＋T群で6.7カ月であった．奏効率（RR）は，FC群が34.5％，FC＋T群が47.3％で，FC＋T群で有意に高かった（p＝0.0017）（図）．

　HER2状況別の解析では，IHC（2＋）でFISH（＋）またはIHC（3＋）と評価された症例で，Trastuzumabの効果が高い傾向が認められた．この446例に限って解析を行うと，MSTは11.8カ月 vs 16.0カ月，HR：0.65と，Trastuzumabの上乗せ効果がより明確になった．心不全の頻度は両群ともに1％未満でありその他毒性については両群で明らかな差を認めなかった．近日中の承認見込みである[1]．

2）Lapatinib

　HER2陽性胃がんに対する，グローバル試験が一次治療でカペシタビン＋オキサリプラチンに対する上乗せ効果のあるなしが韓国を中心に（LOGIC試験），二次治療でタキソールに対する上乗せ効果のあるなしが日本を中心に行われている（Tytan試験）[2]．

3）Bevacizumab

　食道胃接合部腺がんを含む進行胃がんに対する，一次治療としてのBevacizumab＋XP（カペシタビン＋シシプラチン）併用療法とXP療法の国際共同第Ⅲ相比較試験としてAVAGAST試験が行われた．774人が無作為にランダム化され，Bevacizumab（B）のXP療法への上乗せ効果を検証した．

　生存期間はBevacizumab併用群で優れた傾向にあるものの有意差は認められない残念な結果であった〔HR：0.87, p＝0.1002〕．MSTは，XP群で10.1カ月，XP＋B群で12.1カ月であった．PFSはXP＋B群で有意に優れていた（HR：0.80, p＝0.0037），PFS中央値は，XP群で5.3カ月，XP＋B群で6.7カ月であった．RRは，XP群が37％，XP＋B群が47％で，XP＋B群で有意に高かった（p＝0.0315）[3]．

GISTに対する分子標的治療

1）Imatinib

　GISTに対して行われた試験のうち，最大規模の試験は北米（SWOG，ECOG，CALGB，MDACCおよびNCI-Canadaの国際グループ）にて行われたKIT（CD117）陽性の切除不能および再発GIST患者に対する400mg/日投与と600mg/日投与の無作為化第III相臨床試験であり，746例（400mg/日：345例，600mg/日：349例）の患者が登録された．本試験でのImatinib 400mg/日投与におけるRRは45％（154/345）であった[4]．

2）Sunitinib

　Imatinib治療後に疾患が再発したGIST患者312人を，Sunitinib 50mg投与群とプラセボ群のいずれかに無作為に割り付け，1日1錠を投与する試験が行われた．

　Sunitinibは207人に，プラセボは105人に投与．試験は，Sunitinibまたはプラセボのいずれかを4週間投与し，その後に2週間休薬する治療サイクルで6サイクル行われた．PFSの中央値はプラセボ群の6.4週と比べてSunitinib治療群では27.3週であった（HR：0.33, p＜0.0001）．全生存期間の延長も有意にみられた（HR：0.49, P＝0.007）．腫瘍による疼痛症状がみられる患者においては，Sunitinibによる疼痛の軽減が有意に認められた．いずれの治療群においても，治療中のQOL（生活の質）にはほとんど変化はなかった[5]．Imatinib耐性GISTの治療は，①Imatinib増量，②Sunitinibへの切り替え，③切除可能な部分耐性GISTに対しては外科切除が考慮されるが，本邦では現時点で，Imatinib増量は保険適応ではなく，Sunitinibが推奨される．

＜文献＞

1) Bang, Y. J. et al. : Lancet, in press, 2010
2) Satoh, T. et al. : J. Clin. Oncol., 28 : 315S4057, 2010
3) Kang, Y. K. et al. : J. Clin. Oncol., 28 : LBA4007, 2010
4) Blanke, C. D. et al. : J. Clin. Oncol., 26 : 626-632, 2008
5) Demetri, G. D. et al. : Lancet, 368 : 1329-1338, 2006

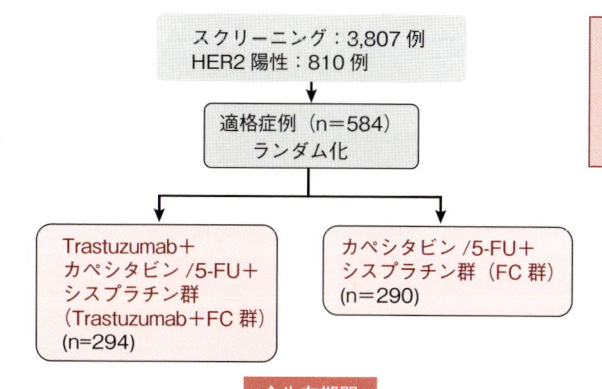

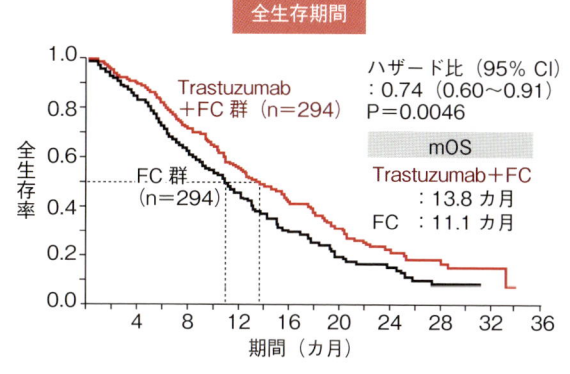

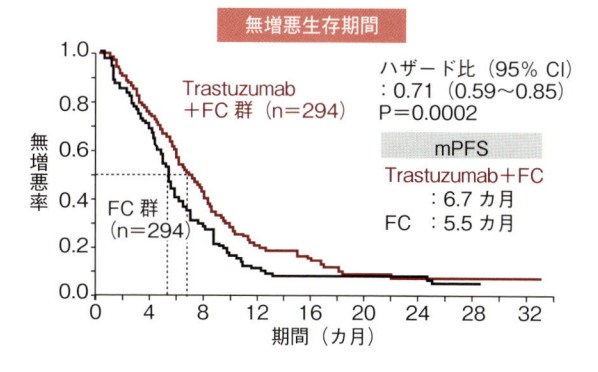

図　ToGA試験の概要と結果
文献1より

（佐藤太郎）

第2部　各臓器がんの分子標的治療

6. 肝がん

> **関連分子標的治療薬**
> Sorafenib（p.318参照）／Brivanib（p.262参照）／Sunitinib（p.319参照）／Linifanib

■ 肝がん

　原発性肝がんの90％以上を占める肝細胞がんはほとんどがB型肝炎あるいはC型肝炎を背景に発症し，肝硬変や慢性肝炎の併発を認めることから，治療選択には肝機能の評価が重要である．治療法は肝切除などの局所療法から化学療法まで多岐にわたるが，化学療法については有効な薬剤はもちろん，適応についても科学的根拠のある推奨はないとされてきた．最近の分子標的治療薬の開発から，肝細胞がんにおいても多くの分子標的治療薬が臨床試験で試され，RAFキナーゼ，VEGFR-1，VEGFR-3，PDGFR-βなどを標的としたマルチキナーゼ阻害剤Sorafenibにより生存期間の延長が初めて報告された[1]．我が国でも2009年5月，肝細胞がんに適応が承認されている．

■ 化学療法の適応

　肝細胞がんに対する化学療法は，肝切除，局所壊死療法，肝動脈化学塞栓療法（TACE）の局所治療が無効あるいは適応困難な例（高度門脈腫瘍塞栓など），および肝外転移例が適応となる．また肝細胞がんでは肝硬変など慢性肝障害を背景にもつ例が多いことから，肝障害を助長するリスクも大きく，肝障害度C（Child-Pugh C）の肝機能不良例では化学療法は禁忌である．2009年の肝がん診療ガイドラインでは「肝外転移を有する例で化学療法が選択される場合がある」という記載にとどまっているが，Sorafenibの適応承認以降，一般臨床でも広く使われてきている．

■ Sorafenibによる治療成績

　進行肝細胞がん患者を対象として，Sorafenibを用いたプラセボコントロールによるランダム化比較試験（SHARP trial）が実施された．2005年3月から2006年4月までにSorafenib群299例，プラセボ群303例が登録され，全生存期間（OS）中央値がSorafenib群10.7カ月，プラセボ群7.9カ月と，両群に明らかな有意差を認めた（ハザード比0.69，$p<0.001$）．また無増悪期間（TTP）中央値もSorafenib群5.5カ月，プラセボ群2.8カ月，とSorafenibで有意に良好であった（ハザード比0.58，$p<0.001$，図）[1]．さらにB型肝炎の多いアジア・太平洋地域で同様のランダム化比較試験（Asian-Pacific trial）が行われ，OS中央値がSorafenib群6.5カ月，プラセボ群4.2カ月と，SHARP trialと同様，Sorafenib群で有意に良好であった（ハザード比0.68，$p=0.014$）[2]．

　我が国では日本人肝細胞がん患者での薬物動態，安全性，推奨用量などを明らかにする目的で第Ⅰ相臨床試験が行われた[3]．その結果，肝細胞がん以外の日本人患者およびヨーロッパで行なわれた第Ⅰ相臨床試験と同様の薬物動態および忍容性が確認され，推奨用量も400mg，1日2回と決定された．同試験では症例数は少ないものの，有効性も同等であった．

■ Sorafenibの副作用と適正使用

　切除術やラジオ波焼灼療法（radio frequency ablation：RFA）など局所治療が適応とならず，TACEの効果も期待できない場合の標準治療はSorafenibによる化学療法となっている．Sorafenibは400mg/回，

1日2回，連日経口投与が標準用法用量であり，手足皮膚反応，皮疹，肝障害，高血圧などの有害事象に応じて休薬，減量が必要である．特に，手足皮膚反応で治療継続が困難になる場合が多く，予防や状況に応じて保湿剤やステロイド軟膏，鎮痛剤などを用いた管理が必要である．製造販売後の調査では早期の肝障害，肝不全，肝性脳症が報告されている．これらの有害事象は治療開始から2週以内に発症することが多く，治療開始1カ月以内は頻回のチェックが必要である．

局所治療との併用

TACEで25％以上の壊死効果あるいは縮小が得られた肝細胞がん患者を対象としたSorafenibとプラセボによるランダム化比較試験が日本と韓国で行われた．主要評価項目のTTPはSorafenib群の中央値5.4カ月，プラセボ群の中央値3.7カ月とSorafenibで良好であったが，有意差は認めなかった（ハザード比0.87，p＝0.252）[4]．手足皮膚反応などの有害事象による早期中止が多かったことがその理由の1つと考えられる．

その他，TACEの併用による比較試験，切除あるいはRFA後の比較試験がSorafenibだけでなく，Brivanibなどいくつかの分子標的治療薬で実施されている．

新しい分子標的治療薬の開発

Sorafenibと類似のVEGFRなどを標的とするマルチキナーゼ阻害薬やmTOR，IGF1R，c-met，MEKなどを標的とした新しい薬剤での開発が進んでいる．Sorafenibとのhead to head，Sorafenib耐性後の二次治療，Sorafenibとの併用療法が主な試験デザインとなっている．Sunitinib，Brivanib，Linifanibでは単剤での第Ⅱ相臨床試験が行われ[5]〜[7]，Sorafenibとの第Ⅲ相臨床試験が行われている．

<文献>

1) Llovet, J. M. et al. : N. Engl. J. Med., 359 : 378-390, 2008
2) Cheng, A. L. et al. : Lancet Oncol., 10 : 25-34, 2009
3) Furuse, J. et al. : Cancer Sci., 99 : 159-165, 2008
4) Okita, K. et al. : 2010 Gastrointestinal Cancers Symposium : Abstr LBA128, 2010
5) Zhu, A. X. et al. : Cancer J., 15 : 263-268, 2009
6) Toh, H.C. et al. : ECCO/ESMO 2009, Abstr PD-6517, 2009
7) Raoul, J. L. et al. : J. Clin. Oncol., 27 : Abstr 4577, 2009

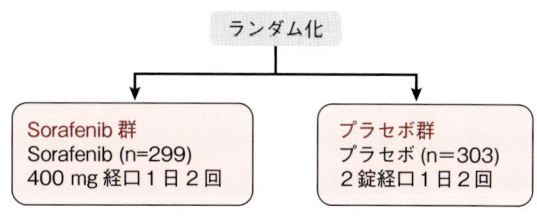

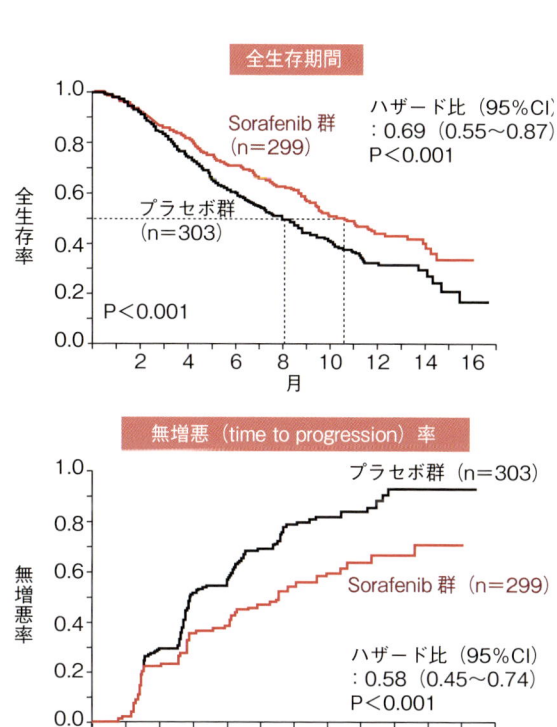

図　SHARP試験の概要と結果
文献1より

（古瀬純司，鈴木英一郎，長島文夫）

第2部 各臓器がんの分子標的治療

7. 大腸がん

> **関連分子標的治療薬**
>
> Bevacizumab（p.257参照）／Cetuximab（p.268参照）／Panitumumab（p.306参照）／Aflibercept／Dalotuzumab（p.272参照）／Everolimus（p.282参照）／Mapatumumab

● 大腸がんの標準治療

　大腸がんは消化器がんの中では比較的早期から殺細胞薬・分子標的治療薬ともに開発が進められていた分野である．かつて切除不能進行・再発大腸がんに対して，有効な化学療法が存在しなかった時代の生存期間は4〜6カ月に過ぎなかったが，1980年代に5-FU＋LV療法の検討にはじまり，1990年代にイリノテカン，2000年代にオキサリプラチンがそれぞれ臨床導入され，5-FU＋LVにどちらかの薬物を組み合わせたレジメン（それぞれFOLFIRI, FOLFOX）で二次治療まで行うことで20〜21カ月という著明な生存期間の延長が達成されるようになった[1]．

● 大腸がんと分子標的治療薬

1）抗VEGF抗体 Bevacizumab

　一方，2003年以降より大腸がんにおける分子標的治療薬の有効性が次々と報告されるようになり，従来の標準治療への上乗せによりさらなる治療成績の向上が得られ，生存期間は2年を超えるにまで至った．抗VEGF抗体のBevacizumab（Avastin®）は，AVF2107g試験[2]で米国の標準治療であったイリノテカンベースの化学療法に上乗せ効果を示したのに端を発し，FOLFIRIおよびFOLFOXにおける上乗せ効果も後の臨床試験で立証され[3,4]，切除不能進行・再発大腸がんの一次治療に必須と考えられるようになった．これら化学療法の進歩による生存期間の延長を図1に示す．

2）抗EGFR抗体 Cetuximab

　抗EGFR抗体のCetuximab（Erbitux®）は当初二次治療以降で開発がはじめられ，BOND試験[5]でイリノテカン耐性となった例に，NCIC CTG CO.17試験[6]（図2）で5-FU＋LV・イリノテカン・オキサリプラチン三剤に耐性となった対象に対して有効性を示した．一次治療としての開発も進められているが，現在のところは標準治療として位置付けられるほどの強固なエビデンスはまだ得られておらず，進行中の臨床試験（CALGB/SWOG 80405試験）の結果を待つ必要がある．しかし，開発の経過で重要なバイオマーカーの存在，すなわち負の薬効予測因子としての*KRAS*遺伝子変異が認識され，今後の臨床試験は効果の期待できるKRAS野生型症例で進められていくと考えられる．その他のバイオマーカーとして，BRAF, PI3CA, PTENなどの変異が提唱されているが，薬効予測因子として確立したものはまだない．

3）抗EGFR抗体 Panitumumab

　大腸がん診療における第3の分子標的治療薬として，Cetuximabと同じくEGFRを標的とする完全ヒトIgG2抗体であるPanitumumab（Vectibix®）が2010年中に保険承認される予定である．Cetuximab同様に5-FU・イリノテカン・オキサリプラチンの三剤耐性例に単剤で有効性を示した[7]．効果に関してはCetuximabと同等とされているが，完全ヒト由来であるためヒト-マウスキメラ抗体のCetuximabに比してinfusion reaction（注入反応）が少なく，かつ隔週投与が可能であることが特徴である．

　また，大腸がんではこれら以外の分子標的治療薬の開発も進められており，特に従来の分子標的治療薬と異なった作用機序をもつもの，例えばVEGF trapのAfliberceptや抗IGF1R抗体のDalotuzumab, mTOR

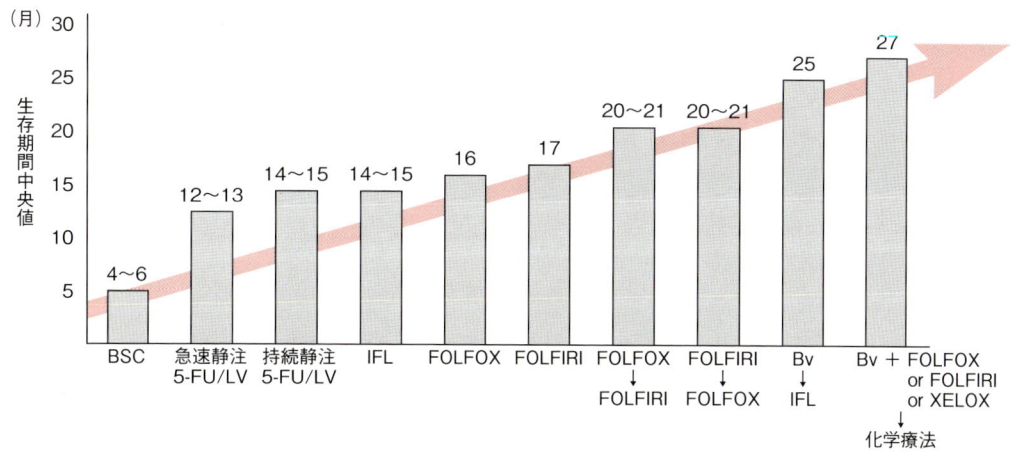

図1 化学療法の進歩による生存期間の延長
BSC：Best supportive care，IFL：イリノテカン＋ボーラス5-FU/LV，XELOX：カペシタビン＋オキサリプラチン，文献8より

阻害剤のEverolimus，抗TRAIL受容体抗体のMapatumumabなどが期待されており，今後第II相および第III相臨床試験の結果が待たれる．

術後補助化学療法

一方，大腸がん化学療法のもう1つの核である術後補助化学療法についても，1980年代にフッ化ピリミジン系薬剤の有効性が報告されたのにはじまり，現在まで開発が進められている．分子標的治療薬の上乗せ効果に関してはまだ確固たるエビデンスは確立しておらず，現在Bevacizumabの上乗せ効果を検証する大規模臨床試験が複数進行中であり，術後補助療法に分子標的治療薬が組み入れられるか否かに関しては，これらの解析結果を待つ必要がある．

＜文献＞

1）Grothey, A. et al. : J. Clin. Oncol., 22 : 1209-1214, 2004
2）Hurwitz, H. et al. : N. Engl. J. Med., 350 : 2335-2342, 2004
3）Saltz, L. B. et al. : J. Clin. Oncol., 26 : 2013-2019, 2008
4）Fuchs, C. S. et al. : J. Clin. Oncol., 25 : 4779-4786, 2007
5）Cunningham, D. et al. : N. Engl. J. Med., 351 : 337-345, 2004
6）Jonker, D. J. et al. : N. Engl. J. Med., 357 : 2040-2048, 2007
7）Van Cutsem, E. et al. : J. Clin. Oncol., 25 : 1658-1664, 2007
8）Venook, A. : Oncologist, 10 : 250-261, 2005

（宇津欣和，吉野孝之）

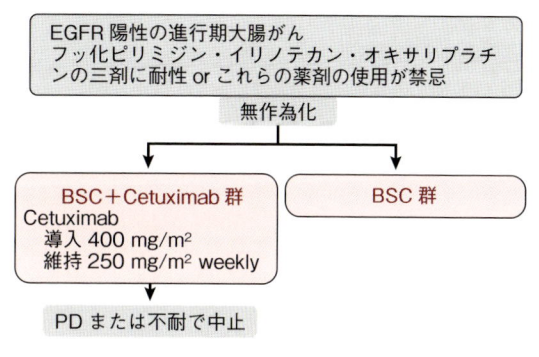

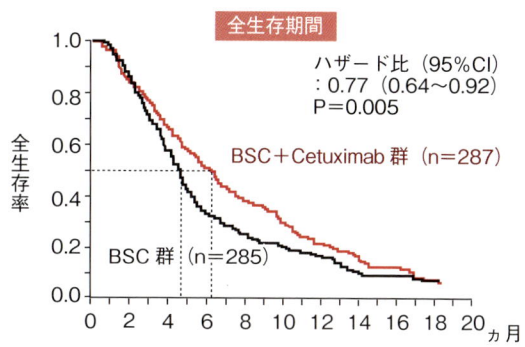

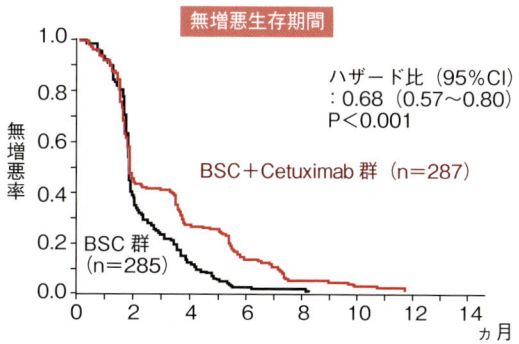

図2 NCIC CTG CO.17試験の概要と結果
文献6より

第2部 各臓器がんの分子標的治療

8. 腎がん

> **関連分子標的治療薬**
>
> Bevacizumab（p.257参照）／Sorafenib（p.318参照）／Sunitinib（p.319参照）／Axitinib（p.255参照）／Pazopanib（p.307参照）／Linifanib／Everolimus（p.282参照）／Temsirolimus（p.321参照）

腎細胞がんは抗がん剤および放射線に対する感受性が低いことが以前より示されてきた．従来はインターフェロン（IFN）およびインターロイキン2（IL-2）によるサイトカイン療法が進行性および転移を有する腎細胞がんに対する標準治療として行われてきたが，奏功率は15～20％と低いものであった．近年，腎細胞がんにおける遺伝子異常やそれに伴うシグナル伝達経路活性化の機序が明らかになり，分子標的治療薬の開発が大きく進んだ．腎細胞がんに対する分子標的治療薬は，その作用機序から，①抗VEGF抗体，②チロシンキナーゼ阻害剤（tyrosine kinase inhibitor：TKI），③mTOR阻害剤に分類される（表1）．本稿では，すでに臨床応用されている，あるいはその段階に入っている分子標的治療薬について臨床成績を中心に解説する．腎細胞がんにおけるシグナル伝達経路および各薬剤の作用部位については，別項を参照いただきたい．

●抗VEGF抗体

1）Bevacizumab（Avastin®）

VEGFに対するヒト化モノクローナル抗体である．本邦では，進行・再発の結腸・直腸がん，進行・再発の非小細胞肺がんに対して保険適応がある．未治療の転移性腎がん患者649人を対象に行われた第Ⅲ相臨床試験（AVOREN試験）ではインターフェロンα（IFNα）＋プラセボ群（以下IFN群）とIFNα＋Bevacizumab群（以下IFN＋Bev群）の比較が行われた[1]．IFN群とIFN＋Bev群の奏効率は13％および31％（P＝0.0001），無増悪生存期間（PFS）の中央値は5.4カ月および10.2カ月（P＝0.0001）であり，Bevacizumabの併用効果が認められた．最終解析では，IFN群およびIFN＋Bev群の全生存期間（OS）の中央値は，21.3および23.3カ月であった[2]．本邦では腎がんに対するBevacizumabの治験は行われていないが，IFNαとの併用療法は欧米では予後良好および中間リスク群の腎細胞がんの標準治療として認められており，本邦でも治療選択の1つとなることが期待される．

●チロシンキナーゼ阻害剤

本邦において進行性腎がんや転移を伴う腎がんに対して，2008年よりSorafenibとSunitinibが保険適応となった．

1）Sorafenib（Nexavar®）

経口投与型の受容体型チロシンキナーゼ阻害剤である．Sorafenibによる転移性腎細胞がんに対する二重盲検第Ⅲ相臨床試験（Treatment Approaches in Renal Cancer Global Evaluation Trial：TARGET）が行われた[3]．前治療（約80％がサイトカイン療法）が無効となった，MSKCC（Memorial Sloan-Kettering Cancer Center）の予後良好または中間リスク群の患者903人がプラセボ群とSorafenib群に割り付けられた．完全奏功＋部分奏功（CR＋PR）および安定（SD）は，プラセボ群が2％，53％，Sorafenib群が10％，74％と後者におけるSD以上の割合が高かった（P＜0.001）．PFSの中央値は，プラセボ群2.8カ月に対して，Sorafenib群は5.5カ月と有意（P＜0.01）に延長することが判明したため，プラセボ群の48％がSorafenibにクロスオーバーされた．最終解析

表1　腎細胞がんに対する分子標的薬

薬剤		標的分子
①抗VEGF抗体	Bevacizumab	VEGF
②チロシンキナーゼ阻害剤	Sorafenib	Raf，VEGFR，PDGFR，FLT-3，c-KIT，RETなど
	Sunitinib	VEGFR，PDGFR，c-KITなど
	Axitinib	VEGFR，PDGFRなど
	Pazopanib	VEGFR，PDGFRなど
	Linifanib	VEGFR，PDGFRなど
③mTOR阻害剤	Everolimus	mTOR
	Temsirolimus	mTOR

のOSは，プラセボ群が14.3カ月，Sorafenib群が17.8カ月と後者で延長していた（P＝0.0287）[4]．主な有害事象は下痢48％（3％），発疹・落屑41％（1％），手足症候群33％（6％），高血圧17％（4％）であった[4]（カッコ内はグレード3以上）．本邦では129人の転移性腎細胞がん患者に第II相臨床試験が行われ，CR，PRおよびSDは，0％，14.7％，および72.1％でPFSの中央値が224日と報告されている[5]．主な有害事象は下痢34％（0.8％），発疹・落屑37％（4％），手足症候群55％（9％），高血圧28％（12％）などで（カッコ内はグレード3以上），そのプロファイルに人種差のあることが示唆された．

2）Sunitinib（Sutent®）

経口投与型の受容体型チロシンキナーゼ阻害剤である．未治療の転移性腎細胞がん患者750人に対してIFNαを対照薬として第III相臨床試験が行われた[6]．PFSの中央値は，IFNα群が5カ月，Sunitinib群が11カ月と後者で延長していた（P＜0.001）ため，IFNα群からのクロスオーバーが行われた．最終解析のOSの中央値は，IFNα群が20.0カ月，Sunitinib群が26.4カ月と後者で延長していた（P＝0.036）[7][8]．CR，PRおよびSDは，IFNα群が1％，11％および54％，Sunitinib群が，3％，44％および40％であり，後者の奏効率が高かった（P＜0.001）[7][8]．本邦では腎摘除術後の51例に対する第II相臨床試験が行なわれ，PFSは46週，奏効率は47％，とほぼ同様の治療成績が報告されている[9]．一方，主な有害事象のグレード3以上の頻度を国外と国内で比較すると，手足症候群（9％/14％），好中球減少（18％/51％），血小板減少（9％/55％）〔国外第III相臨床試験[8]での頻度/国内第II相臨床試験[9]での頻度〕と明らかに人種差があり，好中球減少および血小板減少が日本人で特に高い頻度で認められた．今後，日本人患者においてこれらの有害事象と関連する遺伝子多型などのバイオマーカーの同定がなされ，テーラーメイド医療の確立につながることが期待される．

3）Linifanib（ABT-869）

経口投与型の受容体型チロシンキナーゼ阻害剤である．第II相臨床試験がSunitinib無効例53人を対象に行われた[10]．奏効率は9.4％，PFSの中央値は5.4カ月，OSの中央値は13.3カ月であった．頻度の高い有害事象は全グレードでは，下痢（74％），疲労（74％），高血圧（60％），嘔気（51％），手足症候群（40％），グレード3以上では高血圧（32％）であった．

mTOR阻害剤

mTOR阻害剤のうちEverolimusは2010年4月に，本邦において保険適応となり，Temsirolimusは現在，保険適応の承認申請中である．

1）Everolimus（Afinitor®）

ラパマイシンの誘導体であり，mTORのキナーゼ作用を阻害する経口投与型の薬剤である．第III相試験（RECORD-1）がSorafenibまたはSunitinibに抵抗性の転移性腎細胞がんに対して行われた[11]．PFSの中央値は，プラセボ群（138例）が1.9カ月，Everolimus群（272例）が4カ月と後者で延長していた（P＜0.0001）．プラセボ群ではPR 0％，SD 32％であった

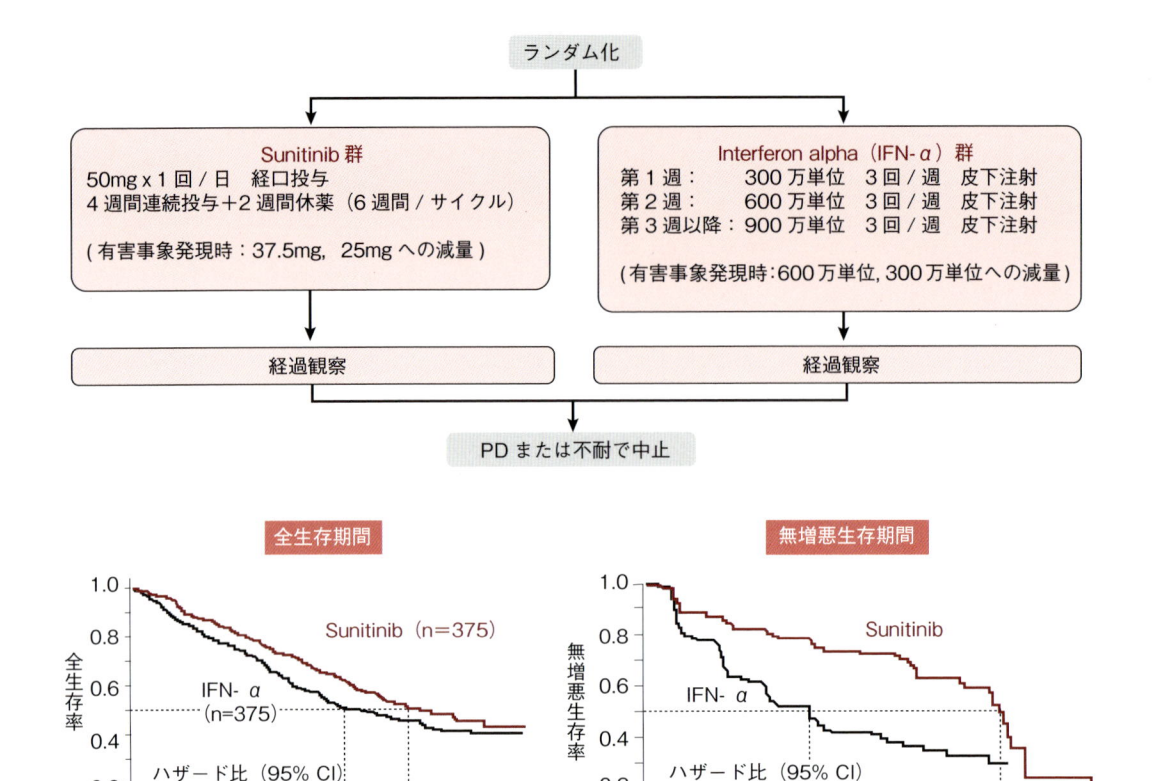

図 Sunitinib 第Ⅲ相臨床試験の概要と結果
文献6, 7より

のに対してEverolimus群ではPR 1％，SD 63％であった．頻度の高い有害事象は口内炎（40％），発疹（25％），疲労（20％）であったが重篤例は少なかった．グレード3以上の有害事象は，高血糖（12％），貧血（9％），リンパ球減少（14％）であった．Everolimus群の22例（8％）に肺炎が生じ，うち8例（3％）がグレード3であった．また，進行性胃がんに対して行われた国内第Ⅱ相臨床試験では，15.1％に肺炎を認めたがすべてグレード2以下であった[12]．本邦においてもSorafenibまたはSunitinibが無効となった症例に対して使用が広まると予想される．また，使用例の増加に伴い，間質性肺炎などの有害事象については注意を払うべきと思われる．

2）Temsirolimus（Torisel®）

ラパマイシンの誘導体として開発された経静脈投与型の薬剤である．無治療転移性腎細胞がん626例を対象として第Ⅲ相臨床試験（Global ARCC Trial）が行われ，IFNα群，Temsirolimus単剤群，Temsirolimus＋IFNα併用群に割り付けられた[13]．74％がMSKCC高リスク群で，26％が中間リスク群であった．IFNα群，Temsirolimus単剤群，併用群のPFSの中央値は，1.9カ月，3.8カ月，3.7カ月で，OSの中央値は，7.3カ月，10.9カ月，8.4カ月であった．また，IFNα群，単剤群，併用群の奏効率は4.8％，8.6％，8.1％であった．以上のごとく，Temsirolimus単剤群，併用群ではIFNα群に比してPFSの延長を認めた．一方，IFNα群に比しTemsirolimus単剤群では，OSの延長を認めたが，併用群では同様の延長に至らなかった．Temsirolimus単剤群では，末梢浮腫，皮疹，高血糖，高脂血症をより高い頻度で認めた．

表2 2010EAUガイドラインで推奨される転移性腎細胞がんに対する全身治療

治療	リスクまたは前治療	推奨薬剤
ファーストライン治療	低または中間リスク群	Sunitinib Bevacizumab + IFNα Pazopanib
	高リスク群	Temsirolimus
セカンドライン治療	サイトカイン治療後	Sorafenib Pazopanib
	VEGFR阻害剤後	Everolimus
	mTOR阻害剤後	–（臨床試験中）

EAU : European Association of Urology

今後の分子標的治療の課題

以上に述べた結果などを含めた検討より，現時点では表2のような治療選択が進行性または転移を有する腎細胞がんに対して推奨されている．今後は，種々の分子標的治療薬とサイトカインをどのような順序で投与すべきか，どのような併用療法が有用かなどについて検討がなされ，EBMに基づくよりきめ細やかなガイドラインが構築されることが期待される．

<文献>

1) Escudier, B. et al. : Lancet, 370 : 2103–2111, 2007
2) Escudier, B. et al. : J. Clin. Oncol., 28 : 2144–2150, 2010
3) Escudier, B. et al. : N. Engl. J. Med., 356 : 125–134, 2007
4) Escudier, B. et al. : J. Clin. Oncol., 27 : 3312–3318, 2009
5) Akaza, H. et al. : Jpn. J. Clin. Oncol., 37 : 755–762, 2007
6) Motzer, R. J. et al. : N. Engl. J. Med., 356 : 115–124, 2007
7) Figlin, R. A. et al. : J. Clin. Oncol., 26 : 256s, 2008
8) Motzer, R. J. et al. : J. Clin. Oncol., 27 : 3584–3590, 2009
9) Uemura, H. et al. : Jpn. J. Clin. Oncol., 40 : 194–202, 2010
10) Tannir, N. M. et al. : J. Clin. Oncol., 28 : 348s, 2010
11) Motzer, R. J. et al. : Lancet, 372 : 449–456, 2008
12) Doi, T. et al. : J. Clin. Oncol., 28 : 1904–1910, 2010
13) Hudes, G. et al. : N. Engl. J. Med., 356 : 2271–2281, 2007

（髙羽夏樹，本郷文弥，三木恒治）

memo

第2部 各臓器がんの分子標的治療

9. 卵巣がん・子宮頸がん

関連分子標的治療薬

Olaparib（p.305参照）

■ PARP阻害剤

1）卵巣がん患者がもつBRCA変異

PARP〔Poly (ADP-ribose) polymerase〕は多様な細胞機能を有する酵素ファミリーで，その中で最も豊富なアイソフォームであるPARP1は，一本鎖DNAの断裂を直接結合することにより修復する．PARP1の機能を阻害すると一本鎖DNAの断裂が蓄積し，複製フォークにおいて二本鎖DNAの断裂をもたらす．通常であれば，BRCA1およびBRCA2が相同組換えにより二本鎖DNAの断裂を修復し，ゲノムの安定性とcell survivalが維持される．しかし家族性乳がん・卵巣がんにおいてはBRCA1またはBRCA2遺伝子の片アレルに胚細胞変異が存在し，さらに正常アレルに欠失が生じると相同組換えによる二本鎖DNA修復機能の欠落により，遺伝子異常が蓄積しがん化が誘導される．この二本鎖DNA修復機能の欠落は腫瘍特異的であるため，PARP阻害剤は腫瘍に選択的な細胞障害をもたらすと考えられ，基礎研究におけるデータがこれを裏付けている[1]〜[3]．

2）Olaparib単独療法

基礎的な成果を受け，FongらはOral PARP阻害剤Olaparib（AZD2281；KU0059436）単剤による第Ⅰ相臨床試験を行った[4]．当初，標準的治療に抵抗性または有効な標準的治療のない進行固形がん患者を対象としたが，のちにBRCA1/2遺伝子変異の保有者のみを追加登録した．計60名が登録され，うち22名はBRCA1またはBRCA2遺伝子変異の保有者で，さらに1名はBRCA関連がんの強力な家族歴を有したが遺伝子検査を拒否した．Olaparibの用量は10 mg 1日1回の2週投与1週休薬から600 mg 1日2回継続投与まで増量し，用量制限毒性（DLT）の頻度から，BRCA1/2遺伝子変異保有者のみのコホートに対しては200 mg 1日2回継続投与を行った．Olaparibに関連する有害事象は主にグレード1〜2で，骨髄抑制の頻度は低かった（貧血5％，グレード4の血小板減少3％）．抗腫瘍効果は，BRCA関連がんの家族歴を有し遺伝子検査を拒否した1名を除き，BRCA1/2変異保有者のみに認められた．評価可能なBRCA変異保有者21名のうち，BRCAと通常関連しないがんの2名は，治療開始後短期間で急速な病状増悪を呈した．残りの19名は卵巣がん，乳がん，または前立腺がん患者で，うち12名（63％）にクリニカル・ベネフィットを認め，卵巣がんでは15名中9名（60％）に認めた．

高グレードの漿液性卵巣がんの約半数までが，ジェネティックまたはエピジェネティックな異常によりBRCA1またはBRCA2の機能を欠落していることが示唆されており[5]，BRCA胚細胞変異を有さない散発性腫瘍の一部は，BRCA関連がんの表現型模写である．しかし本研究により，PARP阻害剤はBRCA変異保有者以外の腫瘍には無効であり，また変異保有者であっても奏効率は100％でない可能性が示された．PARP阻害剤に対する感受性の指標として，相同組換え機能の評価が重要であることが示唆される．現在数件の第Ⅱ相臨床試験が，BRCA変異陽性および陰性の進行・再発卵巣がんに対するOlaparib単剤および併用投与について進行中である．

■ HPVワクチン

子宮頸がんの発生に深く関与する高リスク型ヒトパピローマウイルス（human papillomavirus：HPV）の中で最も高頻度に検出されるHPV16型およびHPV18

	全患者数	画像 PR/CR	画像 SD	腫瘍マーカー PR/CR	画像/腫瘍マーカー PR/CR	画像/腫瘍マーカー SD/PR/CR
全患者	60	9	7	7	10	17
BRCA1/2 変異卵巣/前立腺/乳がん患者	19	9	2	7	10	12
BRCA1/2 変異卵巣がん患者	15	8	1	6	8	9

対象：標準的治療に抵抗性、または有効な標準的治療のない進行固形がん患者

Olaparib Dose Escalar：
　10～80mg　：1日1回
　　　　　　　2週投与1週休薬
　60～100mg　：1日2回
　　　　　　　2週投与1週休薬
　100～600mg：継続投与

追加登録：BRCA1/2 遺伝子変異の保有者

Olaparib 200mg 1日2回 継続投与

図　Olaparib 卵巣がん第Ⅰ相臨床試験の概要と結果
文献4より

型のウイルス様粒子（virus-like particle：VLP）を予防ワクチンとして，アジュバントとともに3回筋注投与する．組換えDNA技術により合成したVLPは自然のHPV粒子と同様の立体構造をもつが，遺伝子をもたず感染性はない．血清中和抗体を誘導しHPV感染をブロックするが，治療効果はない．本ワクチンはHPV16/18の二価ワクチンと，コンジローマなどの原因である低リスク型のHPV6/11を加えた四価ワクチンがある．100カ国以上で認可され，国内でも2009年10月に二価ワクチンが承認された．

成人に比べ9～12歳では抗体価が特に高くなることが知られ，universal vaccinationの対象として初交年齢以前の11～12歳が推奨されている．13～26歳はcatch-up vaccinationとして位置付けられ，未接種の場合には推奨される．4～5年以上は自然感染の数十倍の抗体価が持続することが既に確認され[6]，効果は10年以上持続すると予想されている．

数万人における臨床試験により，HPV16/18の持続感染と子宮頸部上皮内腫瘍2/3（CIN2/3），上皮内腺がん（AIS）発生のほぼ100％の予防効果が確認されている[7]～[11]．浸潤がん発生の予防効果はまだ立証されていないが，今後長期的な観察が必要である．またワクチンに使用するHPV型が陰性でかつ3回接種した場合のCIN2/3予防効果は98％だが，HPV検査結果および接種回数を問わない場合の有効性は44％，さらに他のHPV型のCIN2/3発生も含めると17％まで減少する[9]．

安全性については，数万人を対象とした治験においてコントロール群と差はなく，局所反応や微熱がほとんどで，関連のある重篤な有害事象は皆無に近い．

世界的には70～80％を占めるHPV16/18陽性子宮頸がんも，国内では約60％とされ，HPVワクチンが普及しても，他のHPV型による子宮頸がんを予防するには現行の細胞診による検診を継続すべきである．HPV16/18以外の型関連の子宮頸がん予防のため，既に八価ワクチンの臨床試験が施行されている．

<文献>
1) Farmer, H. et al. : Nature, 434 : 917-921, 2005
2) Bryant, H.E. et al. : Nature, 434 : 913-917, 2005
3) Evers, B. et al. : Clin. Cancer Res., 14 : 3916-3925, 2008
4) Fong, P. C. et al. : N. Engl. J. Med., 361 : 123-134, 2009
5) Press, J. Z. et al. : BMC Cancer, 8 : 17, 2008
6) Harper, D.M. et al. : Lancet, 367 : 1247-1255, 2006
7) Garland, S. M. et al. : N. Engl. J. Med., 356 : 1928-1943, 2007
8) Paavonen, J. et al. : Lancet, 369 : 2161-2170, 2007
9) FUTURE II Study Group. : N. Engl. J. Med., 356 : 1915-1927, 2007
10) Joura, E. A. et al. : Lancet, 369 : 1693-1702, 2007
11) Ault, K. A. et al. : Lancet, 369 : 1861-1868, 2007

（水口剛雄，吉川裕之）

第2部　各臓器がんの分子標的治療

10. 造血器腫瘍

> **関連分子標的治療薬**
>
> Rituximab（p.313参照）／⁹⁰Y-Ibritumomab tiuxetan（p.244参照）／Thalidomide（p.322参照）／Bortezomib（p.260参照）／Lenalidomide（p.293参照）／Imatinib（p.289参照）／Nilotinib（p.302参照）／Dasatinib（p.273参照）

● 悪性リンパ腫

1）B細胞性腫瘍とRituximab

　Rituximab（Rituxan®）は，ヒトマウスキメラ型抗CD20モノクローナル抗体である．ヒトCD20を認識するマウス抗体の可変部とヒト抗体の定常部よりなる．CD20を発現しているB細胞性腫瘍（非ホジキンリンパ腫および慢性リンパ性白血病）細胞に結合し，抗腫瘍効果を発揮する．本邦ではCD20陽性のB細胞性非ホジキンリンパ腫に保険適応となっている．

　効果の分子基盤は補体依存性細胞傷害反応（CDC），抗体依存性細胞介在性細胞傷害反応（ADCC）および非免疫性アポトーシスの誘導などである．CD20は中間の分化段階のB細胞にのみ発現しており，造血幹細胞，リンパ系前駆細胞，形質細胞には発現していないため，他血球系統，B細胞分化，抗体産生能への影響は少ないと考えられる．悪性リンパ腫に対する標準的化学療法であるCHOP療法と併用することで（R-CHOP療法），進行期びまん性大細胞型B細胞リンパ腫では無イベント生存期間（EFS）および全生存期間（OS）を10％程度あるいはそれ以上に改善することが示されている（GELA[1]，E4494[2]，RICOVER60[3]）．

2）低悪性度リンパ腫とRituximab

　一方，低悪性度リンパ腫においてもRituximab反応例では，Rituximabによる維持療法が無増悪生存期間（PFS）およびOSを改善することが示されている[4]．しかしながら，約半数の症例がRituximabに耐性を示し，一次性反応不良あるいは早期再発の原因となっている．耐性の主な原因はCD20の発現低下あるいは補体抑制因子の発現亢進，腫瘍細胞内の細胞増殖あるいは抗アポトーシスシグナル（PI3K/AKT, MAPキナーゼ，NF-κB）の増強あるいは抗アポトーシスタンパク質（BCL2など）の発現亢進である．

3）その他の分子標的治療薬

　Rituximabの臨床効果を高めるために，⁹⁰Y-Ibritumomab tiuxetan（Zevalin®），放射性同位元素イットリウム（⁹⁰Y）標識抗CD20抗体が開発された．CD20を発現しているリンパ腫細胞および周辺の腫瘍細胞（cross fire effect）に対して，イットリウムから放出されるβ線のエネルギーで抗腫瘍効果を発揮する．本邦ではCD20陽性の再発または難治性の低悪性度B細胞性非ホジキンリンパ腫およびマントル細胞リンパ腫に保険適応となっている．重篤な臓器障害（特に骨髄抑制）を回避するために，本剤投与前にγ線を放出するインジウム（¹¹¹In）標識抗体の体内分布を確認し，骨髄，肺，腎，腸管に過度な取り込みがないことを確認するIbritumomabはRituximabに比べて効果が優れていること[5]，Rituximab耐性例にも有効であること[6]が示されている．

● 多発性骨髄腫

　本邦で現在承認されている分子標的治療薬は，再発・難治例に対するThalidomideおよびBortezomib（Velcade®）であるが，将来的にはLenalidomideの導入も期待される．これらの薬剤は副腎皮質ステロイ

ドと併用するとさらに効果が高まることが知られている．米国は Thalidomide と Bortezomib の使用を未治療例にも承認している（ただし，Thalidomide はデキサメタゾンと併用）．

1）Thalidomide

Thalidomide の臨床応用を考える際に，催眠鎮静薬として使用されていた1950年代当時の薬害（妊婦の服用に伴う胎児死亡・四肢奇形など）を忘れることはできない．しかしながら，Thalidomide には TNF-α 産生阻害などのさまざまな薬理作用があり，多発性骨髄腫の治療に有効であることから，再度治療薬として承認されるに至っている．抗腫瘍効果の分子基盤も多様であり，腫瘍細胞に対する直接的な細胞障害活性，骨髄腫細胞と間質細胞（ストローマ細胞）の接着阻害効果，ストローマ細胞からの IL-6 あるいは TNF-α（いずれも骨髄腫細胞の増殖を刺激）などのサイトカインの分泌抑制効果，IL-2 あるいは IFN-γ を介する T 細胞の活性化効果，血管新生の阻害効果などがある．

Thalidomide は再発・難治性多発性骨髄腫に対して単独で約30％，デキサメタゾンとの併用で約60％の奏効率を発揮する．日本骨髄腫研究会の報告では，少量 Thalidomide と少量デキサメタゾンの併用で奏効率は26％であった[7]．本邦では未治療例に使用することはできないが，海外では Thalidomide ＋デキサメタゾン併用療法が VAD 療法（ビンクリスチン，ドキソルビシン，デキサメタゾン）あるいはデキサメタゾン大量療法に比べて有意に高い奏効率（70％）を示すことが報告されている[8)9)]．高齢者の治療においても，MP ＋ Thalidomide 併用療法（奏効率76％）は MP 療法に比して EFS の点で優れている[10]．

2）Lenalidomide

Lenalidomide はその薬理学的効果を高め，副作用（特に神経毒性）を軽減した Thalidomide の誘導体である．免疫調節薬に分類され，臨床的にも Thalidomide より優れた効果を発揮すると考えられる．再発・難治例に対する奏効率は単剤で3割弱である．初発例にデキサメタゾンと併用した場合には7～9割の奏効率が報告されている[11]．高齢者に MP 療法と併用した場合には約8割の奏効率を示すが，安全性については確立していない[12]．

3）Bortezomib

Bortezomib はプロテアソーム阻害薬であり，IκB の分解抑制を介して NF-κB シグナルを抑制することが主な作用機序である．これにより BCL2 などの抗アポトーシス因子の発現が低下し，腫瘍細胞にアポトーシスが誘導される．また，骨髄ストローマ細胞からの IL-6 あるいは TNF-α の分泌低下および骨髄ストローマ細胞の接着分子 ICAM-1 の発現低下により，腫瘍細胞は増殖の支持基盤を失う．腫瘍細胞および骨髄ストローマ細胞からの VEGF 分泌低下は血管新生を阻害する．

再発・難治例に対する単剤の奏効率は3～4割程度であり[13]，本邦における後方視的解析では Bortezomib ＋デキサメタゾン併用療法の奏効率は64～75％であった[14)15)]．Bortezomib ＋デキサメタゾン併用療法は，初発例に対しては，VAD 療法を上回る自家移植前の標準的寛解導入療法（寛解導入後の奏効率約4割，自家移植後の奏効率約6割）であると考えられている．Bortezomib ＋デキサメタゾン併用療法と Thalidomide あるいは Lenalidomide の併用も試みられており，いずれも（特に後者は）Bortezomib ＋デキサメタゾン併用療法を上回る効果が期待される．MP ＋ Bortezomib 療法と MP 療法を比較した第 III 相 VISTA 試験では，前者が74％の奏効率を示し，全生存をも延長することが確認された[16]．MP ＋ Bortezomib 療法は高齢者にも有効な治療法である．

● 慢性骨髄性白血病

慢性骨髄性白血病は t(9;22)(q34;q11) の結果形成される BCR-ABL キメラ遺伝子によって発症する造血幹細胞腫瘍である．野生型の ABL はごくわずかなチロシンキナーゼ活性しか示さないが，BCR とキメラを形成することにより多量体を形成して恒常的に高いチロシンキナーゼ活性を獲得する．BCR-ABL はこのチロシンキナーゼ活性をもって，下流の RAS/MAP キナーゼ，PI3K/AKT，STAT5 などのさまざまな抗アポトーシスシグナルを増強することにより，造血幹細胞を形質転換する．かつては造血幹細胞移植が唯一の治癒の手段であったが，現在では BCR-ABL の特異的阻害薬 Imatinib（Gleevec®）が臨床応用され，画期的な治療成績がもたらされている．

A) 試験デザイン

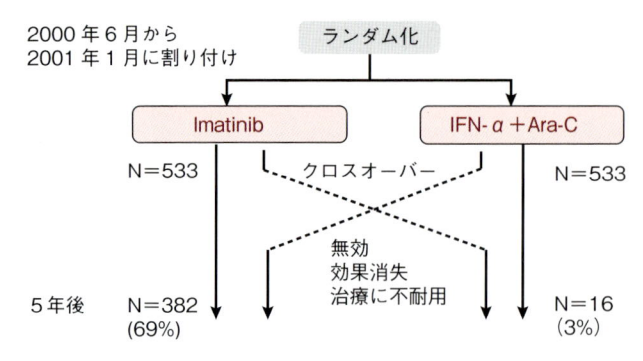

2000年6月から2001年1月に割り付け

ランダム化
→ Imatinib (N=533)
→ IFN-α＋Ara-C (N=533)

クロスオーバー
無効／効果消失／治療に不耐用

5年後 N=382 (69%) ／ N=16 (3%)

B) 6年後のImatinib群の生存率

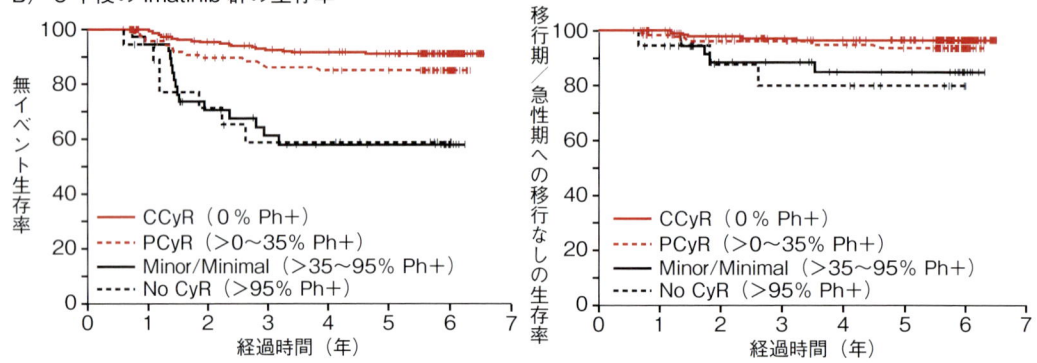

凡例：
- CCyR（0% Ph+）
- PCyR（>0〜35% Ph+）
- Minor/Minimal（>35〜95% Ph+）
- No CyR（>95% Ph+）

左グラフ：無イベント生存率
右グラフ：移行期／急性期への移行なしの生存率
横軸：経過時間（年）

図　IRIS試験の概要と結果
文献17，19より

1) Imatinibの有効性

ImatinibはBCR-ABLのキナーゼドメインの活性中心（ATP結合部位）と結合することにより，その酵素活性を阻害し，抗腫瘍細胞効果を発揮する．2000年から2001年に割付けが行なわれた慢性期慢性骨髄性白血病に対するImatinibとインターフェロンα＋シタラビンの無作為ランダム化第Ⅲ相臨床試験（IRIS試験：各群553名）（図A）により，Imatinibは従来の薬物療法であるインターフェロンα＋シタラビンより有意に高い頻度で完全細胞遺伝学的寛解（18カ月の時点で，74.2% vs 14.5%）をもたらすことが明らかになり[17]，慢性骨髄性白血病の第一選択薬としての地位が確立した．その後Imatinib投与群の経過が観察されているが，8年目の時点でのOSは85%，慢性骨髄性白血病に関連した死亡のみを除いたOSは93%である[18]．累積完全細胞遺伝学的寛解率は83%，大細胞遺伝学的寛解率は89%であり，完全細胞遺伝学的寛解達成例での完全細胞遺伝学的寛解の消失は18%，移行期／急性期への移行率は3%であった．Imatinib群のイベント（完全血液学的寛解の消失，大細胞遺伝学的寛解の消失，移行期／急性期への移行，死亡）は投与2年時をピークにおおむね減少傾向を示すが，7年あるいは8年を経過しても散発的には観察される．治療開始後12カ月で分子生物学的反応（BCR-ABL mRNAの発現レベルが3 log以上に減少）を示した症例は全例が慢性期を維持している．12カ月の時点で完全細胞遺伝学的寛解および分子生物学的反応を示している症例では，イベントが起こる可能性はきわめて低い（図B，6年の経過観察時点でのデータ）[19]．

2) Imatinibの治療効果判定

Imatinibの治療効果はELN（European Leukemia Net）の効果判定基準を用いてモニターされる．この基準は2009年に改訂されたが，治療効果をOptimal response, Suboptimal response, Failureに分類し，Warningを設けている[20]．Suboptimal response群にはいわゆるlate responderが含まれているが，Failureは治療耐性例と考えてよい．その原因は約半数が

BCR-ABLのキナーゼドメインの点突然変異であるが、それ以外にBCR-ABL遺伝子の増幅・過剰発現，付加的染色体異常・二次的遺伝子異常の出現，SRCファミリーキナーゼ（SRC, FYN, YES, BLK, YRK, LCK, LYN）の過剰発現，血中のAGP（α1-acid glycoprotein）の存在（血中濃度の低下），OCT-1（organ cation transporter 1）の低下（細胞内取り込みの低下），多剤耐性（multi drug resistance：MDR）遺伝子の発現（細胞外への組み出し増加）などの機序がある[21]。

3）第2世代のチロシンキナーゼ阻害薬

Imatinib耐性の症例には第2世代のチロシンキナーゼ阻害薬であるNilotinibあるいはDasatinibが用いられる[22]。いずれもImatinibと同様のATP競合的阻害薬であるが，BCR-ABLに対する阻害活性はDasatinibの方が強い（対Imatinib 325倍 vs 30倍）。NilotinibはBCR-ABLに対する特異性が高く，比較的副作用が少ない。DasatinibはBCR-ABLに対する特異性が低く，SRCファミリーキナーゼに対する阻害活性も示す。このため，病期が進展しSRCファミリーキナーゼが活性化されている症例に有効な可能性があり，lymphocytosisに伴う免疫学的な効果も期待される。しかしながら，胸水，心嚢水などの特徴的な副作用もある。これらの第2世代チロシンキナーゼ阻害薬はImatinibに比してより早期から効果を発揮し，投与開始後2年の完全細胞遺伝学的寛解率は約4〜5割である。耐性の原因となっているBCR-ABLの遺伝子変異の種類により効果が異なる場合がある。F317L, V299L, Q252H陽性例ではNilotinib選択が好ましく，E255K/V, Y253H, F359C/V陽性例ではDasatinib選択が好ましい[23]。これらの第2世代チロシンキナーゼ阻害薬は初発慢性骨髄性白血病においてもImatinibより優れた効果を示すため，将来第一選択薬になる可能性がある[24][25]。

＜文献＞

1) Feugier, P. et al. : J. Clin. Oncol., 23 : 4117-4126, 2005
2) Habermann, T. M. et al. : J. Clin. Oncol., 24 : 3121-3127, 2006
3) Pfreundschuh, M. et al. : Lancet Oncol., 9 : 105-116, 2008
4) Hagenbeek, A. J. : Clin. Oncol., 27 : 1540-1542, 2009
5) Witzig, T. E. et al. : J. Clin. Oncol., 20 : 2453-2463, 2002
6) Witzig, T. E. et al. : J. Clin. Oncol., 20 : 3262-3269, 2002
7) Murakami, H. et al. : Eur. J. Haematol., 79 : 234-239, 2007
8) Cavo, M. et al. : Blood, 106 : 35-39, 2005
9) Rajkumar, S. V. et al. : J. Clin. Oncol., 26 : 2171-2177, 2008
10) Palumbo, A. et al. : Lancet, 367 : 825-831, 2006
11) Rajkumar, S. V. et al. : Blood, 106 : 4050-4053, 2005
12) Palumbo, A. et al. : J. Clin. Oncol., 25 : 4459-4465, 2007
13) Ogawa, Y. et al. : Cancer Sci., 99 : 140-144, 2008
14) Ozaki, S. et al. : Int. J. Hematol., 86 : 180-185, 2007
15) Ohguchi, H. et al. Int. J. Hematol., 89 : 342-347, 2009
16) San Miguel, J. F. et al. : N. Engl. J. Med., 359 : 906-917, 2008
17) O'Brien, S. G. et al. : N. Engl. J. Med., 348 : 994-1004, 2003
18) Deininger, M. et al. : Blood, 114 : 462, 2009
19) Hochhaus, A. et al. : Leukemia, 23 : 1054-1061, 2009
20) Baccarani, M. et al. : J. Clin. Oncol., 27 : 6041-6051, 2009
21) Milojkovic, D. & Apperley, J. : Clin. Cancer Res., 15 : 7519-7527, 2009
22) Giles, F. J. et al. : Leukemia, 23 : 1698-1707, 2009
23) Jabbour, E. et al. : Leukemia, 24 : 6-12, 2010
24) Saglio, G. et al. : New Engl. J. Med. 362 : 2251-2259, 2010
25) Kantarjian, H. et al. : New Engl. J. Med. 362 : 2260-2270, 2010

（三谷絹子）

分子標的治療薬／阻害剤ライブラリー

概論　分子標的治療薬開発・臨床評価

西條長宏

分子標的治療薬の定義，特長

　分子生物学の研究成果の臨床導入に伴い，がん薬物療法における新しい抗悪性腫瘍薬開発の戦略は大きく変化した．分子標的治療とは正常細胞とがん細胞，または正常組織とがん組織の分子生物学的特性の違いを選択的に修飾することにより，抗腫瘍効果を得ようとする試みである[1]．分子標的治療薬の特性は，①治療の標的があること，②そのものが抗腫瘍効果を示すこと，③抗腫瘍効果が標的の修飾により説明可能なことの三条件が必要である．分子標的治療薬は，①腫瘍細胞そのもの，あるいは②腫瘍環境の分子生物学的特性を選択的に修飾する化合物に分類できる．また，製剤面からは①分子量，構造の明確な小分子物質と②抗体，遺伝子治療，細胞療法，ペプチド免疫療法などに分類される．現在がん治療薬開発のうち分子標的治療は全体の約70％近くを占めるようになってきている．また，最近の各臓器がんに対する標準的治療の大半は分子標的治療を含んでいる[2]．また，腎がんや肝がんなど有効な薬剤がまったくなかったがん種に対しても腫瘍縮小効果を示しうる薬剤が開発されてもいる（表1）．
　当初分子標的治療は従来の殺細胞性抗悪性腫瘍薬と異なりがん細胞の増殖を抑制するだけで腫瘍縮小効果はない，また，副作用も少ないと説明された．この考え方はまったくの誤りであった．効果を示しうる分子標的治療薬は腫瘍縮小をもたらすことが多くの薬剤で証明された[3]．またRECISTガイドラインで判定すべきでないという説は基礎・臨床を問わず多くの研究者から何回も聞かされたものである．しかしながら今や誰もがRECISTガイドラインで効果を評価しているし，その結果に基づき規制当局より承認（accelerated approval）されることもある．分子標的治療の腫瘍縮小効果は劇的である．
　一方，分子標的治療薬は細胞分裂の早い細胞に対し効果を示すとは限らないため毒性のプロファイルは殺細胞性抗悪性腫瘍薬と異なり，骨髄毒性，脱毛などは少なく，プロファイルの異なる種々の臓器毒性を示す．

分子標的治療薬と抗がん薬の違い

　従来の殺細胞性抗悪性腫瘍薬も，例えばプラチナ化合物はDNA，タキサンおよびビンカアルカロイドはチューブリン，カンプトテシンおよびエトポシドは各々トポイソメラーゼⅠおよびⅡ，代謝拮抗剤の場合も各々の標的酵素，タンパク質など分子標的を保有している．これらの標的は正常細胞にも腫瘍細胞と同程度存在するため，一般的には分子標的治療薬には分類されない．しかし，最近開発されているAuroraキナーゼ阻害剤などは基本的には殺細胞性抗悪性腫瘍薬と思われるが，どちらに分類するかは意見が分かれる．この混乱は殺細胞性抗悪性腫瘍薬は以前ランダムスクリーニングで得られてきたが，最近は分子標的治療薬の場合と同様まず標的ありきで標的を選択的に抑制する化合物をスクリーニ

表1 標準レジメン2010（最新）

Stomach（胃がん）	S1 + CDDP 5FU/カペシタビン + CDDP （+ Trastsuzumab）	NSCLC（非小細胞がん）	CDDP + PEM CDDP + CPT-1 CDDP + DTX CDDP + NBL CDDP + GEM CBDCA + PTL Gefitinib （+Bevacizumab）
Oesophagus（食道がん）	5FU + CDDP ?		
Head & Neck（頭頸部がん）	5FU + CDDP	セカンドライン	DTX, ペメトレキセド Gefitinib, Erlotinib
Pancreas（膵がん）	GEM （+ Erlotinib）	SCLC（小細胞がん）	CDDP + CPT-11 CDDP + VP-16
Hepatoma（肝がん）	Sorafenib	Lymphoma（リンパ肉腫）	CHOP （+Rituximab）
Colon（大腸がん）	5FU + LV + オキサリプラチン/イリノテカン （+ Bevacizumab, Cetuximab）	CML（慢性骨髄性白血病）	Imatinib, Dasatinib
Breast（乳がん）	DOX + CPA + タキサン （+ Trastsuzumab） （+ Bevacizumab） カペシタビン （+ Lapatinib） PARP阻害薬	GIST（消化管間質腫瘍）	Imatinib, Sunitinib
		Myeloma（骨髄腫）	Bortezomib, Thalidomide Lenalidomide
Ovary（卵巣がん）	CDDP/CBDCA + タキサン PARP阻害薬		
Kidney（腎がん）	Sorafenib, Sunitinib, Temsilorimus インターフェロン2（Bevacizumab）		

色文字は分子標的治療薬を示す

ングするようになってきたことに原因があると思われる．一方，腫瘍細胞のみに存在しない標的は数多くない．すなわち，分子標的治療薬の標的も正常細胞より腫瘍細胞・腫瘍環境により多く存在するため，正常細胞と比べ強い影響を受けるものが大半である．すなわち，分子標的治療薬も殺細胞性抗悪性腫瘍薬と類似の相対的選択毒性を示すことによって効果を示していると思われる．

もちろんBCR-ABL[4]，EML4-ALK[5)6]や変異EGFR[7)8]，変異c-kit[9]などまさに腫瘍特異的な標的が存在し腫瘍増殖のdriving forceとなっているものもある．分子標的治療薬のスクリーニングは同定された標的を選択的に修飾することにより行われるが，この過程はランダムスクリーニングであることが多い．したがって得られた化合物は確実に標的を修飾するものの，影響はその標的に対してのみ生じるのではないことが多い．したがって後述するdirty drug（multitargeted drug：多標的分子標的治療薬）が数多く出現する．

分子標的治療薬の効果

　分子標的治療薬の効果は標的があるかないかによって決まり，腫瘍細胞特異的分子標的治療の場合，その効果は"all or nothing"であると思われる．したがって抗腫瘍スペクトラムは狭くそのかわり効果は目覚しいものとなる．殺細胞性抗悪性腫瘍薬の効果はその逆である[10]（図1）．図2はそれをウォーターフォールプロット解析で示したものである[10]．殺細胞性抗悪性腫瘍薬の場合，すべての細胞のDNAや細胞骨格に作用する分裂毒性を示すため何らかのかたちで効果を示し，無治療と比べるとがんの量全体としてはRECISTガイドラインによる奏効例（CR + PR）以外〔例えばSD（stable disease）〕でもかなり減少する．一方，分子標的治療薬の場合，標的を有しない細胞にはまったく効かないため，同

図1 治療の質の改善

(縦軸：治療の質／横軸：抗腫瘍スペクトラム、分子標的治療薬／殺細胞性抗悪性腫瘍薬)

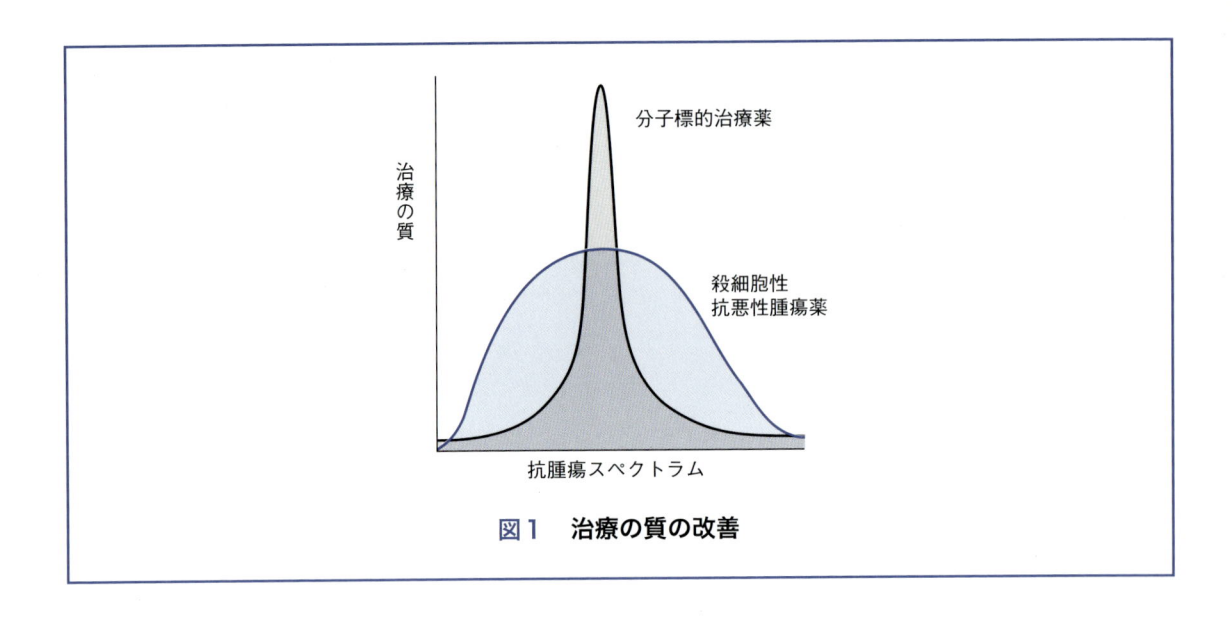

じ奏効率であってもがんの量全体としての減少量は殺細胞性抗悪性腫瘍薬と比較するとわずかと推測される．このように分子標的治療薬，特に腫瘍細胞特異的に作用する化合物の効果を殺細胞性抗悪性腫瘍薬と同じものさし（特に生存期間）で比較することの問題点については今後の検討が必要と思われる．

分子標的治療薬の標的別分類と効果

分子標的治療薬の標的は，①細胞表面抗原，②増殖因子・受容体・シグナル伝達系，③細胞周期，④アポトーシス，⑤テロメア・テロメラーゼ，⑥転移・血管新生などに分類される．

1）細胞表面抗原

細胞表面抗原を標的とする分子標的治療薬は抗体であることが多い．代表はRituximab（Rituxan®）で悪性リンパ腫の治療成績向上に寄与している．また，抗体に放射性同位元素をつけ治療効果増強を目指したものもある．Trastuzumab[11) 12)]，Cetuximabなども既に臨床で標準的治療として用いられている．ペプチド抗原による免疫療法などもこれに属する．最近Antigenics社が作成したOncophageと呼ばれるワクチンが腎臓がんに対する個別化治療としてロシアで承認されEMEA（European Medicines Evaluation Agency）に申請が行われている．またDendreon社のProvengeと呼ばれるワクチンが標準的なホルモン治療抵抗性の前立腺がん患者の生存期間を延長することも報告されている．

2）増殖因子・受容体・シグナル伝達系

増殖因子，受容体，シグナル伝達系にかかわる分子標的治療薬は数えきれないほどある．Trastuzumab[13)]やc-kit[9)]およびBCR-ABLチロシンキナーゼ阻害薬[4)]は臨床で目覚しい効果をあげ，従来の標準的治療を完全に変えてしまった．EGFRチロシンキナーゼは変異EGFRをもつ肺がんに対し高い奏効率を示すとともに[15)～19)]その効果は劇的である．しか

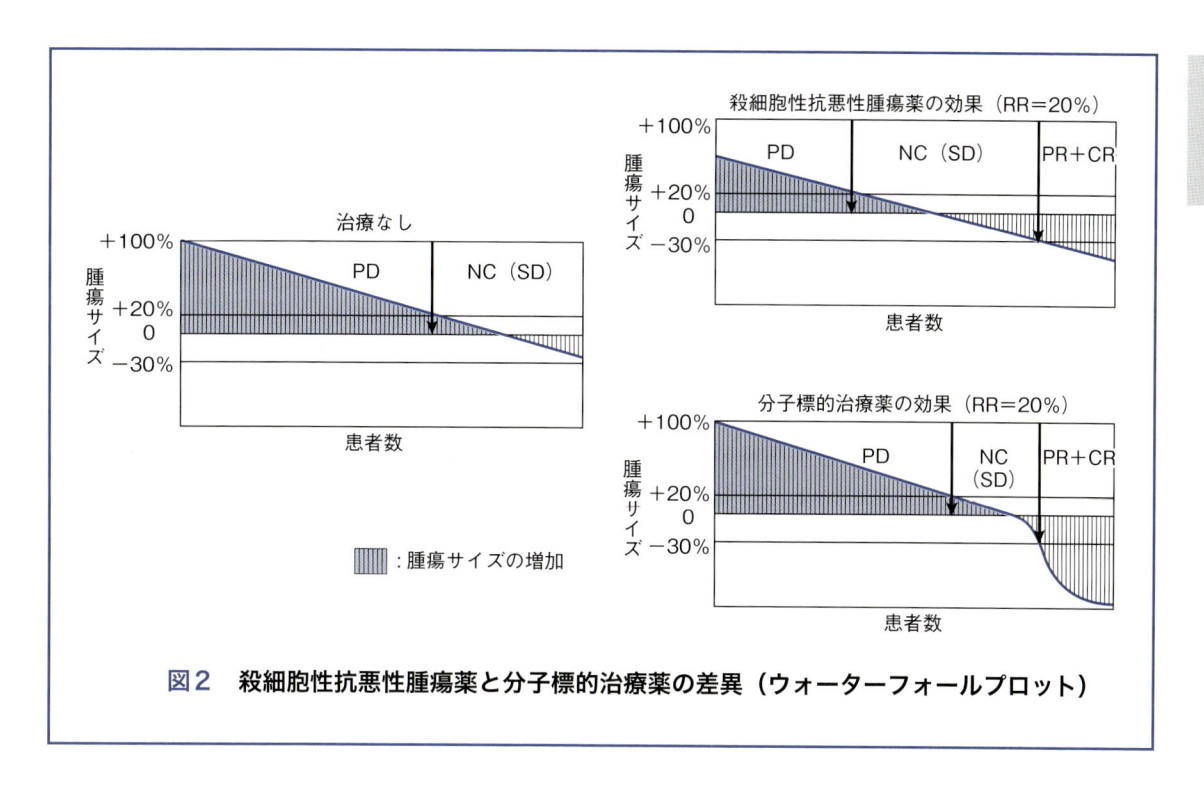

図2　殺細胞性抗悪性腫瘍薬と分子標的治療薬の差異（ウォーターフォールプロット）

しながら選別しない患者を対象とした場合，奏効例の比率が少ないとともに，変異のないEGFRをもつ患者ではまったく無効なため，臨床試験で生存期間延長効果を認めることは難しい．最近ではBRCA1，またはBRCA2欠損卵巣がんや，トリプルネガティブの乳がんに対し，PARP阻害薬などが選択的に有効であることが示され注目されている[20)〜22)]．

3）血管新生阻害薬

細胞周期阻害剤，アポトーシス誘導剤なども遺伝子治療を含めさまざまな検討がなされてきたが臨床的に目覚しい成果はあがっていない．逆に意外と思えるほどの成果が得られているのは血管新生阻害薬である．当初MMP阻害剤の効果が臨床試験で検討されたもののすべてネガティブデータであり，腫瘍環境に作用する分子標的治療薬は効果を示しえないと思われた．しかし，VEGFそのものに対する抗体であるBevacizumabは大腸がん，肺非小細胞がん，乳がん，胃がんなどに対し有意な生存期間の延長や根治率の向上を示している[23)〜32)]．

他剤との併用については当初，血管新生阻害をすれば殺細胞性抗悪性腫瘍薬が到達しにくくなり，効果が低下すると思われた．Bevacizumabによる血管の正常化と組織圧の低下が殺細胞性抗悪性腫瘍薬の効果増強をもたらすという説[33)〜35)]はどこまで真実かはわからないが，たしかに併用によって奏効率は著明に向上している．しかし，最近大腸がん術後アジュバスト療法としてのFOLFOX＋Bevacizumabの比較試験結果が報告され，Bevacizumabの追加効果は示されなかった[36)]．これは，血管新生阻害薬の特性によるものかもしれない．すなわち，殺細胞性抗悪性腫瘍薬の効果増強，および活発な新生の行われている血管のみに対する作用がBevacizumabの効果の主体になっていると思われる．作用機序はよくわからないがThalidomide, Lenalidomideなども骨髄腫に対し効果を示し

ている．一方肺がんに対し，これらの薬剤は毒性の増強のみで効果はない．

◆ 多標的分子標的治療薬

　最近さまざまな標的に作用する分子標的治療薬が数多く開発され臨床試験が行われている．分子標的治療薬といえ，創薬過程を考えればある標的を選択的に修飾する薬剤を開発してもその標的のみに作用するとは限らない．おそらく多標的分子標的治療薬は最初から多標的の修飾を目的として開発されたものではないと思う．シグナル伝達系は複雑なネットワークにより構成されているためその複数の経路を同時に抑制し腫瘍増殖阻害を目指すことは1つの方法かもしれない．しかし，標的が複雑になればなるほどPOP研究（Proof of principle study，後述）は困難になる．

　多標的分子標的治療薬を使用するのか，標的の異なる分子標的治療薬を併用するのかの選択も難しい問題である．現在検討が進められているSorafenib, Sunitinib, Vandetanibなどは確かに臨床試験で延命効果は証明されているものの，何を標的として臨床試験を行っているのか研究者自身も整理できていないことが多い．したがってdirtyと呼ばれてもいたしかたない．POP研究で明確な証明のない場合，頭痛の種となるような臨床試験結果が多数得られることになるような気がする．がん細胞自身に存在する分子標的に対する分子標的治療の臨床試験は標的を有する集団の選択が必要と思えるし，少なくとも患者選択は行った方がよい．一方，がん環境特異的な分子標的治療薬の場合，標的ががん細胞にはないため標的の有無によって患者選択は行われない．多標的分子標的治療薬の場合は両方の機能を備えているがゆえに併用効果が得られるとされている．しかし，両方の機能がどのように抗腫瘍効果に寄与しているかを証明することは困難をきわめている．

◆ POP研究

1）POP研究とは

　抗悪性腫瘍薬の開発は，がんの増殖，転移など悪性化の原因遺伝子を標的とした理論的な方法にシフトしてきている．すなわち殺細胞性抗悪性腫瘍薬ではまず*in vitro*, *in vivo*の殺細胞効果がスクリーニングされ，その後で作用機序が解されたのに対し，分子標的治療薬では標的の同定が先で，それを選択的に修飾する化合物を開発する．分子標的治療薬の開発の過程で重要な研究はPOP研究と呼び，米国ではトランスレーショナルスタディの代替語として用いられている．抗悪性腫瘍薬として創出された化合物が*in vivo*で抗腫瘍活性を示し，その活性が標的分子の修飾によって起こっていることを証明する研究がPOP研究であり，臨床効果と相関しうる標的分子に対する効果（clinical effect/benefic surrogate）を評価する研究といえる．よく"molecular correlate"という言葉も用いられるがPOP studyとは異なる．"molecular correlate"とは臨床効果と必ずしも相関するとは限らない．偶然相関するようにみえるものも含まれている．

2）POP研究の測定

　POP研究の測定手段はPGX（Pharmacogenomics：ファーマコゲノミクス）および機能画像である．PGX検討の手法としては免疫組織学，遺伝子構成，遺伝子発現（ゲノミクス），タンパク質発現（プロテオミクス），SNP分析などがある（表2）．ゲノミクス，プ

表2 PGX検討の手法

1）免疫組織化学（Somatic）	
2）遺伝子構成（Somatic）	変異（欠失，点変異，再構成）増幅
3）転写：遺伝子発現（Somatic）	（単遺伝子，網羅的解析，遺伝子シグネチャー）
4）プロテオーム：タンパク質発現（Somatic）	（単タンパク質，網羅的解析，タンパク質シグネチャー）
5）SNP分析（Germ line）	
6）機能画像	

ロテオミクスなど遺伝子あるいはタンパク質発現を網羅的に解析する研究は乳がん，肺がんにおける予後因子となる遺伝子シグネチャーなどの同定に寄与していると報告されている[37)38)]．しかし臨床効果との関連の観点からは役に立つデータはほとんどない．このような"hypothesis free"の解析によって，新規の候補を探索することが可能な場合もあるが，即戦力に乏しく理解できない分子が多数紛れ込む．研究ごと，さらには用いるキットごとに同定するシグネチャーが一致せず米国癌学会（AACR），米国臨床腫瘍学会（ASCO）などのシンポジウムでも疑問視する意見が出されている．

生物統計学的手法を用い選択されてきた遺伝子・タンパク質には生物学的意義が不明なものが数多く含まれている．一方，特定の遺伝子の欠失・変異，SNPや遺伝子産物（タンパク質）の発現に関する研究結果の信頼性は，サンプルと手技さえしっかりしていれば信頼性は高い[39)～42)]．これらの研究は"hypothesis driven"のため理解できるものしか解析しない．したがって生物学的根拠に基づき説明しやすいし，即戦力があると思われる．

3）POP研究の実際例

実際POP研究が臨床の場で役に立っている例は多くないが，大半は"hypothesis driven"のもので慢性骨髄性白血病のBCR-ABL，GISTの変異c-kit，リンパ肉腫のCD20などが代表視される．しかしながらこれらの疾患は病理学的病名と分子標的が1：1対応しているがために，ある意味ではPOP研究は不要であり，むしろ耐性となった場合，その責任遺伝子の探索が必要である．TrastuzumabのHER2発現，CetuximabのEGFR発現，あるいはEGFR-TKIsの効果とEGFRの変異などはPOP研究がある程度成功している例といえる（表3）．しかし，EGFR-TKIsの標的は当初（2004年4月まで）EGFRの発現と考えられ，膨大なネガティブデータが集積されたことは周知の事実である．

4）殺細胞性抗悪性腫瘍薬のPOP研究

混乱を避けるため，分子標的治療薬ではないが殺細胞性抗悪性腫瘍薬のPOP研究についても少し言及する．肺がんのプラチナ耐性とERCC1発現の関連には数多くの報告がみられる[44)～49)]．ERCC1発現は予後因子となり発現は高ければ予後良好であるが薬剤プラチナ感受性は低下し効果が得られにくくなる．また，RRM1とゲムシタビン，α-, β-チューブリン異常とタキサン，TSレベルとフッ化ピリミジン，ペメトレキセドなど数多くの研究成果が報告されているものの本当に信頼しうるものは少ない．また，バイオマーカーによって有効薬剤を選択するPositive Selectionと無効と思われる薬剤を使用しないNegative Selectionでは，個別化の意味は当然異なり，後者ではポジティブデータを得ることが難しい．いずれにせよ機能画像を含めPOP研究で得られた結果の検証はRECISTガイドラインを用いた奏効率や生存期間との相関によって行われているのが現状である．

表3 バイオマーカーの分類

既知,有効なバイオマーカー:試験必須	幅広い臨床転帰予測への使用が科学コミュニテイで承認されている	Herceptin (Her2), EGFR-TKI (EGFR変異), Erbitux (EGFR, KRAS変異), PARP-I (BRCA1&2変異,欠損), ALK-I (EML4-ALK), HL-A type
有望,有効なバイオマーカー:試験推奨	有効性を示しているが再現性がまだ,もしくは広く受け入れられてはいない	UGT1A1*28, *6, Cytidine deaminase*3
探索的バイオマーカー(検証あり・なし):情報のみ	最初の同定データのみしかない	ゲノミック,プロテオミクス予測因子〔単遺伝子(ERCC1, PRM1, MSH2, TS),網羅的解析,遺伝子/タンパク質シグネチャー〕

分子標的治療の臨床開発

1) FDAによるcritical path initiativeの提言

現行の創薬システムには,①新薬開発費の増加,②開発期間の長期化,③開発後期での中止,中断,④臨床効果の予測,モニターが不可能,などの問題があり,効率が悪い.米国食品医薬品局(FDA)は2006年にcritical path initiativeを通じて創薬システムの改革,すなわち新薬開発の研究費の抑制,開発成功率の向上,開発のスピードアップを行うための提言を行った.これらの具体化のための有力なツールとして創薬のすべての過程におけるバイオマーカーの利用が推奨されている.FDAはcritical path initiativeに連携してExplorating INDのガイダンスを発表して探索的早期臨床試験実施の道筋を示した[50)～52)].Critical pathとは非臨床試験からⅠ,Ⅱ,Ⅲ相臨床試験の過程のことでこれを理論的なものとするため,clinical effect/benefit surrogateとなるバイオマーカー研究とその開発を推奨した.

2) バイオマーカーの重要性

バイオマーカーとは「正常な生物学的過程,発病の過程もしくは治療介入による薬理学的・薬力学的反応を反映する測定および評価可能な特性」と定義される.製薬メーカーがバイオマーカーを重視する理由は,薬剤開発のコスト/期間/症例数などの効率化もあるが最も重要なのは第Ⅰ相臨床試験で得られる薬物動態試験(PK試験),薬力学試験(PD試験)データでのGo/No Go判断が困難なときPGXを用いたバイオマーカーのデータに頼ることによる.このときに用いるバイオマーカーはclinical effect/benefit surrogateとして測定されるが次のようなことに注意する必要がある.標的が腫瘍の増殖などにどれだけ意味をもっているか,検出手法の感度と特異性,組織/臓器ごとの標的発現の特異性,不均一さの程度,組織の利用可能性,臨床評価による検証などである.Surrogateの評価が失敗に終わる理由は,①Surrogateが病気の根源となっていない,②病気がさまざまな過程により生じているが治療はSurrogateが関連する経路のみに影響を及ぼす,③Surrogateが治療により修飾を受ける経路に存在しない,あるいは仮にあったとしても治療に感受性がない,④治療が病気の根源とは異なった作用機序を示す,などである.

FDAが提言するように治療薬の開発と同時にSurrogateを測定,バイオマーカーの開発をすることが理想的であるが,多くのバイオマーカーは未だ研究段階の状態である.しかし,バイオマーカー,殊にPOP研究はがんの生物学をさらに明らかにするリバーストランスレーショナルスタディへとつながり新しい分子標的の発見とそれに対する化合物の開発

をもたらすものと期待される．

<文献>

1) Saijo, N. : J. Lung Cancer, 7 : 1-8, 2008
2) Saijo, N. : Cancer Treat. Rev., 34 : 521-526, 2008
3) Eisenhauer, E. A. et al. : Eur. J. Cancer, 45 : 228-247, 2009
4) Druker, B. J. et al. : Nat. Med., 2 : 561-566, 1996
5) Soda, M. et al. : Proc. Natl. Acad. Sci. USA, 105 : 19893-19897, 2008
6) Soda, M. et al. : Nature, 448 : 561-566, 2007
7) Paez, J. G. et al. : Science, 304 : 1497-1500, 2004
8) Lynch, T. J. et al. : N. Engl. J. Med., 350 : 2129-2139, 2004
9) Joensuu, H. et al. : N. Engl. J. Med., 344 : 1052-1056, 2001
10) Saijo, N. et al. : Nat. Rev. Clin. Oncol., 6 : 287-294, 2009
11) Baselga, J. et al. : J. Clin. Oncol., 14 : 737-744, 1996
12) Baselga, J. et al. : Cancer Res., 58 : 2825-2831, 1998
13) Slamon, D. J. et al. : N. Engl. J. Med., 344 : 783-792, 2001
14) Takano, T. et al. : J. Clin. Oncol., 23 : 6829-6837, 2005
15) Mitsudomi, T. et al. : J. Clin. Oncol., 23 : 2513-2520, 2005
16) Morita, S. et al. : Clin. Cancer Res., 15 : 4493-4498, 2009
17) Mok, T. et al. : N. Engl. J. Med., 361 : 947-957, 2009
18) Kobayashi, K. et al. : J. Clin. Oncol., 27 : Abstr 8016, 2009
19) Mitsudomi, T. et al. : Lancet Oncol., 11 : 121-128, 2010
20) Fong, P. C. et al. : J. Clin. Oncol., 27 : Abstr 5510, 2008
21) Tutt, A. et al. : J. Clin. Oncol., 27 : 3501, 2009
22) O'Shaughnessy, J. et al. : J. Clin. Oncol., 27 : Abstr 3, 2009
23) Hurwitz, H. et al. : N. Engl. J. Med., 350 : 2335-2342, 2004
24) Giantonio, B. J. et al. : J. Clin. Oncol., 25 : 1539-1544, 2007
25) Salts, L. B. et al. : J. Clin. Oncol., 26 : 2013-2019, 2008
26) Sandler, A. et al. : N. Engl. J. Med., 355 : 2542-2550, 2006
27) Reck, M. et al. : J. Clin. Oncol., 27 : 1227-1234, 2009
28) Escudier B. et al. : Lancet, 370 : 2103-2111, 2007
29) Miller, K. D. et al. : J. Clin. Oncol., 23 : 792-799, 2005
30) Miller, K. et al. : N. Engl. J. Med., 357 : 2666-2676, 2007
31) Miles, D. et al. : J. Clin. Oncol., 26 : Abstr LBA1011, 2008
32) Robert, N. J. et al. : J. Clin. Oncol., 27 : Abstr 1005, 2009
33) Jain, R. K. : Nat. Med., 7 : 987-989, 2001
34) Jain R. K. : Science, 307 : 58-62, 2005
35) Jain, R. K. et al. : Nat. Clin. Pract. Oncol., 3 : 24-40, 2006
36) Wolmark, N. et al. : J. Clin. Oncol., 27 : Abstr LBA4, 2009
37) Bender, R. A. et al. : J. Clin. Oncol., 27 : Abstr 512, 2009
38) Kerr, D. et al. : J. Clin. Oncol., 27 : Abstr 4000, 2009
39) Ando, Y. et al. : Cancer Res., 60 : 6921-6926, 2000
40) Minami, H. et al. : Pharmacogenet. Genomics, 17 :497-504, 2007
41) Innocenti, F. & Ratain, M. J. : Oncology, 17 : 52-55, 2003
42) Ratain, M. : Clin. Cancer Res., 12 : 1658-1660, 2006
43) Simon, R. : J. Clin. Oncol., 23 : 7332-7341, 2005
44) Simon, G. et al. : J. Clin. Oncol., 25 : 2741-2746, 2007
45) Martin, L. P. et al. : Clin. Cancer Res., 14 : 1291-1295, 2008
46) Lord, R. V. et al. : Clin. Cancer Res., 8 : 2286-2291, 2002
47) Zeng, Z. et al. : N. Engl. J. Med., 356 : 800-808, 2007
48) Solia, J. C. : J. Clin. Oncol., 5 : 2648-2649, 2007
49) Olaussen, K. A. et al. : N. Engl. J. Med., 355 : 983-991, 2006
50) Guidance for industry, investigators, and reviewers : Exploratory IND studies. FDA January 2006 pharmacology and Toxicology. Available from : URL : http://www.fda.gov/downloads/Drugs Guidance Compliance Regulatory Information/Guidances/UCM078933.pdf
51) Biomakers Definitions Working Group : Clin. Pharmacol. Ther., 69 : 89-95, 2001
52) Simon, R. : J. Natl. Cancer Inst., 97 : 866-867, 2005

103D5R

Basic Data

- **標的分子**　HIF-1α（**p.80** 参照）
- **薬剤の種類**　HIF阻害薬（天然物様化合物）

参照　▶ Chetomin, PX-478

使用法と効果

HIF-1αのタンパク質発現抑制作用をもつ化合物．

脳腫瘍，乳がん，前立腺がんの細胞株で，103D5Rは通常酸素下および低酸素下においてHIF-1αのタンパク質発現を著明に抑制する．その作用によりHIF-1α標的遺伝子であるVEGF，GLUT1のmRNA発現などが抑制されることが確認されている[1]．

作用機序

103D5Rは，10,000個の天然物様化合物ライブラリーを対象に，ヒトVEGFプロモーター由来のHRE（hypoxia response element）配列を6個もつベクターを用いてレポーターアッセイを行い，最もレポーター活性を抑制する分子として特定された．103D5Rは，HIF-1αのタンパク質発現を通常酸素下および低酸素下で著明に抑制する．HIF-1β，IκBαには作用しない．103D5Rは，HIF-1αのタンパク質発現を著明に抑制するが，mRNAの発現およびタンパク質分解には影響しない．また，AKTのリン酸化およびMAPキナーゼのリン酸化に対しても抑制効果を示すことが報告されている．HIF-1αのタンパク質発現抑制メカニズムに対する103D5Rの詳細なメカニズムは明らかにされていないが，HIF-1α mRNAの翻訳の阻害ではないかと想定されている．

<文献>

1) Tan, C. et al. : Cancer Res., 65 : 605-612, 2005

（荒尾徳三，西尾和人）

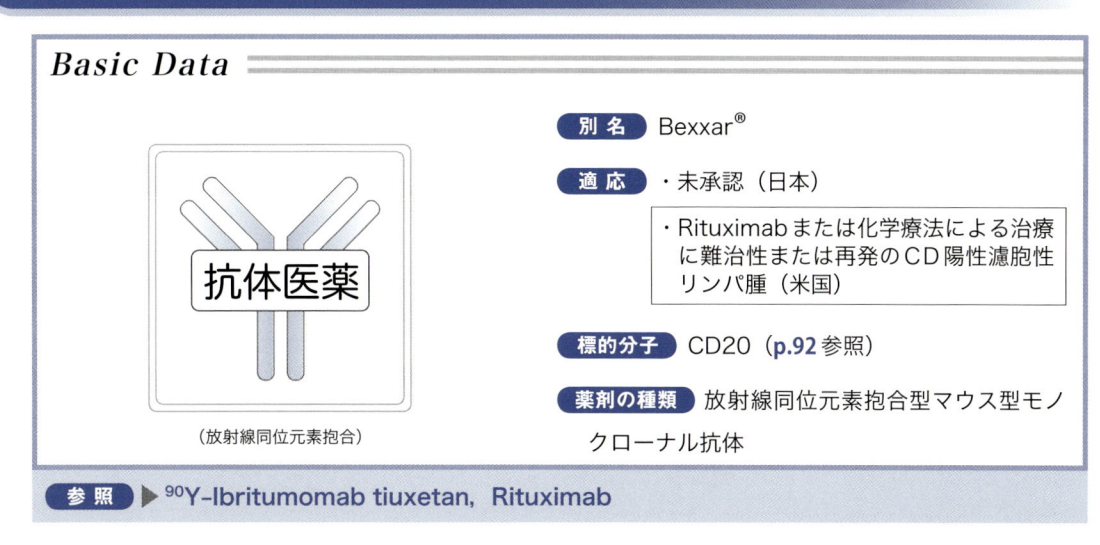

^{131}I-Tositumomab

Basic Data

（抗体医薬）
（放射線同位元素抱合）

- **別名**　Bexxar®
- **適応**
  - 未承認（日本）
  - Rituximabまたは化学療法による治療に難治性または再発のCD陽性濾胞性リンパ腫（米国）
- **標的分子**　CD20（p.92参照）
- **薬剤の種類**　放射線同位元素抱合型マウス型モノクローナル抗体

参照 ▶ ^{90}Y-Ibritumomab tiuxetan, Rituximab

使用法と効果

^{131}I-Tositumomab（Bexxar®，ベキサール®）は同じく放射性同位元素を結合した^{90}Y-Ibritumomab tiuxetan（Zevalin®，ゼヴァリン®）と同様に，放射線測定用と治療用の製剤が用意され2ステップで投与される．放射線測定評価は投与後6，7日目で行われ，治療は7～14日目に投与される．放射線測定用の投与はTositumomab 450mgを60分以上かけて静注し，その後5.0mCiの^{131}I-Tositumomab（35mg）を20分以上かけて静注する．治療投与では，Tositumomab 450mgを60分以上かけて静注し，その後^{131}I-Tositumomabを20分以上かけて静注する．

また血小板数が100,000～150,000/μlの場合は減量が考慮される．^{131}I-Tositumomabは単剤で1症例に関して1回の投与が推奨されており，繰り返し投与や他の化学療法との併用による効果などは今後の検討課題である．またγ線を放出するため，入院と専用の遮蔽環境が必要である点が，外来治療可能な^{90}Y-Ibritumomab tiuxetanと大きく異なる．投与後は遷延する骨髄抑制に注意が必要である．^{131}I-Tositumomabの効果は未治療の濾胞性リンパ腫に対し，5年無増悪生存率が59％と報告されている[1]．今後は，低悪性度B細胞性リンパ腫において類似の薬剤である^{90}Y-Ibritumomab tiuxetanとの優劣や使い分けが課題であろう．

作用機序

^{131}I-Tositumomabはマウスの抗CD20モノクローナル抗体に放射性同位元素Iodine131を結合させたものであり，Rituximabのように抗体結合によるADCCやCDCなどの抗腫瘍効果に加えて，γ線を放出することにより標的抗原を発現していない腫瘍細胞や，隣接した腫瘍細胞にも抗腫瘍効果を発揮することが期待される[2]．同じく放射性同位元素yttrium-90を結合した^{90}Y-Ibritumomab tiuxetanはβ線を放出するが^{131}I-Tositumomabはγ線である点が異なる．γ線の飛距離は平均到達域0.8mmと^{90}Y-Ibritumomab tiuxetanのβ線より短いが，半減期は8日間と長い．

＜文献＞
1) Kaminski, M. S. et al : N. Engl. J. Med., 352 : 441, 2005
2) Cheson, B. D. et al : N. Engl. J. Med., 359 : 613, 2008

（品川克至，谷本光音）

^{90}Y-Ibritumomab tiuxetan

Basic Data

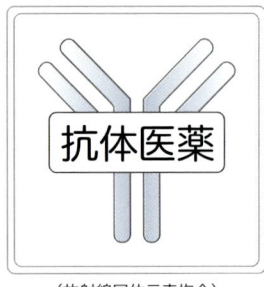

抗体医薬
（放射線同位元素抱合）

別名 Zevalin®

適応 ・CD20陽性の再発または難治性の低悪性度B細胞性非ホジキンリンパ腫，マントル細胞リンパ腫

標的分子 CD20（p.92参照）

薬剤の種類 放射線同位元素抱合型マウス型モノクローナル抗体

参照 ▶ ^{131}I-Tositumomab, Rituximab

使用法と効果

Zevalin®（ゼヴァリン）は未標識の抗体とIn-111およびY-90のセットで製品化されている．β線を放出し抗腫瘍効果を発揮するY-90標識抗体を投与する前に，In-111標識抗体を投与し，生体内分布を評価する必要がある．骨髄などに異常集積がみられる場合の投与は行わない．また血小板数が$100,000/\mu l$の場合は25％減量する．骨髄へのリンパ腫細胞の浸潤が25％以上，全身状態不良，好中球$1,200/\mu l$の場合などは適応を慎重に検討する．Zevalin®は単剤で1症例に関して1回の投与に限られている（2010年7月時点）．いずれの場合もRituximab 250 mg/m^{2}を前投与してから，各同位元素標識抗体の投与を10分間で静脈内投与する（図）．投与後は遅延する骨髄抑制に注意が必要である．

Zevalin®の有効性は日本の第Ⅱ相臨床試験において[1]（対象のうち73％は濾胞性リンパ腫），奏功率82.5％，完全寛解率67.5％であった．これらの症例のうち51％はRituximabを含む前治療歴を有していた．また投与からの無増悪生存期間は9.6ヵ月であった．今後は，低悪性度B細胞性リンパ腫において，至適投与時期[2]，また移植療法や化学療法との併用，二次性の骨髄異形成症候群，白血病の発症率などが検討課題である．

作用機序

^{90}Y-Ibritumomab tiuxetanはマウスの抗CD20モノクローナル抗体であるIbritumomabにキレート剤であるTiuxetanを介してyttrium-90を結合させたものである．^{90}Y-Ibritumomab tiuxetanは，Rituximabのように抗体結合による抗体依存性細胞介在性細胞傷害（ADCC）や補体依存性細胞傷害（CDC）などの抗腫瘍効果に加えて，β線を放出することにより標的抗原を発現していない腫瘍細胞や，隣接した腫瘍細胞にも抗腫瘍効果を発揮することが期待される[3]．放射性同位元素yttrium-90の特徴は，β線の飛距離が平均到達域5 mm，半減期64時間と短いことである．このため特別な施設を必要とせず外来治療も可能であり，また標的腫瘍以外の組織への放射線照射の影響を最小限にすることができる．

<文献>

1) Tobinai, K. et al. : J. Cancer Sci., 100 : 158-164, 2009
2) Morschhauser, F. et al. : J. Clin. Oncol., 26 : 5156-5164, 2008
3) Cheson, B. D. et al. : N. Engl. J. Med., 359 : 613, 2008

（品川克至，谷本光音）

安全性の前評価	撮像		治療投与

Rituximab 250mg/m²
↓
¹¹¹In-Ibritumomab 130MBq

γ線のみで抗腫瘍効果はない体内での分布を評価

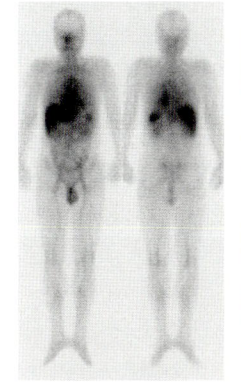

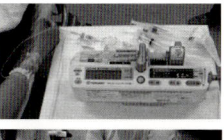

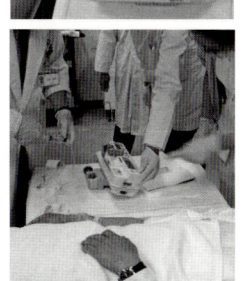

Rituximab 250mg/m²
↓
⁹⁰Y-Ibritumomab 11.1〜14.8MBq/kg

血小板数により投与量を調節

1日目　2日目　3日目　4日目　5日目　6日目　7日目　8日目

図　⁹⁰Y-Ibritumomab tiuxetan（Zevalin®）の治療スケジュール

Adecatumumab

Basic Data

抗体医薬

- **別名**：MT201
- **適応**：・国外臨床試験中
  - 第Ⅱ相（欧州）―大腸がん
  - 2010年7月時点
- **標的分子**：EpCAM（p.112, 198 参照）
- **薬剤の種類**：IgG1型完全ヒト型モノクローナル抗体
- **参照**：▶Edrecolomab

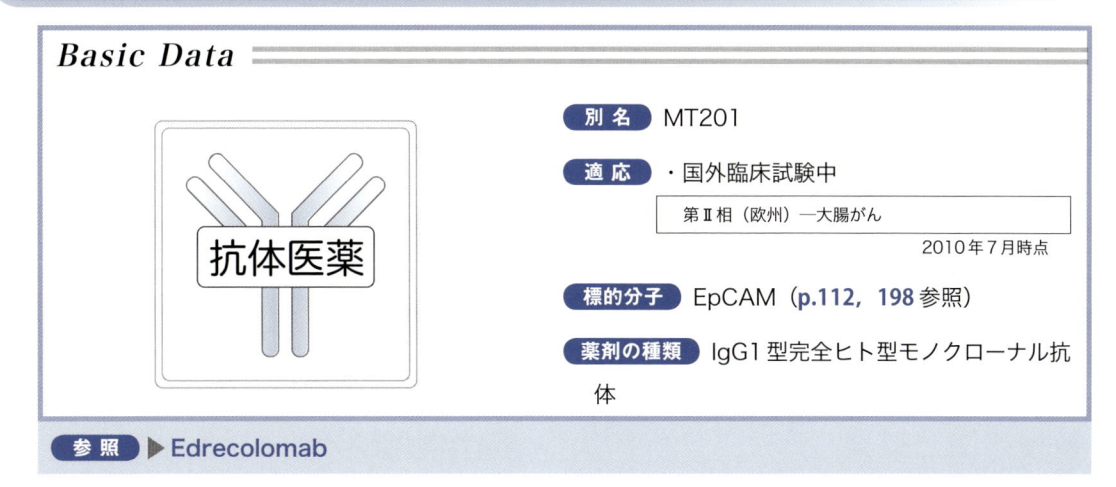

使用法と効果

　Adecatumumabはがん細胞に対して間接的に殺細胞活性を示す．ホルモン耐性前立腺がんを対象とした第Ⅰ相臨床試験では，Adecatumumab 10mg/m²（静脈内投与）で開始し，262mg/m²まで増量したが，軽度の発熱・嘔気を除き目立った有害事象を認めず，最大耐用量（MTD）は確認できなかった[1]．また，転移性乳がんに対する比較第Ⅱ相臨床試験において，Adecatumumabの高用量群（6 mg/kg）と低用量群（2 mg/kg）とに分けて，それぞれ2週間毎に投与しその効果を検討した．いずれの群においてもAdecatumumab単剤での腫瘍縮小効果は認めなかったが，低用量群に比べ高用量群の方が有意に腫瘍増大までの期間を延長した[2]．

作用機序

　Adecatumumabは上皮細胞接着因子（EpCAM）に対するIgG1タイプの完全ヒト型モノクローナル抗体として開発された．EpCAMは，乳がん，大腸がん，前立腺がんなど多くのがんに発現する細胞膜タンパク質

であり，分子標的治療のターゲットとして近年注目されている．Adecatumumabががん細胞表面のEpCAMに結合することで，補体依存性細胞傷害（CDC）活性や抗体依存性細胞介在性細胞傷害（ADCC）活性を惹起し殺細胞効果を示す[3]．EpCAMは，がん細胞以外の正常上皮細胞にも広く存在するが，その発現はがん細胞に比べて弱い．AdecatumumabのEpCAMに対する親和性は中程度であるため，Adecatumumabは主としてEpCAMを強発現するがん細胞に作用すると考えられる．このため，重篤な副作用は少ないと考えられている．

<文献>
1) Oberneder, R. et al. : Eur. J. Cancer, 41 : 2530-2538, 2006
2) Schmidt, M. et al. : Ann. Oncol., 21 : 275-282, 2010
3) Naundorf, S. et al. : Int. J. Cancer, 100 : 101-110, 2002

（市原英基，谷本光音）

AEG35156

Basic Data

XIAP遺伝子の第一コドンから第三コドンまでの配列の相補鎖19塩基よりなる完全ホスホチオエート化DNA・RNA．両端4塩基ずつが2'-O-methyl型RNA塩基で，中央11塩基がDNA

別名 GEM1640

適応 ・国外臨床試験中
　第Ⅰ/Ⅱ相（米国）—治療抵抗性白血病，リンパ腫など
　第Ⅰ/Ⅱ相（米国）—肝細胞がん

2010年6月時点

標的分子 XIAPのmRNA（IAPの項 p.150 参照）

薬剤の種類 経静脈，アンチセンスオリゴヌクレオチド製剤

参照 ▶ Oblimersen

使用法と効果

生理食塩水に溶解したAEG35156を350mg/m²で投与．1日2時間以上かけて第1日から3日間に加え，第8日目にも投与．原発性治療抵抗性急性骨髄性白血病におけるシタラビンとイダルビシンへの併用についての第Ⅰ/Ⅱ相臨床試験において，AEG35156投与群32例中15例が完全寛解を得た[1]．このうち2例が末梢神経障害を呈したため，AEG35156を中止したところ，うち1例において症状が消失したが，もう1例については原病が進行し死亡した[1]．また，各種の進行治療抵抗性がんに対する第Ⅰ相臨床試験の結果，38例中7例において安定であった[2]．

作用機序

XIAPはアポトーシスを誘導する酵素カスパーゼの細胞内阻害タンパク質（IAP）の中でも最も強力なものである．XIAPの強発現は，各種のがんで確認されており，急性骨髄性白血病や腎臓の明細胞腫における予後因子としても知られている[3]．AEG35156はXIAPに対するアンチセンスオリゴヌクレオチドであり，核酸のリン酸糖骨格がすべてホスホチオエート化されているいわゆる第2世代アンチセンス製剤である．Oblimersenと異なり，宿主の免疫を非特異的に賦活するCpGペアは存在しないとされる．各種のがんにおける第Ⅰ相臨床試験においてAEG35156はがん細胞におけるXIAP発現を抑制している[1,2]．

<文献>
1) Schimmer, A. D. et al. : J. Clin. Oncol., 27 : 4741-4746, 2009
2) Dean, E. et al. : J. Clin. Oncol., 27 : 1660-1666, 2009
3) LaCasse, E. C. et al. : Clin. Cancer. Res. 12 : 5231-5241, 2006

(安田 純)

Afinitor® ▶▶Everolimusの項を参照

AG-013736 ▶▶Axitinibの項を参照

Alemtuzumab

Basic Data

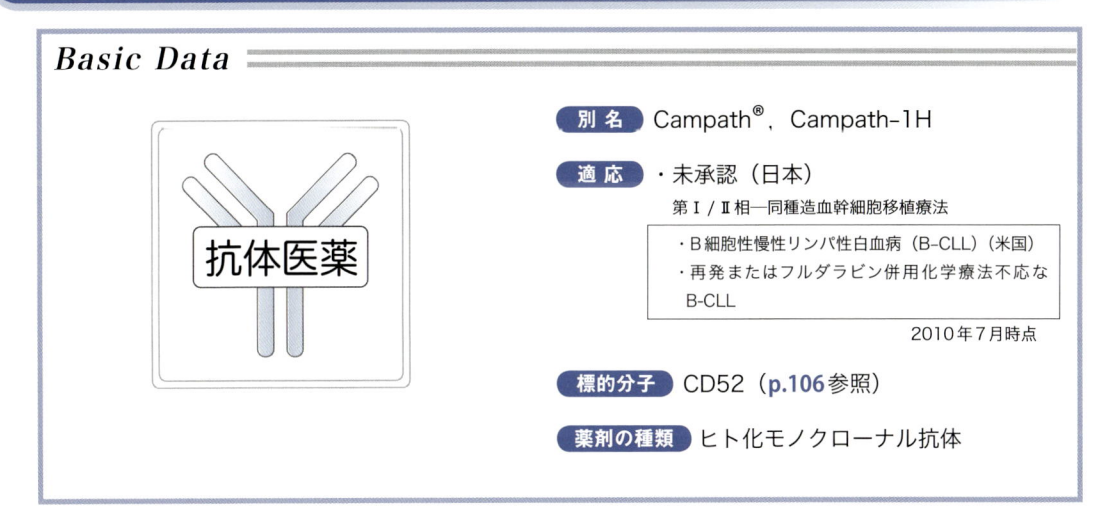

別名	Campath®, Campath-1H
適応	・未承認（日本） 第Ⅰ/Ⅱ相同種造血幹細胞移植療法 ・B細胞性慢性リンパ性白血病（B-CLL）（米国） ・再発またはフルダラビン併用化学療法不応なB-CLL 2010年7月時点
標的分子	CD52（p.106参照）
薬剤の種類	ヒト化モノクローナル抗体

使用法と効果

CD52を標的とするヒト化モノクローナル抗体であり，2007年，米国食品医薬品局（FDA）は，Alemtuzumab（アレムツズマブ）単剤でのB細胞慢性リンパ球性白血病（B-CLL）治療を承認した．第Ⅲ相臨床試験では，AlemtuzumabはB-CLLの初期治療としてクロラムブチルと比較して有意に優れた制がん奏効を示し，副作用は忍容できるものであった[1]．この試験で297人のB-CLLの患者は，Alemtuzumab（用量漸増後，30mgを2時間で静注，隔日3回/週，12週間）またはクロラムブチル（40 mg/m^{2}を経口で28日ごとに最高12サイクルまで）の投与を受けた．Alemtuzumabで治療された患者は，クロラムブチルで治療された患者と比較して全奏効率の増加（83％ vs 55％，$p < 0.0001$）と完全奏効率の増加（24％ vs 2％，$p < 0.0001$）も認め，主要エンドポイントである無増悪生存期間（PFS）の統計学的に有意な改善を認めた（中央値PFS：14.6カ月 vs 11.7カ月，ハザード比0.58，$p = 0.0001$）．他のリンパ腫患者に対する臨床試験では，末梢血中のリンパ腫細胞には治療効果を認められる一方，腫瘍形成病変に対する縮小効果は不良であった[2,3]．T細胞を標的にした場合，免疫抑制剤として効果を示し，同種造血幹細胞移植後の移植片対宿主病を抑制する[4]．国内では，同種造血幹細胞移植療法にこれを適用する医師主導の臨床第Ⅰ/Ⅱ相試験が行われている．

副作用は，投与開始直後の注入時に発現した悪寒，発熱，嘔吐・吐気，低血圧などである．血液毒性は共通して認められ，特にリンパ球減少の高度で，これに

よるサイトメガロウイルスなどへの易感染性に注意が必要である．

作用機序

　AlemtuzumabはCD52を標的とするヒト化モノクローナル抗体である．CD52は主に末梢血のT細胞，B細胞，単球，マクロファージに発現しているリンパ球細胞表層糖タンパク質であるが，造血幹細胞には発現していない．B-CLLの症例の大多数は成熟Bリンパ球から起こり，AlemtuzumabはB細胞のCD52に結合するようにデザインされている．他のヒト化モノクローナル抗体と同様，抗体依存性細胞介在性細胞傷害（ADCC）活性，補体依存性細胞障害（CDC）活性に加えてアポトーシス誘導作用を有すると考えられる．免疫抑制作用は，主にT細胞を含む免疫担当細胞へ作用するためである．

<文献>

1) Hillmen, P. et al. : J. Clin. Oncol., 25 : 5616-5623, 2007
2) Lozanski, G. et al. : Blood, 103 : 3278-3281, 2004
3) Moreton, P. et al. : J. Clin. Oncol., 23 : 2971-2979, 2005
4) Ho, A. Y. et al. : Blood, 104 : 1616-1623, 2004

（前田嘉信，谷本光音）

ALN-VSP02

Basic Data

脂肪ナノ粒子に封入された二本鎖RNA 2種類

適応・国外臨床試験中

第Ⅰ相（米国）―肝臓に腫瘍を有する各種悪性腫瘍
2010年6月時点

標的分子 VEGFのmRNA（p.68参照），KSPのmRNA

薬剤の種類 経静脈，siRNAオリゴヌクレオチド製剤

参照 ▶ AEG35156, Oblimersen

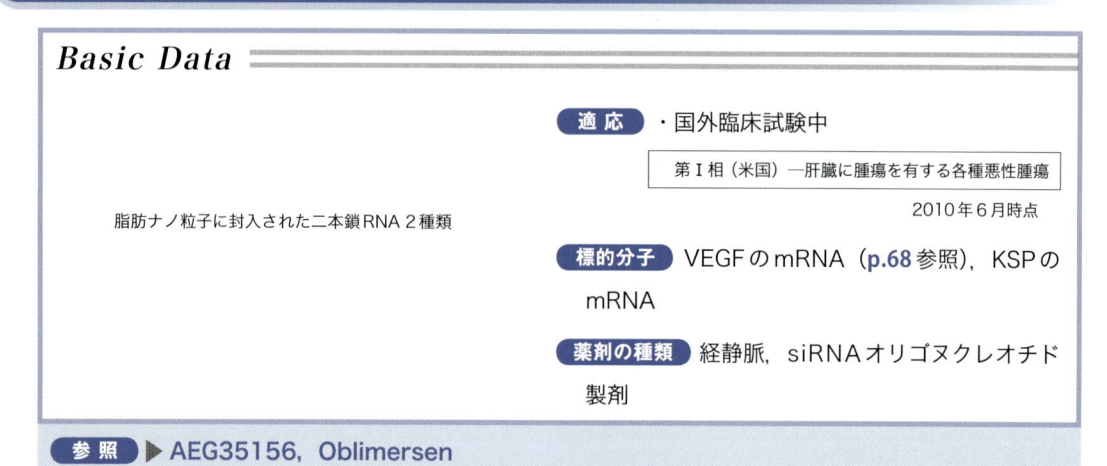

使用法と効果

　現在第Ⅰ相臨床試験が始まったばかりなので，詳細は不明である．http://clinicaltrials.gov/ct2/show/NCT00882180に掲載されている情報によると，ALN-VSP02を2週間に1回静注する．カニクイザルを用いた動物実験[1]によれば，肝細胞で発現する遺伝子に対するsiRNAを腕頭静脈から注入したところ，0.03 mg/kgで75％程度，0.3 mg/kgで90％以上標的遺伝子の発現を抑制した．開発元のAlnylam社は他にも肺のRSウイルス感染症に対して，ネブライザーによる経鼻吸入による肺へのsiRNA投与[2]による第Ⅱ相臨床試験も終了している（http://clinicaltrials.gov/ct2/show/NCT00658086）．また，経口によるsiRNA投与例としては別の薬剤ではあるが，固形腫瘍に対する第Ⅰ相試験もCalando社によって進められている（http://clinicaltrials.gov/ct2/show/NCT00689065）．

作用機序

　siRNAは，それぞれ3'末端が1塩基分突出した19～23bpの二本鎖RNAである．siRNAはRNA干渉（RNAi）という，進化学的に保存された遺伝子発現抑制反応を誘発する[3]．二本鎖RNAの一方の鎖が標的の

mRNAと3'末端1塩基分を除いて完全マッチで結合し，RNaseによるmRNAの切断を誘発する（図）．

アンチセンスオリゴヌクレオチド製剤との違いは標的配列が翻訳開始コドン付近であるという制約がなく，細胞内で実際に効果的に標的を切断する配列をいくつか選択可能であること，その分子機序が判明していること，効率的に標的RNAを分解することである．がんではさまざまな遺伝子が活性化しており，これらの遺伝子を配列特異的に抑制することで正常細胞の機能を大きく損ねずにがん細胞を攻撃することが原理的に可能である．しかし，そのためには腫瘍細胞特異的に二本鎖RNAを到達させるための低毒性のドラッグデリバリーシステムを開発する必要がある．RASのように点突然変異によって活性化するがん遺伝子の場合，必ずしも変異配列に特異的なsiRNAが利用可能とは限らない．また最近生体内に投与されたsiRNAはその配列によらずしてTLR3（Toll-like receptor 3）を介した血管新生抑制機能をもつことが示され[4]，RNAi経路を利用した遺伝子特異的かつ副作用の少ない抗がん薬として機能させるには細胞外でTLR3と直接相互作用しないように工夫する必要がある．

<文献>
1) Love, K. T. et al. : Proc. Natl. Acad. Sci. USA, 107 : 1864-1869, 2010

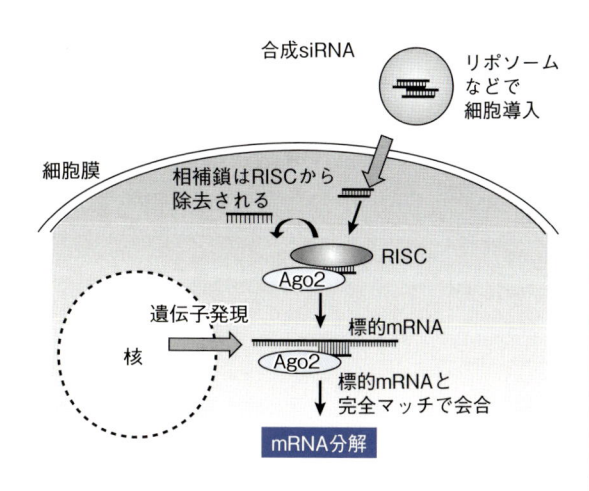

図　siRNA製剤の作用機序

細胞外から導入されたsiRNAは細胞質内でRISC（RNA induced silencing complex）にとり込まれ，標的mRNAと会合するガイド鎖のみが組み込まれる．RISCによる標的mRNAの認識機構はいまだ不明である．Ago2は進化的に保存されたRNA結合タンパク質であり，標的mRNAを切断するスライサー機能を有する

2) Bumcrot, D. et al. : Nat. Chem. Biol., 2 : 711-719, 2006
3) 田原浩昭，安田純：蛋白質核酸酵素, 48 : 469-479, 2003
4) Kleinman, M. E. et al. : Nature, 452 : 591-597, 2008

（安田　純）

AMG102

Basic Data

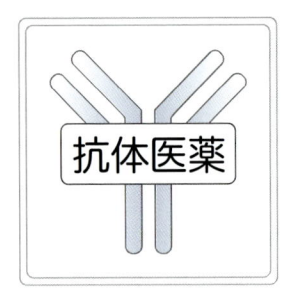

抗体医薬

適応・国外臨床試験中

第Ⅱ相（米国）―膠芽腫，卵巣/卵管がん，腹膜がん
第Ⅱ相（米国・欧州）―大腸がん，前立腺がん
第Ⅱ相（欧州）―小細胞肺がん
第Ⅱ相（欧州・北米・アジア）―食道がん/食道胃接合部がん

2010年7月時点

標的分子 HGF（METの項 p.34 参照）

薬剤の種類 IgG2型完全ヒト型モノクローナル抗体

参照 ▶ ARQ197, Foretinib, XL184

使用法と効果

がん細胞の増殖や遊走，浸潤，転移を抑える．単剤の第Ⅰ相臨床試験は，単回投与後に4週間の休薬期間をはさみ，以後2週に1回投与するスケジュールで実施された．0.5mg/kgから20mg/kgまで31人での途中経過が報告されている[1]．用量制限毒性（DLT）は，非小細胞肺がん患者1名においてグレード3の低酸素血症および息切れ，また膵臓がん患者においてグレード3の消化管出血がそれぞれ報告されている．その他に頻度の高い有害事象として，疲労（13%），便秘（10%），無力症（6%），悪心（6%），嘔吐（6%）が認められた．抗腫瘍効果については，31例中評価可能であった20例のうち，部分奏効（PR）以上の効果は認めなかったものの，13例で安定（SD）が確認されている．膠芽腫における単剤での第Ⅱ相臨床試験の20例の途中経過では，1例のPR，1例のわずかな縮小（MR），ならびに2例の安定（SD）が報告されている[2]．その他のがん腫では単剤もしくは既存の殺細胞性抗がん剤または分子標的治療薬との併用での第Ⅱ相臨床試験が進行中である．

作用機序

AMG102は，HGFに対するIgG2型完全ヒト型モノクローナル抗体である．HGFに対して選択的に結合し，中和することで，リガンドであるHGFと受容体であるMETとの結合を阻害し，細胞の増殖阻害と腫瘍退縮をもたらす．小分子化合物と比較し，比較的長い半減期を有し，腫瘍細胞に対し，免疫学的機序での抗腫瘍効果も期待される．HGF/METのオートクラインループが認められるヒト膠芽腫由来のU-87 MG細胞株を用いた in vivo および in vitro の実験では，テモゾロミドあるいはドセタキセル単剤と比較して，それらの薬剤との併用により，相乗的な腫瘍増殖抑制作用が示されている[3]．

<文献>
1) Gordon, M. S. et al. : J. Clin. Oncol., 25 : Abstr 3551, 2007
2) Edel, J. P. et al. : Clin. Cancer Res., 15 : 2207-2214, 2009
3) Jun, H. T. et al. : Clin. Cancer Res., 13 : 6735-6742, 2007

（朝比奈肇，山本　昇）

AMG162 ▶▶ Denosumabの項を参照

AMG479

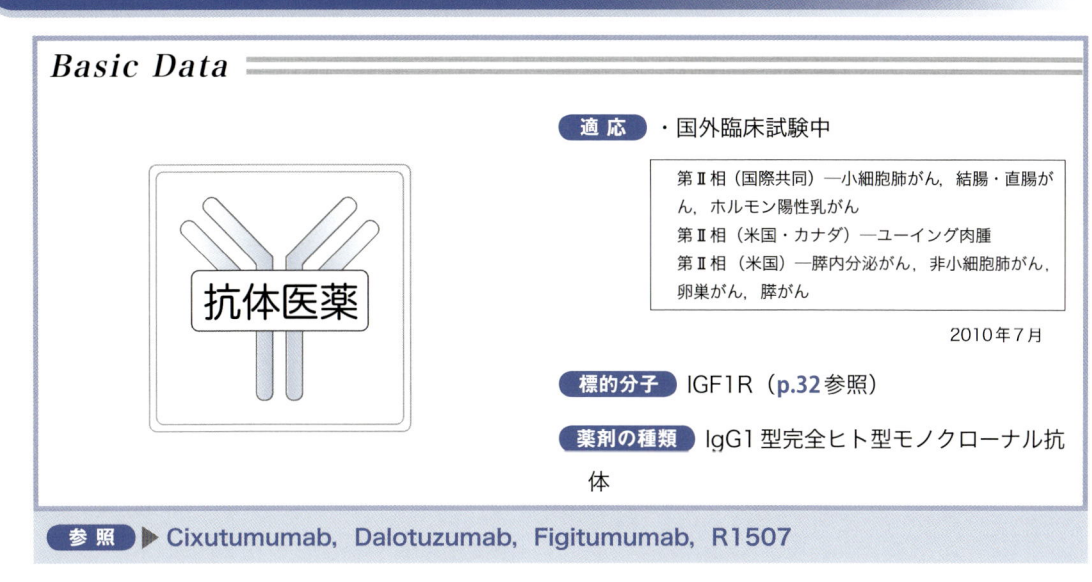

Basic Data

抗体医薬

適応・国外臨床試験中

第Ⅱ相（国際共同）─小細胞肺がん，結腸・直腸がん，ホルモン陽性乳がん
第Ⅱ相（米国・カナダ）─ユーイング肉腫
第Ⅱ相（米国）─膵内分泌がん，非小細胞肺がん，卵巣がん，膵がん

2010年7月

標的分子 IGF1R（**p.32**参照）

薬剤の種類 IgG1型完全ヒト型モノクローナル抗体

参照 ▶ Cixutumumab, Dalotuzumab, Figitumumab, R1507

使用法と効果

AMG479[1)2)]は腫瘍細胞の増殖を抑制する．成人に対し12mg/kgを2週毎に点滴投与する方法が進められている．他に3週毎投与の方法も進められている．現在，ユーイング肉腫，非小細胞肺がん，小細胞肺がん，膵内分泌がん，結腸直腸がん，乳がん，卵巣がんなど数多くのがん腫で臨床試験が進められている．副作用としては血小板減少，貧血，倦怠感，発熱，発疹，食欲不振，高血糖などであった．現在開発中の薬剤であり，AMG479の保険適応は認められていない．

作用機序

IGF1Rは，インスリン受容体に構造が類似しているが異なる膜貫通型チロシンキナーゼで，IGF1およびIGF2の結合により活性化し，下流にあるPI3K/AKT/mTOR，RAF/MAPキナーゼなどのシグナル伝達系を介して，細胞増殖，分化，アポトーシス抑制などにかかわる．

IgG1型完全ヒト型モノクローナル抗体であるAMG479は，IGF1Rに直接結合することでIGF1およびIGF2の受容体への結合を阻害し，下流シグナル伝達を阻害すると期待されている．またインスリン受容体には交差作用がないことも知られている．

さらにAMG479はEwing SK-ES-1細胞に対して*in vitro*でIGF1Rの活性を抑制し，ヌードマウスを用いたゼノグラフトモデルにおいて細胞増殖を阻害することが認められている．

＜文献＞
1) Beltran, P. J. et al. : Mol. Cancer Ther., 2009
2) Tolcher, A. W. et al. : J. Clin. Oncol., 27 : 5800-5807, 2009

（藤原　豊）

AMG706 ▶▶ Motesanibの項を参照

● AMN107　▶▶ Nilotinib の項を参照

● Amnolake®　▶▶ Tamibarotene の項を参照

● AP23573　▶▶ Deforolimus の項を参照

● ARQ197

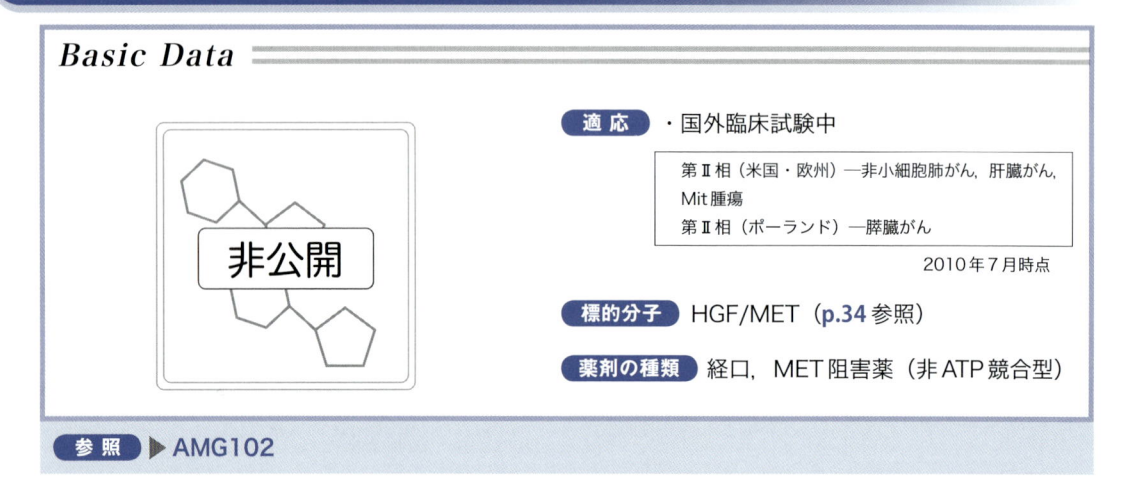

Basic Data

構造：非公開

- 適応：・国外臨床試験中
  - 第Ⅱ相（米国・欧州）―非小細胞肺がん，肝臓がん，Mit 腫瘍
  - 第Ⅱ相（ポーランド）―膵臓がん

  2010年7月時点

- 標的分子：HGF/MET（**p.34** 参照）
- 薬剤の種類：経口，MET 阻害薬（非 ATP 競合型）

参照 ▶ AMG102

◆ 使用法と効果

　がん細胞の増殖や遊走，浸潤，転移を抑える．単剤の第Ⅰ相臨床試験は，1日2回投与，2週投与1週休薬のスケジュールで実施された[1]．登録38例中，10mg/日から360mg/日まで10コホート，36人で毒性の評価が行われたが，忍容性は良好で，用量制限毒性（DLT）は認めなかった．有害事象は疲労および下痢・便秘がそれぞれ約20％，またグレード3の肝酵素上昇が3％の症例で報告されている．抗腫瘍効果については，1サイクル以上の投与を受けた評価可能33例中，1例で部分奏効（PR），19例で安定（SD）が認められた．以上より第Ⅱ相臨床試験への推奨用量は1回120mg，1日2回とされた．その他，Erlotinib との併用での第Ⅰ相臨床試験も実施され，その試験では Erlotinib150mg/日との併用で本剤を1回180mg，1日2回連日投与が推奨用量とされた[2]．現在は，膵臓がん，非小細胞肺がん，肝臓がん，Mit（microphthalmia transcription factor）腫瘍で単剤（240mg/日もしくは360mg/日），あるいは他の抗悪性腫瘍薬との併用の第Ⅱ相臨床試験を実施中である[3)～5)]．

◆ 作用機序

　ARQ197は，非 ATP 競合型の MET 阻害剤であり，キナーゼ阻害活性の検討により，MET に対する選択性がきわめて高いことが知られている．MET は，リガンドである HGF（hepatocte growth factor：肝細胞増殖因子）の結合により二量体化し，触媒作用を有する2カ所のチロシン残基（Y1234, Y1235）がリン酸化され，受容体が活性化される．C末端の2カ所のチロシン残基（Y1349, Y1356）は，リン酸化により直接 GAB1，GRB2，SHC，c-cbl などのアダプタータンパク質を動員し，下流の PI3K 経路や RAS/MAP キナーゼ

経路を活性化する．METの活性化は "invasive growth（浸潤性増殖）" と呼ばれる反応を生じ，生理的には胚形成と組織修復，また病理学的には発がんにおいて重要な役割を果たしている．また，METは血管内皮細胞の増殖，遊走を促進することで直接的に，あるいはVEGF-A, IL-8, thrombospondin-1の分泌の制御を通じて間接的に，腫瘍の血管新生に関与している[3]〜[5]．

＜文献＞
1) Garcia, A. et al. : J. Clin. Oncol., 25 : Abstr 3525, 2007
2) Laux, I. et al. : J. Clin. Oncol., 27 : Abstr 3549, 2009
3) Cipriani, N. A. et al. : Lung Cancer, 63 : 169-179, 2009
4) Migliore, C. et al. : Eur. J. Cancer, 44, : 641-651, 2008
5) Toschi, L. et al. : Clin. Cancer Res., 14 : 5941-5946, 2008

（朝比奈肇，山本　昇）

ARRY-142886 ▶▶ Selumetinibの項を参照

AT9283

Basic Data

適応・国外臨床試験中

第Ⅰ-Ⅱ相（米国）―AML, ALL, ハイリスクMDS, ImatinibとDastatinib抵抗性のCML, 骨髄線維症
第Ⅰ相（海外）―小児固形がん
第Ⅱ相（カナダ）―多発性骨髄腫
第Ⅰ相（カナダ）―非ホジキンリンパ腫，成人固形がん

2010年4月時点

標的分子 Aurora A, Aurora B, BCR-ABL（T315Iを含む, p.162参照）, JAK 2, JAK 3, TYK2, RSK2, RET（p.36参照）, MER, YES, GSK3-β

薬剤の種類 経静脈，マルチキナーゼ阻害薬

MW 381.43

参照 ▶ Imatinib, Nilotinib, Dastatinib, Tozasertib

使用法と効果

2008年，2009年のASCO（American Society of Clinical Oncology）ミーティングで発表された，急性骨髄性白血病（AML），急性リンパ性白血病（ALL），ハイリスク骨髄異形成症候群（MDS），慢性骨髄性白血病（CML）と，固形がんを対象とした2つの第Ⅰ相臨床試験では，ともに72時間持続静注の3週サイクルで投与された[1][2]．対象疾患の違いから用量制限毒性（DLT）の定義が大きく異なるが，最大耐用量（MTD）

はそれぞれ 108 mg/m²/日（血液がん）と 9 mg/m²/日（固形がん）であった[1][2]。血液がんでの用量制限毒性は腫瘍溶解症候群，肝酵素の上昇，心筋梗塞，心駆出率低下であり，その他の主な毒性は好中球減少などの血液毒性であった[1]。固形がんでの用量制限毒性は好中球減少性発熱のみで，その他の毒性として，可逆的な胃腸障害や倦怠感などがみられた[2]。

◆ 作用機序

Aurora キナーゼは細胞周期上の M 期チェックポイントにおいて重要な役割をしている．Aurora A，Aurora B キナーゼとも多くの腫瘍で過剰発現しているため，治療標的として注目されている．AT9283 は強力な Aurora A および Aurora B キナーゼの阻害薬である．細胞株を AT9283 に曝露すると，細胞は M 期には入らず多倍数体となり（endoreplication），さらにはアポトーシスに導かれる．前臨床試験では，大腸がん，卵巣がん，白血病などさまざまな悪性腫瘍のゼノグラフトでその効果が示されている．また，細胞分裂の際には Aurora B キナーゼの基質であるヒストン H3 がリン酸化するが，AT9283 は同リン酸化を抑制するため，効果と相関するバイオマーカーとなりうることが示唆されている．

その他，AT9283 は JAK/STAT 経路の抑制を介して抗腫瘍効果を示す可能性も示されている．さらに，AT9283 は CML における BCR-ABL の Imatinib 耐性変異の 1 つである T315I 変異にも $IC_{50} < 50nM$ の高い阻害活性を示しており，耐性克服剤としての役割が期待されている．

<文献>
1) Foran, J. M. et al. : ASCO annual meeting, Abstr 2518, 2008
2) Kristeleit, R. et al. : ASCO annual meeting, Abstr 2566, 2009

（向原　徹）

● **ATRA** ▶▶ Tretinoin の項を参照

● **Avastin®** ▶▶ Bevacizumab の項を参照

Axitinib

Basic Data

別名 AG-013736

適応 ・国外臨床試験中

> 第Ⅲ相（米国）―腎細胞がん
> 第Ⅱ相（米国）―甲状腺がん，乳がん，悪性黒色腫，肺がん

2010年6月時点

標的分子 VEGFR（p.70参照），PDGFR（p.74参照），KIT（p.164参照）

薬剤の種類 経口，マルチキナーゼ阻害薬

MW 386.47

参照 ▶ Bevacizumab, Brivanib, Cediranib, Motesanib, Pazopanib, Sunitinib, Vandetanib

使用方法と効果

Axitinib（アキシチニブ）を36人の固形がん患者に投与した第Ⅰ相臨床試験では，他の血管新生阻害薬と同様の毒性プロフィールであり，5 mg，1日2回内服が推奨用量とされた[1]．

サイトカイン療法不応の進行腎細胞がんでの第Ⅱ相臨床試験では，奏効率44.2％，無増悪生存期間（PFS）中央値15.7カ月，生存期間（OS）中央値29.9カ月であった[2]．現在，進行腎細胞がんの二次治療において，AxitinibとSorafenibを比較する第Ⅲ相臨床試験（AXIS試験）が実施されている．

進行非小細胞肺がんでの第Ⅱ相臨床試験では，奏効率9％，OS中央値14.8カ月と報告されている[3]．現在，進行小細胞肺がん初回治療におけるCDDP＋PEM群とAxitinib併用療法群との無作為化第Ⅱ相臨床試験（AGILE1039試験）が実施されている．

進行膵がんに対しては，標準治療としてのGEM群と，GEM＋Axitinib併用療法群との無作為化第Ⅱ相臨床試験が実施され，併用群で生存期間の延長傾向が認められた[4]．しかし，その検証のために実施された第Ⅲ相臨床試験は，中間解析で主要評価項目である生存に改善がみられず中止となった．

その他，単剤での甲状腺がん，乳がん，悪性黒色腫などに対する第Ⅱ相臨床試験において，腫瘍縮小効果が観察されている．

作用機序

VEGFは，血管内皮細胞上に発現しているVEGF受容体（VEGFR-1，VEGFR-2，VEGFR-3）に結合しそのチロシンキナーゼを活性化する．血管内皮細胞では，VEGFRチロシンキナーゼからのシグナルにより，MAPキナーゼの活性化（血管内皮細胞増殖），PI3K/AKT経路の活性化（アポトーシス抑制），そして細胞骨格の変化（細胞の活動性亢進）などが起こる．さらに，VEGFは骨髄の血管内皮前駆細胞（endothelial progenitor cell）を動員した腫瘍血管新生作用や，一酸化窒素やプロスタグランジンI2（プロスタサイクリン）産生を促進し血管を拡張させる作用があることも示されている[5]．また，VEGFRが，大腸がん，膵がん，乳がん，非小細胞肺がん，悪性黒色腫，前立腺がん，白血病お

よび悪性中皮腫細胞で発現しており，かつ大腸がん，膵がん，乳がん細胞ではVEGFに対するモノクローナル抗体がこれらの細胞の増殖を抑制することも示され，腫瘍細胞増殖への直接的な関与も示唆されている[5]．

PDGFは，間葉系細胞を分化，増殖させることが知られており，近年血管新生への関与も注目されている．GIST（gastrointestinal stromal tumor）では，c-kitの活性化と同時にPDGFR-αの遺伝子変異（エクソン1，12，14，18）がその増殖にかかわっていることが示されている[6]．PDGFR-βを介したシグナル伝達は，周細胞の動員による毛細血管の形成促進や，腫瘍細胞からのVEGF産生を促すことが示唆されている[6]．

Axitinibは，ピコモルからナノモルレベルでVEGFR-1，VEGFR-2，VEGFR-3を阻害し，同時にPDGFR，c-kitも阻害することで抗腫瘍効果を発揮すると考えられている．

<文献>

1) Rugo, H. S. et al. : J. Clin. Oncol., 23 : 5474-5483, 2005
2) Rixe, O. et al. : Lancet Oncol., 8 : 975-984, 2007
3) Schiller, J. H. et al. : J. Clin. Oncol., 27 : 3836-3841, 2009
4) Spano, J. P. et al. : Lancet, 371 : 2101-2108, 2008
5) Ellis, L. M. & Hicklin, D. J. : Nat. Rev. Cancer, 8 : 579-591, 2008
6) Ostman, A. & Heldin, C. H. : Adv. Cancer Res., 97 : 247-274, 2007

（堀之内秀仁，関根郁夫）

● **AZD2171** ▶▶ Cediranib の項を参照

● **AZD2281** ▶▶ Olaparib の項を参照

● **AZD6244** ▶▶ Selumetinib の項を参照

● **BAY43-9006** ▶▶ Sorafenib の項を参照

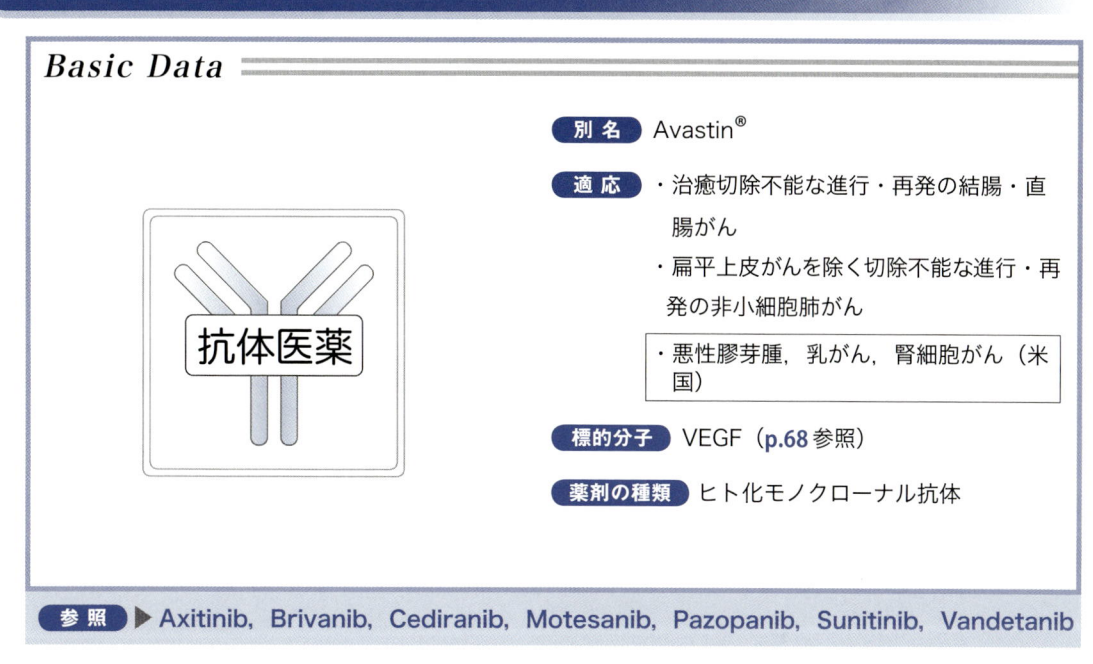

Bevacizumab

Basic Data

抗体医薬

- **別名** Avastin®
- **適応**
  - 治癒切除不能な進行・再発の結腸・直腸がん
  - 扁平上皮がんを除く切除不能な進行・再発の非小細胞肺がん
  - 悪性膠芽腫，乳がん，腎細胞がん（米国）
- **標的分子** VEGF（p.68 参照）
- **薬剤の種類** ヒト化モノクローナル抗体

参照 ▶ Axitinib, Brivanib, Cediranib, Motesanib, Pazopanib, Sunitinib, Vandetanib

使用方法と効果

　治癒切除不能な進行・再発の結腸・直腸がんに対して，他の抗悪性腫瘍剤との併用において，Bevacizumab（ベバシズマブ）として1回5 mg/kgまたは10mg/kgを2週間間隔で投与する．扁平上皮がんを除く切除不能な進行・再発の非小細胞肺がんでは，CBDCA＋PTX療法との併用でBevacizumabとして1回15mg/kgを3週間間隔で投与する．

　切除不能・再発大腸がんにおける，未治療例でのBevacizumabのIFL療法への追加効果を検証する第Ⅲ相臨床試験（AVF2107g試験），さらに既治療例でのFOLFOX4療法への追加効果を検証する第Ⅲ相臨床試験（E3200試験）では，いずれもBevacizumabの上乗せ効果が示された[1)2)]．

　進行・再発非小細胞肺がんの初回治療における，CBDCA＋PTX療法へのBevacizumab追加について検証する第Ⅲ相臨床試験（E4599試験）では，Bevacizumabの上乗せ効果が示された[3)]．

　転移性乳がんにおける再発治療において，カペシタビン療法へのBevacizumabの追加を検証する第Ⅲ相臨床試験では，無増悪生存期間（PFS），全生存期間（OS）とも有意な延長効果は認められなかった[4)]．一方，転移性乳がんにおける初回化学療法としてパクリタキセルへBevacizumabを追加する第Ⅲ相臨床試験（E2100試験），ドセタキセルへBevacizumabを追加する第Ⅲ相臨床試験（AVADO試験），カペシタビン/パクリタキセル/ドセタキセルいずれかにBevacizumabを追加する第Ⅲ相臨床試験（RIBBON-1試験）においては，いずれもBevacizumabの上乗せ効果が示されている[5)～7)]．さらに，転移性乳がんの二次治療において，カペシタビン/パクリタキセル/ドセタキセルいずれかにBevacizumabを追加する第Ⅲ相臨床試験（RIBBON-2試験）においても，Bevacizumabの上乗せ効果が示された[8)]．

　転移・再発腎細胞がんにおける，初回化学療法としてインターフェロン療法へのBevacizumab上乗せを検証する第Ⅲ相臨床試験（AVOREN試験）では，bevacizumab併用群でPFSの有意な延長が示された[9)]．

作用機序

　VEGFは，血管内皮細胞上に発現しているVEGF受

容体（VEGFR）を活性化する．VEGFRファミリーは，VEGFR-1，VEGFR-2，VEGFR-3が知られており，チロシンキナーゼ活性を有す．VEGFR-1は，下流PI3K経路の活性化を通してアポトーシス抑制と内皮細胞の遊走にかかわり，VEGFR-2からのシグナルはMAPキナーゼ活性化を通して内皮細胞の増殖にかかわることが示唆されている．VEGFR-3は創傷治癒の過程や腫瘍増殖に関連したリンパ管新生に関与すると考えられている．また，VEGFRが，大腸がん，膵がん，乳がん，非小細胞肺がん，悪性黒色腫，前立腺がん，白血病および悪性中皮腫細胞で発現しており，かつ大腸がん，膵がん，乳がん細胞ではVEGFに対するモノクローナル抗体がこれらの細胞の増殖を抑制することも示され，腫瘍細胞増殖への直接的な関与も示唆されている[10]．

Bevacizumabは血管内皮細胞増殖因子VEGF-Aに対するヒト化モノクローナルIgG1抗体であり，血管新生阻害剤として最初に臨床導入された．BevacizumabはヒトVEGF-Aと選択的に競合しVEGFR経路の活性化を阻害する．その結果，腫瘍血管新生阻害による間接的な腫瘍縮小，脈管構造と血管透過性の正常化による腫瘍組織間質圧の低下による化学療法剤の移行性向上などの効果をもたらすと考えられている[10]．

<文献>

1) Hurwitz, H. et al. : N. Engl. J. Med., 350 : 2335-2342, 2004
2) Giantonio, B. J. et al. : J. Clin. Oncol., 25 : 1539-1544, 2007
3) Sandler, A. B. : J. Clin. Oncol., 27 : 1405-1412, 2009
4) Miller, K. D. et al. : J. Clin. Oncol., 23 : 792-799, 2005
5) Miller, K. et al. : N. Engl. J. Med., 357 : 2666-2676, 2007
6) Miles, D. et al. : J. Clin. Oncol., 26 : Abstr LBA1011, 2008
7) Robert, N. J. et al. : J. Clin. Oncol., 27 : Abstr 1005, 2009
8) Brufsky, A. et al. : Cancer Res., 69 : Abstr 42, 2009
9) Escudier, B. et al. : Lancet, 370 : 2103-2111, 2007
10) Ellis, L. M. & Hicklin, D. J. : Nat. Rev. Cancer, 8 : 579-591, 2008

（堀之内秀仁，関根郁夫）

● Bexxar® ▶▶ ¹³¹I-Tositumomabの項を参照

● BIBW-2992

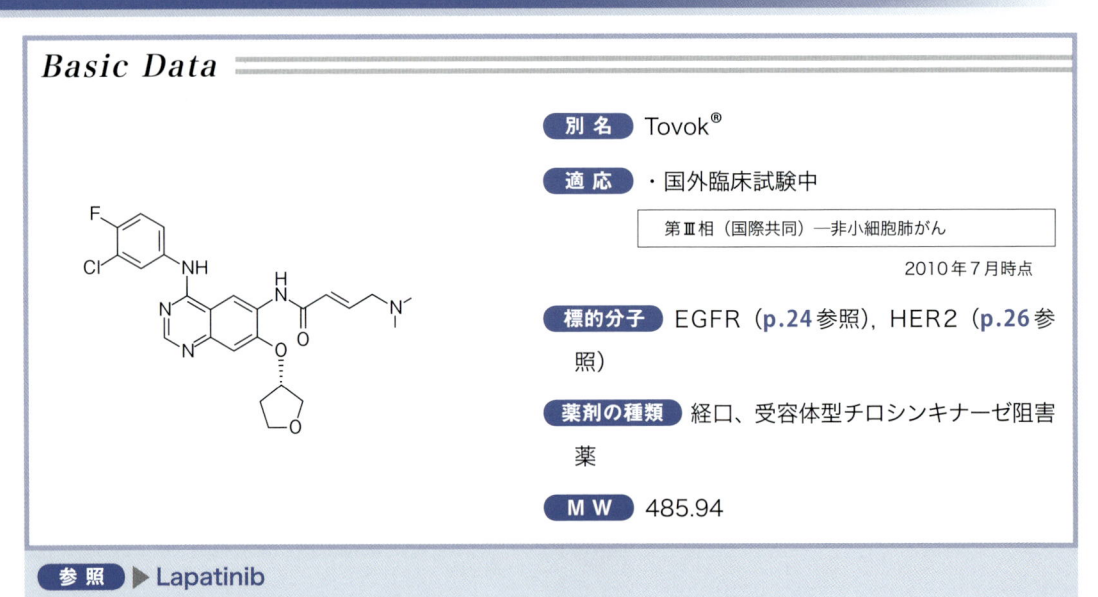

Basic Data

| 別名 | Tovok® |
| 適応 | ・国外臨床試験中 |

第Ⅲ相（国際共同）―非小細胞肺がん

2010年7月時点

標的分子	EGFR（p.24参照），HER2（p.26参照）
薬剤の種類	経口、受容体型チロシンキナーゼ阻害薬
MW	485.94

参照 ▶ Lapatinib

使用法と効果

第Ⅰ相臨床試験において，BIBW-2992の推奨用量は，①BIBW-2992 40mg毎日内服[1]，ないし21日間内服，7日休薬[2]，②BIBW-2992 70mgを14日間内服，14日間休薬[3]，③BIBW-2992 40mg毎日内服＋週1回パクリタキセル（80mg/m^2）併用療法[4]，④ドセタキセル75mg/m^{2}を1日目に投与，BIBW-2992 90mgを2～4日目に内服，3週毎[5]，の報告がある．

第Ⅱ相臨床試験では，EGFRの変異をもつ肺腺がんの一次治療既治療例を対象に，BIBW-2992単剤50mg/日を投与し，効果は，55人中，29人（53％）が部分奏功（PR），23人（42％）が安定（SD）であった．主な有害事象は，下痢（87％）と皮膚症状（88％）であり，27人（43％）が40mg，7人（11％）が30mgに減量し，1人が投与中止となった[6]．また，第Ⅱb/Ⅲ相臨床試験では，プラチナ系薬剤を含む化学療法やErlotinibまたはGefitinibによる第一〜二次既治療の非小細胞肺がん患者を対象に，BIBW-2992 50mgとプラセボを比較し，ErlotinibないしGefitinib既治療例でも40％の奏効率が得られている[7]．また非小細胞肺がん以外にも，HER2陽性乳がん，前立腺がん，大腸がんなどで治療開発が試みられている．

2010年7月現在，2つの第Ⅲ相臨床試験が進行中であり，EGFRの変異を有する非小細胞肺がんを対象に一次治療において，シスプラチン＋ペメトレキセート併用療法とBIBW-2992単剤を比較する試験と，ErlotinibまたはGefitinib既治療の非小細胞肺がん患者で，BIBW-2992単剤の治療後に，化学療法と，BIBW-2992＋パクリタキセル週1回併用療法を比較する試験である．

作用機序

BIBW-2992は，受容体であるEGFRとHER2を不可逆的に阻害する経口チロシンキナーゼ阻害薬である．EGFRおよびHER2を可逆的に阻害する薬剤（Lapatinibなど）よりも，より強力にEGFRおよびHER2のシグナル伝達を阻害することを目的としている．

＜文献＞

1) Agus, D. B. et al. : J. Clin. Oncol., 24 : Abstr 2074, 2006
2) Lewis, N. et al. : J. Clin. Oncol., 24 : Abstr 3091, 2006
3) Eskens, F. A. et al. : Br. J. Cancer, 98 : 80-85, 2008
4) Ang, C. et al. : J. Clin. Oncol., 27 : Abstr e14541, 2009
5) Awada, A. H. et al. : J. Clin. Oncol., 27 : Abstr 3556, 2009
6) Shih, J. et al. : J. Clin. Oncol., 27 : Abstr 8013, 2009
7) Yang, C. et al. : J. Clin. Oncol., 27 : Abstr 8062, 2009

（小野麻紀子，田村研治）

● **BMS-354825** ▶▶ Dasatinibの項を参照

● **BMS-540215** ▶▶ Brivanibの項を参照

● **BMS-734016** ▶▶ Ipilimumabの項を参照

Bortezomib

Basic Data

- **別名**: Velcade®, PS-341
- **適応**: ・再発・難治性多発性骨髄腫
- **標的分子**: 20S プロテアソーム（p.196 参照）（キモトリプシン様，カスパーゼ様活性）
- **薬剤の種類**: プロテアソーム阻害薬（ボロン酸）
- **MW**: 384.24

参照 ▶ Carfilzomib

使用法と効果

　成人1日1回，Bortezomib（ボルテゾミブ）として1.3mg/m^{2}を週2回，2週間（1，4，8，11日目）静脈内に投与した後，10日間休薬する．3週間を1サイクルとし，投与を繰り返す．8サイクルを超えて継続投与する場合には，週1回，4週間（1，8，15，22日目）投与後，13日間休薬する．

　再発または難治性の多発性骨髄腫に対する国内第I／II臨床試験における評価対象33例の成績は，奏効率（CR＋PR）は30.3％（10/33）であった[1]．国内臨床試験の安全性評価症例において，34例中34例（100％）に副作用（臨床検査値異常を含む）が認められた．重大な副作用としては，肺障害，心障害，末梢神経障害，イレウス，好中球・血小板減少症などが認められている．グレード3以上の非血液毒性，グレード4の血液毒性および疼痛を伴うグレード1もしくはグレード2以上の末梢神経障害出現には，本剤の添付文書に従い，症状回復までの休薬，減量，投与中止などの対応を行う．

作用機序

　Bortezomibは20Sプロテアソームのタンパク質分解酵素を有する3つのβユニットの中で，キモトリプシン様活性を有するβ5ユニットを強力に阻害することで，さまざまな機能タンパク質およびミスフォールドタンパク質を蓄積させ，抗腫瘍効果をもたらす．例えば，ユビキチン化IκBαが蓄積することでNF-κBの核内移行が阻害され，腫瘍細胞の増殖が抑えられる．また，多発性骨髄腫においては腫瘍と相互作用するストローマ細胞にも作用しNF-κB依存的な各種サイトカイン（IL-6，IGF-1，VEGFなど）の産生を抑え，オートクライン・パラクライン的な骨髄腫増殖機構を抑制する[2]．

　NF-κBの抑制以外には，細胞周期にかかわるタンパク質群の発現亢進（p53タンパク質の分解抑制による発現の安定化や，p21，p27の発現による細胞周期の停止），腫瘍関連の血管新生の抑制（血管新生にかかわるサイトカインであるVEGF，IL-6，IGF-1，Angiopoetinの産生抑制），アポトーシス誘導因子の亢進などが報告されている．カスパーゼ依存性のアポトーシス誘導として，c-Flip，XIAPなどの抗アポトーシス因子の阻害，JNKの活性化，デスレセプター系の活性化，Noxaなどのミトコンドリア膜傷害性アポトーシスを誘導するBH3 onlyタンパク質の発現，活性酸素の過剰発現，ミスフォールドタンパク質の蓄積と小胞体ストレスの誘導などさまざまな報告がなされている[3]．

<文献>

1) Tobinai, K. et al. : Int. J. Clin. Oncol., 12 : 318-326, 2007

2) Hideshima, T. et al. : Blood, 104 : 607-618, 2004
3) Perez-Galan, P. et al. : Blood, 107 : 257-264, 2006

(李　政樹, 飯田真介)

Bosutinib

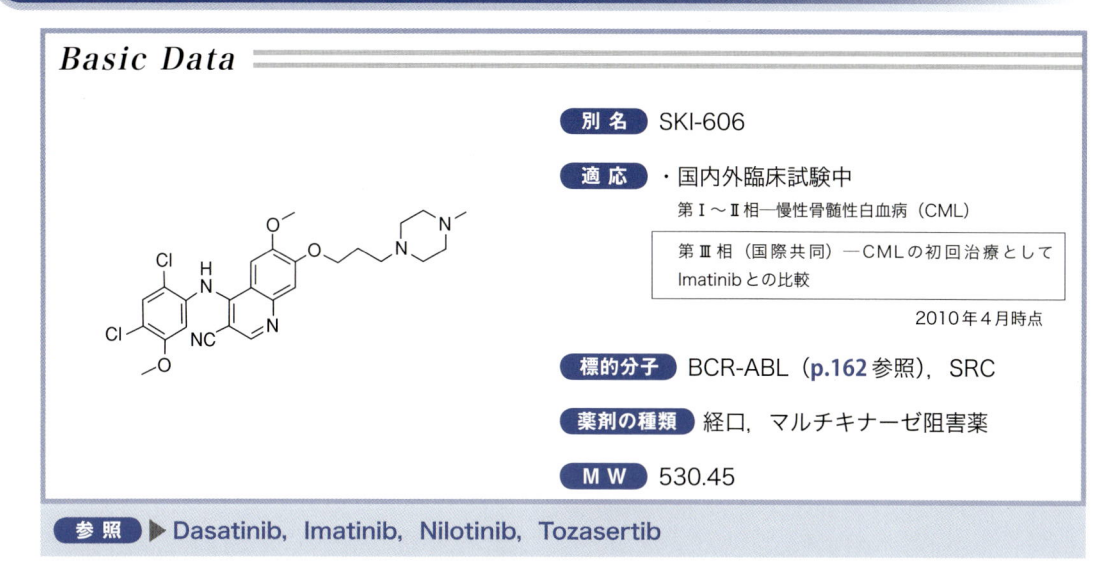

Basic Data

別名　SKI-606

適応　・国内外臨床試験中
第Ⅰ～Ⅱ相―慢性骨髄性白血病（CML）
第Ⅲ相（国際共同）―CMLの初回治療としてImatinibとの比較
2010年4月時点

標的分子　BCR-ABL（p.162参照），SRC

薬剤の種類　経口，マルチキナーゼ阻害薬

MW　530.45

参照　▶ Dasatinib, Imatinib, Nilotinib, Tozasertib

使用法と効果

2008年のASCO（American Society of Clinical Oncology）会議では，Imatinibに加えNilotinibやDasatnibなど他のチロシンキナーゼ阻害薬に耐性または不耐であった慢性期の慢性骨髄性白血病（CML）患者を対象とした，第Ⅱ相臨床試験の中間解析が報告された（n＝257）．Bosutinib（ボスチニブ）は500mg/日で経口投与された．登録された患者はImatinibに加えて，インターフェロン（n＝86），Dasatinib（n＝60），Nilotinib（n＝7），幹細胞移植（n＝13）を前治療として受けていた．65％の患者がImatinib耐性，28％はImatinib不耐であった．Imatinib耐性例では，血液学的効果が評価可能な59例中47例（80％）が完全寛解に至り，細胞遺伝的効果が評価可能な77例中20例（26％）に完全寛解が得られた．前治療にDasatinibを受けた患者でも11例中7例（64％）に血液学的完全寛解が得られた[1]．

頻度の高い毒性は，悪心，嘔吐，下痢などの消化器毒性であったが，ほとんどグレード1～2で対処可能であり，3～4週間で自然軽快したと報告されている[1]．

グレード3～4の血液学的毒性は，血小板減少，好中球減少，貧血がそれぞれ，14％，14％，1％であり，他のグレード3～4検査値異常ではAST上昇，低リン血症がそれぞれ11％，12％であった[1]．

2010年のASCO会議でも，Imatinib耐性（n＝202）またはImatinib不耐（n＝92）の慢性期CML患者を対象にした，Bosutinib（500mg/日）の第Ⅱ相試験の結果が発表された[2]．追跡期間中央値13.7カ月の時点で，細胞遺伝学的完全寛解および分子遺伝学的大寛解はそれぞれ50％，52％と良好な成績であった[2]．これらの指標はImatinib耐性例ではそれぞれ46％，54％であり，Imatinib不耐例では59％，49％との結果であった[2]．毒性のプロファイルは前述の臨床試験と同様であった[2]．

作用機序

BosutinibはABLとSRCキナーゼの阻害薬であり，ABLに対する阻害活性はImatinibより200倍高い．Imatinibと異なり，KIT，PDGFR-Aに対する阻害活性は低い．BCR-ABLのImatinib耐性変異に対しても

阻害活性を有するが，NilotinibやDasatinibと同様T315I変異への阻害活性は弱い．

Bruemmendorfの臨床試験では，104例でBCR-ABLの遺伝子型が検索され，44例の患者に19種類の変異が検出された．血液学的効果の評価可能例では，p-loop変異のある2例中2例，p-loop以外の変異のある13例中9例，変異のない26例中23例で完全寛解が得られた．これらから，BosutinibはBCR-ABL変異に起因するImatinibあるいはDasatinib，Nilotinib耐性を一部克服することが示唆されている[1]．

<文献>
1) Bruemmendorf, T. H. et al. : ASCO annual meeting, Abstr 7001, 2008
2) Cortes, J. E. et al. : ASCO annual meeting, Abstr 6502, 2010

(向原 徹)

Brivanib

Basic Data

別名：BMS-540215
適応：・国外臨床試験中
　　　第Ⅲ相（米国）―肝細胞がん，大腸がん
　　　2010年6月時点
標的分子：VEGFR-2（p.70参照），FGFR1（p.30参照）
薬剤の種類：経口，マルチキナーゼ阻害薬
MW：370.38

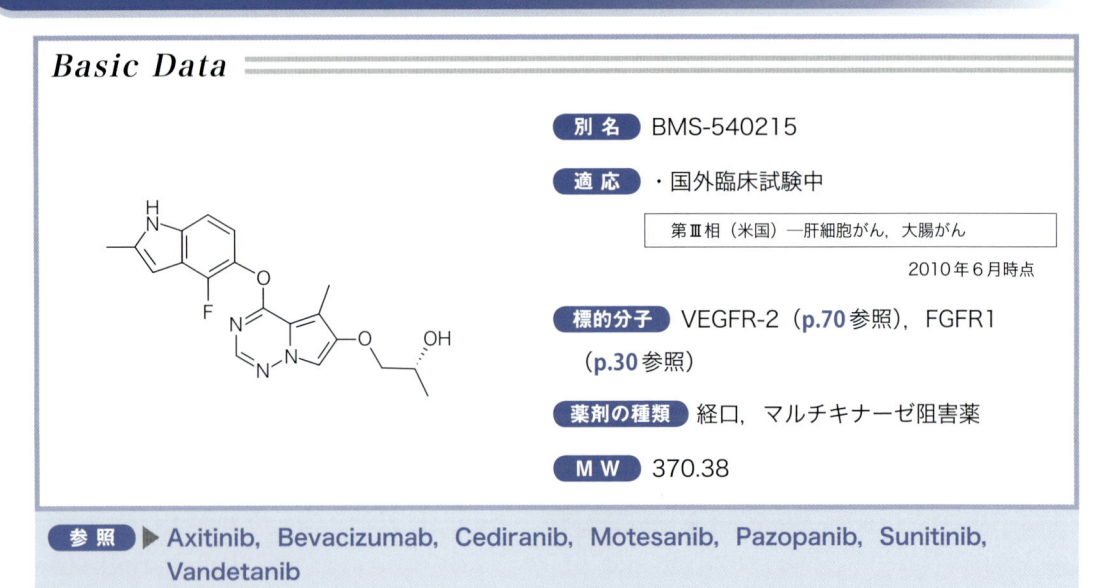

参照 ▶ Axitinib, Bevacizumab, Cediranib, Motesanib, Pazopanib, Sunitinib, Vandetanib

使用方法と効果

進行・転移性固形腫瘍患者41人を対象とした第Ⅰ相臨床試験では，倦怠感，トランスアミナーゼ上昇，下痢，高血圧，血小板減少などの用量制限毒性（DLT）が出現し，Brivanib（ブリバニブ）として1回800mg，1日1回内服が推奨用量とされた[1]．

Sorafenib無効となった進行肝細胞がん患者に対するプラセボ対照の第Ⅲ相臨床試験，TACE（肝動脈化学塞栓療法）単独群とTACEにSorafenibを補助化学療法を追加する群とを比較する第Ⅲ相臨床試験が進行している．

また，二次治療以降の進行大腸がんにおいて，CetuximabとBrivanibの併用群と，Cetuximabとプラセボ併用群とを比較する第Ⅲ相臨床試験が実施されている．

この他，肉腫，子宮体がんなどの固形がんでも臨床試験が実施されている．

作用機序

VEGFは，血管内皮細胞上に発現しているVEGF受容体（VEGFR-1，VEGFR-2，VEGFR-3）を活性化する．内皮細胞では，VEGFRチロシンキナーゼからのシグナルにより，MAPキナーゼの活性化（細胞増殖），PI3K/Akt経路の活性化（アポトーシス抑制），細胞骨格の変化（細胞の活動性亢進）などが起こる．さらに，VEGFは一酸化窒素やプロスタグランジンI2産生を促

進し血管透過性を亢進させ，MMPを活性化し細胞浸潤を促す働きがあることも示されている[2]．また，VEGFRが，大腸がん，膵がん，乳がん，非小細胞肺がん，悪性黒色腫，前立腺がん，白血病および悪性中皮腫細胞で発現しており，かつ大腸がん，膵がん，乳がん細胞ではVEGFに対するモノクローナル抗体がこれらの細胞の増殖を抑制することも示され，腫瘍細胞増殖への直接的な関与も示唆されている[5]．

FGFRは種々の細胞で発現する受容体型チロシンキナーゼである．FGFRからのシグナル伝達経路は，創傷治癒過程の血管内皮細胞増殖（血管新生）や，腫瘍細胞から産生されたFGFによる腫瘍血管新生において注目されてきた．近年，この経路は，血管新生のみならず，腫瘍細胞の増殖，浸潤，転移などにも幅広く関与していることが示されつつある[3]．さらに，FGFRシグナル経路は，EGFRシグナル経路，VEGFRシグナル経路と関連していることが判明し，EGFR阻害薬やVEGF阻害薬の耐性化への関与も示唆されている[4)5]．

BrivanibはこれらVEGFRおよびFGFR経路の両方を標的として抗腫瘍効果を発揮することが期待されている．

＜文献＞

1) Jonker, D. J. et al. : J. Clin. Oncol., 25 : Abstr 3559, 2007
2) Hicklin, D. J. & Ellis, L. M. : J. Clin. Oncol., 23 : 1011-1027, 2005
3) Turner, N. & Grose, R. : Nat. Rev. Cancer, 10 : 116-129, 2010
4) Casanovas, O. et al. : Cancer Cell, 8 : 299-309, 2005
5) Marek, L. et al. : Mol. Pharmacol., 75 : 196-207, 2009

（堀之内秀仁，関根郁夫）

BSI-201

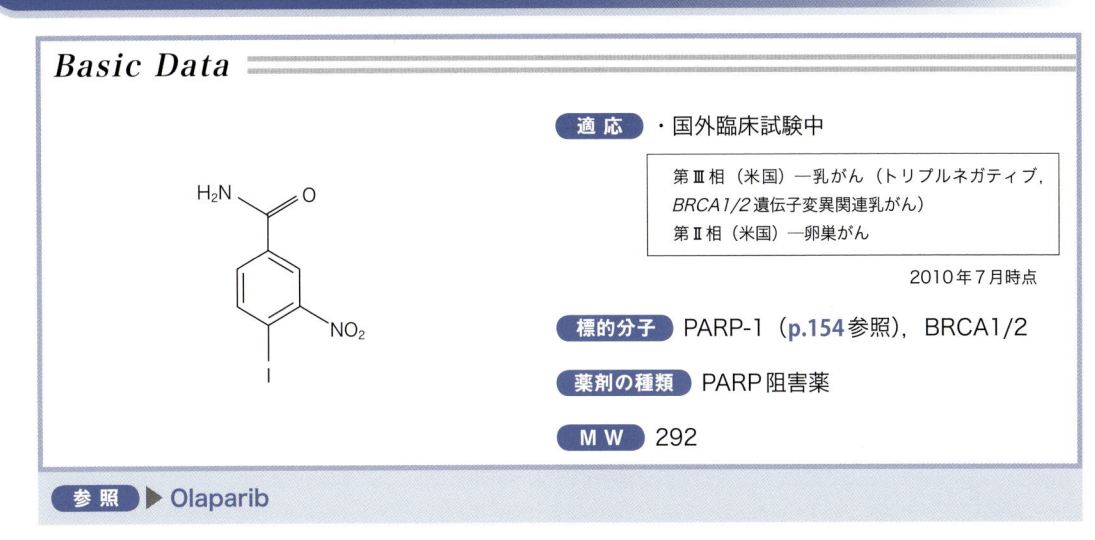

Basic Data

適応・国外臨床試験中

第Ⅲ相（米国）―乳がん（トリプルネガティブ，BRCA1/2遺伝子変異関連乳がん）
第Ⅱ相（米国）―卵巣がん

2010年7月時点

標的分子 PARP-1（p.154参照），BRCA1/2

薬剤の種類 PARP阻害薬

MW 292

参照 ▶ Olaparib

使用法と効果

単剤での第Ⅰ相臨床試験では用量制限毒性（DLT）は認められなかった[1]．トリプルネガティブ（エストロゲン受容体，プロゲステロン受容体，HER2いずれも陰性）の転移性乳がんを対象として，ゲムシタビン（1,000mg/m^2，1，8日目）＋カルボプラチン（AUC＝2，1，8日目）3週毎の化学療法にBSI-201（5.6mg/m^2，1，4，8，11日目）の上乗せ効果を検討した比較第Ⅱ相臨床試験の結果が報告されている．主要評価項目である臨床的有効性（CR＋PR＋SD）は21％と62％，二次評価項目であるCR＋PRは15％と48％，生存期間中央値（MST）は5.7カ月と9.2カ月，無増悪生存期間（PFS）は3.3カ月と6.9カ月でいずれもBSI-201併用群で有意に良好であり，有害事象にも差が認められていない[2]．現在，第Ⅲ相臨床試験が進行中である．

作用機序

抗がん薬あるいは放射線などによるDNA損傷から導かれる殺細胞効果は，その修復により効果が減じる．損傷を受けたDNAの修復機序として，主に塩基除去修復と相同組換えがあり，それぞれPARP-1とBRCA1（あるいはBRCA2）が強く関与している．PARP-1はヒストンタンパク質とともにDNAに結合し，DNAの一重鎖切断に際し塩基除去修復に必要なタンパク質と複合体を形成する．また，BRCA1およびBRCA2は切断された二重鎖切断に対し，相同組換えによりその修復を行う．BRCA1の発現が低いとプラチナ製剤などのDNA傷害性薬剤の感受性が高く，BRCA1の欠損細胞では正常細胞に比べPARP阻害薬に感受性が高いことが示されている．

＜文献＞

1) Papeo, G. et al. : Expert Opin. Ther. Patents., 19 : 1377-1400, 2009
2) O'Shaughnessy, J. et al. : J. Clin. Oncol., 27 : Abstr 5510, 2009

（瀧川奈義夫，谷本光音）

Campath® ▶▶ Alemtuzumabの項を参照

Canertinib

Basic Data

別名 CI 1033

適応 進行中の臨床試験なし

2010年7月時点

標的分子 EGFR（p.24参照），HER2（p.26参照），HER4

薬剤の種類 経口，受容体型チロシンキナーゼ阻害薬

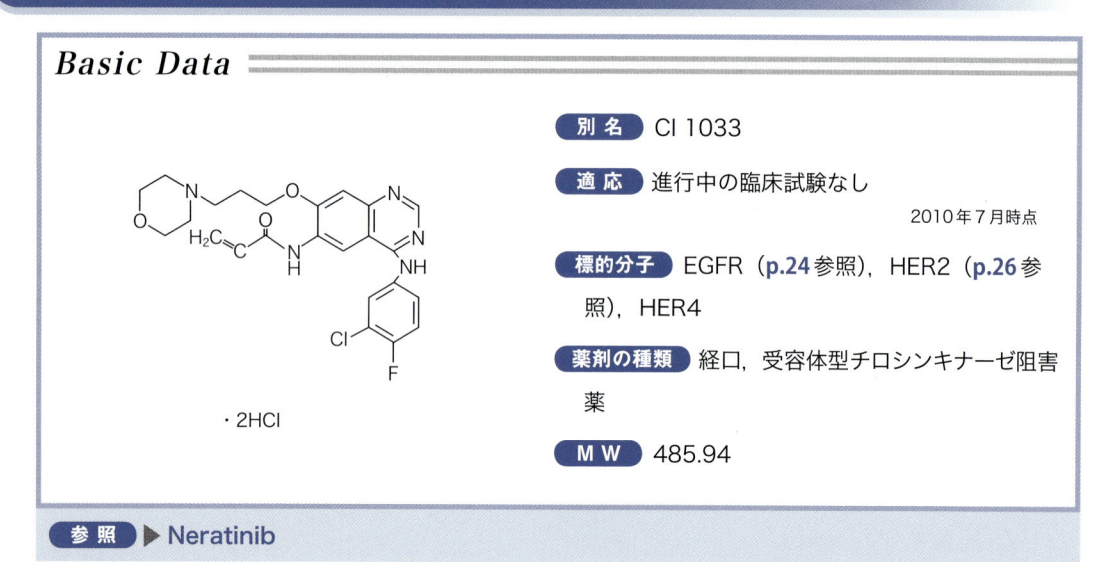

MW 485.94

参照 ▶ Neratinib

使用法と効果

第Ⅰ相臨床試験において，Canertinib（カネルチニブ）の推奨用量は，①Canertinib 450mg/bodyを14日間内服，7日間休薬，21日毎[1]，②Canertinib 650mg/bodyを7日間内服，21日毎[2] ③Canertinib 50mg/bodyを2日目から14日間内服＋ドセタキセル75mg/m^{2}を1日目に内服，21日毎[3]，などが報告されている．

2つの無作為化第Ⅱ相臨床試験では，それぞれ3群に分け，Canertinibの用量設定は同様とし，非小細胞肺がんと乳がんで行った．肺がんでは，プラチナ製剤抵抗性で，ERBB受容体が少なくとも1つ以上が陽性の進行非小細胞肺がんを対象に，①Canertinib 50mg/bodyまたは②150mg/bodyを毎日内服（休薬なし），③450 mg/bodyを14日間内服，7日休薬，21日毎の

3群に割り付けた．奏効率は，それぞれ2％，2％，4％で，安定（SD）は16％，23％，18％であった．一方，乳がんでは，ERBB受容体の少なくとも1つ以上が陽性で，前治療が2レジメン以内の進行再発乳がんを対象に，同様のCanertinib投与量とスケジュールで[4]，効果は，完全奏功（CR）なし，部分奏功（PR）がそれぞれ1.5％，1.5％，7.3％，SDは29.4％，19.1％，10.9％であった．奏効者の半分（6人中3人）はHER2陽性であった．なお，③群はグレード3/4の有害事象が多かったために中間解析の時点で登録中止となった．主な有害事象は，下痢（42.6〜85.7％），嘔気（30.9〜55.4％），食欲不振（19.1〜39.3％），粘膜炎（17.6〜44.6％），発疹（25.0〜62.5％），アクネ様皮疹（13.2〜28.6％），疲労（25.0〜46.4％），体重減少（7.4〜23.2％），血小板減少（グレード3/4：6.0〜9.6％），貧血（グレード3/4：1.9〜6.0％）などであった．

◆ 作用機序

Canertinibは，EGFR, HER2, HER4を不可逆的に阻害する経口チロシンキナーゼ阻害薬である．受容体のATP結合ポケットに入り込み，ATPを競合阻害することで作用を発揮する．チロシンキナーゼ活性のあるEGFR, HER2, HER4すべてを不可逆的に阻害する（HER3はチロシンキナーゼ活性を有さない）ことで，より広域かつ持続的にERBBファミリーのシグナル伝達を阻害することを目的としている．

<文献>
1) Nemunaitis, J. et al. : Clin. Cancer Res., 11 : 3846-3853, 2005
2) Zinner, R. G. et al. : Clin. Cancer Res., 13 : 3006-3014, 2007
3) Garland, L. L. et al. : Clin. Cancer Res., 12 : 4274-4282, 2006
4) Rixe, O. et al. : Cancer Chemother. Pharmacol., 64 : 1139-1148, 2009

（小野麻紀子，田村研治）

Carfilzomib

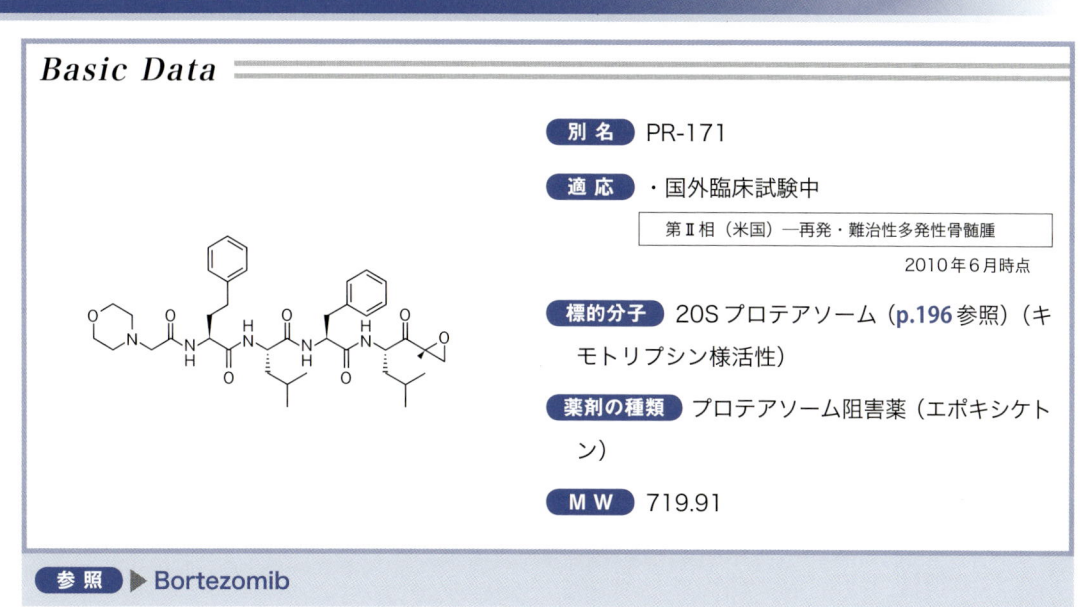

Basic Data

別名	PR-171
適応	・国外臨床試験中
	第Ⅱ相（米国）―再発・難治性多発性骨髄腫
	2010年6月時点
標的分子	20Sプロテアソーム（p.196参照）（キモトリプシン様活性）
薬剤の種類	プロテアソーム阻害薬（エポキシケトン）
MW	719.91

参照 ▶ Bortezomib

使用法と効果

　米国で行われた再発・難治性の多発性骨髄腫患者を対象にした第Ⅱ相臨床試験（PX-171-004）では，成人に1日1回，20mg/m^{2}を週2回，3週間（1, 2, 8, 9, 15, 16日目）静脈内投与し，その後12日間休薬するスケジュールで，最大12サイクルで計画された．

　Bortezomibの治療歴のある評価可能な33例に対する全奏効率は18％（6/33）で完全奏功（CR）1例，部分奏功（PR）5例であった．さらに4例の縮小（MR）および13例の安定（SD，6週以上持続）を含めると，70％（23/33）に治療効果が認められた．またBortezomibに耐性もしくは不耐用の8例に対する効果は，PR 1例，MR 1例，SD 6例で，全例に治療効果が認められている[1]．

　臨床試験における安全性評価は，30％以上頻度の副作用のすべてはグレード1～2で，主に倦怠感，吐き気，嘔吐，呼吸困難感，下痢，貧血，クレアチニン上昇が認められた．グレード3以上の副作用として貧血・好中球減少があげられているが，発熱性好中球減少症は報告されていない．また，11％（4/33）に末梢神経障害が報告されているが，一過性で，全例投与量の調節をすることなく治療が継続されている．

作用機序

　Carfilzomib（カーフィルゾミブ）はBortezomibと同様にプロテアソームのキモトリプシン様活性を中心に抑制するが，その阻害能はより強力であり，かつ不可逆的である．骨髄腫細胞株を用いた検証では，その抗腫瘍効果はBortezomibよりも高く，Bortezomibと同様にユビキチン化タンパク質の蓄積，カスパーゼ依存性のアポトーシスを誘導するが，特にJNKの活性化が作用機序の中で重要であることが報告されている[2]．また，Bortezomibに耐性の骨髄腫細胞株および臨床例の骨髄腫細胞に対しても，充分な抗腫瘍効果を発揮することも報告されている[3]．

＜文献＞
1）Siegel, D. et al. : Blood, 114 : Abstr 303, 2009
2）Orlowski, R. Z. et al. : Clin. Cancer Res., 14 : 1649, 2008
3）Dasmahapatra, G. et al. : Blood, 114 : Abstr 1688, 2009

（李　政樹，飯田真介）

● CC-5013 ▶▶ Lenalidomideの項を参照

● CCI-779 ▶▶ Temsirolimusの項を参照

Cediranib

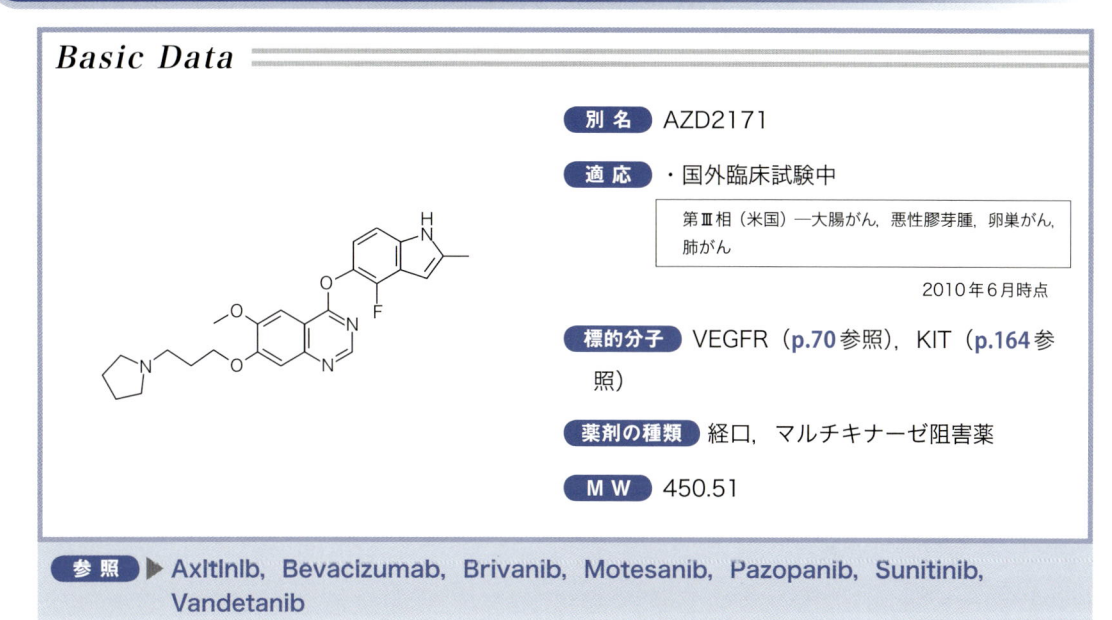

Basic Data

別名	AZD2171
適応	・国外臨床試験中
	第Ⅲ相（米国）―大腸がん，悪性膠芽腫，卵巣がん，肺がん
	2010年6月時点
標的分子	VEGFR（p.70参照），KIT（p.164参照）
薬剤の種類	経口，マルチキナーゼ阻害薬
MW	450.51

参照 ▶ Axltlnlb, Bevacizumab, Brivanib, Motesanib, Pazopanib, Sunitinib, Vandetanib

使用方法と効果

本邦で行われた第Ⅰ相臨床試験では，倦怠感，嘔気，下痢，高血圧などの有害事象の出現が指摘され，Cediranib（セディラニブ）として30mg以下の用量が推奨用量であった[1]．

進行非小細胞肺がん初回治療でのCBDCA＋PTX療法とCedinarib併用の第Ⅱ/Ⅲ相臨床試験では，Cedinarib併用群で奏効率38%（コントロール群16%）と良好であったが，併用群のうちCedinarib 1日30 mg投与群での毒性出現頻度が高かったと報告されている[2]．現在，進行非小細胞肺がんの初回治療においてCBDCA＋PTX療法単独群と，Cediranib 1日20 mgを併用した群を比較する第Ⅲ相臨床試験（BR29試験）が実施されている．

卵巣がんに対する単剤の第Ⅱ相臨床試験では，奏効率17%，無増悪生存期間（PFS）中央値5.2カ月と報告されている[3]．現在，進行卵巣がん初回治療においてCBDCA＋PTX療法への上乗せ効果を検証する第Ⅲ相臨床試験（ICON6試験）が実施されている．

再発膠芽腫に対する単剤の第Ⅱ相臨床試験では，56%の患者で腫瘍体積評価（volumetric evaluation）で50%以上の縮小が得られ，PFS中央値は111日と良好であったと報告されている[4]．現在，再発膠芽腫に対して，Cediranibとロムスチンを比較する第Ⅲ相臨床試験（REGAL試験）が実施されている．

その他，進行大腸がん初回治療（FOLFOX療法）に対するBevacizumab，Cediranibそれぞれの上乗せ効果を検証する第Ⅲ相臨床試験（HORIZONⅢ試験），進行胆道がん初回治療でのCDDP＋GEM療法への上乗せ効果をみる第Ⅲ相臨床試験（ABC-03試験）が実施もしくは計画されている．

作用機序

VEGFは，血管内皮細胞上に発現しているVEGF受容体（VEGFR-1，VEGFR-2，VEGFR-3）を活性化する．内皮細胞では，VEGFRチロシンキナーゼからのシグナルにより，MAPキナーゼの活性化（細胞増殖），PI3K/AKT経路の活性化（アポトーシス抑制），そして細胞骨格の変化（細胞の活動性亢進）などが起こる．さらに，VEGFは一酸化窒素やプロスタグランジンI2産生を促進し血管透過性を亢進させ，MMPを活性化し細胞浸潤を促す働きがあることも示されている[5]．

また，VEGFRが，大腸がん，膵がん，乳がん，非小細胞肺がん，悪性黒色腫，前立腺がん，白血病および悪性中皮腫細胞で発現しており，かつ大腸がん，膵がん，乳がん細胞ではVEGFに対するモノクローナル抗体がこれらの細胞の増殖を抑制することも示され，腫瘍細胞増殖への直接的な関与も示唆されている[6]．

c-kitは，GIST，悪性黒色腫，血管肉腫，胸腺腫瘍，セミノーマ，乳がん，肺小細胞がんなどの細胞に発現していることが知られている受容体型チロシンキナーゼである[7]．特に切除不能，転移・再発のGISTに対して化学療法は無効と考えられてきたが，c-kitを阻害するImatinibによって70％前後の奏効率が報告され標準治療として確立している[8]．

Cediranibはこの VEGFR 経路やc-kit の阻害を通して抗腫瘍効果を発揮することが期待されている．

＜文献＞
1) Yamamoto, N. et al. : Cancer Chemother. Pharmacol., 64 : 1165-1172, 2009
2) Goss, G. D. et al. : J. Clin. Oncol., 28 : 49-55, 2010
3) Matulonis, U. A. et al. : J. Clin. Oncol., 27 : 5601-5606, 2009
4) Batchelor, T. T. et al. : Cancer Cell, 11 : 83-95, 2007
5) Hicklin, D. J. & Ellis, L. M. : J. Clin. Oncol., 23 : 1011-1027, 2005
6) Ellis, L. M. & Hicklin, D. J. : Nat. Rev. Cancer, 8 : 579-591, 2008
7) Natali, P. G. et al. : Cancer Res., 52 : 6139-6143, 1992
8) Demetri, G. D. et al. : N. Engl. J. Med., 347 : 472-480, 2002

（堀之内秀仁，関根郁夫）

CEP-701 ▶▶ Lestaurtinib の項を参照

Cetuximab

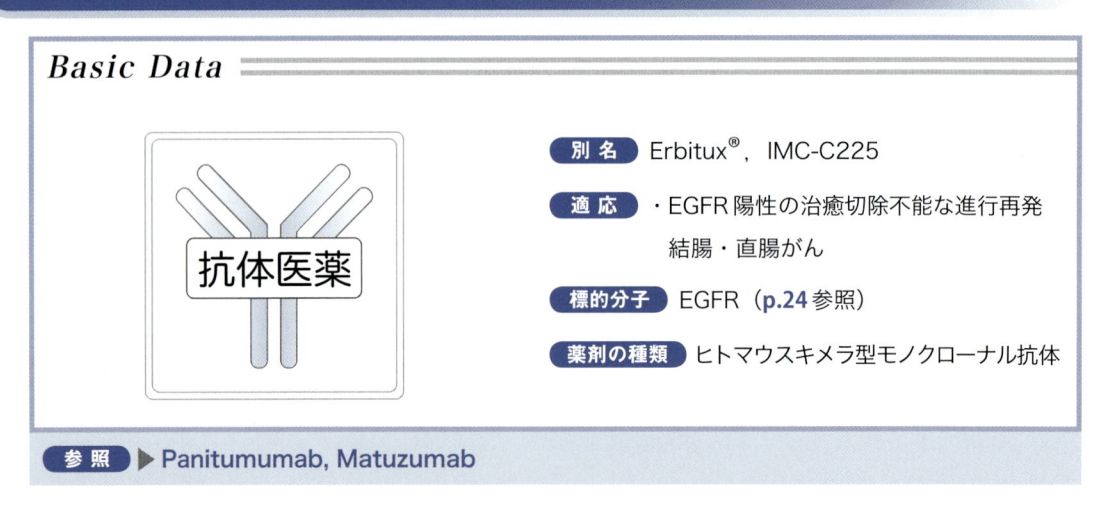

Basic Data

抗体医薬

別名 Erbitux®，IMC-C225
適応 ・EGFR陽性の治癒切除不能な進行再発結腸・直腸がん
標的分子 EGFR（p.24 参照）
薬剤の種類 ヒトマウスキメラ型モノクローナル抗体

参照 ▶ Panitumumab, Matuzumab

使用法と効果

初回投与量は400mg/m^2，次週から250mg/m^{2}で毎週投与．無作為化第Ⅱ相臨床試験では，イリノテカン耐性の転移性結腸直腸がんを対象に，Cetuximab（セツキシマブ）単剤と比較して，イリノテカン＋Cetuximab併用療法で有意に高い奏効率を示した[1]．第Ⅲ相臨床試験では，フッ化ピリミジン・イリノテカン・オキサリプラチン既治療のEGFR陽性，転移性結腸直腸がんを対象に，ベストサポーティブケア（BSC）と比較して，Cetuximab単剤が有意に生存期間を延長させた[2]．また，第Ⅲ相臨床試験にて，EGFR陽性，転

移性結腸直腸がんを対象に，一次治療におけるFOLFIRIに対するCetuximabの上乗せ効果が検証され，併用群で無増悪生存期間が有意に延長した[3]．局所進行頭頸部扁平上皮がんでは，放射線治療にCetuximab単剤の上乗せ効果が検証され，局所制御・生存期間ともにCetuximab併用群で有意に良好であった[4]．

主な有害事象は，国内で実施されたイリノテカンとの併用第Ⅱ相臨床試験において，痤瘡（87.2％），発疹（61.5％），食欲不振（56.4％），皮膚乾燥・口内炎・爪囲炎（51.3％）などを認めた．また，infusion reactionに充分配慮し，グレード3以上（5％未満）が出現した場合は，投与中止が推奨される．

作用機序

Cetuximabは，EGFRに対する抗体であり，リガンドと拮抗的に作用することにより，EGFRの二量体化を阻害する．その他，抗体依存性細胞介在性細胞傷害（ADCC）補体依存性細胞傷害（CDC）の関与，EGFRの内在化を促進させることでEGFRの発現量を低下させる作用も示唆されている．腫瘍細胞におけるEGFRの発現の有無はCetuximabの効果と相関しないが，KRASやBRAFの変異の有無がCetuximabの奏効と相関する[4][5]．KRASの変異は，転移性結腸直腸がんの約40％に認め，野生型においてのみCetuximabの効果が示された[4]．同様に，BRAFの変異は転移性結腸直腸がんの約10％に認め，変異型はCetuximabに耐性を示す[5]．

<文献>
1) Cunningham, D. et al. : N. Engl. J. Med., 351 : 337-345, 2004
2) Jonker, D. J. et al. : N. Engl. J. Med., 357 : 2040-2048, 2007
3) Van Cutsem, E. et al. : J. Clin. Oncol., 25 : Abstr 4000, 2007
4) Bonner, J. A. et al. : N. Engl. J. Med., 354 : 567-578, 2006
5) Karapetis, C. S. et al. : N. Engl. J. Med., 359 : 1757-1765, 2008
6) Di Nicolantonio, F. et al. : J. Clin. Oncol., 26 : 5705, 2008

（小野麻紀子，田村研治）

Chetomin

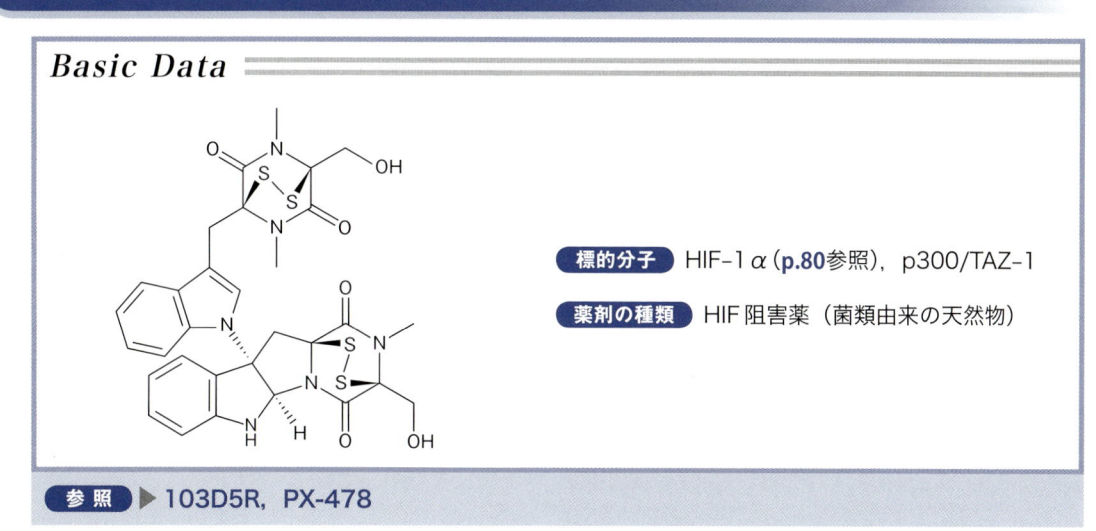

Basic Data

標的分子 HIF-1α（p.80参照），p300/TAZ-1
薬剤の種類 HIF阻害薬（菌類由来の天然物）

参照 ▶ 103D5R, PX-478

使用法と効果

HIF-1αの活性を抑制する薬剤．低酸素下において，大腸がん細胞株H116および肝細胞がん細胞株HepG2の細胞増殖抑制およびVEGF産生の抑制が報告されている[1]．

作用機序

Chetomin（ケトミン）は，菌類の二次代謝産物であるエピジチオジケトピペラジン（epidithiodiketo-piperazine：ETP）ファミリーの1つで，当初は抗生物質として同定された．ETPファミリーは，特徴的なジケトピペラジン構造をもち，シグナル経路に属する分子の特異的タンパク質−タンパク質結合を阻害する稀な小分子化合物として，興味深い化合物である．この化合物は，低酸素下の腫瘍細胞を標的として特異的に取り込まれることが知られており，その抗腫瘍作用が注目されている．しかしながら合成が困難で構造活性相関が長らく検討されていなかった．

近年ETPの合成方法が報告され，chetominは，HIF−1αのC−TAD（C-terminal activation domain）と，p300/TAZ−1のCH1（cystein histidine-rich domain 1）の結合を阻害することが明らかになった．この作用により，HIF−1αの活性が抑制される．

<文献>
1) Cook, K. M. et al. : J. Biol. Chem., 284 : 26831-26838, 2009

（荒尾徳三，西尾和人）

CI1033 ▶▶ Canertinib の項を参照

CI1040

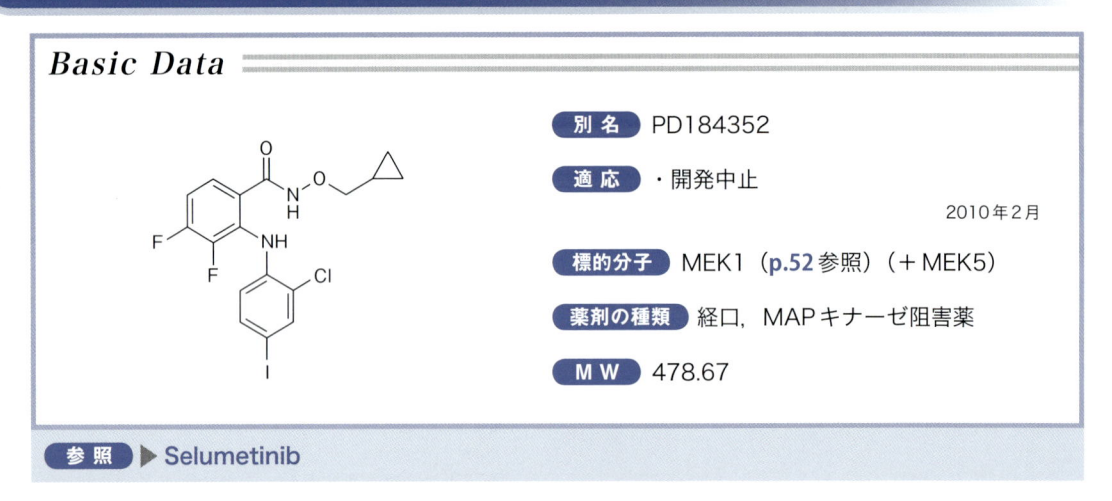

Basic Data

別名	PD184352
適応	・開発中止　2010年2月
標的分子	MEK1（p.52 参照）（＋MEK5）
薬剤の種類	経口，MAPキナーゼ阻害薬
MW	478.67

参照 ▶ Selumetinib

使用法と効果

PD184352としても知られる本薬剤は，前臨床試験でin vitro, in vivoいずれにおいてもさまざまながん細胞株に対して増殖抑制効果が認められた．第Ⅰ相臨床試験では，安全性，薬物動態，抗腫瘍効果，薬力学的作用を反映するマーカーとしてのp−ERK（リン酸化型ERK）の有用性が検討され有望な結果が得られた．第Ⅱ相臨床試験は，進行性の大腸／結腸がん（20例），非小細胞性肺がん（18例），乳がん（14例），膵臓がん（15例）患者を対象とし多施設非盲検2段階試験として実施された[1]．1日2回400mgを毎日経口投与し，3週間経口投与した後に1週間の休薬期間を設けることで4週間−1サイクルとした．完全寛解，部分寛解は1例もみられず，安定症例（4〜18カ月）は8例認められた．最も多く生じた副作用は下痢，吐き気，無力症，発疹であったが，患者の81％はグレード2かそれ以下の程度の症状を示した．また，p−ERK発現と安定症例との間に弱い相関関係が認められた（P＜0.055）．以上の結果から，CI1040単独投与は安全性

に問題はないものの抗腫瘍効果は充分でないと判断され，開発はステージⅠで終了となった．原因としては，薬剤の溶解性や体内での安定性に起因する全身暴露量の不足が考えられる[2]．したがって本臨床試験の結果からはMEKの分子標的としての有用性は判断できず，より優れた薬物学的特性を有した化合物による今後の解析が待たれる．

作用機序

多くの腫瘍細胞の増殖には腫瘍細胞内のMAPキナーゼ経路が関与している．MAPキナーゼ経路は細胞外に存在するリガンドが細胞膜表面上に発現する受容体に結合することで活性化する．MEK1およびMEK2はMAPキナーゼ経路においてその下流のERK1およびERK2を活性化させる唯一のキナーゼであり，ERK1およびERK2は100種以上の基質を有し細胞の生存や増殖に重要な役割を果たしていることから，MEK1およびMEK2はがん治療における魅力的な標的であると考えられる．

CI1040はMEK1を標的としたキナーゼ阻害薬であり，低分子MEK阻害薬として初めてがん治療を目的とした臨床試験が実施された化合物でもある．CI1040はMEK1のATP結合部位近傍に結合することでATP非競合的にMEK1阻害効果を示す．

<文献>
1) Rinehart, J. et al. : J. Clin. Oncol., 22 : 4456-4462, 2004
2) Barrett, S. D. et al. : Bioorg. Med. Chem. Lett., 18 : 6501-6504, 2008

（中村鑑斗，藤田直也）

Cixutumumab

Basic Data

別名 IMC-A12

適応 ・国外臨床試験中

第Ⅱ相（米国）―食道がん，前立腺がん，骨軟部肉腫，小細胞肺がん，非小細胞肺がん，乳がん，膵がん
第Ⅰ相（米国）―ユーイング肉腫

2010年7月時点

標的分子 IGF1R（**p.32**参照）

薬剤の種類 IgG1型完全ヒト型モノクローナル抗体

参照 ▶ AMG479, Dalotuzumab, Figitumumab, R1507

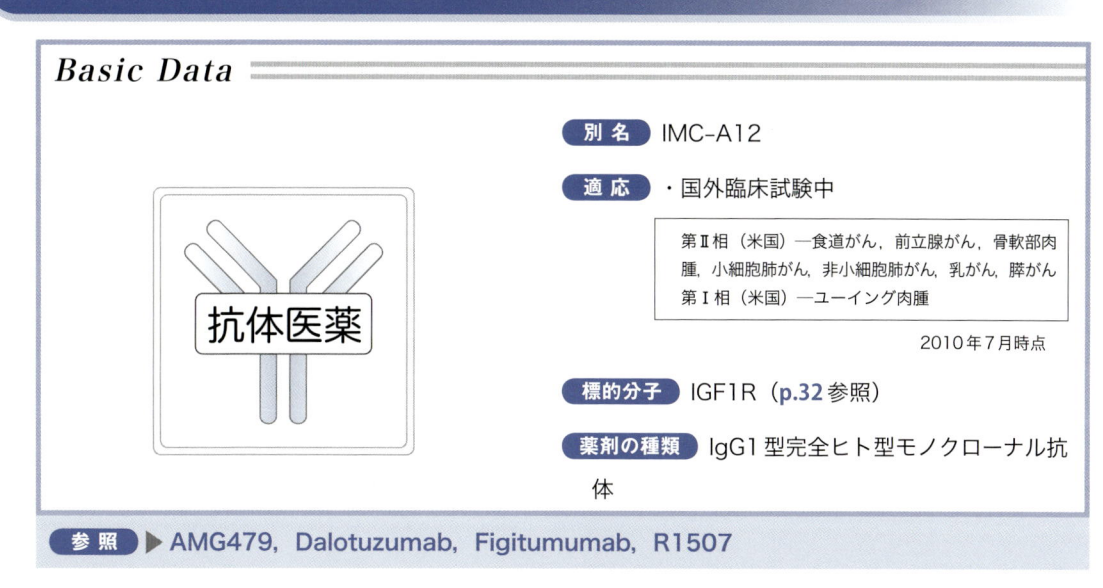

使用法と効果

Cixutumumab（シクスツムマブ）[1)2)]は腫瘍細胞の増殖を抑制する．成人に対し3～27mg/kgを毎週または2，3週毎に点滴投与する方法が進められている．副作用としては高血糖，貧血，乾癬，注射反応などであった．現在開発中の薬剤であり，単剤または併用療法の効果が各がん腫で検討されている．現在Cixutumumabの保険適応は認められていない．

作用機序

IGF1Rは，インスリン受容体に構造が類似しているが異なる膜貫通型チロシンキナーゼで，IGF1および

IGF2の結合により活性化し，下流にあるPI3K/AKT/mTOR，RAF/MAPキナーゼなどのシグナル伝達系を介して，細胞増殖，分化，アポトーシス抑制などにかかわる．IgG1型完全ヒト型モノクローナル抗体であるCixutumumabは，IGF1Rに直接結合することでIGF1およびIGF2の受容体への結合を阻害し，下流シグナル伝達を阻害すると期待されている．

<文献>
1) Rowinsky, E. K. et al. : Clin. Cancer Res., 13 : 5549-5555, 2007
2) Gualberto. A. & Pollak, M. : Oncogene, 28 : 3009-3021, 2009

(藤原　豊)

CNTO328 ▶▶ Siltuximabの項を参照

CP-751, 871 ▶▶ Figitumumabの項を参照

Dalotuzumab

Basic Data

別名　MK0646

適応　・国外臨床試験中

第Ⅱ/Ⅲ相（国際共同）―結腸・直腸がん
第Ⅱ相（米国）―非小細胞肺がん，神経内分泌がん，多発性骨髄腫，乳がん

2010年7月時点

標的分子　IGF1R（p.32参照）

薬剤の種類　IgG1型完全ヒト型モノクローナル抗体

参照 ▶ AMG479, Cixutumumab, Figitumumab, R1507

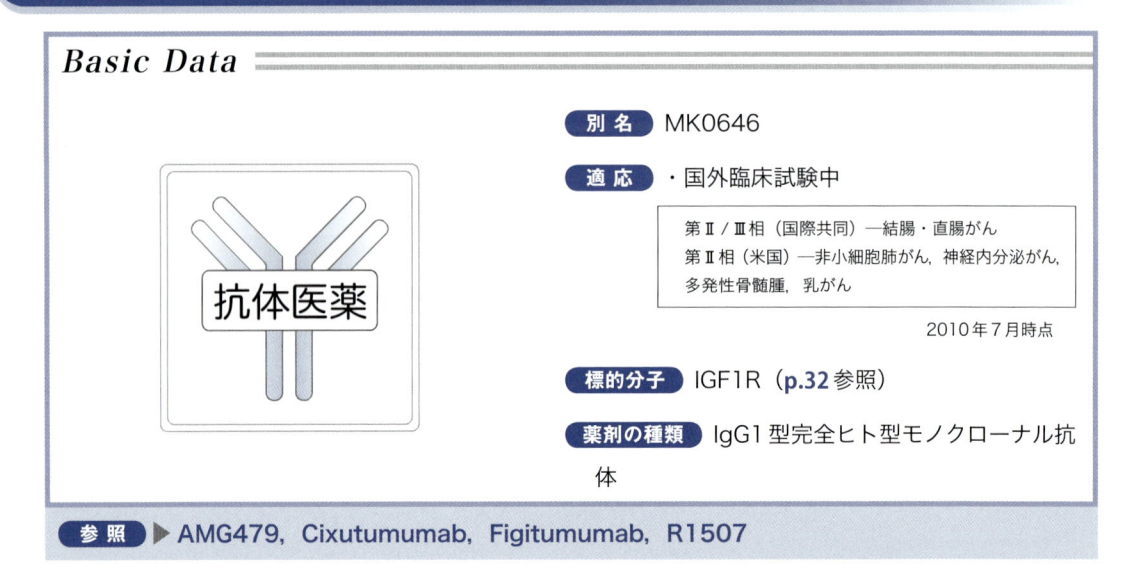

使用法と効果

Dalotuzumab[1]は腫瘍細胞の増殖を抑制する．成人に対し10mg/kgを毎週投与する方法や，15mg/kgの初回投与量，10mg/kgの維持投与量を2週毎に点滴投与する方法が進められている．現在，結腸直腸がん，非小細胞肺がん，神経内分泌腫瘍などで臨床試験が進められている．結腸直腸がんではイリノテカン，Cetuximabに併用する第Ⅱ/Ⅲ試験が行われている．副作用としては血小板減少，消化管出血，肺臓炎，肝機能異常などであった．現在開発中の薬剤であり，Dalotuzumabの保険適応は認められていない．

作用機序

IGF1Rは，インスリン受容体に構造が類似している

が異なる膜貫通型チロシンキナーゼで，IGF1およびIGF2の結合により活性化し，下流にあるPI3K/AKT/mTOR，RAF/MAPキナーゼなどのシグナル伝達系を介して，細胞増殖，分化，アポトーシス抑制などにかかわる．IgG1型完全ヒト型モノクローナル抗体であるDalotuzumabは，IGF1Rに直接結合することでIGF1およびIGF2の受容体への結合を阻害すると期待されている．腫瘍IGF1Rレベル低下や下流シグナル伝達阻害が前臨床試験において示されている．

<文献>
1) Gualberto, A. & Pollak, M. : Oncogene, 28 : 3009-3021, 2009

(藤原　豊)

Dasatinib

Basic Data

別名 Sprycel®, BMS354825

適応
- Imatinib耐性の慢性骨髄性白血病（CML）
- 再発または難治性のフィラデルフィア染色体陽性急性リンパ性白血病（Ph＋ALL）

標的分子 SRCファミリーキナーゼ（SRC, LCK, YES, FYN），BCR-ABL（p.162参照），KIT（p.164参照），PDGFR-B（p.74参照），EphA2（p.38参照）

薬剤の種類 経口，マルチキナーゼ阻害薬

MW 506.02

参照 Imatinib, Nilotinib

使用法と効果

慢性期の慢性骨髄性白血病（CML）には通常成人には1日1回100mgを経口投与する．CMLの移行期または急性期およびフィラデルフィア染色体陽性急性リンパ性白血病（Ph＋ALL）には1回70mgを1日2回経口投与するが，1回90mgを1日2回まで適宜増量できる．

Imatinib耐性またはImatinib不耐の慢性期CML患者を対象としたDasatinib（ダサチニブ）の第Ⅱ相臨床試験（n＝387）では，追跡期間中央値15.2カ月の時点で，Imatinib耐性患者の90％に血液学的完全寛解，52％に細胞遺伝的大寛解が得られた．最短追跡期間が24カ月となった最近のフォローアップデータでは，55％が細胞遺伝的大寛解に達し，そのうち88％が24カ月以上大寛解を維持していることが報告された[1]．24カ月での無増悪生存率は75％であった[1]．

最近，慢性期CML初回治療例を対象としたDasatinibとImatinibの比較第Ⅲ相臨床試験の結果が報告された[2]．患者はDasatinib 100mg×1日（n＝259），Imatinib 400mg×1/日（n＝260）に割り付けられた．その結果，主要評価項目である12カ月後の細胞遺伝学的完全寛解はそれぞれ，83％，72％であり有意にDasatinib治療群が優っていた[2]．同じく分子遺伝

学的寛解はそれぞれ，46％，28％とDasatinibが優っていた[2]．

主な毒性は，好中球減少，血小板減少を主とした血液毒性である．非血液毒性としてDasatinibに特徴的なものとして非悪性胸水があげられ，ときにグレード3〜4に至る．その他，悪心，皮疹，消化管出血，倦怠感，頭痛，浮腫，肝酵素の上昇，などがあげられるが，多くがグレード1〜2である[1)3]．

◆作用機序

DasatinibはABL，SRCファミリーキナーゼなどさまざまなキナーゼをATPと競合的に阻害する．DasatinibはBCR-ABLに対してImatinibより325倍強力な阻害活性を示す．またImatinibが開放型立体構造をとる活性型ABLキナーゼのみに結合するのに対し，Dasatinibは活性型と閉鎖型立体構造をとる不活性型の両方に結合するのが大きな特徴である．細胞株を用いたin vitro試験では，BCR-ABLのImatinib耐性変異のうち，T315Iを除く21/22変異に阻害活性をもつことが示されている[3]．さらに，DasatinibはImatinibと異なりp-糖タンパク質の基質とならないことから高い細胞内濃度が得られること，ある種のImatinib耐性にかかわっているとされるSRCにも阻害活性をもつことも，Imatinib耐性を克服する機序と考えられている[4]．

<文献>
1) Hochhaus, A. et al. : Leukemia, 22 : 1200-1206, 2008
2) Kantarjian, H. et al. : N. Engl. J. Med., 362 : 2260-2270, 2010
3) Talpaz, M. et al. : N. Engl. J. Med., 354 : 2531-2541, 2006
4) Ramchandren, R. & Schiffer, C. A. : Biologics, 3 : 205-214, 2009

（向原　徹）

●Deforolimus

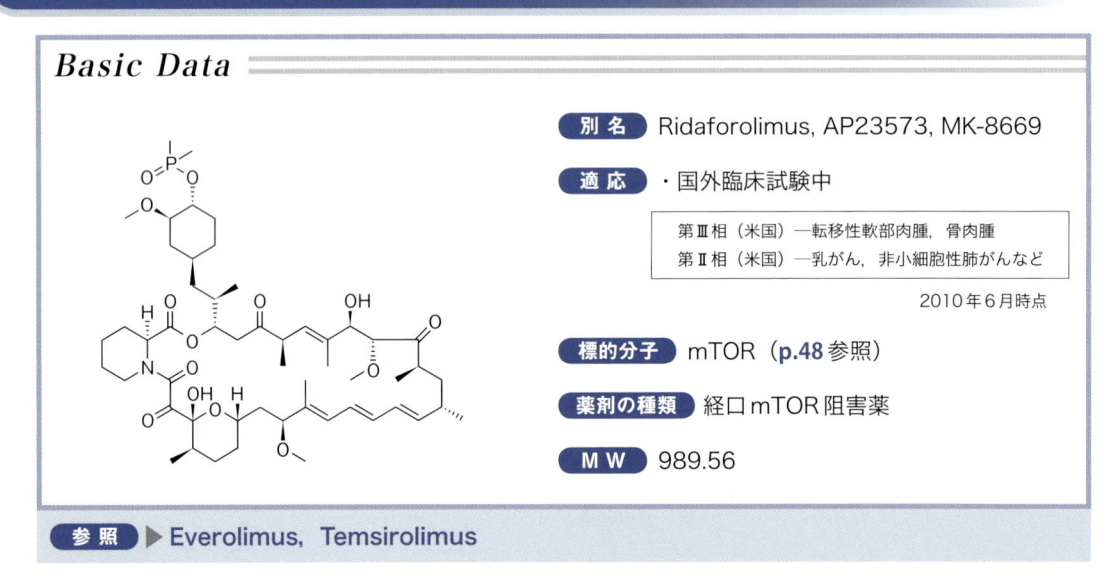

Basic Data

別名	Ridaforolimus, AP23573, MK-8669
適応	・国外臨床試験中 第Ⅲ相（米国）―転移性軟部肉腫，骨肉腫 第Ⅱ相（米国）―乳がん，非小細胞性肺がんなど 2010年6月時点
標的分子	mTOR（p.48参照）
薬剤の種類	経口mTOR阻害薬
MW	989.56

参照 ▶ Everolimus, Temsirolimus

◆使用法と効果

最近ではRidaforolimusとも呼ばれる本薬剤は，前臨床試験でin vitro, in vivoいずれにおいてもさまざまながん細胞株に対して増殖抑制効果が認められる．第Ⅰ相臨床試験では，安全性，薬物動態，抗腫瘍効果，いずれも有望な結果が得られた[1]．第Ⅱ相臨床試験は再発性，治療抵抗性血液腫瘍患者を対象とし，多施設非盲検試験として疾患別の5群を並行して実施された[2]．Deforolimus（デフォロリムス）を1日1回12.5mg（持続注入，30分間）を2週間ごとに5日間連続投与し，4週間-1サイクルとした．評価対象例55例のう

ち，部分寛解が5例（～10％），血液学的な改善あるいは病状の安定が21例（～40％）で認められた．副作用の多くは穏やかかつ可逆的であり，口内炎，疲労感，吐き気，血小板減少症などであった．したがって，Deforolimusは繰り返し治療を受けた経験のある血液腫瘍患者に対しても忍容性が良好であり，抗腫瘍効果ももたらすことが示された．

作用機序

mTORは細胞の成長，増殖にかかわるシグナル伝達経路の構成因子として機能するキナーゼであり，低酸素ストレス応答にも寄与している．ラパマイシン誘導体であるDeforolimusは細胞内に豊富に存在するタンパク質FKBP-12と複合体を形成し，その複合体がmTORに結合してシグナル伝達を抑制する．mTORはPI3K/AKT経路の制御を受けるが，PI3K/AKT/mTOR経路は白血病，リンパ腫，多発性骨髄腫などの発生に重要な役割を果たす．それだけでなく，mTORはマントル細胞リンパ腫や未分化大細胞型リンパ腫にも寄与することも分かっている．したがってmTORは多くの血液腫瘍の分子標的となることが期待される．

<文献>

1) Mita, M. M. et al.: J. Clin. Oncol., 26: 361-367, 2008
2) Rizzieri, D. A. et al.: Clin. Cancer Res., 14: 2756-2762, 2008

（中村鑑斗，藤田直也）

Denosumab

Basic Data

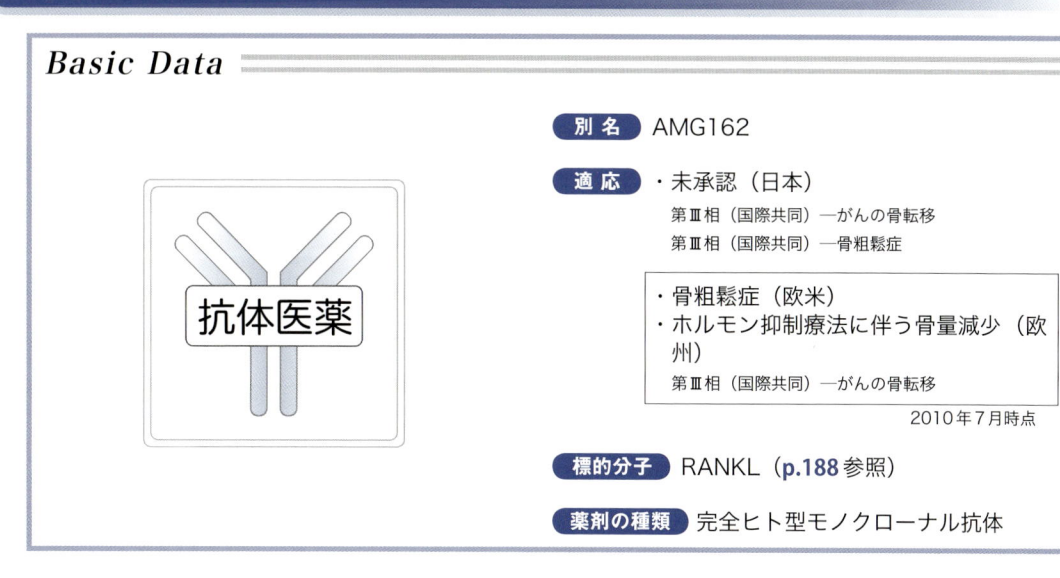

別名	AMG162
適応	・未承認（日本） 　第Ⅲ相（国際共同）—がんの骨転移 　第Ⅲ相（国際共同）—骨粗鬆症 ・骨粗鬆症（欧米） ・ホルモン抑制療法に伴う骨量減少（欧州） 　第Ⅲ相（国際共同）—がんの骨転移 2010年7月時点
標的分子	RANKL（p.188参照）
薬剤の種類	完全ヒト型モノクローナル抗体

使用法と効果

がんの骨転移，骨粗鬆症，がんホルモン療法による骨量減少，多発性骨髄腫，関節リウマチによる関節破壊などを対象に臨床開発が進められている．用法・用量は適応症により，また臨床試験により異なるが，主として，がんの骨転移治療には120mg 4週間隔で，骨粗鬆症やホルモン抑制療法に伴う骨量減少に対しては60mg 6カ月間隔で皮下投与（注射）される．

Denosumab（デノスマブ）は，前立腺がん，乳がんなどの骨転移のある患者に対して，骨転移に対する手術，病的骨折，骨痛に対する放射線療法施行などの骨関連事象の出現を減少させることが報告されている[1][2]．またアンドロゲン抑制療法を受けている前立腺がん患者や骨粗鬆症患者の骨折リスクを減少させることが示されている[3][4]．

作用機序

　DenosumabはRANKLをターゲットとする完全ヒト型モノクローナル抗体である．破骨細胞の形成・活性化に必須の役割を果たすRANKLの働きを特異的に阻害し，骨代謝異常の治療・予防効果を発揮する．

　RANKLは，TNFスーパーファミリーに属する膜結合型サイトカインであり，骨芽細胞や骨髄間質細胞に発現している．RANKLの受容体RANKは破骨細胞前駆細胞上に発現している．これらの細胞の相互作用により，RANKL/RANK結合が起こると，破骨細胞の分化・骨吸収活性に必要な情報伝達経路が活性化される[5]．

　骨転移の際には，がん細胞は骨芽細胞にRANKLを発現誘導するなどによって，RANKL/RANK系を活性化し，破骨細胞による溶骨を促す．これにより骨中に豊富に存在する増殖因子（TGF-βやIGFなど）が供給され，骨転移巣の形成が促進されると考えられている．なお，骨転移の治療薬として使用されるビスフォスフォネートは，破骨細胞に特異的に作用しアポトーシスを誘導する．

＜文献＞

1) Fizazi, K. et al. : J. Clin. Oncol., 27 : 1564-1571, 2009
2) Henry, D. et al. : Eur. J. Cancer. Suppl., 7 : Abstr 20, 2009
3) Smith, M. R. et al. : N. Engl. J. Med., 361 : 745-755, 2009
4) Cummings, S. R. et al. : N. Engl. J. Med., 361 : 756-765, 2009
5) Boyle, W. J. et al. : Nature, 423 : 337-342, 2003

（冨田章弘）

● Echinomycin

Basic Data

標的分子 特異的なDNA配列と結合し，RNA合成阻害作用を示す

薬剤の種類 RNA合成阻害薬（天然物様化合物）

使用法と効果

　合成上の特徴から，非リボソームペプチド（nonribosomal peptide：NRP）は構造的に多様性に富んでおり，自然界にも薬理学的特性をもつ分子として広く存在している．毒性をもつものが多く，一部は抗生物質，抗悪性腫瘍薬，免疫抑制剤などに利用されている．

作用機序

　Echinomycin（エキノマイシン）は，細菌由来のDNA結合性のNRPで，キノマイシン系抗生物質ファミリーに属する[1)2)]．NRPとは，細菌などの二次代謝産物の中で，アミノ酸が多数結合している構造のものを指し，ペプチド結合を多数もつ物質であるが，リボソームを経由せずに合成されるため，NRPと呼ばれている．通常のポリペプチドはリボソームで合成されるのに対して，NRPは，NRP合成酵素によりアミノ酸から合成される．NRPは非常に多様な分子構造をもっており，さまざまなNRP合成酵素によって合成される．NRPの構造上の特徴としては，コドンにコードされていないアミノ酸が含まれていたりすること，高頻度に枝状構造もしくは環状構造をとることなどが知られている．

　作用機序としては，特異的なDNA配列と結合する

ことでRNAの合成阻害を行うと考えられている．

<文献>
1) Watanabe, K. : Biosci. Biotechnol. Biochem., 72 : 2491-2506, 2008
2) Watanabe, K. et al. : Curr. Opin. Chem. Biol., 13 : 189-196, 2009

（荒尾徳三，西尾和人）

Edrecolomab

Basic Data

- **別名**：Panorex®
- **適応**：・国外臨床試験中
  - 第Ⅲ相（米国）―大腸がん（ステージⅡ）術後アジュバント治療効果の検証
  - 第Ⅲ相（米国）―大腸がん（ステージⅢ）におけるフルオロウラシルとの併用効果の検証
- **標的分子**：EpCAM2（p.112, 198 参照）
- **薬剤の種類**：ヒトマウスキメラ型モノクローナル抗体

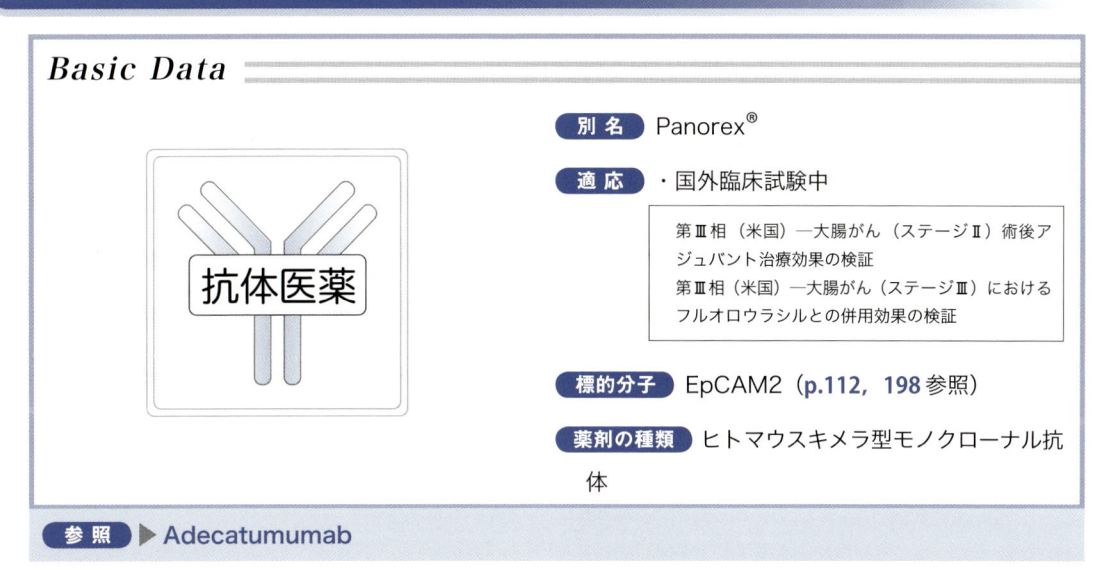

参照 ▶ Adecatumumab

使用法と効果

米国で行われた臨床試験では，900mgの投与（初回500mg，100mgを4回投与）で実施された．2つの臨床試験では，大腸がん（ステージⅢ）におけるフルオロウラシルとの併用効果の検討，および大腸がん（ステージⅡ）術後のアジュバント治療効果の検討目的にて行われたが，いずれの試験もEdrecolomab（エドレコロマブ）投与による有意な生存期間の延長は認められていない．一方，それらの臨床試験では，Edrecolomab投与による特異的な副作用は認められなかった[1]．

作用機序

EpCAMは上皮系腫瘍に非特異的に発現しており，細胞接着や組織形態維持に関与している．本抗体は，抗体依存性細胞介在性細胞傷害（ADCC）活性や補体依存性細胞傷害（CDC）活性によるFc受容体を介した抗腫瘍効果に加えて，EpCAM2への直接作用として，E-カドヘリンの機能阻害によるカドヘリン-カテニン複合体形成阻害を介してWnt経路およびc-mycの活性を低下させる作用も報告されている[2]．

<文献>
1) Fields, A. L. et al. : J. Clin. Oncol., 27 : 1941-1947, 2009
2) Chaudry, M. A. et al. : Br. J. Cancer, 96 : 1013-1019, 2007

（李　政樹，飯田真介）

EMD7200 ▶▶ Matuzumab の項を参照

Epigallocatechin

Basic Data

適応 ・国外臨床試験中

　第Ⅰ，Ⅱ相（米国）―膀胱がん・前立腺がん・乳がんの術前投与による腫瘍進展予防の検証
　第Ⅰ，Ⅱ相（米国）―慢性リンパ性白血病・多発性骨髄腫の進展予防効果の検証

2010年7月時点

標的分子 不明（主に抗酸化作用）

薬剤の種類 緑茶のポリフェノール成分であるカテキンの一種

MW 306.27

使用法と効果

　臨床試験においては，緑茶の抽出物もしくはサプリメントの内服（200〜800mg）にて使用されている．緑茶に含まれるカテキン成分は古くから抗酸化作用・抗菌作用を有しているが，さらには抗がん作用も提唱されている．しかしその多くは前臨床段階での報告であり，ヒト体内で抗酸化作用以外の作用がどの程度期待できるかは不明である．過去の報告では，前立腺がんや乳がんのリスクを低減させる報告がなされているが[1]，がんの進展予防や手術前後の投与効果を検証するために複数の臨床試験が行われており，その結果が待たれる．

　カテキンはほとんど副作用のない安全性の高い成分といわれているが，緑茶成分の過度の摂取によってカフェインによる排尿，下痢，不眠症，不安感，胸焼け，いらいらなどの副作用が表れることがある．

作用機序

　がん細胞増殖抑制，血管新生阻害，転写因子活性化阻害，転移抑制，抗炎症作用などさまざまな抗がん作用が報告されている．がんの増殖に働くMAPキナーゼおよび転写因子であるAP-1，c-junの抑制，受容体型チロシンキナーゼであるEGFRおよびIGF1Rの不活化，キモトリプシン用活性の抑制によるプロテアソーム機能の阻害，MMPの阻害など数々の作用機序が報告されている[2]．

<文献>
1) Khan, N. et al. : Cancer Lett., 269 : 269-280, 2008
2) Yang, C. S. et al. : Nat. Rev. Cancer, 9 : 429-439, 2009

（李　政樹，飯田真介）

Epratuzumab

Basic Data

- **適応**：
  - 未承認（日本）
  - びまん性大細胞型B細胞リンパ腫（米国）
- **標的分子**：CD22（p.94参照）
- **薬剤の種類**：IgG1型ヒト化モノクローナル抗体

参照 ▶ Rituximab

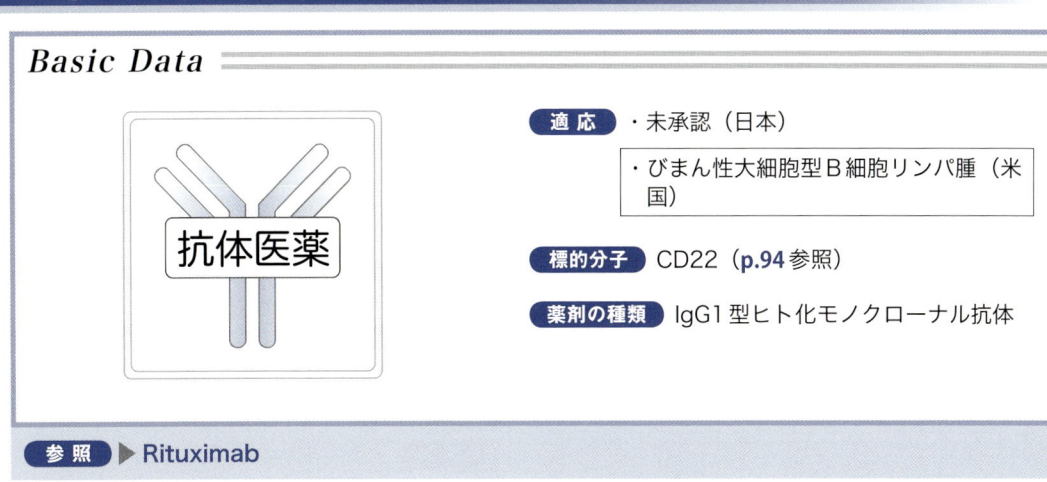

使用法と効果

Epratuzumab（エプラッズマブ）はヒト化モノクローナル抗体であり，CD22を発現しているリンパ腫に対し抗腫瘍効果をもつ．CD20を標的としたRituximabとの併用で抗リンパ腫効果が相乗化することが示唆されている[1)～3)]．米国臨床腫瘍学会（ASCO）でのMayoClinicからの最近の報告では，標準治療のR-CHOPにEpratuzumabを加えることにより78名の患者において95％（患者75人）の患者が奏効し，63％（患者47人）で疾患が消失した．試験の主要評価項目である12カ月間の無病生存期間（DFS）の評価が可能であったのは34名で，その85％にあたる患者29名にリンパ腫の徴候がみられなかった．両抗体薬併用の有害事象は許容範囲であった．標準的治療より優れているかは比較試験の結果を待たなければならない．

また，B細胞は多くの自己免疫疾患の発症に関与しており，Rituximabは自己免疫疾患に対し有効性である．Epratuzumabも全身性エリテマトーデス（SLE）やシェーグレン症候群などに有効性が認められている[4)]．SLEやシェーグレン症候群に対する治験ではEpratuzumabは1回量360mg/m^{2}を2週毎に計4回投与され6カ月間の追跡で有効と評価されている．Epratuzumabの副作用はRituximabのそれに準ずるもので許容範囲であった．

作用機序

EpratuzumabはCD22を標的とするIgG1ヒト化抗CD22モノクローナル抗体である．CD22は正常B細胞に発現し，濾胞性リンパ腫およびびまん性大細胞型Bリンパ腫（DLBCL）の82～99％に発現しているが，B細胞以外のヒト細胞には発現していない．他のヒト化モノクローナル抗体と同様，抗体依存性細胞介在性細胞傷害（ADCC）活性，補体依存性細胞傷害（CDC）活性に加えてアポトーシス誘導作用を有すると考えられる．CD22はB細胞の接着に関与し，ホーミングあるいはB細胞の活性化を制御することが in vitro で明らかとなっているが，in vivo での作用機序は充分わかっていない[5)]．また，CD22はエンドサイトーシスの受容体としての機能をもち，放射性物質や抗がん薬と結合させることも試されている．Inotuzumab ozogamicinはカリケアマイシン（抗がん薬）を抱合したヒト化抗CD22抗体であり，わが国において再発難治低悪性度リンパ腫に対する臨床第II相試験が行われている．

<文献>
1) Strauss, S. J. et al. : J. Clin. Oncol., 24 : 3880-3886, 2006
2) Leonard, J. P. et al. : J. Clin. Oncol., 23 : 5044-5051, 2005
3) Leonard, J. P. et al. : Cancer, 113 : 2714-2723, 2008

4) Looney, R. et al. : Mod. Rheumatol., 20 : 1-10, 2010
5) Carnahan, J. et al. : Clin. Cancer Res., 9 : 3982-3990, 2003

（前田嘉信，谷本光音）

Erbitux® ▶▶Cetuximabの項を参照

Erlotinib

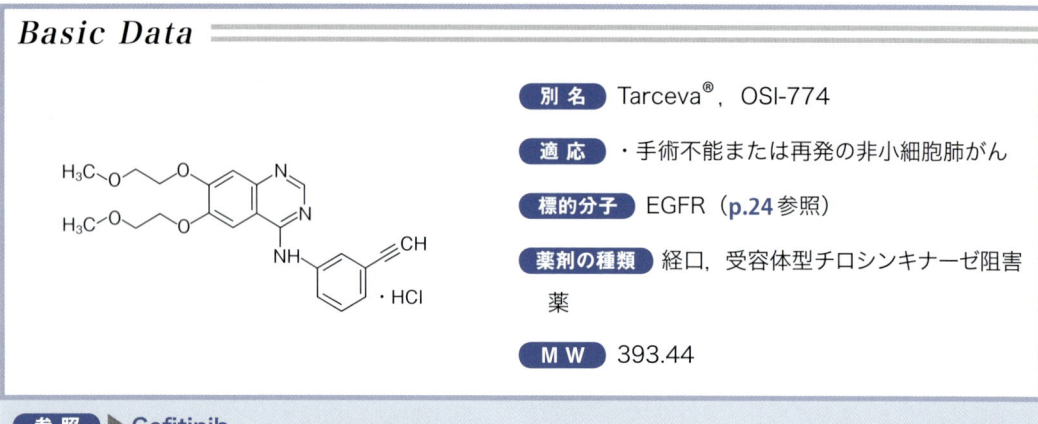

Basic Data

- 別名：Tarceva®，OSI-774
- 適応：・手術不能または再発の非小細胞肺がん
- 標的分子：EGFR（p.24参照）
- 薬剤の種類：経口，受容体型チロシンキナーゼ阻害薬
- MW：393.44

参照 ▶ Gefitinib

使用法と効果

150mgを食事の1時間以上前または食後2時間以降に1日1回内服．

海外の第Ⅲ相臨床試験において，二次治療以降の転移性非小細胞肺がんを対象に，Erlotinib（エルロチニブ）単剤とプラセボが比較され，Erlotinib群で有意に生存期間の延長を認めた[1]．また，プラチナ系薬剤を含む併用療法による一次治療後の維持療法としてErlotinib単剤の効果を検証した第Ⅲ相臨床試験では，Erlotinib投与によって有意に無増悪生存期間が延長した[2]．さらに，Bevacizumabと化学療法による一次治療後に維持療法としてBevacizumab単剤と，BevacizumabにErlotinibを上乗せして比較した第Ⅲ相臨床試験では，Erlotinibの上乗せによって有意に無増悪生存期間が延長した[3]．

また，海外の第Ⅲ相臨床試験にて，転移性膵がんを対象に，ゲムシタビンに対するErlotinibの上乗せ効果が検証され，Erlotinib併用群で有意に生存期間が延長した[4]．しかし，そのベネフィットは0.33カ月間の生存期間延長にとどまり，依然ゲムシタビン単剤も標準治療と考えられている．

主な有害事象は，痤瘡様皮疹などの発疹（98.7％），肝機能障害（約20％），下痢（71.5％），掻痒症（61.8％）などである．

作用機序

Erlotinibは，EGFRを阻害する経口チロシンキナーゼ阻害薬であり，EGFRのATP結合ポケットに入り込み，ATPを競合阻害することで作用を発揮する．Gefitinibと同様，EGFR変異が予測因子であり，EGFR変異を多く認める，アジア人・女性・腺がん・非喫煙者で奏効しやすい．

<文献>
1) Shepherd, F. A. et al. : N. Engl. J. Med., 353 : 123-132, 2005
2) Cappuzzo, F. et al. : J. Clin. Oncol., 27 : Abstr

8001, 2009
3) Miller, V. A. et al. : J. Clin. Oncol., 27 : Abstr 8002, 2009
4) Moore, M. J. et al. : J. Clin. Oncol., 25 : 1960-1966, 2007

(小野麻紀子,田村研治)

Ertumaxomab

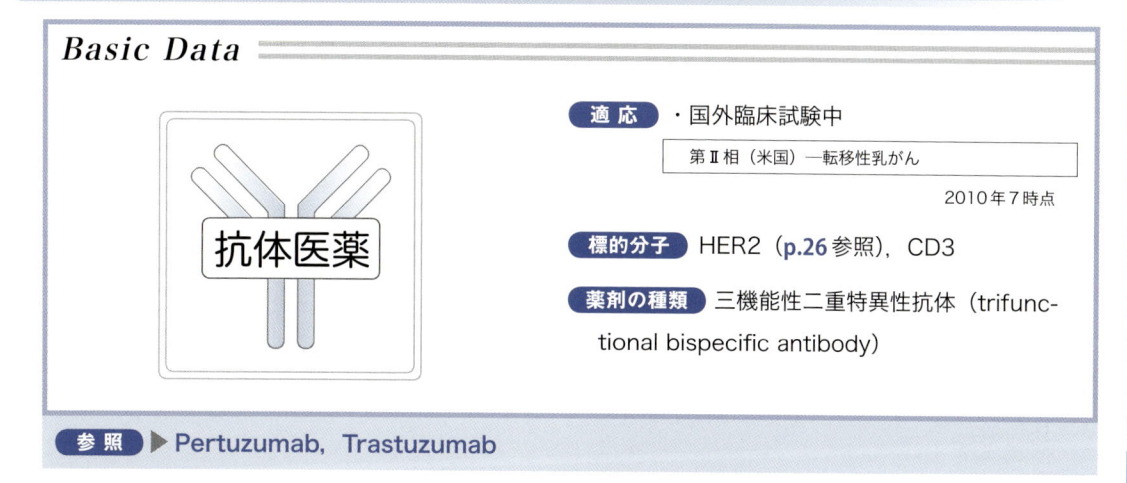

Basic Data

適応 ・国外臨床試験中
第Ⅱ相(米国)―転移性乳がん
2010年7月時点

標的分子 HER2 (p.26参照), CD3

薬剤の種類 三機能性二重特異性抗体(trifunctional bispecific antibody)

参照 ▶ Pertuzumab, Trastuzumab

使用法と効果

10μg/bodyを初日,100μg/bodyを7±1日目および14±1日目に投与[1].

第Ⅰ相臨床試験では,HER2 1+〜3+の転移性乳がん患者を対象とし,効果は15人中,1例が完全奏功(CR),2例が部分奏功(PR),2例が安定(SD)であった.主な有害事象は,発熱(94%),悪寒(47%),頭痛(35%),嘔気(29%),嘔吐(29%),グレード3または4では,リンパ球減少(76%),肝酵素上昇(47%)であった[1].現在,HER2陽性転移性乳がんを対象に第Ⅱ相臨床試験が進行中である.

作用機序

Ertumaxomab(エルツマキソマブ)は,HER2とCD3に対する抗体であり,重鎖が抗HER2のマウスIgG2aサブクラスと抗CD3のラットIgG2bサブクラスからなり,FcγⅠ/Ⅲ受容体をもつアクセサリー細胞(マクロファージ,樹状細胞,NK細胞)に結合する.それによって,腫瘍細胞-T細胞-アクセサリー細胞の複合体を形成し,サイトカイン放出の促進や免疫寛容の抑制,腫瘍細胞の貪食を促し,抗腫瘍効果を発揮する.

<文献>
1) Kiewe, P. et al. : Clin. Cancer Res., 12 : 3085-3091, 2006

(小野麻紀子,田村研治)

Everolimus

Basic Data

別名	Afinitor®, RAD001
適応	・根治切除不能または転移性の腎細胞がん（日本） ・VEGF標的薬で治療中または治療後の進行性腎細胞がん（米国，欧州をはじめ45ヵ国） 2010年6月時点
標的分子	mTOR（p.48参照）
薬剤の種類	経口，mTOR阻害薬
MW	958.22

参照 ▶ Temsirolimus, Deforolimus

使用法と効果

RAD001としても知られていた本薬剤は，がん細胞の増殖や腫瘍血管の新生を抑制する．第Ⅲ相臨床試験はSunitinib，Sorafenibのいずれか，もしくは両方の使用により進行した転移性腎細胞がん患者を対象とし，多施設二重盲検ランダム化プラセボ対照試験として実施された[1]．Everolimus（エベロリムス）投与群272例（1日1回10 mg，経口投与）とプラセボ群138例は2対1の割合で無作為に割り付けられた．主要評価項目は無増悪生存期間とした．病状の進行が191例〔Everolimus群101例（37％）vs プラセボ群90例（65％）〕で認められた時点で，群間で効果に有意な差があることが示され治験は中断された．副作用の多くは穏やかなものであり，口内炎〔107例（40％）vs 11例（8％）〕，発疹〔(66例（25％）vs 6例（4％）〕，疲労感〔53例（20％）vs 22例（16％）〕などであった．したがってEverolimusは，VEGF（p.68参照）を標的とする分子標的治療薬による治療中あるいは治療後にがんが進行した転移性腎細胞がん患者に対して無増悪生存期間延長作用があることが示された．

なお，EverolimusはCertican®という製品名で，心臓移植を受けた患者向けの免疫抑制剤として既に用いられている．

作用機序

mTORは細胞の成長，増殖にかかわるシグナル伝達経路の構成因子として機能するキナーゼであり，低酸素ストレス応答にも寄与している．ラパマイシン誘導体であるEverolimusは細胞内に豊富に存在するタンパク質FKBP-12と複合体を形成し，その複合体がmTORに結合してシグナル伝達を抑制する．EverolimusはmTORのキナーゼ活性を阻害することで腫瘍細胞増殖と腫瘍血管新生の両方を抑制する．腎細胞がんでは血管新生が盛んに起きているため，Everolimusの血管新生抑制作用は重要な意味をもつ．

＜文献＞
1) Motzer, R. J. et al. : Lancet, 372 : 449-456, 2008

（中村鑑斗，藤田直也）

EXEL-7647 ▶▶ XL647の項を参照

Figitumumab

Basic Data

別名 CP-751,871

適応 ・国外臨床試験中

第Ⅲ相—非小細胞肺がん
第Ⅱ相（国際共同）—小細胞肺がん，前立腺がん，ユーイング肉腫，結腸直腸がん
第Ⅱ相（米国）—乳がん
第Ⅱ相（ベルギー）—頭頸部がん

2010年7月時点

標的分子 IGF1R（p.32参照）

薬剤の種類 IgG2型完全ヒト型モノクローナル抗体

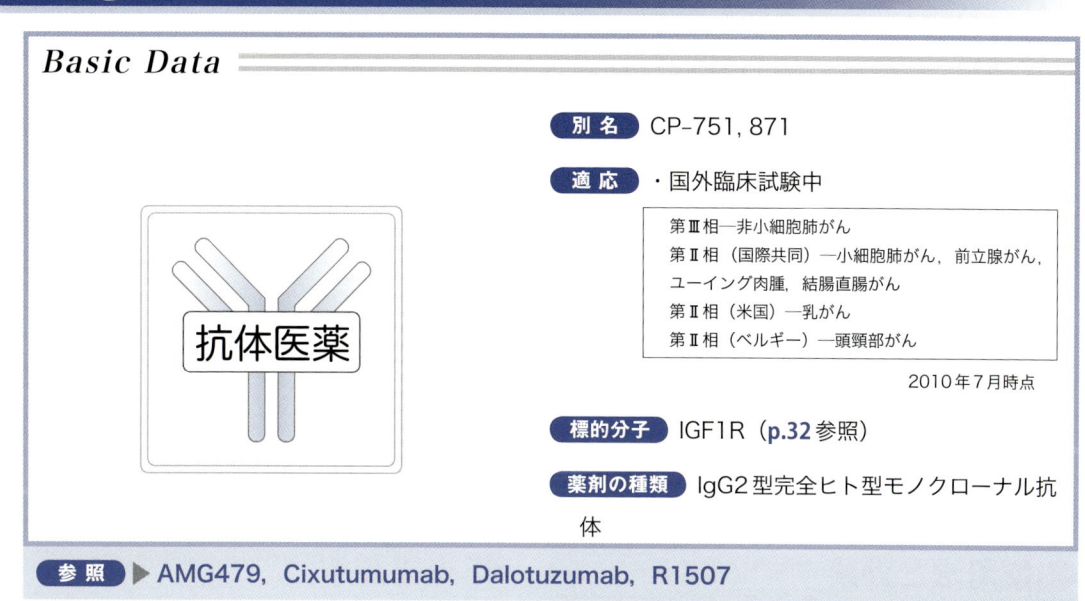

参照 ▶ AMG479, Cixutumumab, Dalotuzumab, R1507

使用法と効果

Figitumumab（フィギツムマブ）[1]〜[5]は腫瘍細胞の増殖を抑制する．成人に対し20mg/kgを3週毎に点滴投与する方法が進められている．非小細胞肺がんを対象としたパクリタキセル＋カルボプラチンにFigitumumabの上乗せ効果をみた第Ⅲ相試験において，Figitumumab投与群で重篤な有害事象がみられ2009年12月29日中間解析で優越性が証明できないことが示され試験中止となった．現在，非小細胞肺がんに加えて，前立腺がん，乳がん，ユーイング肉腫などで臨床試験が進められている．副作用としては高血糖，食欲不振，悪心，倦怠感，肝機能異常，下痢，高尿酸血症などであった．現在開発中の薬剤であり，Figitumumabの保険適応は認められていない．

作用機序

IGF1Rは，インスリン受容体に構造が類似しているが異なる膜貫通型チロシンキナーゼで，IGF1およびIGF2の結合により活性化し，下流にあるPI3K/AKT/mTOR，RAF/MAPキナーゼなどのシグナル伝達系を介して，細胞増殖，分化，アポトーシス抑制などにかかわる．IgG2型完全ヒト型モノクローナル抗体であるFigitumumabは，IGF1Rに直接結合することでIGF1およびIGF2の受容体への結合を阻害し，下流シグナル伝達を阻害すると期待されている．

<文献>
1) Gualberto, A. : Expert Opin. Biol. Ther., 575-585, 2010
2) Karp, D. D. et al. : J. Clin. Oncol., 27 : 2516-2522, 2009
3) Karp, D. D. et al. : J. Thorac. Oncol., 4 : 1397-1403, 2009
4) Lacy, M. Q. et al. : J. Clin. Oncol., 26 : 3196-3203, 2008
5) Olmos, D. et al. : Lancet Oncol., 11 : 129-135, 2010

（藤原　豊）

Foretinib

Basic Data

- **別名** XL880, GSK1363089
- **適応** ・国外臨床試験中
  - 第Ⅱ相（米国）—胃がん，腎がん，頭頸部がん
  - 2010年7月時点
- **標的分子** MET（p.34参照），VEGFR（p.70参照），PDGFR（p.74参照），FLT3（p.116参照），KIT（p.164参照），Tie-2，Ron
- **薬剤の種類** 経口，マルチキナーゼ阻害薬（ATP競合型）
- **MW** 632.7

参照 ▶ XL184

使用法と効果

がん細胞の増殖や遊走，浸潤，転移を抑え，また同時に血管新生抑制作用を有する．単剤の第Ⅰ相臨床試験は，1日1回，5日投与，9日休薬（試験1）ないし連日投与（試験2）の2つのスケジュールで実施された．試験1では，グレード3の肝酵素上昇，膵酵素（リパーゼ）上昇，およびタンパク尿が確認され，最大耐用量（MTD）は3.6mg/kgとされた．その他の有害事象として，高血圧および集中力低下を伴う疲労が報告されている．試験2については詳細は報告されていない．抗腫瘍効果については，試験1では40例中5例で部分奏効（PR），3例で部分奏効に達しない縮小（MR），8例で3か月以上の安定（SD）が認められた[1]．詳細は不明であるが，上記2つのスケジュールにて，腎がん，胃がん，頭頸部がんで現在第Ⅱ相臨床試験を実施中である[2]．途中経過では，腎がんの試験で評価可能20例中，全例でSDが，また，少なくとも2例でPRが確認されている[3]．また胃がんの試験では，評価可能12例中2例でMRが報告されている[4]．

作用機序

Foretinibは，MET，VEGFR-2（KDR）を中心に，PDGFR-A，PDGFR-Bなどその他の受容体型チロシンキナーゼ活性の阻害効果を有する，ATP競合型のマルチターゲット阻害薬である[2)5]．腫瘍細胞においては，METの活性化は細胞増殖，浸潤，アポトーシス回避などの作用をもたらす．その機序としては，①HGF/METのオートクラインループの確立，②HGF/METの過剰発現，③*MET*遺伝子の活性型遺伝子変異，遺伝子増幅などが考えられている[2]．METの過剰発現はほとんどの固形腫瘍において確認されており，予後不良因子とされる．また活性型遺伝子変異は，遺伝性/孤発性腎がん，胃がん，肝臓がん，頭頸部がん，卵巣がん，小細胞肺がん，乳がん，グリオーマなどで同定されている[5]．*MET*遺伝子の遺伝子増幅は，胃がん，大腸がんなどで認められていたが，近年，非小細胞肺がんの上皮成長因子受容体（epidermal growth factor receptor：EGFR）阻害薬に対する耐性機序としても注目を集めている．METとVEGFR2は共同して腫瘍の血管新生に寄与することが知られているが，本剤はMET，VEGFR2のみならず，血管新生にかかわるその

他の分子（PDGFR-A, PDGFR-B, FLT1, FLT3, FLT4, KIT, Tie-2, Ron）の阻害作用を有する特徴がある．

<文献>
1) Eder, J. P. et al. : J. Clin. Oncol., 25 : Abstr 3526, 2007
2) Edel, J. P. et al. : Clin. Cancer Res., 15 : 2207-2214, 2009
3) Srinivasan, R. et al. : J. Clin. Oncol., 26 : Abstr 5103, 2008
4) Jhawer, M.P. et al. : J. Clin. Oncol., 26 : Abstr 4572, 2008
5) Qian, F. et al. : Cancer Res., 69 : 8009-8016, 2009

（朝比奈肇, 山本　昇）

G3139 ▶▶ Oblimersenの項を参照

GDC-0449

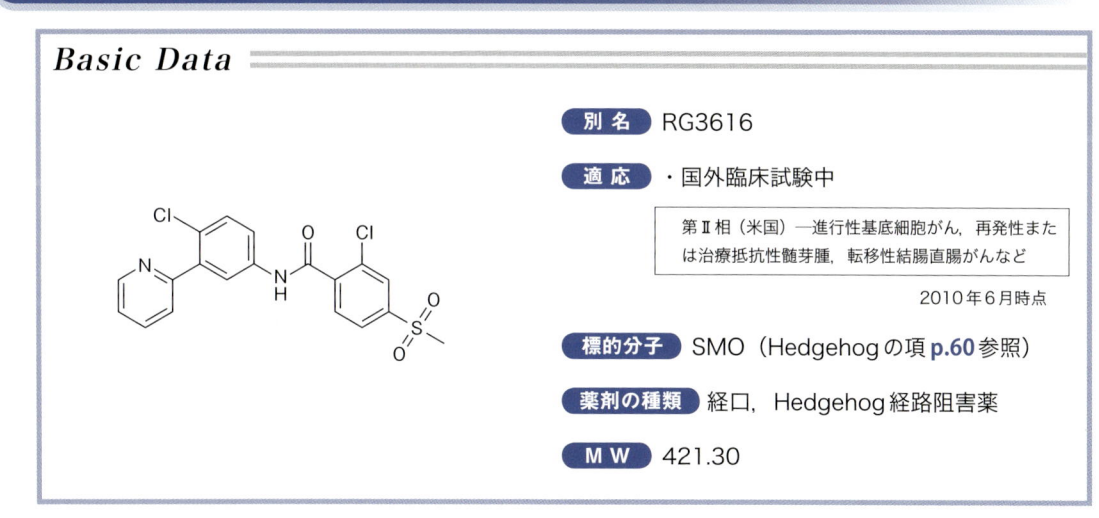

Basic Data

別名	RG3616
適応	・国外臨床試験中 第Ⅱ相（米国）―進行性基底細胞がん，再発性または治療抵抗性髄芽腫，転移性結腸直腸がんなど 2010年6月時点
標的分子	SMO（Hedgehogの項 p.60 参照）
薬剤の種類	経口，Hedgehog経路阻害薬
MW	421.30

使用法と効果

前臨床試験の良好な結果を背景に，第Ⅰ相臨床試験は33人の転移性あるいは限局進行性基底細胞がん患者を対象に多施設非盲検2段階試験として実施された[1]．150mg投与群として17例，270mg投与群として15例，540mg投与群として1例と3群に分け，1日1回経口投与した．評価対象33例のうち，CTスキャンによる測定から7例，身体的な検査から10例，両方の方法から1例，腫瘍への効果がみられた．2例では完全寛解が認められ，16例では部分寛解を示した．その他の11例では病状の安定が，4例では進行が認められた．一方，副作用はグレード3の事象で疲労感（4例），低ナトリウム血症（2例），けいれん（1例），心室細動（1例）であった．したがって，GDC-0449は手術不応の基底細胞がんに対して抗腫瘍効果をもつことが示唆された．また，GDC-0449は治療抵抗性の転移性髄芽腫患者に対しても著効を示すことが報告されており[2]，今後のさらなる開発が待たれる．

作用機序

GDC-0449はHedgehog経路を阻害することで腫瘍増殖を抑制する．Hedgehog経路の因子は個体の発達段階で細胞の分化や増殖に重要な働きをするが，成体では不活性化状態にある．Hedgehog経路は細胞表面

にある受容体のPTCH1とSMOを介して情報伝達を行う．髄芽腫の約30％，基底細胞がんのほとんどでPTCH1あるいはSMOの遺伝子変異によってHedgehog経路の異常な活性化が起きている．GDC-0449はSMOに結合し下流因子の活性化を阻害することで腫瘍の増殖を抑制する．

<文献>
1) Von Hoff, D. D. et al. : N. Engl. J. Med., 361 : 1164-1172, 2009
2) Rudin, C. M. et al. : N. Engl. J. Med., 361 : 1173-1178, 2009

（中村鑑斗，藤田直也）

Gefitinib

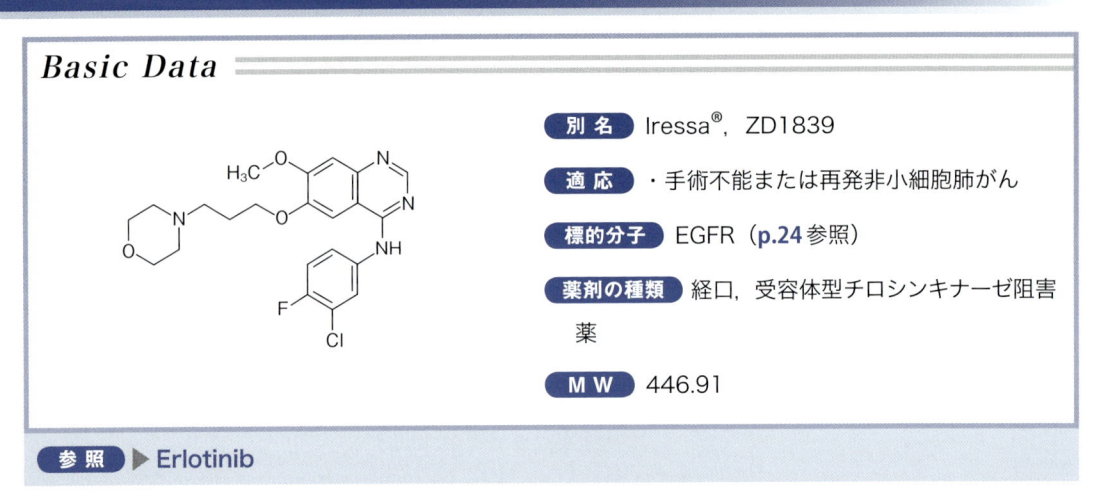

Basic Data

- 別名：Iressa®, ZD1839
- 適応：・手術不能または再発非小細胞肺がん
- 標的分子：EGFR（p.24参照）
- 薬剤の種類：経口，受容体型チロシンキナーゼ阻害薬
- MW：446.91

参照 ▶ Erlotinib

使用法と効果

250 mgを1日1回内服．海外の第Ⅲ相臨床試験において，Gefitinib（ゲフィチニブ）単剤は，二次治療以降の転移性非小細胞肺がんを対象に，ドセタキセル単剤と比較して全生存期間（OS）の非劣性が証明された[1]．東アジアで行われた第Ⅲ相臨床試験において，腺がん，非喫煙者ないし軽度の喫煙歴をもつ転移性肺がんを対象に，初回治療で，Gefitinib単剤とTC療法（カルボプラチン＋パクリタキセル）が比較され，Gefitinibは，TC療法に対して，無増悪生存期間（PFS）の非劣性が証明されたうえに優越性も証明された[2]．またEGFR変異の有無における，GefitinibとTC療法の奏効率は，EGFR変異陽性例ではそれぞれ71.2％，47.3％，EGFR変異陰性例では，1.1％，23.5％と，EGFR変異はGefitinibの予測因子であることが証明された．同様に，EGFR変異陽性の転移性非小細胞肺がんを対象に，初回治療で，Gefitinib単剤とTC療法を比較した第Ⅲ相臨床試験では，Gefitinibで有意にPFSが延長した[3]．以上より，EGFR変異陽性症例では，初回治療にGefitinib単剤が推奨される．

主な有害事象は，発疹（17％），肝機能障害（11.1％），下痢（11.1％）．また，急性肺障害・間質性肺炎（5.8％）のうち，死亡率は38.9％で，全体の2.3％にあたる．

作用機序

Gefitinibは，EGFRを阻害する経口チロシンキナーゼ阻害薬であり，EGFRのATP結合ポケットに入り込み，ATPを競合阻害することで作用を発揮する．上述のように，EGFR変異がGefitinibの予測因子であり，変異陽性例では著明に奏効するものの，陰性例ではほとんど効果が期待できない．EGFR変異陽性例は，アジア人・女性・腺がん・非喫煙者に多くみられる．

<文献>
1) Kim, E. S. et al. : Lancet, 372 : 1809-1818, 2008

2) Mok, T. S. et al. : N. Engl. J. Med., 361 : 947-957, 2009
3) Kobayashi, K. et al. : J. Clin. Oncol., 27 : Abstr 8016, 2009

(小野麻紀子，田村研治)

GEM1640 ▶▶ AEG35156の項を参照

Gemtuzumab ozogamicin

Basic Data

抗体医薬

- **別名**　Mylotarg®
- **適応**　・再発または難治性のCD33陽性の急性骨髄性白血病
- **標的分子**　CD33（p.100参照）
- **薬剤の種類**　抗腫瘍性抗生物質結合ヒト化モノクローナル抗体

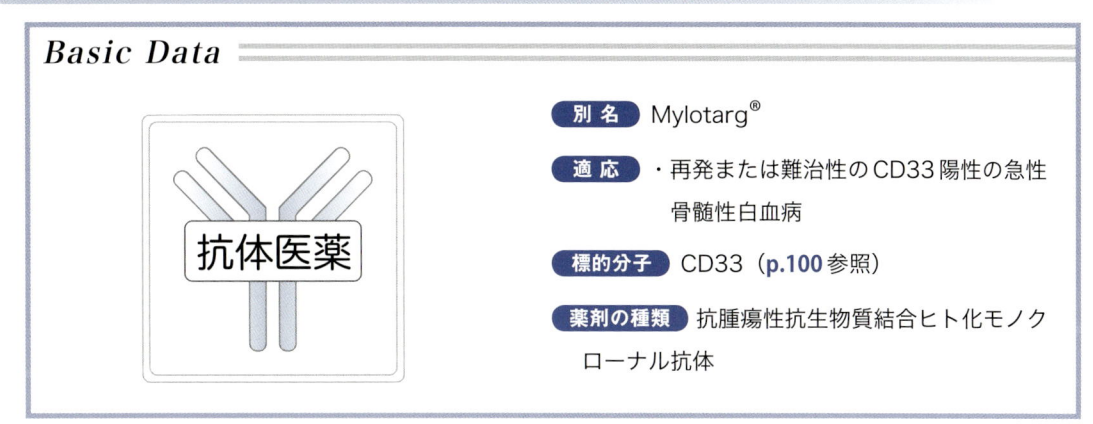

使用法と効果

通常成人には，Gemtuzumab ozogamicin（GO）1回量9 mg/m²（タンパク質量として表記）を2時間かけて点滴静脈内投与する．投与回数は，少なくとも14日間の投与間隔をおいて，2回とする．

GOは抗腫瘍性抗生物質結合抗CD33モノクローナル抗体であるが，当初はCD33を標的とする抗CD33ヒト型抗体（IgG4，κ）Gemtuzumab単剤で開発された．しかし，Gemtuzumab単剤での効果は，第Ⅱ相臨床試験の結果では35例の再発，難治性急性骨髄性白血病（AML）に対しては2例の完全寛解が得られたのみであった[1)~3)]．そのため，以後は，Gemtuzumabと抗腫瘍性抗生物質カリケアマイシンとリンカーを介して結合させたGOとして開発された．米国において，初回再発のAMLの277例に，他の化学療法との併用は行わないGO単剤での有効性が検討され，完全寛解が13％，血小板の回復のみ遅れた形態学的寛解は13％で，2つを合わせた全寛解率は26％であった[4)]．その後他の化学療法との併用で使用され，標準的な初回治療の寛解および生存率の上乗せ効果があるか，欧米で大規模な臨床試験が行われたが否定する結果であった．これに伴い2010年10月15日付で米国内での販売は中止されたが日本における販売は継続され，臨床第Ⅰ/Ⅱ相試験が行われている．

主な副作用として，発熱，悪心，嘔吐，食欲不振，肝臓の機能障害がある．骨髄毒性は，ほぼ全員に認められ，好中球数の減少に伴い，感染症を合併しやすい．また，静脈閉塞性肝疾患の合併が報告され，造血幹移植を前後に施行することでさらに静脈閉塞性肝疾患の頻度が増加する可能性が報告されている．

作用機序

CD33は，AML細胞および一部の正常な血液細胞（顆粒球，単球，一部の赤芽球と巨核球系）の表面に認められる．AMLでは白血病細胞の80～90％に発現するが，多機能性造血幹細胞や非造血性細胞には発現していない．GOはCD33抗原に結合しCD33を架橋することによってAML細胞の増殖に抑制的に働くだけ

でなく，アポトーシスを誘導する．また，CD33はエンドサイトーシスの受容体としての機能をもち，GOは白血病細胞上のCD33に結合した後，細胞内にエンドサイトーシスによって取り込まれ，白血病細胞のライソゾームの消化酵素によって，抗がん活性をもったカリケアマイシン部分が遊離する．このフリーになったカリケアマイシンがDNAと結合してDNAを切断し細胞死を引き起こす．

<文献>
1) Caron, P. C. et al. : Clin. Cancer Res., 4 : 1421-1428, 1998
2) Feldman, E. et al. : Leukemia, 17 : 314-318, 2003
3) Jurcic, J. G. et al. : Clin. Cancer Res., 6 : 372-380, 2000
4) Larson, R. A. et al. : Cancer, 104 : 1442-1452, 2005

（前田嘉信，谷本光音）

- **Genasense®** ▶▶ Oblimersen の項を参照
- **Gleevec®** ▶▶ Imatinib の項を参照
- **GSK1363089** ▶▶ Foretinib の項を参照
- **GW786034** ▶▶ Pazopanib の項を参照
- **GW572016** ▶▶ Lapatinib の項を参照
- **Herceptin®** ▶▶ Trastuzumab の項を参照
- **HKI-272** ▶▶ Neratinib の項を参照
- **h-R3** ▶▶ Nimotuzumab の項を参照
- **Ibritumomab** ▶▶ ^{90}Y-Ibritumomab tiuxetan の項を参照

Imatinib

Basic Data

別名	Gleevec®，STI-571
適応	・慢性骨髄性白血病（CML）（慢性期および移行期または急性転化期） ・フィラデルフィア染色体陽性急性リンパ性白血病（Ph＋ALL） ・KIT（CD117）陽性消化管間質腫瘍（GIST）
標的分子	BCR-ABL（p.162 参照），KIT（p.164 参照），PDGFR-A（p.74 参照）
薬剤の種類	経口，マルチキナーゼ阻害薬
MW	589.71
参照	Nilotinib，Dasatinib

使用法と効果

慢性骨髄性白血病（CML）の慢性期とGISTには通常1回400mgを1日1回経口投与するが，CMLでは1日1回600mgまで適宜増量できる．CMLの移行期または急性期，フィラデルフィア染色体陽性急性リンパ性白血病（Ph＋ALL）には通常1回600mgを1日1回経口投与するが，前者では1日1回800mgまで適宜増量できる．いずれの場合も血液所見，年齢・症状により適宜減量も考慮する．

慢性期CML患者に対する初回治療としてImatinib（イマチニブ）（n＝553）とインターフェロン-α/シタラビン（n＝553）とを比較した第Ⅲ相臨床試験では，血液学的効果，細胞遺伝的効果，および無増悪生存率のすべてにおいて，Imatinibが優っていた[1]．Imatinibに割り付けられた患者の8年後の追跡データが，2009年のアメリカ血液学会（ASH）で発表され，無増悪率81％，全生存率85％と良好な病勢コントロールが維持され，CML関連死はわずかに7％であった．

進行GIST患者を対象に行われたImatinib 400mg/日と800mg/日との比較第Ⅲ相臨床試験（n＝746）では，生存期間中央値はそれぞれ55カ月，51カ月と有意差なくともに良好であった．興味深いことに400mg/日から800mg/日群にクロスオーバーされた患者の33％で安定（SD）以上の効果がみられた[2]．

主な副作用としては，血液毒性，悪心，嘔吐，貧血，下痢，末梢浮腫，顔面浮腫（特に眼瞼），発疹，筋関節痛などがあげられる．

作用機序

CML，Ph＋ALLでは*ABL*遺伝子の乗る9番染色体と*BCR*遺伝子の乗る22番染色体が相互転座してできるフィラデルフィア染色体上に*Bcr-Abl*遺伝子が形成され，その産物であるBCR-ABLではABLキナーゼが恒常的活性化しがん化にかかわる．ほとんどのGISTでは*KIT*遺伝子またはPDGFR-Aが点突然変異し，恒常的活性化している．Imatinibは，これらキナーゼのATP結合部位に競合的に結合し，それぞれにトリガーされる細胞内シグナルを抑制する．その結果，細胞増殖を抑制し，アポトーシスを誘導すると考えられている．

<文献>
1) O'Brien, S. G. et al. : N. Engl. J. Med., 348 : 994-1004, 2003
2) Blanke, C. D. et al. : J. Clin. Oncol., 26 : 626-632, 2008

(向原　徹)

● IMC-A12 ▶▶ Cixutumumab の項を参照

● IMC-C225 ▶▶ Cetuximab の項を参照

● IPI-504

Basic Data

| 別名 | retaspimycin hydrochloride |
| 適応 | ・国外臨床試験中 |

第Ⅱ相（米国）—非小細胞肺がん

2010年7月時点

標的分子	HSP90（p.54 参照）
薬剤の種類	経静脈，HSP90 阻害薬
MW	587.70

◆ 使用法と効果

既存のHSP90阻害薬である17-AAGは，溶解度の低さなど薬物学的な特性が臨床応用への壁となっていたが，IPI-504（retaspimycin hydrochloride）はその問題点を克服するとともに前臨床試験で高い腫瘍抑制効果を示した[1]．第Ⅰ相臨床試験では治療抵抗性の消化管間質腫瘍（GIST）患者20例を対象とし，90〜400 mg/m^{2}で逐次漸増試験として実施された．試験開始日から1，4，8，11日目に静脈投与した後に10日間休薬して21日間-1サイクルとした．また，18-FDG-PET（18-fluorodeoxyglucose-positoron emission tomography）イメージングにより腫瘍における代謝を観察した．IPI-504は投与したすべての用量で忍容性を示し，評価対象例17例のうち，7例（41％）で腫瘍によるFDG取り込みに減少がみられた．

こうした結果を受けさらなる開発が進められてきたが，2009年4月，死亡リスクが懸念されたためGIST患者を対象とした第Ⅲ相臨床試験の中止が発表された．現在，再発もしくは治療抵抗性の非小細胞肺がん患者，進行性のHER2陽性乳がん患者を対象に第Ⅱ相臨床試験が進められている．

◆ 作用機序

HSP90はATP依存的に分子シャペロンとして働くタンパク質であり，クライアント（基質）となるタンパク質の立体構造や安定性，機能制御に寄与している．そして，クライアントタンパク質の多くはがん細胞の増殖や生存につながるシグナル伝達経路に関与している．

IPI-504はHSP90のATPase活性を阻害することで

その分子シャペロンとしての機能を抑制する．IPI-504はHSP90の機能阻害を介してクライアントタンパク質によるさまざまなシグナル伝達を遮断し，がん細胞の増殖を抑制する．

＜文献＞
1) Sydor, J.R. et al. : Proc. Natl. Acad. Sci. USA, 103 : 17408-17413, 2006

（中村鑑斗，藤田直也）

Ipilimumab

Basic Data

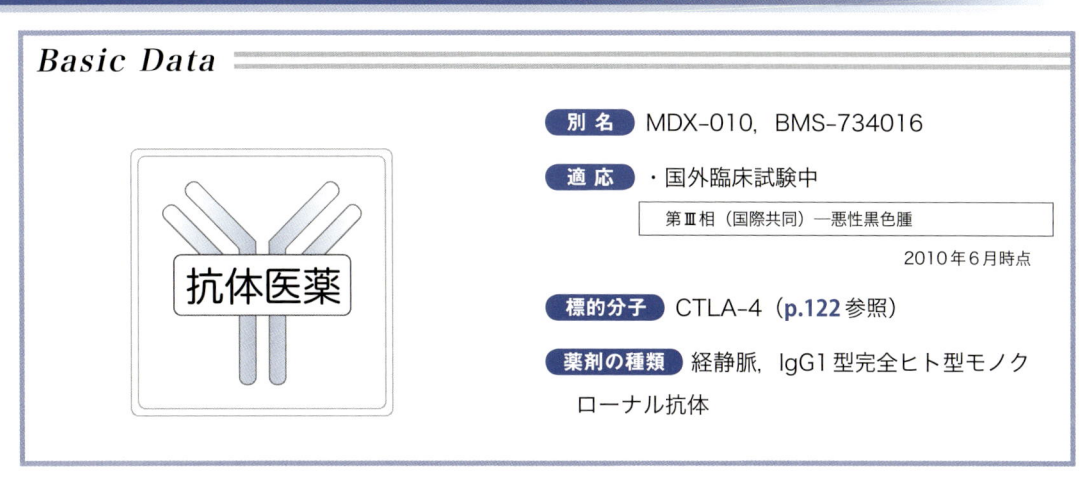

別名	MDX-010，BMS-734016
適応	・国外臨床試験中 第Ⅲ相（国際共同）―悪性黒色腫 2010年6月時点
標的分子	CTLA-4（p.122参照）
薬剤の種類	経静脈，IgG1型完全ヒト型モノクローナル抗体

使用法と効果

Ipilimumab（イピリムマブ；MDX-010；BMS-734016）は完全ヒト型（IgG1型）の抗CTLA-4モノクローナル抗体であり，単回で3 mg/kgを投与する．転移性のホルモン不応性前立腺がん，悪性黒色腫などで臨床試験が行われている．ステージⅢまたはステージⅣの悪性黒色腫患者217人に対する第Ⅱ相臨床試験は，投与量を10mg/kg（n＝73），3 mg/kg（n＝72），0.3mg/kg（n＝72）と分割して行われたが，奏功率は各々11.1％，4.2％，0％であった[1]．第Ⅲ相臨床試験ではIpilimumabにワクチン，ダカルバジン，インターロイキン-2（IL-2）などの併用療法も行われている．切除不能の悪性黒色腫（ステージⅢまたはステージⅣ）676例を対象に行われた第Ⅲ相臨床試験では，Ipilimumabとペプチドワクチンgp100の併用群（403例），Ipilimumab単独群（137例），gp100群（136例）の3群に振り分けた．この臨床試験ではgp100を用いる関係で，適格基準はHLA-A0201陽性患者に限られた．結果は，各群の全生存期間（OS）の中央値はそれぞれ，10.0カ月，10.1カ月，6.4カ月で，Ipilimumab投与の2群で生存期間の延長を認め，gp100の有無では有意差を認めなかった．一方でグレード3または4の免疫関連有害事象がIpilimumab投与群の10〜15％に発生していることにも注意が必要である．臓器別では皮膚が最も多く，次いで消化管，内分泌器官（甲状腺，下垂体など），肝臓などであった．これに関連した死亡も7例認められたが，その他の大部分のケースでは可逆的であり，適切な治療により改善している．

作用機序

がん細胞を攻撃する手段の1つとしてT細胞の活性化があり，そのために活性化を抑制するCTLA-4を阻害することは理に適っている．CTLA-4は活性化したT細胞表面に発現し，抗原提示細胞が発現するB7に結合してT細胞を抑制するシグナルを受けとる．Ipilimumabは，B7より強い親和性をもって競合的にCTLA-4に結合し，B7からCTLA-4への抑制的なシグナル伝達を阻害することによりT細胞の活性化を延長し，その作用を増強する．

<文献>
1) Ku, G. Y. et al.: Cancer, 116 : 1767-1775, 2010
2) Weber, J. S. et al.: J. Clin. Oncol., 36 : 5950-5956, 2008
3) Kirkwood, J. M. et al.: J. Clin. Oncol., 26 : 3445-3455, 2008
4) Hodi, F. S. et al.: N. Engl. J. Med., in press, 2010

(伊藤 旭, 石田高司)

Iressa® ▶▶ Gefitinibの項を参照

KU0059436 ▶▶ Olaparibの項を参照

Lapatinib

Basic Data

別名 Tykerb®, GW572016

適応 ・HER2過剰発現が確認された手術不能または再発乳がん

標的分子 EGFR (p.24参照), HER2 (p.26参照)

薬剤の種類 経口, 受容体型チロシンキナーゼ阻害薬

MW 581.06

参照 ▶ BIBW-2992

使用法と効果

カペシタビンとの併用で, 1250mgを1日1回, 食事の1時間以上前または食後1時間以降に毎日内服.

第Ⅱ相臨床試験において, Lapatinib (ラパチニブ) 単剤は, HER2陽性の進行再発乳がんの初回治療では, 奏効率24%[1], 治療抵抗性のHER2陽性転移性乳がんでは, 奏効率は4.3%, 無増悪生存期間 (PFS) は9.1週間であった[2]. 第Ⅲ相臨床試験では, アンスラサイクリン系・タキサン系薬剤とTrastuzumabの投与歴のあるHER2陽性の転移性乳がんを対象にカペシタビンに対するLapatinibの上乗せ効果が検証され, 併用療法において, 無増悪期間 (TTP) が有意に延長した[3]. また, 同様の患者対象に, 第Ⅲ相臨床試験にて, TrastuzumabにたいするLapatinibの上乗せ効果が検証され, 併用群においてPFSが有意に延長した[4].

主な有害事象は, 下痢 (73%), 発疹 (55%), 口内炎 (35%), 皮膚乾燥 (30%), 食欲不振 (28%), 疲労感 (24%), 肝機能障害 (10〜20%), 白血球減少 (8%), 好中球減少 (6%), 心機能低下 (6%)

である．頻度は低いが，稀に重篤な肝機能障害や間質性肺炎が出現することがあり，充分に注意が必要である．

作用機序

Lapatinibは，受容体であるEGFRとHER2を同時に阻害する経口チロシンキナーゼ阻害薬である．EGFRとHER2のATP結合ポケットに入り込み，ATPを競合阻害することで作用を発揮する．EGFR・HER2双方を阻害することで，より広域にERBBファミリーのシグナル伝達を阻害することを目的としている．これまでの臨床試験にて，HER2発現の転移性乳がんでは有意に治療効果を認め，HER2発現は予測因子であるが，EGFRの発現とLapatinibの効果は相関しない．

<文献>

1) Gomez, H. L. et al. : J. Clin. Oncol., 20 : 2999-3005, 2008
2) Burstein, H. J. et al. : Ann. Oncol., 19 : 1068-1074, 2008
3) Geyer, C. E. et al. : N. Engl. J. Med., 355 : 2733-2743, 2006
4) O'Shaughnessy, J. et al. : J. Clin. Oncol., 26 : Abstr 1015, 2008

(小野麻紀子，田村研治)

LBH589 ▶▶ Panitumumabの項を参照

Lenalidomide

Basic Data

別名 CC-5013

適応 ・未承認（日本）
・多発性骨髄腫，骨髄異形成症候群（米国）
第Ⅲ相―悪性リンパ腫，前立腺がん

標的分子 COX-2, NF-κB, AKT (p.46 参照), TNF-α (p.142 参照), TRAIL (Apo2L, TRAILRの項p.146参照)

薬剤の種類 経口，免疫調整薬

MW 259.26

参照 ▶ Thalidomide

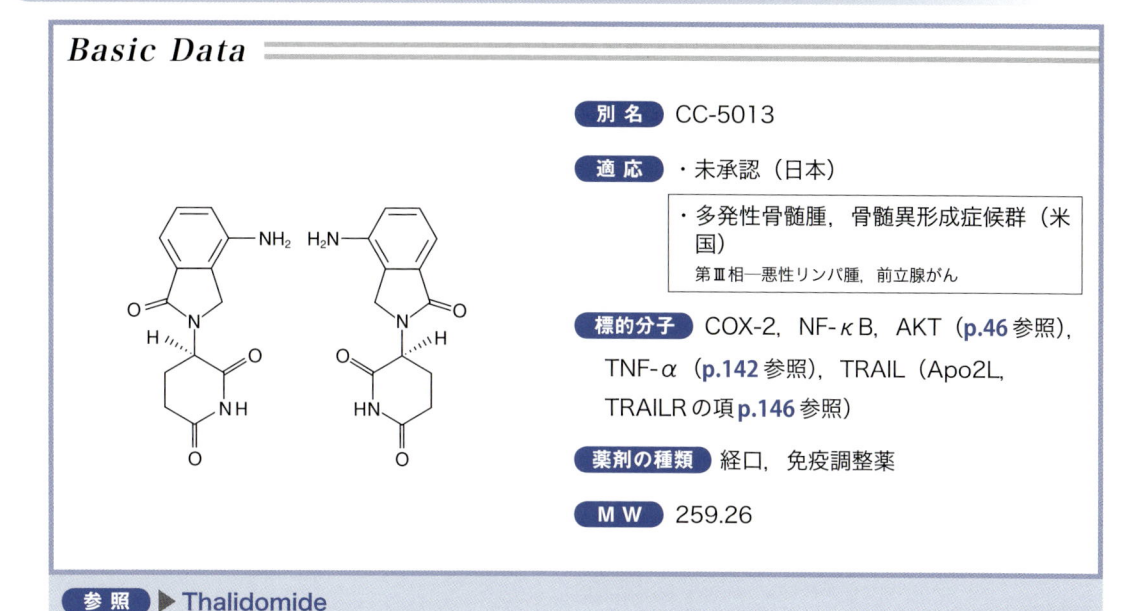

使用方法と効果

再発多発性骨髄腫患者24人を対象とした第Ⅰ相臨床試験では，用量制限毒性（DLT，グレード2不整脈，グレード3以上の非血液毒性，グレード4血液毒性）は発生しなかったものの，グレード3の血液毒性が50mg/日投与群で出現し，Lenalidomide（レナリドマイド）として1日1回25mg経口投与が推奨用量とされた[1]．

再発・難治性多発性骨髄腫患者351人を対象とし

て，デキサメタゾンに対するLenalidomideの上乗せ効果を検証するプラセボ対照第Ⅲ相臨床試験では，無増悪生存期間（PFS）11.3カ月（コントロール群4.7カ月），奏効率60％（コントロール群24％）とLenalidomide併用群で有意に良好な成績であった[2]．

再発・難治性非ホジキンリンパ腫患者43人を対象として実施された第Ⅱ相臨床試験では，奏効率23％，PFS4.4カ月と良好な成績であった[3]．この知見をうけ，現在第Ⅲ相臨床試験が実施中である．

その他，慢性リンパ性白血病[4]，骨髄線維症[5]，骨髄異形成症候群[6]，前立腺がん[7]などで治療効果が報告されている．

作用機序

Thalidomideは，1990年代に血管新生抑制作用や腫瘍壊死因子の産生抑制作用，Tリンパ球の刺激作用などの点で注目された．Lenalidomideは，Thalidomideにアミノ基を付加した誘導体であり肝臓で代謝を経て活性化する．Thalidomideと同様に，NF-κBの抑制，bFGFなどの血管新生因子分泌抑制，COX-2阻害，AKTリン酸化阻害，TRAIL（Apo2L）を介したアポトーシスシグナルへの感受性亢進，TNF-αなどのサイトカイン分泌抑制，細胞傷害性T細胞やNK細胞の活性化などのメカニズムで抗腫瘍効果を発揮すると推測されている[8]．

<文献>

1) Richardson, P. G. et al. : Blood, 100 : 3063-3067, 2002
2) Dimopoulos, M. et al. : N. Engl. J. Med., 357 : 2123-2132, 2007
3) Witzig, T. E. et al. : J. Clin. Oncol., 27 : 5404-5409, 2009
4) Chanan-Khan, A. et al. : J. Clin. Oncol., 24 : 5343-5349, 2006
5) Quintas-Cardama, A. et al. : J. Clin. Oncol., 27 : 4760-4766, 2009
6) Ades, L. et al. : Blood, 113 : 3947-3952, 2009
7) Aragon-Ching, J. B. et al. : Cancer J., 14 : 20-25, 2008
8) Kumar, S. et al. : J. Clin. Oncol., 22 : 2477-2488, 2004

（堀之内秀仁，関根郁夫）

Lestaurtinib

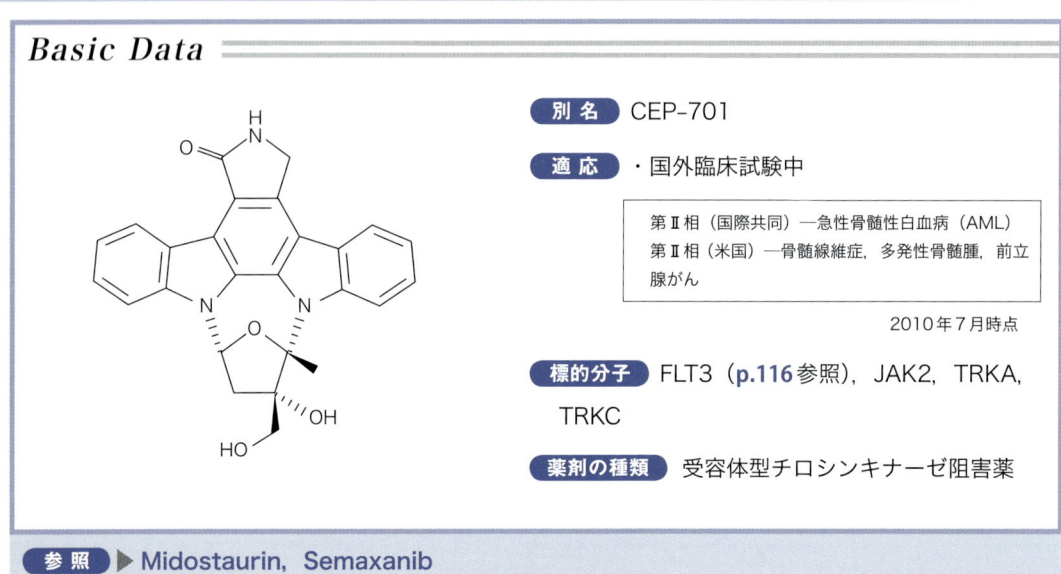

Basic Data

別名 CEP-701

適応 ・国外臨床試験中

第Ⅱ相（国際共同）―急性骨髄性白血病（AML）
第Ⅱ相（米国）―骨髄線維症，多発性骨髄腫，前立腺がん

2010年7月時点

標的分子 FLT3（p.116参照），JAK2，TRKA，TRKC

薬剤の種類 受容体型チロシンキナーゼ阻害薬

参照 ▶ Midostaurin，Semaxanib

使用法と効果

60歳以上の化学療法不適格な未治療急性骨髄性白血病患者（AML）患者を対象に行われた第Ⅱ相試験ではLestaurtinib（レスタウルチニブ）単剤を1回60mg 1日2回内服で28日間投与後，1回80mgに増量して治療効果，安全性が検討された．FLT3/ITD（FLT3/internal tandem duplication）が2例，FLT3/KDMが3例を含むAML患者29例にて一過性の白血病細胞減少を8例に認めるのみで，部分寛解，完全寛解を得られず，5例で白血病の進行をきたした．またFLT3活性化変異を発現している再発AML患者に対する第Ⅱ相試験でも生存ベネフィットを示せなかった．これまでのところ単剤での治療効果は限られており，化学療法との併用や寛解後の維持投与などが検討されている．またJAK2阻害作用による骨髄線維症やTrk受容体を有する膵臓がん，膀胱がんに対する開発も検討されている．

作用機序

受容体型チロシンキナーゼであるFLT3は正常な多機能幹細胞やBリンパ球の生成過程で血液細胞の分化と増殖，造血幹細胞の自己複製にかかわる．AMLの約30％にFLT3遺伝子の膜貫通領域の一部が重複しているFLT3/ITDが，AMLの5～10％と急性リンパ球性白血病の一部にキナーゼ領域のA-loopに位置する835番目のアスパラギン酸残基ならびにその周囲のアミノ酸残基が変異または欠失する変異（FLT3/KDM）が認められ，これらの分子異常によりこの受容体は恒常的にリン酸化される．すなわちFLT3/ITDおよびFLT3/KDMはAMLにおける独立した予後不良因子と知られている．LestaurtinibはTRKAチロシンキナーゼ阻害薬として知られていたK252aの構造展開により得られたインドロカルバゾール誘導体であるが，正常FLT3に対するIC_{50}値は3nMと強い阻害活性を示すほか，KDR, PKC, PDGFRに対しても阻害活性をもつ．変異FLT3発現細胞に対する増殖抑制はFLT3分子の脱リン酸化により惹起され，細胞周期をG1/G0期で止めることにより，アポトーシスへ導くことが認められている[1)~3)]．

<文献>

1) Mead, A. J. et al. : Br. J. Haematol., 141 : 454-460, 2008
2) Shabbir, M. & Stuart, R. : Expert Opin Investig Drugs, 19 : 427-436, 2010
3) Levis, M. et al. : Blood, 104 : 1145-1150, 2004

（藤原　豊）

Lonafarnib

Basic Data

別名 Sarasar®, SCH66336

適応 ・国外臨床試験中

> 第Ⅲ相（米国）―転移性乳がん，頭頸部がん，悪性膠芽腫など
> 第Ⅲ相（米国）―非小細胞肺がん（中止）
> 第Ⅲ相（米国）―骨髄異形成症候群（中止）
> 第Ⅰ/Ⅱ相（米国）―治療抵抗性白血病，リンパ腫など

2010年6月時点

標的分子 RAS（KRASの項 p.168 参照）など，ファルネシル化によって活性化する分子

薬剤の種類 経口，ファルネシル基転移酵素阻害薬

MW 638.82

参照 ▶ Tipifarnib

使用法と効果

治療抵抗性進行頭頸部がんの単剤治療では200mg/日（2回に分服）経口投与．パクリタキセルとの併用による非小細胞がんでの治療においては28日周期の第1日と第8日に100mg/日（2回に分服）およびパクリタキセル175mg/m²の併用．単剤投与の第Ⅱ相臨床試験の効果は治療抵抗性進行頭頸部がん15例において奏功例は0例，安定は15例であり[1]，慢性骨髄単球性白血病および骨髄異形成症候群においては67例中16例で奏功した[2]．第Ⅱ相臨床試験においてパクリタキセルとの併用による非小細胞がんでの治療において20例中3例で部分奏功を認めた[3]．しかし，現時点で第Ⅲ相臨床試験はFDAには登録されていない．

作用機序

大腸がんや膵臓がん，白血病などさまざまな悪性腫瘍で活性化していることが知られているRASタンパク質はGタンパク質であり，下流のMAPキナーゼを活性化して細胞増殖のシグナルを伝達する．その活性化にはC末端のファルネシル化が必須であり，これによって細胞膜直下に局在してシグナル伝達系を活性化する．そのためLonafarnib（ロナファルニブ）などファルネシル化を司る酵素の阻害薬はRASを標的として作用する抗がん薬となる可能性がある．しかしファルネシル化はRhoBなど他のGタンパク質においても活性化に必須とされるため，RASのみが標的分子ではないとされている[4]（Tipifarnib参照）．実際，骨髄異形成症候群および二次性治療抵抗性急性骨髄性白血病での効果とRASの活性化突然変異の存在とは相関しなかった[5]．

<文献>

1) Hanrahan, E. O. et al. : Am. J. Clin. Oncol., 32 : 274-279, 2009
2) Feldman, E. J. et al. : Leukemia, 22 : 1707-1711, 2008
3) Kim, E. S. et al. : Cancer, 104 : 561-569, 2005.
4) Morgillo, F. & Lee. H. Y. : Expert Opin Investig Drugs, 15 : 709-719, 2006
5) Ravoet, C. et al. : Ann. Hematol., 87 : 881-885, 2008

（安田　純）

Matuzumab

Basic Data

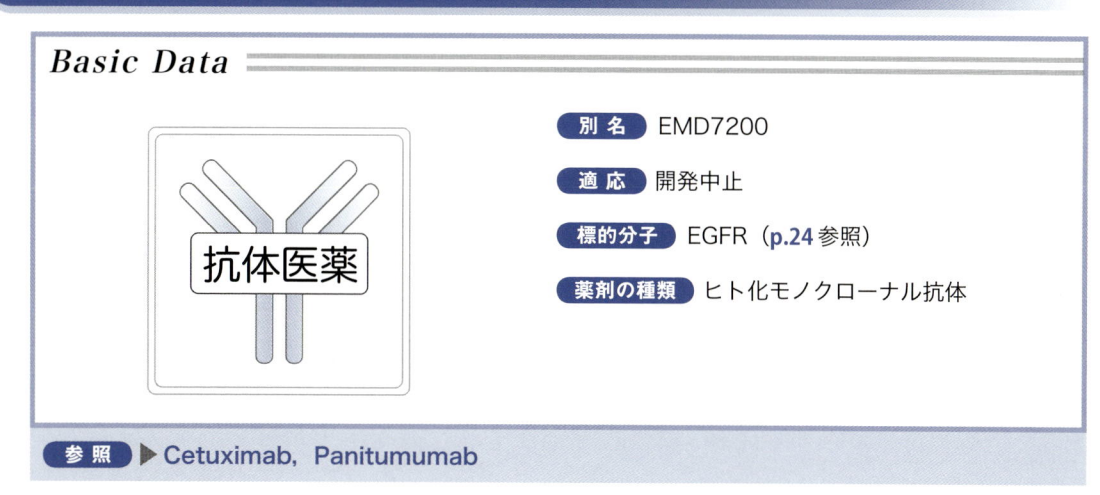

- 別名：EMD7200
- 適応：開発中止
- 標的分子：EGFR（p.24参照）
- 薬剤の種類：ヒト化モノクローナル抗体

参照 ▶ Cetuximab, Panitumumab

使用法と効果

1600mg/bodyを週1回投与．第Ⅰ相臨床試験において，EGFR陽性の進行がん22例を対象に，Matuzumab（マツズマブ）単剤を投与し，5人が部分奏功（PR）〔完全奏功（CR）は0人〕で奏効率は23％（食道扁平上皮がん，結腸直腸がん，頭頸部扁平上皮がん，子宮頸部の扁平上皮がん），安定（SD）は6人（27％）であった．用量制限毒性（DLT）は，グレード3の頭痛と発熱であった[1)2)]．

第Ⅱ相臨床試験では，プラチナ系製剤耐性のEGFR陽性，再発卵巣・腹膜がん患者を対象に，Matuzumab単剤を投与し，37人中，奏効率は0％，7人（21％）でSDを認めた．主な有害事象は，頭痛（49％），皮疹（32％），アクネ様皮疹（30％），皮膚乾燥（24％），疲労（38％），嘔気（17％），嘔吐（11％），発熱（11％），悪寒（11％），爪囲炎（14％），下痢（11％）であった[2)3)]．

Matuzumabの開発は中止されたため，第Ⅲ相臨床試験は行われていない．

作用機序

Matuzumabは，EGFRに対する抗体であり，リガンドと拮抗的に作用することにより，EGFRの二量体化を阻害する．その他，抗体依存性細胞介在性細胞傷害（ADCC），補体依存性細胞傷害（CDC）の関与，EGFRの内在化を促進させることでEGFRの発現量を低下させる作用も示唆されている．

＜文献＞
1) Vanhoefer, U. et al. : J. Clin. Oncol., 22 : 175-184, 2004
2) Capdevila, J. et al. : Cancer Treat. Rev., 35 : 354-363, 2009
3) Seiden, M. V. et al. : Gynecol. Oncol., 104 : 727-731, 2007

（小野麻紀子，田村研治）

MDX-010 ▶▶ Ipilimumabの項を参照

Midostaurin

Basic Data

別名 PKC-412

適応 ・国外臨床試験中

> 第Ⅲ相（米国，カナダ）―急性骨髄性白血病（AML）
> 第Ⅱ相（米国，ドイツ）―AML

2010年7月時点

標的分子 BCR-ABL（p.162参照），KIT（p.164参照），FLT3（p.116参照），PDGFR（p.74参照），PKC，VEGFR-2（p.70参照）

薬剤の種類 受容体型チロシンキナーゼ阻害薬，プロテインキナーゼC阻害薬

参照 ▶ Semaxanib, Lestaurtinib

使用法と効果

当初プロテインキナーゼC（PKC）阻害薬として開発されたことにより第Ⅰ相試験は固形がん患者を対象に行われた[1]．1日1，2，3回投与が検討され最大耐用量（MTD）は75mgを1日3回投与で，用量制限毒性（DLT）は嘔吐，下痢，全身倦怠感とされている．FLT3/ITDまたはFLT3/KDMを有する再発・難治性急性骨髄性白血病（AML），骨髄異形成症候群（MDS）20例を対象に行われた第Ⅱ相試験において14例において50％以上の末梢白血病細胞の減少が認められたが，完全寛解は得られなかった[2]．しかしながらグレード4の心毒性が1例，肺毒性による死亡例が3例認められたことから注意すべき副作用をもつ可能性がある．単剤としては限界があることから化学療法との併用が試みられ，現在無治療AML患者に対するダウノルビシン，Ara-C療法による寛解導入療法，高用量Ara-Cによる強化療法時にMidostaurin（ミドスタウリン）を間欠的に100mg，1日2回投与の上乗せ効果をみる第Ⅲ相試験が行われている．

作用機序

受容体型チロシンキナーゼであるFLT3は正常な多機能幹細胞やBリンパ球の生成過程で血液細胞の分化と増殖，造血幹細胞の自己複製にかかわる．MidostaurinはPKC阻害薬であるスタウロスポリンのNベンゾイル誘導体で，PKCに対して20nM程度のIC_{50}値を示すほか，正常FLT3に対するIC_{50}値は500nMであるが，FLT3/ITD発現細胞に対しては10～30nMのIC_{50}値を，FLT3/KDM発現細胞に対しては2～5nMのIC_{50}値のより低濃度での増殖抑制作用を示す．Midostaurinは前臨床試験において活性型FLT3キナーゼを遺伝子導入した白血病細胞の増殖を抑制し，変異FLT3を有する致死的な骨髄増殖疾患を有するマウスの生存を延長させる効果が示されている[3]．

<文献>
1) Propper, D. J. et al. : J. Clin. Oncol., 19 : 1485-1492, 2001
2) Stone, R. M. et al. : Ann. Hematol., 83 : S89-90, 2004
3) Stone, R. M. et al. : Blood, 105 : 54-60, 2005

（藤原　豊）

- MK-0457 ▶▶ Tozasertibの項を参照

- MK0646 ▶▶ Dalotuzumabの項を参照

- MK-8669 ▶▶ Deforolimusの項を参照

Motesanib

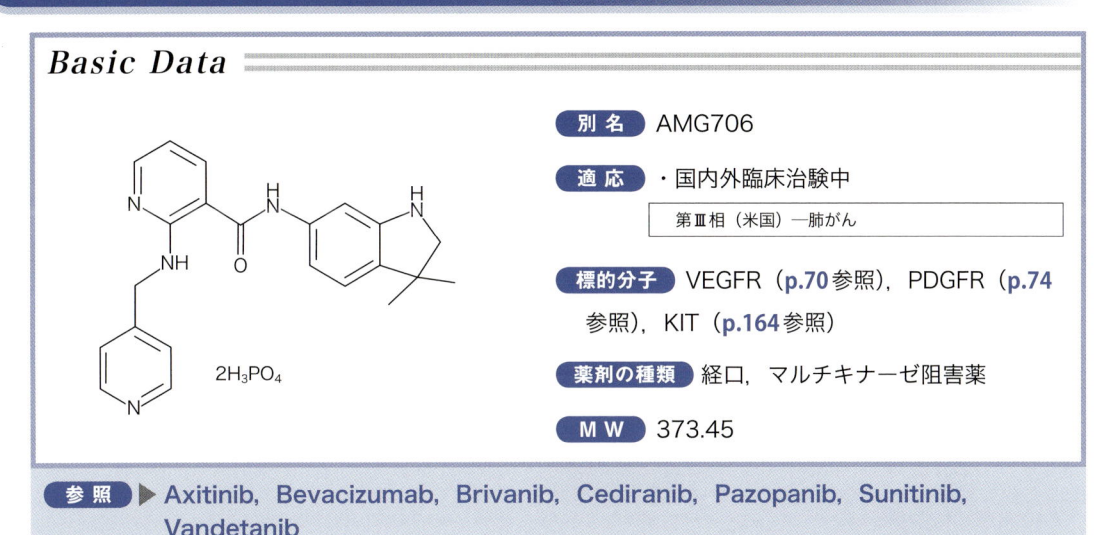

Basic Data

別名　AMG706

適応　・国内外臨床治験中
　　　　第Ⅲ相（米国）―肺がん

標的分子　VEGFR（p.70参照），PDGFR（p.74参照），KIT（p.164参照）

薬剤の種類　経口，マルチキナーゼ阻害薬

MW　373.45

参照 ▶ Axitinib, Bevacizumab, Brivanib, Cediranib, Pazopanib, Sunitinib, Vandetanib

使用方法と効果

本邦の第Ⅰ相臨床試験では用量制限毒性（DLT）は発生せず，Motesanib（モテサニブ）として125mg 1日1回内服が日本人における推奨用量であった[1]．

進行非小細胞肺がん患者を対象に，CBDCA＋PTX療法との併用について検討した第Ⅰ相臨床試験では，単剤と同量の125mg/日が推奨用量とされた[2]．現在非小細胞肺がんにおいてCBDCA＋PTX療法へのMotesanibの上乗せ効果を検証する第Ⅲ相臨床試験（MONET1試験）が実施されている．

進行甲状腺がん患者を対象として行われた第Ⅱ相臨床試験では，奏効率14％，無増悪生存期間（PFS）中央値40.0週であった[3]．

Imatinibに不応となったGIST（gastro-intestinal stromal tumor）患者35人に対して行われた本邦での第Ⅱ相臨床試験では，部分奏効（PR）1例，完全奏効（CR）7例，PFS中央値は16.1週であり，副作用も第Ⅰ相臨床試験と同等であった[4]．

作用機序

VEGFは，血管内皮細胞上に発現しているVEGF受容体（VEGFR-1，VEGFR-2，VEGFR-3）に結合しそのチロシンキナーゼを活性化する．内皮細胞では，VEGFRチロシンキナーゼからのシグナルにより，MAPキナーゼの活性化（細胞増殖），PI3K/AKT経路の活性化（アポトーシス抑制），そして細胞骨格の変化（細胞

の活動性亢進）などが起こる．さらに，VEGFは一酸化窒素やプロスタグランジンI2産生を促進し血管透過性を亢進させ，MMPを活性化し細胞浸潤を促す働きがあることも示されている[5]．また，VEGFRが，大腸がん，膵がん，乳がん，非小細胞肺がん，悪性黒色腫，前立腺がん，白血病および悪性中皮腫細胞で発現しており，かつ大腸がん，膵がん，乳がん細胞ではVEGFに対するモノクローナル抗体がこれらの細胞の増殖を抑制することも示され，腫瘍細胞増殖への直接的な関与も示唆されている[6]．

PDGFは，間葉系細胞を分化，増殖させることが知られており，近年血管新生への関与も注目されている．GISTでは，c-kitの活性化と同時にPDGFR-αの遺伝子変異（エクソン11，12，14，18）がその増殖にかかわっていることが示されている[7]．PDGFR-βを介したシグナル伝達は，周細胞の動員による毛細血管の形成促進や，腫瘍細胞からのVEGF産生を促すことが示唆されている[7]．

c-kitは，GIST，悪性黒色腫，血管肉腫，胸腺腫瘍，セミノーマ，乳がん，肺小細胞がんなどの細胞に発現していることが知られている受容体型チロシンキナーゼである[8]．特に切除不能，転移・再発のGISTに対して化学療法は無効と考えられてきたが，c-kitを阻害するImatinibによって70％前後の奏効割合が報告され標準治療として確立している[9]．

Motesanibは，これらのVEGFおよびPDGF経路の阻害に加え，c-kitの阻害により抗腫瘍効果を発揮することが期待されている．

＜文献＞

1) Fujisaka, Y. et al. : Cancer Chemother. Pharmacol., in press, 2010
2) Blumenschein, G. R. Jr., et al. : Clin. Cancer Res., 16 : 279-290, 2010
3) Diaz-Cano, S. J. : N. Engl. J. Med., 359 : 2727, 2008
4) Sawaki, A. et al. : Cancer Chemother. Pharmacol., 65 : 961-967, 2008
5) Hicklin, D. J. & Ellis, L. M. : J. Clin. Oncol., 23 : 1011-1027, 2005
6) Ellis, L. M. & Hicklin, D. J. : Nat. Rev. Cancer, 8 : 579-591, 2008
7) Ostman, A. & Heldin, C. H. : Adv. Cancer Res., 97 : 247-274, 2007
8) Natali, P. G. et al. : Cancer Res., 52 : 6139-6143, 1992
9) Demetri, G. D. et al. : N. Engl. J. Med., 347 : 472-480, 2002

（堀之内秀仁，関根郁夫）

● MT201　▶▶ Adecatumumabの項を参照

● Mylotarg®　▶▶ Gemtuzumab ozogamicinの項を参照

Neratinib

Basic Data

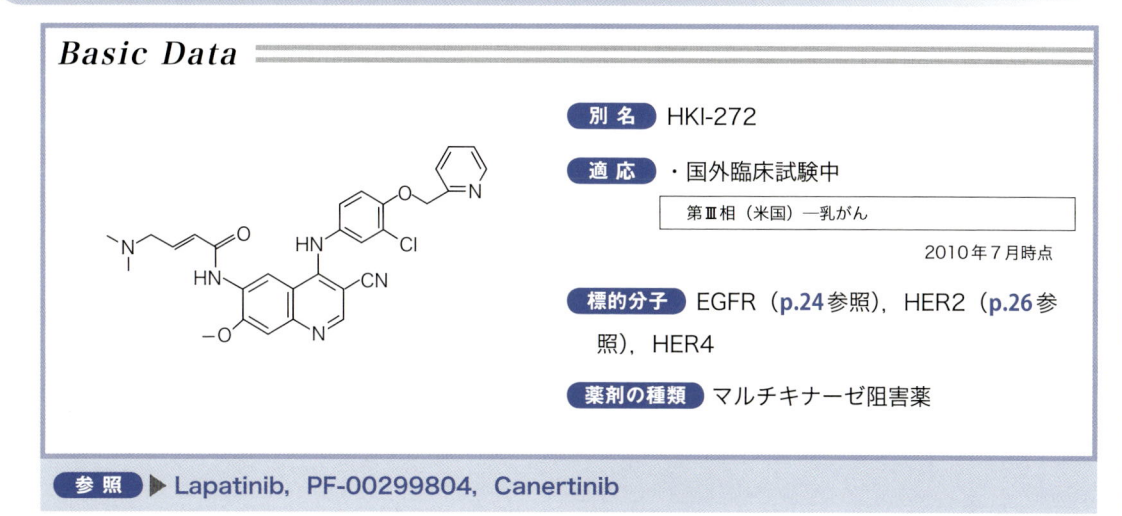

別名	HKI-272
適応	・国外臨床試験中 第Ⅲ相（米国）—乳がん 2010年7月時点
標的分子	EGFR（p.24参照），HER2（p.26参照），HER4
薬剤の種類	マルチキナーゼ阻害薬

参照 ▶ Lapatinib, PF-00299804, Canertinib

使用法と効果

海外で行われた第Ⅰ/Ⅱ相臨床試験では試験固形がん患者を対象にパクリタキセル70〜80mg/m^{2}と，Neratinib（ネラチニブ）160mg投与群と240mg群の併用療法が行われ投与量の検討が行われたが，用量制限毒性（DLT）は認めなかった．頻度の高い副作用は下痢（20％），好中球減少（9％）であった[1]．HER2陽性転移性乳がん患者でみてみると，Weeklyパクリタキセル80mg/m^{2}と，Daily Neratinib 240mgが投与量とされ，第Ⅰ相臨床試験部分の患者も含め評価可能であった99症例において68例の奏効が得られ，奏効率は69％であった〔ファーストラインの症例では奏功率（RR）は70％（23/33例）〕．無増悪生存期間（PFS）は52.1週であった．また，最も頻度の高かった副作用は下痢で91％の症例で発現していた．

作用機序

EGFRとHER2，HER4のチロシンキナーゼを不可逆的に阻害することで抗腫瘍効果を発揮する

ErlotinibやGefitinibと違い不可逆的に標的を阻害することで臨床への応用が期待される．GefitinibかErlotinibの投与を受け病勢の進行した非小細胞肺がん（NSCLC）においても効果を示すことが2008 20th EORTC-NCI-AACR Symposium on Molecular Targets and cancer Therapeuticsにおいて報告された．

<文献>

1) Chow, L. et al. : J. Clin. Oncol., 27 : Abstr 3557, 2009

（藤阪保仁）

Nexavar® ▶▶ Sorafenibの項を参照

Nilotinib

Basic Data

別名 Tasigna®, AMN107

適応 ・Imatinib耐性の慢性期または移行期の慢性骨髄性白血病

標的分子 BCR-ABL (p.162参照), KIT (p.164参照), PDGFR-A (p.74参照), SRC

薬剤の種類 経口, マルチキナーゼ阻害薬　**MW** 565.98

参照 ▶ Dasatinib, Imatinib, Tozasertib

使用法と効果

通常, 成人には1回400mgを食事の1時間以上前または食後2時間以降に1日2回, 12時間毎を目安に経口投与する.

複数の第Ⅱ相臨床試験の結果, Imatinib耐性または不耐であったCMLの慢性期, 移行期, 急性転化期のいずれにおいてもNilotinib (ニロチニブ) の効果が示されている[1].

そのうち慢性期を対象にした第Ⅱ相臨床試験 (n = 321, Imatinib耐性例70％, Imatinib不耐例30％) では, 94％の患者が中央値1カ月で血液学的完全寛解に達し, 59％の患者で細胞遺伝学的大寛解が得られた. 追跡期間中央値24カ月の時点で, 無増悪生存率は64％, 全生存率は88％, 細胞遺伝学的大寛解に達した患者の78％がその寛解を保っていた[1].

最近, 慢性期CML初回治療例を対象としたNilotinibとImatinibの比較第Ⅲ相臨床試験の結果が報告された[2]. 患者はNolotinib 300mg×2/日 (n = 282), Nilotinib 300mg×2/日 (n = 281), Imatinib 400mg×1/日 (n = 283), に割り付けられた. その結果, 主要評価項目である12カ月後の分子遺伝学的大寛解はそれぞれ, 44％, 43％, 22％であり有意にNilotinib治療群が優れていた[2]. 2010年のASCO会議では24カ月後の成績も報告された. 分子遺伝学的大寛解はそれぞれ86％, 88％, 48％とNilotinibの優位性が保たれており, NilotinibはImatinibに比べより迅速かつ強固なCMLの制御が可能と結論づけられた[3].

移行期を対象にした第Ⅱ相臨床試験 (n = 137, Imatinib耐性例80％, Imatinib不耐例20％) では, 51％の患者で血液学的寛解 (完全寛解31％) が得られ, 完全寛解率にImatinib耐性例とImatinib不耐例との間には明らかな差はなかった (30％ vs 37％). 細胞遺伝学的大寛解には32％の患者が達し, そのうち完全寛解は20％であった[4].

作用機序

Nilotinibは構造的にImatinibに類似するものの, 20～50倍BCR-ABLに対する阻害活性が高い. またNilotinibはImatinibと同じく, BCR-ABLのATP結合部位のポケットに競合的に結合するが, Nilotinibの方がより結合に適した構造を有する.

CMLのImatinibに対する二次耐性のほとんどは,

BCR-ABLシグナルの再活性化による．その機序として，最も多いのがBCR-ABLの点突然変異であり，今日50種類以上のImatinib耐性変異が見つかっている．ある報告では，85％の耐性変異が7つのアミノ酸（M244V, G250E, Y253F/H, E255K/V, T315I, M351T, F359V）に集中していたとされるが，Nilotinibはこれらのうち T315I を除く6つの変異に阻害活性を示し，その他の多くの変異型BCR-ABLを抑制することが示されている[5)6)]．

<文献>

1) Kantarjian, H. et al. : Haematologica, 94 : Abstr. 627, 2009
2) Saglio, G. : N. Engl. J. Med., 362 : 2314-2315, 2010
3) Larson, R. et al. : ASCO Annual Meeting, Abstr 6501, 2010
4) Hochhaus, A. et al. : Haematologica, 94 : Abstr. 631, 2009
5) Soverini, S. et al. : Clin. Cancer. Res., 12 : 7374-7379, 2006
6) Redaelli, S. et al. : J. Clin. Oncol., 27 : 469-471, 2009

(向原　徹)

Nimotuzumab

Basic Data

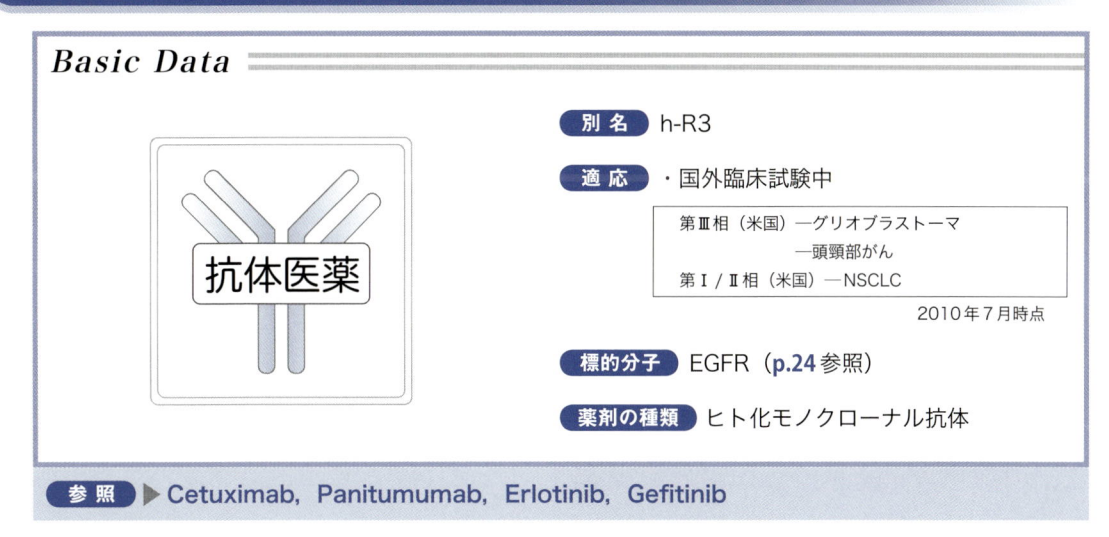

- **別名**：h-R3
- **適応**：・国外臨床試験中
  - 第Ⅲ相（米国）―グリオブラストーマ
  　　　　　　　　―頭頸部がん
  - 第Ⅰ/Ⅱ相（米国）―NSCLC
  - 2010年7月時点
- **標的分子**：EGFR（p.24参照）
- **薬剤の種類**：ヒト化モノクローナル抗体

参照▶ Cetuximab, Panitumumab, Erlotinib, Gefitinib

使用法と効果

頭頸部がんを対象とした2つの比較第Ⅱ相臨床試験が行われ，100mgまたは200mgを週1回で6週間の放射線療法またはCDDP＋放射線療法に併用することで抗腫瘍効果の上乗せが示された．また，悪性神経膠腫を対象とした第Ⅱ相試験では200mgを週1回で6週間の放射線療法と同時併用することで生存期間中央値（MST）22.2カ月，無増悪生存期間（PFS）16.3カ月と良好な結果が報告されている．

作用機序

EGFRに対するヒト化モノクローナル抗体であり，EGFRを認識して結合することでEGFおよびTGF-αなどのEGFRへの結合を阻害してシグナル伝達の抑制を引き起こす．また，ADCCやCDCによる細胞傷害活性も併せもつことが報告されている．海外臨床試験においてNimotuzumabは，他のEGFRに対する抗体製剤より，皮膚毒性の頻度が低くその程度も低いことが報告されている．

<文献>

1) Crombet, T. : J. Clin. Oncol., 22 : 1646-1654, 2004

(藤阪保仁)

Oblimersen

Basic Data

5′-CTCCCAGCGTGCGCCAT-3′

ヒトBCL2遺伝子の第一コドンから第三コドンまでの配列の相補鎖18塩基よりなるホスホチオエート化DNA

別名	Genasense®, G3139
適応	・未承認（日本） ・悪性黒色腫（豪州で希少疾病用医薬品候補） 　第Ⅲ相（米国）―悪性黒色腫 　第Ⅲ相（米国）―白血病, 多発性骨髄腫など 　　　　　　　　　　　　　　2010年6月時点
標的分子	BCL2 mRNA（p.148参照）
薬剤の種類	経静脈, アンチセンス核酸製剤

参照 ▶ AEG35156

使用法と効果

使用法としては中心もしくは末梢からのカテーテル連続静注で3 mg/kg/日で7日間, 4週間おきに6回まで繰り返す. これはOblimersen（オブリメルセン）が急速に体外に排泄されてしまうためである.

効果は議論が多く, 最初の第Ⅰ相臨床試験が開始されて10年近くになるが2010年7月の時点では本格的な抗腫瘍剤として米国FDAから承認されていない. 近年CLLでフルダラビン（F-ara-A）とシクロフォスファミド（CPA）との併用療法の第Ⅲ相臨床試験では, F-ara-AおよびCPAのみの完全奏功が7％（121例中8例）であったのに対しOblimersen併用では17％（120例中20例）と有意な効果を認めた[1]. また, 進行した多発性骨髄腫に対するデキサメサゾンとの併用についての第Ⅲ相臨床試験では大きな差は認められなかった[2]. 悪性黒色腫のダカルバジンとの併用療法の第Ⅲ相臨床試験では生存期間の延長などが確認された[3].

作用機序

Bリンパ腫の原因遺伝子にコードされ, 各種のがんで発現上昇を認めるBCL2タンパク質はミトコンドリアに局在して, 細胞死シグナルを抑制する. OblimersenはこのBCL2遺伝子のmRNAの翻訳開始コドン周辺で特異的に会合し, 同mRNAの切断を誘発してその発現を低下させることを期待してデザインされた分子標的治療薬である. しかし, Oblimersenは期待された以外の形で作用している可能性が指摘されている. Oblimersenの塩基配列中にあるシトシンとグアニンが並んでいるCpGペアによる免疫賦活作用が抗腫瘍効果とかかわっているという説がある[2,4]. SteinらはOblimersenはヘパリン結合性の細胞増殖因子やコラーゲンIと相互作用し, 血管内皮細胞の増殖を促進することで逆説的に治療効果を高めている可能性を提唱している[5].

<文献>

1) O'Brien, S. et al. : J. Clin. Oncol., 27 : 5208-5212, 2009
2) Chanan-Khan, A. A. et al. : Leuk. Lymphoma., 50 : 559-565, 2009
3) Bedikian, A. Y. et al. : J. Clin. Oncol., 24 : 4738-4745, 2006
4) Pan, X. et al. : Mol. Pharm., 6 : 211-220, 2009
5) Stein, C. A. et al. : Clin. Cancer. Res., 15 : 2797-2807, 2009

〈安田　純〉

Olaparib

Basic Data

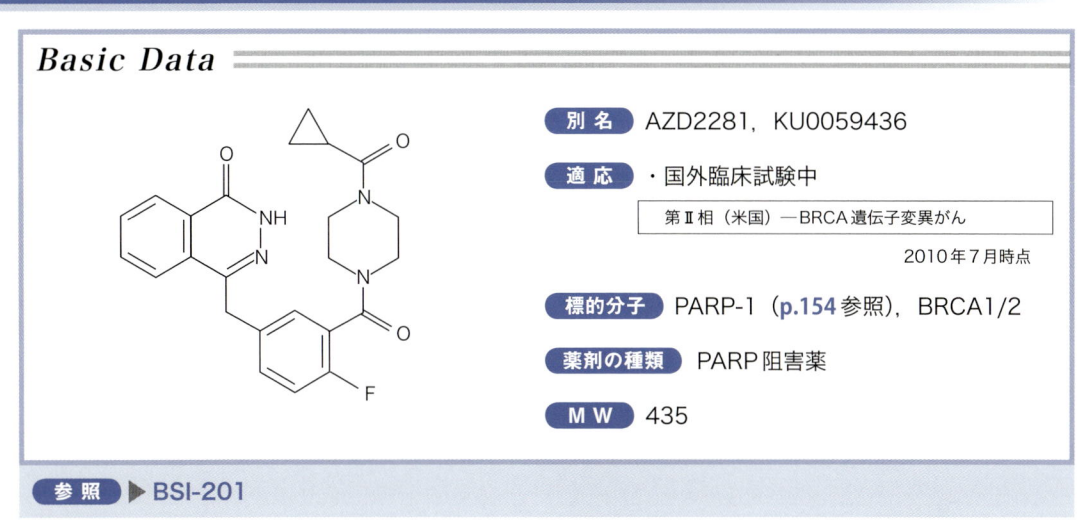

- **別名**: AZD2281, KU0059436
- **適応**: ・国外臨床試験中
  - 第Ⅱ相（米国）―BRCA遺伝子変異がん
  - 2010年7月時点
- **標的分子**: PARP-1（p.154参照），BRCA1/2
- **薬剤の種類**: PARP阻害薬
- **MW**: 435

参照 ▶ BSI-201

使用法と効果

単剤での第Ⅰ相臨床試験において60例が登録され，毒性は気分の変調，疲労感，眠気および血小板減少であり，最大耐用量は400mgを1日2回，推奨用量は200mgを1日2回投与と決定された．60例中22例がBRCA1またはBRCA2遺伝子変異を有する腫瘍であり，遺伝子変異を有する卵巣がん16例中8例および乳がん3例中1例が奏効し，遺伝子変異のない腫瘍では奏効例は認められなかった[1]．また，BRCA1またはBRCA2遺伝子変異を有する化学療法既治療の進行乳がん54例を対象とした単剤（400mgを1日2回または100mgを1日2回）の第Ⅱ相臨床試験では，奏効率はそれぞれ41％と22％，無増悪生存期間（PFS）中央値はそれぞれ5.7カ月と3.8カ月といずれも良好であった[2]．

作用機序

作用機序はBSI-201と同様と考えられているが，Olaparib（オラパリブ）はBRCA1/2の変異以外にも抗腫瘍効果が期待されている．例えばPTEN遺伝子変異によるPTEN欠損がん細胞は，相同組換えによるDNA二重鎖切断の修復能が低下しており，Olaparibはそれらに対して有効であることが前臨床試験で示唆されている[3]．

<文献>

1) Fong, P. C. et al.: N. Engl. J. Med., 361: 123-134, 2009
2) Tutt, A. et al.: J. Clin. Oncol., 27: Abstr CRA509, 2009
3) Mendes-Pereira, A. M. et al.: EMBO Mol. Med., 1: 315-322, 2009

（瀧川奈義夫，谷本光音）

Omnitarg® ▶▶ Pertuzumabの項を参照

OSI-774 ▶▶ Erlotinibの項を参照

Panitumumab

Basic Data

- **別名**: Vectibix®, LBH589
- **適応**: ・KRAS遺伝子野生型の治癒切除不能な進行・再発の結腸・直腸がん
- **標的分子**: EGFR（p.24参照）
- **薬剤の種類**: IgG2型完全ヒト型モノクローナル抗体

参照 ▶ Cetuximab, Nimotuzumab, Erlotinib, Gefitinib

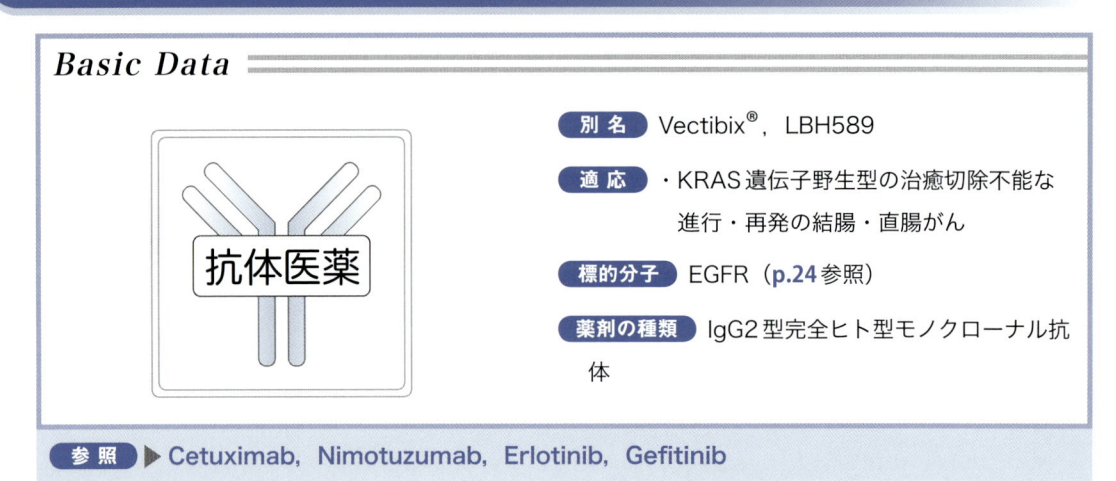

使用法と効果

　使用法としては，通常，2週間に1回，Panitumumab（パニツムマブ）（遺伝子組換え）として1回6 mg/kg（体重）を60分以上かけて点滴静注する．

　主な副作用として皮膚障害が認められ，重度（グレード3以上）の皮膚障害が現れた場合は，本剤の用量を調節する．infusion reactionが現れることがあるので，重度のinfusion reactionに備えて緊急時に充分な対応のできる準備を行ったうえで開始する．本剤投与中および本剤投与終了後少なくとも1時間は観察期間（バイタルサインをモニターするなど）を設ける．重度（グレード3以上）のinfusion reactionが現れた場合，本剤の投与を中止し，以降，本剤を再投与しない．また，グレード2以下のinfusion reactionが現れた場合は，投与速度を減じて慎重に投与する．本剤の投与にあたっては，インラインフィルター（0.2または0.22ミクロン）を使用する．

　一次治療例を対象にFOLFOX4＋Panitumumab併用またはFOLFOX4単独で治療する試験において，KRAS遺伝子野生型患者では無増悪生存期間（PFS）の中央値は併用群9.6カ月，単独群8.0カ月で有意な改善が認められた．全生存期間（OS）（中間解析）の中央値は，併用群・推定不能，単独群18.8カ月．客観的奏効率（CR＋PR）は併用群55.2％，単独群47.7％（海外20050203試験）．

　二次治療例を対象にFOLFIRIとPanitumumab併用またはFOLFIRI単独で治療する試験においてKRAS遺伝子野生型患者ではPFSの中央値は，併用群5.9カ月，単独群3.9カ月で有意な改善が認められた．OSの中央値は併用群14.5カ月，単独群12.5カ月．客観的奏効率は併用群35.4％，単独群9.8％で有意な改善が認められた（海外20050181試験）．

　三次治療以降例を対象に，Panitumumab＋支持療法群（BSC）併用またはBSC単独で治療する試験において，KRAS遺伝子野生型患者におけるPFSの中央値は，併用群12.3週，単独群7.3週であり，有意差が認められた．OSの中央値は，併用群8.1カ月，BSC群7.6カ月．客観的奏効率は，併用群9.5％，BSC群0％．なお，BSC群においてはPD（病勢の進行）が認められた場合，本剤の継続試験へ移行し，本剤投与が可能であり，BSC群の多くの被験者（77％）がPanitumumabの投与を受けている（海外20020408試験）[1]．

　三次治療以降例を対象にPanitumumabを単独投与する試験において，PFSの中央値は8.0週で，OSの中央値は9.3カ月であった．客観的奏効率は13.5％で，奏効期間の中央値は16.2週であった（国内20050216試験）[2]．

作用機序

Panitumumabは，世界初の完全ヒト型抗EGFRモノクローナル抗体製剤である．本剤は腫瘍細胞上に存在するEGFRに結合し，EGFを代表とする内在性リガンドのEGFRへの結合と，その後に続くEGFRを介した，腫瘍細胞の増殖，遊走，間質浸潤，アポトーシス抵抗性や腫瘍組織における血管新生に関与するシグナル伝達を阻害し，その結果，腫瘍の増殖を抑制すると考えられている．

<文献>

1) Amado, R. G. et al. : J. Clin. Oncol., 26 : 1626-1634, 2008
2) Muro, K. et al. : Jpn. J. Clin. Oncol., 39 : 321-326, 2009

(藤阪保仁)

Panorex® ▶▶ Edrecolomabの項を参照

Pazopanib

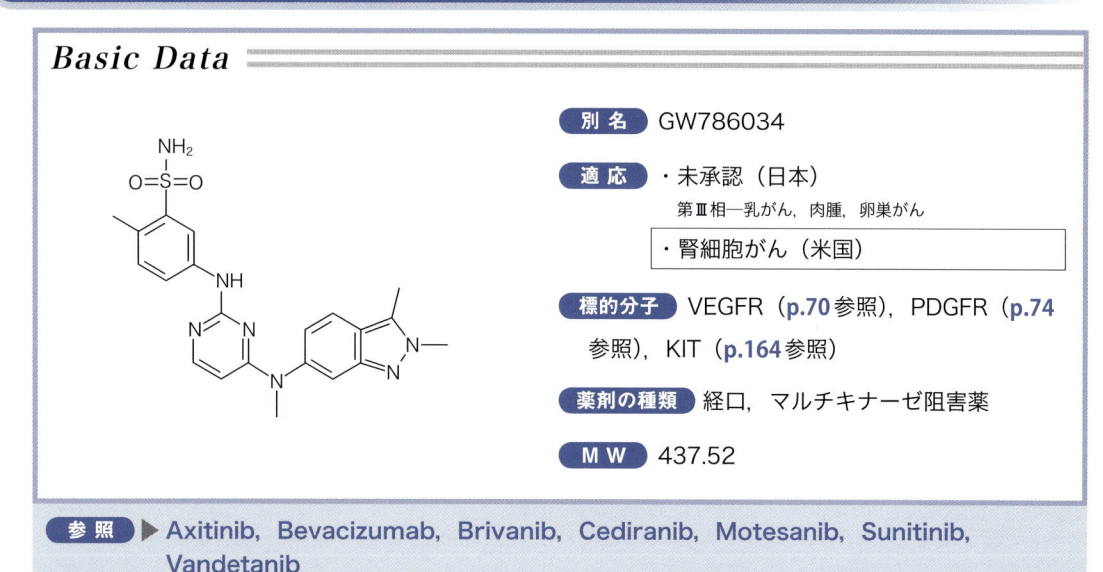

Basic Data

- **別名** GW786034
- **適応**
  - ・未承認（日本）
    第Ⅲ相―乳がん，肉腫，卵巣がん
  - ・腎細胞がん（米国）
- **標的分子** VEGFR（p.70参照），PDGFR（p.74参照），KIT（p.164参照）
- **薬剤の種類** 経口，マルチキナーゼ阻害薬
- **MW** 437.52

参照 ▶ Axitinib, Bevacizumab, Brivanib, Cediranib, Motesanib, Sunitinib, Vandetanib

使用方法と効果

Pazopanib（パゾパニブ）を63人の進行がん患者に投与した第Ⅰ相臨床試験では，高血圧，下痢がもっとも高頻度に出現し，1回800mg，1日1回内服が推奨用量とされた[1]．

初回治療もしくはサイトカイン治療後の進行腎細胞がん患者を対象としたプラセボ対照の第Ⅲ相臨床試験では，Pazopanib群において無増悪生存期間（PFS）中央値9.2カ月（対照群4.2カ月），奏効率30％（対照群3％）と有意な効果を認めた[2]．現在，進行腎細胞がん初回治療においてSunitinibとPazopanibを比較する第Ⅲ相臨床試験（COMPARZ試験）が実施されている．

また，手術・放射線不応の中等から高悪性度の肉腫患者を対象とした第Ⅱ相臨床試験では，脂肪肉腫，平滑筋肉腫，滑膜肉腫それぞれの生存期間中央値（MST）が197日，354日，310日と良好であり，副作用も許容範囲内であった[3]．現在，肉腫患者を対象としたプラセボ対照の第Ⅲ相臨床試験（PALETTE試験）が実

施されている．

作用機序

　VEGFは，血管内皮細胞上に発現しているVEGF受容体（VEGFR-1，VEGFR-2，VEGFR-3）に結合しそのチロシンキナーゼを活性化する．内皮細胞では，VEGFRのチロシンキナーゼからのシグナルにより，MAPキナーゼの活性化（細胞増殖），PI3K/AKT経路の活性化（アポトーシス抑制），そして細胞骨格の変化（細胞の活動性亢進）などが起こる．さらに，VEGFは一酸化窒素やプロスタグランジンI2産生を促進し血管透過性を亢進させ，MMPを活性化し細胞浸潤を促す働きがあることも示されている[4]．一方，VEGFRが，大腸がん，膵がん，乳がん，非小細胞肺がん，悪性黒色腫，前立腺がん，白血病および悪性中皮腫細胞で発現しており，かつ大腸がん，膵がん，乳がん細胞ではVEGFに対するモノクローナル抗体がこれらの細胞の増殖を抑制することも示され，腫瘍細胞増殖への直接的な関与も示唆されている[5]．

　PDGFは，間葉系細胞を分化，増殖させることが知られており，近年血管新生への関与も注目されている．GIST（gastrointestinal stromal tumor）では，c-kitの活性化と同時にPDGFR-αの遺伝子変異（エクソン11，12，14，18）がその増殖にかかわっていることが示されている[6]．PDGFR-βを介したシグナル伝達は，周細胞の動員による毛細血管の形成促進や，腫瘍細胞からのVEGF産生を促すことが示唆されている[6]．

　これらの知見から，VEGFR，PDGFR双方からのシグナル伝達を阻害することの重要性が注目され[7]，VEGFRおよびPDGFRのマルチキナーゼ阻害薬としてのPazopanibの開発が進行している．

<文献>
1) Hurwitz, H. I. et al. : Clin. Cancer Res., 15 : 4220-4227, 2009
2) Sternberg, C. N. et al. : J. Clin. Oncol., 28 : 1061-1068, 2010
3) Sleijfer, S. et al. : J. Clin. Oncol., 27 : 3126-3132, 2009
4) Hicklin, D. J. & Ellis, L. M. : J. Clin. Oncol., 23 : 1011-1027, 2005
5) Ellis, L. M. & Hicklin, D. J. : Nat. Rev. Cancer., 8 : 579-591, 2008
6) Ostman, A. Heldin, C. H. : Adv. Cancer Res., 97 : 247-274, 2007
7) Bergers, G. et al. : J. Clin. Invest., 111 : 1287-1295, 2003

（堀之内秀仁，関根郁夫）

PD184352 ▶▶ CI1040の項を参照

Pertuzumab

Basic Data

別名	Omnitarg®
適応	・未承認（日本） ・乳がん（海外）
標的分子	HER2（p.26 参照）
薬剤の種類	ヒト化モノクローナル抗体

参照 ▶ Trastuzumab

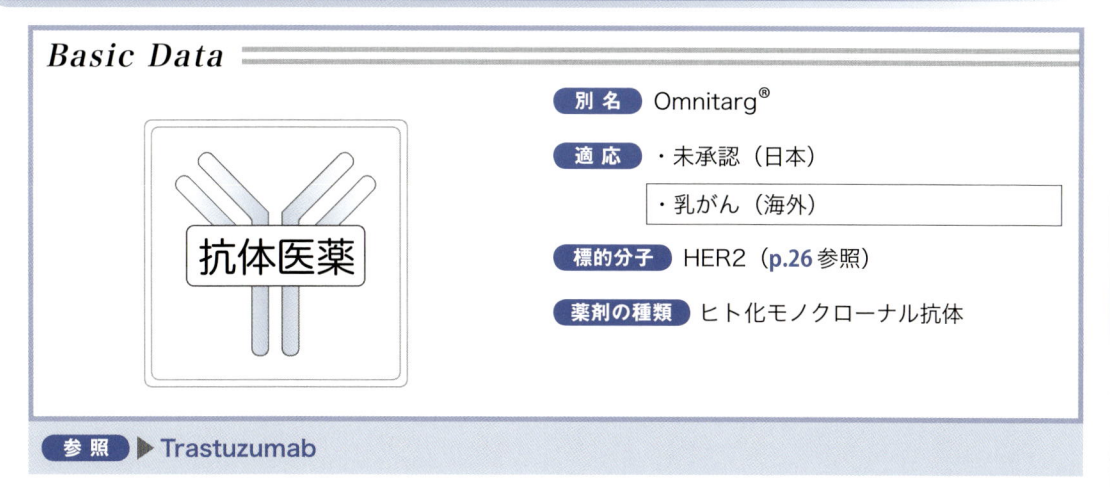

使用法と効果

国内第Ⅰ相臨床試験では，5, 10, 15, 20, 25mg/kgの3週毎投与が行われたが最大耐用量（MTD）には到達しなかった[1]．

Trastuzumab抵抗性転移性乳がん患者を対象とした臨床試験では，66例にPertuzumab＋Trastuzumabの投与を行い奏効率24％（CR 7％，PR17％），6カ月以上の安定（SD）が26％と報告されている[2]．

作用機序

Trastuzumabとは異なったHER2のエピトープと結合することでHER2と他の受容体（HER1, HER2, HER3, HER4）との二量体形成を阻害し，細胞内シグナル伝達系を抑制する．HER2の過剰発現によらず乳がんに対する効果が期待されている．

＜文献＞
1) Yamamoto, N. et al. : Jpn. J. Clin. Oncol., 39 : 260-266, 2009
2) Scherle, P. et al. : Cancer Res., 69 : Abstr 3138, 2009

（藤阪保仁）

PF-00299804

Basic Data

非公開

適応・国外臨床試験中

> 第Ⅲ相（米国）―肺がん
> 第Ⅰ/Ⅱ相（米国）―肺がん

2010年7月時点

標的分子 EGFR（p.24参照），HER2（p.26参照），HER4

薬剤の種類 経口，マルチキナーゼ阻害薬

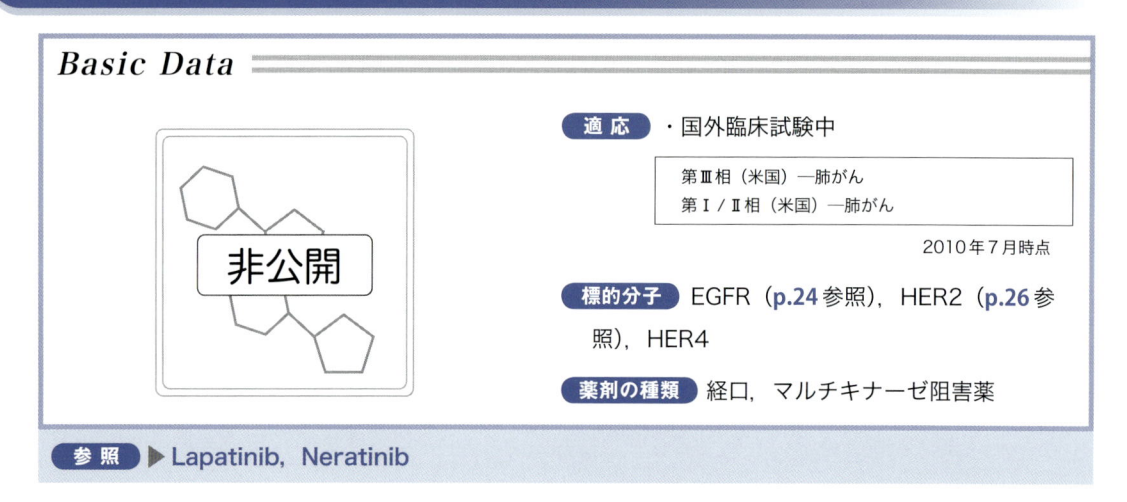

参照 ▶ Lapatinib, Neratinib

使用法と効果

前治療で少なくとも1つ以上の化学療法とErlotinibによるレジメンが無効となった非小細胞肺がん（NSCLC）患者にPF-00299804を45mg/日 連日経口投与した．腺がん患者をA群，非腺がん患者をB群としてその有効性と安全性を評価した[1]．34症例が登録され評価可能であった20例で，A群の18例中9例，B群の2例中1例で安定（SD）が得られた．主な毒性は，皮膚障害，消化管障害であった．

作用機序

EGFRとHER2，HER4のチロシンキナーゼを不可逆的に阻害することで抗腫瘍効果を発揮する．

PF-00299804[2]は，T790Mを含むEGFR変異NSCLCに対し，前臨床で効果を示し，第2世代のイルリバーシブルEGFR-TKIである．

<文献>
1) Janne, P. A. et al. : J. Clin. Oncol., 27 : Abstr 8063, 2009
2) Gonzales, A. J. et al. : Mol. Cancer Ther., 7 : 1880-1889, 2008

（藤阪保仁）

PF-05208748 ▶▶ Temsirolimusの項を参照

PKC-412 ▶▶ Midostaurinの項を参照

PR-171 ▶▶ Carfilzomibの項を参照

PS-341 ▶▶ Bortezomibの項を参照

PTK/ZK ▶▶ Vatalanibの項を参照

PTK787 ▶▶ Vatalanibの項を参照

PX-478

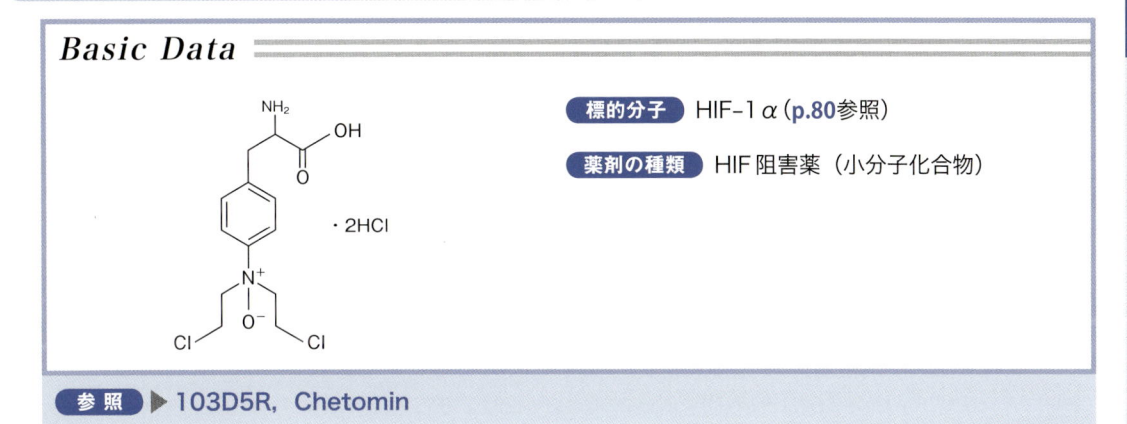

Basic Data

標的分子: HIF-1α（p.80参照）

薬剤の種類: HIF阻害薬（小分子化合物）

参照 ▶ 103D5R, Chetomin

使用法と効果

マウスモデルにおいてさまざまながん種に対して，HIF-1α発現抑制作用，VEGF抑制作用，抗腫瘍効果が示されている．

作用機序

PX-478は，細胞のHIF-1α発現抑制を指標にスクリーニングされた小分子化合物である[1]．その正確な作用機序は不明であるが，マウスモデルにおいて，PX-478はHIF-1αの発現抑制およびそれに伴うVEGFおよびGLUT1の発現を低下させた．また，大腸がん株，前立腺がん株，乳がん株，腎細胞がん株，膵臓がん株の腫瘍増殖に対して抗腫瘍効果を示す．マウスモデルにおける抗腫瘍効果は，HIF-1α発現レベルと相関していた．その後の検討において，PX-478は，いくつもの過程でHIF-1α活性を阻害することが判明し，①HIF-1αのmRNAの発現および翻訳を阻害することによるHIF-1αタンパク質発現抑制効果，②HIF-1αの脱ユビキチン化の阻害によるポリユビキチン化反応の促進（分解促進）が報告されている[2]．また，PX-478のHIF-1α抑制効果は，通常酸素条件下および低酸素条件下のどちらでも作用し，p53やVHLの異常に左右されないと考えられている．最近では放射線治療に対する増感作用や，腫瘍-間質細胞交互作用が報告されている．

<文献>

1) Welsh. S. et al. : Mol. Cancer. Ther., 3 : 233-244, 2004
2) Powis, G. et al. : Mol. Cancer. Ther., 7 : 90-100, 2008

（荒尾徳三，西尾和人）

● R115777 ▶▶ Tipifarnibの項を参照

● R1507

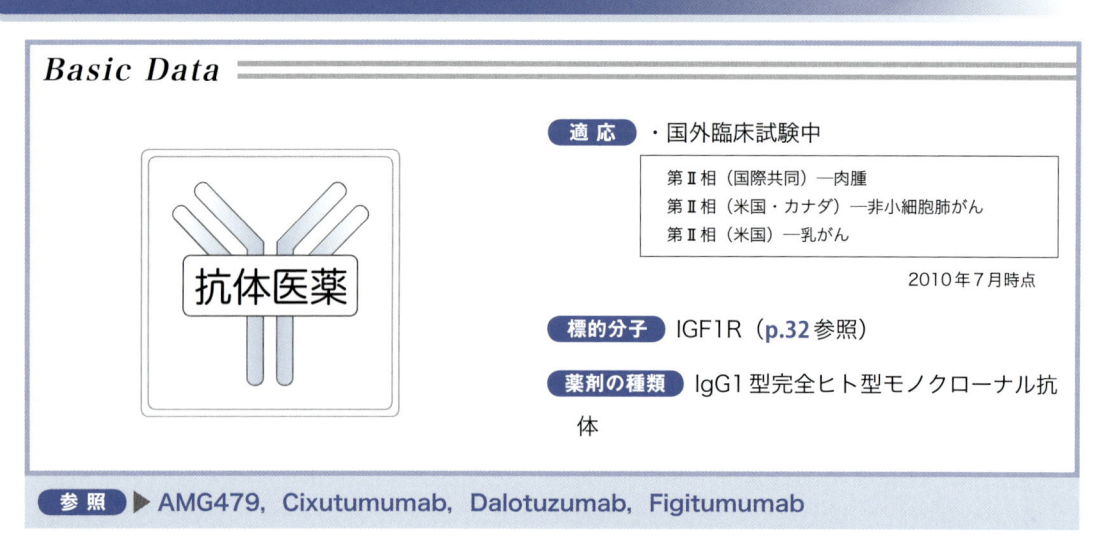

Basic Data

抗体医薬

| 適応 | ・国外臨床試験中 |

第Ⅱ相（国際共同）―肉腫
第Ⅱ相（米国・カナダ）―非小細胞肺がん
第Ⅱ相（米国）―乳がん

2010年7月時点

| 標的分子 | IGF1R（**p.32**参照） |
| 薬剤の種類 | IgG1型完全ヒト型モノクローナル抗体 |

| 参照 | ▶ AMG479, Cixutumumab, Dalotuzumab, Figitumumab |

◆ 使用法と効果

　R1507は腫瘍細胞の増殖を抑制する．成人に対し1～16mg/kgを1または3週毎に点滴投与する方法が進められている．固形がんを対象とした第Ⅰ相試験において最大耐用量（MTD）は推定できず，第Ⅱ相試験における単剤での推奨用量は9 mg/kgとされた．現在，乳がん，非小細胞肺がん，肉腫（ユーイング肉腫を含む）などに対して，単剤または併用療法の臨床試験が進められている．副作用としては高血糖，リンパ球減少，感染，倦怠感，脳血管障害，ビリルビン上昇などであった．現在開発中の薬剤であり，R1507の保険適応は認められていない．

◆ 作用機序

　IGF1Rは，インスリン受容体に構造が類似しているが異なる膜貫通型チロシンキナーゼで，IGF1およびIGF2の結合により活性化し，下流にあるPI3K/AKT/mTOR，RAF/MAPキナーゼなどのシグナル伝達系を介して，細胞増殖，分化，アポトーシス抑制などにかかわる．IgG1型完全ヒト型モノクローナル抗体であるR1507は，IGF1Rに直接結合することでIGF1およびIGF2の受容体への結合を阻害し，下流シグナル伝達を阻害すると期待されている[1)2)]．

<文献>
1) Gong, Y. et al. : PLoS ONE, 4 : 7273, 2009
2) Gualberto, A. & Pollak, M. : Oncogene, 28 : 3009-3021, 2009

（藤原　豊）

RAD001 ▶▶ Everolimus の項を参照

Retaspimycin hydrochloride ▶▶ IPI-504 の項を参照

RG3616 ▶▶ GDC-0449 の項を参照

Ridaforolimus ▶▶ Deforolimus の項を参照

Rituxan® ▶▶ Rituximab の項を参照

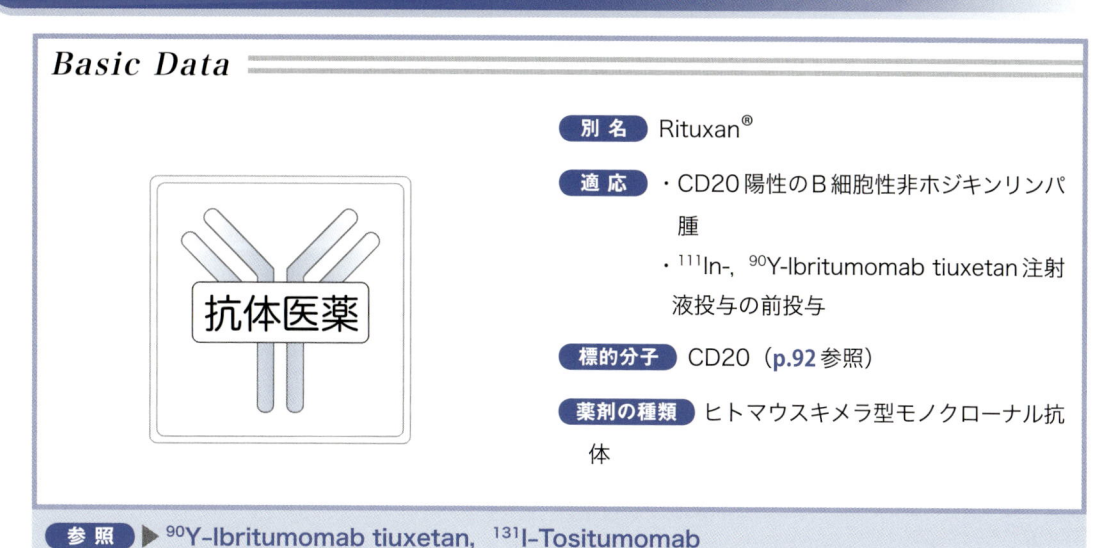

Rituximab

Basic Data

抗体医薬

- **別名** Rituxan®
- **適応**
  - CD20 陽性のB細胞性非ホジキンリンパ腫
  - ^{111}In-, ^{90}Y-Ibritumomab tiuxetan 注射液投与の前投与
- **標的分子** CD20（p.92 参照）
- **薬剤の種類** ヒトマウスキメラ型モノクローナル抗体

参照 ▶ ^{90}Y-Ibritumomab tiuxetan, ^{131}I-Tositumomab

◆ 使用法と効果

250mg/m^2 を点滴静注する．初回投与の場合，最初の1時間は25mg/時の速度で開始し，アレルギー反応など副作用がなければ次の1時間は100mg/時に上げ，さらに問題なければ以後は200mg/時で投与する．びまん性大細胞型B細胞リンパ腫（DLBCL），濾胞性リンパ腫（FL）をはじめとする多くのB細胞性非ホジキンリンパ腫の治療成績を改善した．DLBCLは最も頻度の高いリンパ腫で長らくCHOP療法が標準的治療であったが，Rituximabを併用したR-CHOP療法との臨床第Ⅲ相試験においてR-CHOP療法の優位性が証明され，現在R-CHOP療法はDLBCLの標準的治療となっている[1]．また従来の抗がん薬でみられた骨髄抑制や臓器障害などの副作用が少ないことや単独療法として有効性が認められるため治療の選択肢が拡大した．FL

は長期間にわたり病状のコントロールが必要な疾患であるが，Rituximabによる維持療法などさまざまな投与法が研究され有効性が示されている[2]．

◆ 作用機序

　Rituximabは非抱合型のキメラ型抗体であり，抗原と結合するFab領域がマウス由来で，抗体依存性細胞介在性細胞傷害（ADCC）を発揮する細胞や補体と結合するFc領域がヒト由来の構造をしている．非抱合型抗体であるため抗体そのものが細胞表面のCD20抗体に結合することにより生じる作用により抗腫瘍効果を発揮する．そのメカニズムとしてADCC，補体依存性細胞傷害（CDC），さらに直接的な増殖抑制効果やアポトーシスの誘導などが考えられている．またB細胞表面の分化抗原としてのCD20は細胞内に内在化はされず，また血中に可溶性抗原として存在しないため，高率に腫瘍細胞と結合できること，ほとんどのBリンパ性腫瘍において発現していること，など治療標的として有利な点を有している．

＜文献＞
1) Pfreundschuh, M. et al. : Lancet Oncol., 7 : 357-359, 2006
2) Hochster, H. et al. : J. Clin. Oncol., 27 : 1607-1614, 2009

（品川克至，谷本光音）

● SAHA　▶▶Vorinostatの項を参照

● Sarasar®　▶▶Lonafarnibの項を参照

● SCH66336　▶▶Lonafarnibの項を参照

● Selumetinib

Basic Data

別名	AZD6244，ARRY-142886
適応	・国外臨床試験中

　第Ⅱ相（米国）―非小細胞性肺がん，肝がん，悪性黒色種など

2010年6月時点

標的分子	MEK1，MEK2（p.52参照）
薬剤の種類	経口，MAPキナーゼ阻害薬
MW	457.68

参照 ▶ CI1040

使用法と効果

AZD6244としても知られる本薬剤は，前臨床試験で種々のがんに対して抗腫瘍効果が認められ（悪性黒色腫，膵臓がん，大腸がん，肺がん，乳がんなど），RAS（p.168参照）やRAF（p.170参照）遺伝子変異をもつ細胞はより高い感受性を示した[1]．第Ⅱ相臨床試験は，オキザリプラチンあるいはイリノテカンによる化学療法不適応の転移性大腸がん患者を対象とし，カペシダビン単独療法との比較で多施設非盲検無作為化並行群間比較試験として実施された[2]．増悪が認められた患者数を主要評価項目とした．Selumetinibは1日2回100mgを毎日経口投与し，カペシダビンは1日2回1250mg/m^{2}を2週間経口投与した後に1週間の休薬期間を設けることで3週間-1サイクルとした．評価対象例69例（Selumetinib投与34例，カペシダビン投与35例）のうち，それぞれ28例（〜80％）で増悪が認められた．無増悪生存期間はそれぞれ81日，88日であった．最も多く認められた副作用は痤瘡様皮疹，下痢，無力症，末梢性浮腫（Selumetinib投与群），手足症候群，下痢，吐き気，腹痛（カペシダビン投与群）であった．したがって，Selumetinib単独投与はカペシダビンと同等の効果をもたらすことが示された．

現在，化学療法剤との併用効果を評価することを目的とした第Ⅱ相臨床試験が進行中である．またKRASやBRAF遺伝子変異によりMAPキナーゼ（p.50参照）経路が活性化した患者を対象とした第Ⅱ相臨床試験も進められている．

作用機序

多くの腫瘍細胞の増殖には腫瘍細胞内のMAPキナーゼ経路が関与している．MAPキナーゼ経路は細胞外に存在するリガンドが細胞膜表面上に発現する受容体に結合することで活性化する．MEK1およびMEK2はMAPキナーゼ経路においてその下流のERK1およびERK2を活性化させる唯一のキナーゼであり，ERK1およびERK2は100種以上の基質を有し細胞の生存や増殖に重要な役割を果たしていることから，MEK1およびMEK2はがん治療における魅力的な標的であると考えられる．

Selumetinibは基質と複合体を形成したMEK1およびMEK2に選択的に結合し，不競合的に阻害作用を示す．結合したSelumetinibはMEK1およびMEK2のキナーゼ活性を阻害することでシグナルの伝達を遮断し，腫瘍細胞の増殖を抑制するとともに細胞死を引き起こす．

<文献>
1) Davies, B.R. et al. : Mol. Cancer Ther., 6 : 2209-2219, 2007
2) Bennouna, J. et al. : Invest. New Drugs, in press, 2010

（中村鑑斗，藤田直也）

Semaxanib

Basic Data

- **別名**: SU5416, Semaxinib
- **適応**: 開発中止
- **標的分子**: FLT3（p.116参照），KIT（p.164参照），VEGFR-1，VEGFR-2（p.70参照），
- **薬剤の種類**: 受容体型チロシンキナーゼ阻害薬

参照 ▶ Midostaurin, Lestaurtinib

使用法と効果

第Ⅰ相試験にてSemaxanib（セマキサニブ）を週に2回点滴投与（15分）が行われ，145mg/m^{2}が推奨用量とされた[1]〜[3]。用量制限毒性（DLT）は頭痛で，悪心，嘔吐，倦怠感，血管痛，静脈炎，発熱などであった。Semaxanibは溶媒にクレモホール®を含有しているためPVCフリーの投与ルートで行われ，前投薬としてジフェンヒドラミン50mgかロラタジン10mgの抗ヒスタミン薬と，H2受容体遮断薬，デキサメサゾンが投与された。結腸直腸がん，乳がん，頭頸部がんなどのさまざまな固形腫瘍やAMLにおいて臨床試験が行われていた。2002年2月結腸直腸がんに対するIFL療法（イリノテカン/5-FU/ロイコボリン）にSemaxanibの上乗せ効果をみる第Ⅲ相試験において効果の有意な改善を示せず，また次世代のチロシンキナーゼ阻害薬に対する期待から，Semaxanibの開発は中止となった[4]。

作用機序

SemaxanibはFLT3のみならず血管新生に関与するキナーゼに対する阻害活性を有するユニークな薬剤である。FLT3のリン酸化を15μM程度のIC$_{50}$値で阻害するほか，VEGFR-1のリン酸化を1mM程度のIC$_{50}$値で，VEGFによる血管内皮細胞の増殖を0.04mM程度のIC$_{50}$値で阻害することが知られている。FLT3，KIT阻害による腫瘍細胞増殖阻害のほか，腫瘍周囲血管および骨髄内血管の新生阻害作用が期待されている。

<文献>
1) O'Donnell, A. et al. : Br. J. Cancer., 93 : 876-883, 2005
2) O'Farrell, A. M. et al. : Leuk. Res., 28 : 679-689, 2004
3) Stopeck, A. et al. : Clin. Cancer Res., 8 : 2798-2805, 2002
4) Lockhart, A. C. et al. : Am. J. Clin. Oncol., 29 : 109-115, 2006

（藤原　豊）

Semaxinib ▶▶ Semaxanibの項を参照

Siltuximab

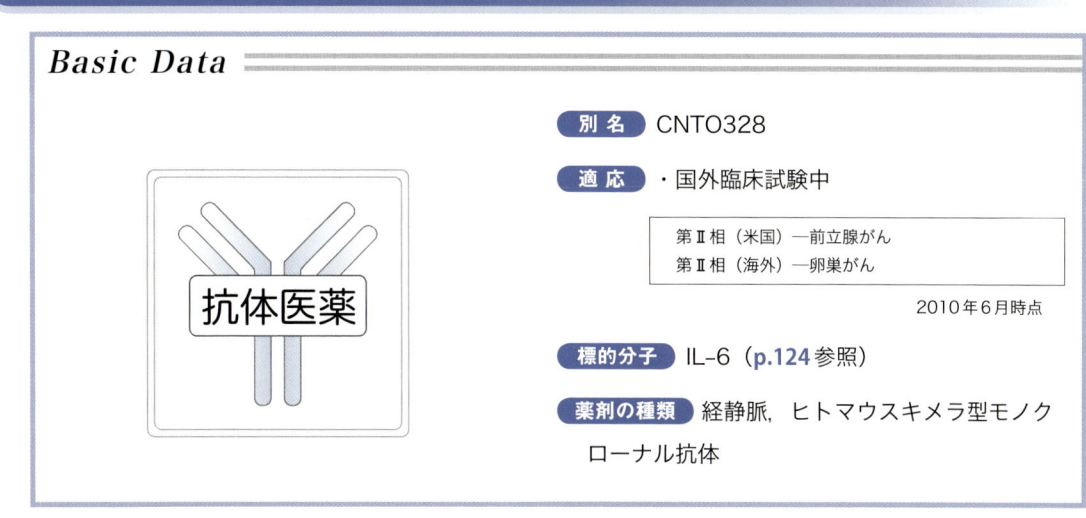

Basic Data

- **別名** CNTO328
- **適応** ・国外臨床試験中
  - 第Ⅱ相（米国）―前立腺がん
  - 第Ⅱ相（海外）―卵巣がん
  - 2010年6月時点
- **標的分子** IL-6（p.124参照）
- **薬剤の種類** 経静脈，ヒトマウスキメラ型モノクローナル抗体

使用法と効果

　Siltuximabは抗インターロイキン-6（IL-6）キメラ型モノクローナル抗体である．IL-6が過剰産生されている悪性腫瘍，つまり多発性骨髄腫，腎細胞がん，卵巣がん，前立腺がんなどで臨床試験が行われている．IL-6のマーカーである血中CRPの上昇している転移性の腎細胞がん患者を対象とした第Ⅰ/Ⅱ相試験では，17人に対して3 mg/kg，20人に対して6 mg/kgのSiltuximabを3週毎に計4回投与した．その結果，部分奏効（PR）が1人（3％），安定状態（SD）が15人（40％）であった．また，再発または難治性の多発性骨髄腫患者21人に対して行われたプロテアソーム阻害剤のBortezomibとSiltuximabの併用の第Ⅱ相臨床試験ではうち8人にプロテアソーム阻害剤の前治療歴があったにもかかわらず，57％の患者に部分ないし完全寛解を認め，無増悪生存期間（PFS）間中央値は280日であった[2]．副作用としては顆粒球減少，血小板減少，感染症などが報告されている．抗腫瘍効果以外にも悪性腫瘍関連のカヘキシア（悪液質）を防ぐ作用もあることが報告されている．

作用機序

　IL-6は活性化されたB細胞や形質細胞の増殖因子として作用する．多発性骨髄腫の腫瘍細胞はIL-6により増殖し，また自身も自己増殖因子としてIL-6を分泌する．他の腫瘍でも，腎細胞がん，前立腺がん，卵巣がんでIL-6の異常産生が報告されており，病態の一因と考えられている．Siltuximabは抗原結合部位であるV領域がマウス，定常部位であるC領域がヒト由来のキメラ抗体である．高い親和性をもってIL-6に結合する．すでに保険承認されているIL-6関連の薬剤として抗IL-6R抗体のTocilizumabがあるが，このSiltuximabはIL-6に結合してIL-6Rとの結合を阻害することにより，IL-6の生物学的作用発現を抑制することができる．

<文献>
1) Zhu, Z. et al. : IDDB MEETING REPORT. Sept : 03-06, 2004
2) Rossi, J-F. et al. : Blood, 112 : Abstr 867, 2008
3) Dorff, T. B. et al. : Clin. Cancer Res., 16 : 3028-3034, 2010

（伊藤　旭，石田高司）

SKI-606 ▶▶ Bosutinibの項を参照

Sorafenib

Basic Data

別名 Nexavar®
BAY43-9006（ソラフェニブ）
BAY54-9085（ソラフェニブトシル酸塩）

適応 ・根治切除不能または転移性の腎細胞がん
・切除不能な肝細胞がん

薬剤の種類 VEGFR（p.70参照），PDGFR（p.74参照），RAF（BRAFの項p.170参照）

薬剤の種類 経口，マルチキナーゼ阻害薬

MW 637.03

参照 ▶ Sunitinib

使用法と効果

通常，成人にはSorafenib（ソラフェニブ）として1回400mgを1日2回経口投与する．なお，患者の状態により適宜減量する．進行肝細胞がんにおいては，初めて全生存率の改善を示した経口薬剤である（SHARP試験）．SHARP試験では，Sorafenibによる有意な全生存期間延長が認められた．本試験結果より日本では，2009年5月20日に，切除不能な肝細胞がんに対して承認された．腎細胞がんに対しては，治療1レジメン（インターフェロンα，インターロイキン2など）の治療歴がある切除不能または転移性腎細胞がん患者を対象として，プラセボ対照，無作為化，二重盲検により，全生存期間（OS）を主要評価項目，無増悪生存期間（PFS），奏効率などを副次的評価項目とする第III相臨床試験が実施された．有効性評価対象例において，PFSの中央値はプラセボ群で84日，Sorafenib群で168日であった．SorafenibのPFSに対する効果は有意であった（p＜0.000001）．ハザード比（Sorafenib/プラセボ）は0.51（95％CI：0.43～0.60）であった．また，OSについて，イベント（死亡）数が220にて中間解析を行った結果，層別Log-rank検定のp値は0.015であり，中間解析の有意水準として設定された0.0005には至らなかったものの，ハザード比（Sorafenib/プラセボ）は0.71（95％CI：0.54～0.94）であり，Sorafenib群ではプラセボ群に比して39％の延長を示した．

作用機序

Sorafenibは，血管新生シグナル伝達（VEGFR，PDGFR）を阻害するマルチキナーゼ阻害薬である．その主作用から一般的には血管新生阻害薬に属するが，本薬剤に特徴的なRAF阻害活性も併せもっており，がん細胞に対する腫瘍増殖シグナル伝達系に対しても阻害活性を示す．

＜文献＞
1) ネクサバール添付文書より
2) Wilhelm, S. M. et al. : Cancer Res., 64 : 7099-7109, 2004

（荒尾徳三，西尾和人）

- **Sprycel®** ▶▶ Dasatinibの項を参照

- **STI-571** ▶▶ Imatinibの項を参照

- **SU5416** ▶▶ Semaxanibの項を参照

Sunitinib

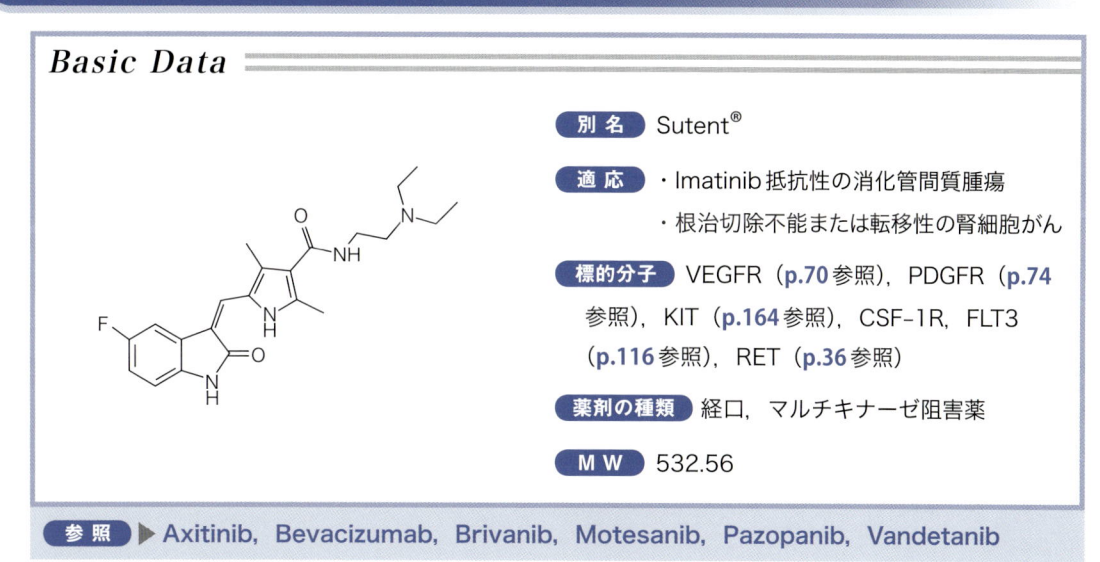

Basic Data

- **別名**：Sutent®
- **適応**：
  - Imatinib抵抗性の消化管間質腫瘍
  - 根治切除不能または転移性の腎細胞がん
- **標的分子**：VEGFR（p.70参照），PDGFR（p.74参照），KIT（p.164参照），CSF-1R，FLT3（p.116参照），RET（p.36参照）
- **薬剤の種類**：経口，マルチキナーゼ阻害薬
- **MW**：532.56

参照 ▶ Axitinib，Bevacizumab，Brivanib，Motesanib，Pazopanib，Vandetanib

使用方法と効果

Sunitinib（スニチニブ）として1日1回50mgを経口投与する．

GIST（gastro-intestinal stromal tumor）患者のうち，Imatinibに耐性となった312人に対して，Sunitinibとプラセボを比較した第Ⅲ相臨床試験が実施され，有意な生存期間の延長が認められた[1]．

進行腎細胞がん初回治療において，インターフェロンαとSunitinibを比較した第Ⅲ相臨床試験においても，無増悪生存期間（11カ月 vs 5カ月），全生存期間（26.4カ月 vs 21.8カ月）いずれもSunitinibが有意に優れていることが示された[2][3]．

これら以外にも，乳がん，大腸がん，非小細胞肺がん，肝細胞がん，前立腺がんで第Ⅲ相臨床試験が進行中である．

作用機序

VEGFは，血管内皮細胞上に発現しているVEGF受容体（VEGFR-1，VEGFR-2，VEGFR-3）を活性化する．内皮細胞では，VEGFRのチロシンキナーゼからのシグナルにより，MAPキナーゼの活性化（細胞増殖），PI3K/AKT経路の活性化（アポトーシス抑制），そして細胞骨格の変化（細胞の活動性亢進）などが起こる．さらに，VEGFは一酸化窒素やプロスタグランジンI2産生を促進し血管透過性を亢進させ，MMPを活性化し細胞浸潤を促す働きがあることも示されてい

る[4]．また，VEGFRが，大腸がん，膵がん，乳がん，非小細胞肺がん，悪性黒色腫，前立腺がん，白血病および悪性中皮腫細胞で発現しており，かつ大腸がん，膵がん，乳がん細胞ではVEGFに対するモノクローナル抗体がこれらの細胞の増殖を抑制することも示され，腫瘍細胞増殖への直接的な関与も示唆されている[5]．

PDGFは，間葉系細胞を分化，増殖させることが知られており，近年血管新生への関与も注目されている．GISTでは，c-kitの活性化と同時にPDGFR-αの遺伝子変異（エクソン11，12，14，18）がその増殖にかかわっていることが示されている[6]．PDGFR-βを介したシグナル伝達は，周細胞の動員による毛細血管の形成促進や，腫瘍細胞からのVEGF産生を促すことが示唆されている[6]．

c-kitは，GIST，悪性黒色腫，血管肉腫，胸腺腫瘍，セミノーマ，乳がん，肺がんなどの細胞に発現していることが知られている受容体型チロシンキナーゼである[7]．特に切除不能，転移・再発のGISTに対して化学療法は無効と考えられてきたが，c-kitを阻害するImatinibによって70％前後の奏効率が報告され標準治療として確立している[8]．

これら以外にも，CSF-1R，FLT3，RETなどを標的とするSunitinibは，幅広いがん腫で開発が進んでいる．

<文献>
1) Demetri, G. D. et al. : Lancet, 368 : 1329-1338, 2006
2) Motzer, R. J. et al. : N. Engl. J. Med., 356 : 115-124, 2007
3) Motzer, R. J. et al. : J. Clin. Oncol., 27 : 3584-3590, 2009
4) Hicklin, D. J. & Ellis, L. M. : J. Clin. Oncol., 23 : 1011-1027, 2005
5) Ellis, L. M. & Hicklin, D. J. : Nat. Rev. Cancer, 8 : 579-591, 2008
6) Ostman, A. & Heldin, C. H. : Adv. Cancer Res., 97 : 247-274, 2007
7) Natali, P. G. et al. : Cancer Res, 52 : 6139-6143, 1992
8) Demetri, G. D. et al. : N. Engl. J. Med., 347 : 472-480, 2002

（堀之内秀仁，関根郁夫）

● Sutent® ▶▶ Sunitinibの項を参照

● Tamibarotene

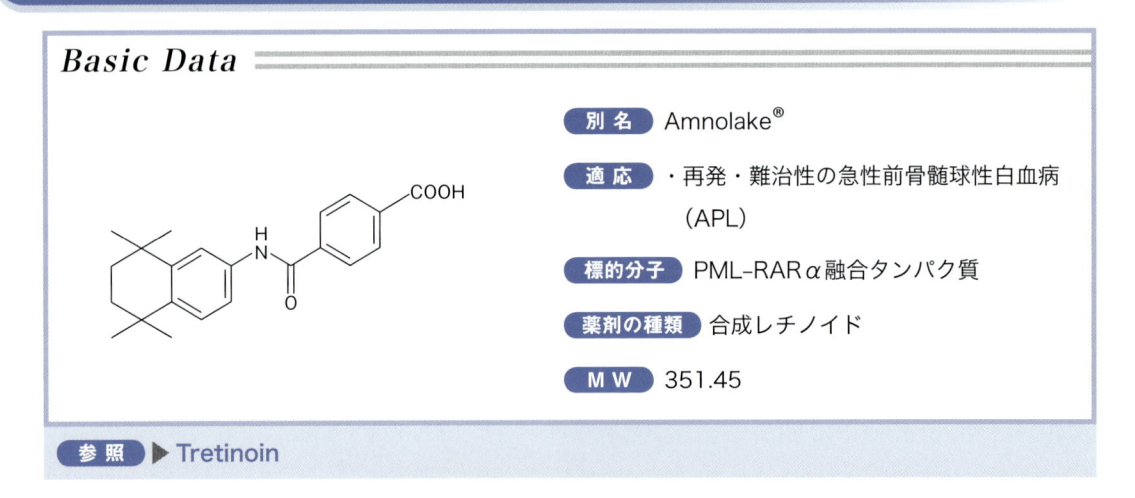

Basic Data

- 別名: Amnolake®
- 適応: ・再発・難治性の急性前骨髄球性白血病（APL）
- 標的分子: PML-RARα融合タンパク質
- 薬剤の種類: 合成レチノイド
- MW: 351.45

参照 ▶ Tretinoin

使用法と効果

日本で開発された新規の合成レチノイドである．1日6 mg/m²を2回に分けて朝，夕食後経口投与し，骨髄寛解が得られるまで投与する．投与期間は本薬の投与開始日から8週間を越えないようにする．ATRA治療後の再発急性前骨髄球性白血病（APL）患者に対して単剤で58％の寛解導入効果が示され，日本では2005年6月に再発・難治性APLに対して承認されている[1]．Tretinoinと同様にレチノイン酸症候群には充分に注意を払う必要がある

作用機序

Tamibarotene（タミバロテン）は熱，光，酸化作用に安定で，APL細胞の分化誘導活性はTretinoinの10倍以上といわれ，ATRA耐性化の一部に関与するとされるCRABP（cytoplasmic RA-binding protein）に低親和性であるため，Tretinoin耐性症例に対しても有効性を示す．さらにRARγに対して親和性がないため皮膚や粘膜に対する副作用が少ないことが期待された薬剤である．Tretinoinと同様にRARαのリガンドとして結合することでコリプレッサーが外れて，アセチル化酵素活性を有するコアクチベーターが結合して転写が活性化され，APL細胞に分化誘導能をもたらすと考えられている[2]．

<文献>

1) Ohnishi, K. et al. : Int. J. Clin. Oncol., 12 : 313-317, 2007
2) Tobita, T. et al. : Blood, 90 : 976-973, 1997

（李　政樹，飯田真介）

Tarceva® ▶▶ Erlotinibの項を参照

Tasigna® ▶▶ Nilotinibの項を参照

Temsirolimus

Basic Data

- **別名**: Torisel®, CCI-779, PF-05208748
- **適応**:
  - 承認申請中（日本）
  - 切除不能または転移性腎細胞がん（米国，欧州）

  2010年6月時点
- **標的分子**: mTOR（p.48参照）
- **薬剤の種類**: 経静脈，mTOR阻害薬
- **MW**: 1030.28

参照 ▶ Everolimus, Deforolimus

使用法と効果

CCI-779としても知られる本薬剤はがん細胞の増殖や腫瘍血管の新生を抑制する．第Ⅲ相臨床試験には未治療，予後不良の進行腎細胞がん患者626人を登録した[1]．Temsirolimus（テムシロリムス）群（25mg/週1回，静脈注射），IFN-α群（3,000,000 unit/週3回，皮下注射）および両者の併用群（Temsirolimus 15mg/週1回，IFN-α 6,000,000 unit/週3回）の3群を設定して実施し，主要評価項目は全生存期間とした．Temsirolimus単剤の治療を受けた患者は中央値で10.9カ月，IFN-α単剤を投与した患者では7.3カ月，IFN-αとTemsirolimusの併用療法を受けた患者は8.4カ月生存した．また，無増悪生存期間はIFN-α単独群3.1カ月だったのに対し，Temsirolimus単独群は5.5カ月と向上した．副作用としては，Temsirolimusを投与した患者はより高い確率で発疹，末梢性浮腫，高血糖，高脂血症を発現し，一方，疲労感や脱力感はIFN-αを投与した患者の方が高い発現率を示した．深刻なレベルの副作用はIFN-α群の方が多く認められた．したがって，Temsirolimusは既存の治療法であるIFN-αに比べ，予後不良の転移性腎細胞がん患者に対してより優れた生存期間延長作用を有していることが示された．

作用機序

mTORは細胞の成長，増殖にかかわるシグナル伝達経路の構成因子として機能するキナーゼであり，低酸素ストレス応答にも寄与している．

ラパマイシン誘導体であるTemsirolimusは細胞内に豊富に存在するタンパク質FKBP-12と複合体を形成し，その複合体がmTORに結合してシグナル伝達を抑制する．TemsirolimusはmTORのキナーゼ活性を阻害することで腫瘍細胞増殖と腫瘍血管新生の両方を抑制する．腎細胞がんでは血管新生が盛んに起きているため，Temsirolimusの血管新生抑制作用は重要な意味をもつ．

<文献>
1) Hudes, G. et al. : N. Engl. J. Med., 356 : 2271-2281, 2007

（中村鑑斗，藤田直也）

Thalidomide

Basic Data

適応・再発または難治性の多発性骨髄腫

標的分子 COX-2, NF-κB, AKT（p.46参照），TNF-α（p.142参照），TRAIL（TRAILRの項 p.146参照）

薬剤の種類 経口，免疫調整薬

MW 258.23

参照 ▶ Lenalidomide

使用方法と効果

成人にはThalidomide（サリドマイド）として1日1回100mgで投与開始し、治療効果に応じて4週間隔で1日400mgまで増量可能である．

傾眠，倦怠感，皮疹，便秘などが高頻度に出現し，特にデキサメタゾンとの併用では深部静脈血栓症が問題となる．妊婦に対する使用での催奇形性は大きな問題であり，処方に際しては本邦認可前はSMUD（safety management system for unapproved drugs）でその後もTERMS（Thalidomide Education and Risk Management System）などでの使用登録，モニタリングが行われている．

未治療多発性骨髄腫患者470人を対象とした，デキサメタゾンを標準治療として，Thalidomideの上乗せ効果を検証する第Ⅲ相臨床試験では，併用群の奏効率は63％（コントロール群46％），無増悪生存期間（PFS）中央値22.6カ月（コントロール群6.5カ月）と良好であった[1]．

その他，前立腺がん[2]，悪性黒色腫[3]，カポジ肉腫[4]，腎細胞がん[5]などで治療効果が報告されている．

作用機序

Thalidomideは，1990年代に血管新生抑制作用や腫瘍壊死因子の産生抑制作用，Tリンパ球の刺激作用などの点で注目された．Thalidomideは肝臓で代謝を経て活性化し，NF-κBの抑制，bFGFなどの血管新生因子分泌抑制，COX-2阻害，AKTリン酸化阻害，TRAIL（Apo2L）を介したアポトーシスシグナルへの感受性亢進，TNF-αなどのサイトカイン分泌抑制，細胞傷害性T細胞やNK細胞の活性化，などのメカニズムで抗腫瘍効果を発揮すると推測されている[6]．

＜文献＞
1) Rajkumar, S. V. et al. : J. Clin. Oncol., 26 : 2171-2177, 2008
2) Figg, W. D. et al. : Clin. Cancer Res., 7 : 1888-1893, 2001
3) Danson, S. et al. : J. Clin. Oncol., 21 : 2551-2557, 2003
4) Little, R. F. et al. : J. Clin. Oncol., 18 : 2593-2602, 2000
5) Motzer, R. J. et al. : J. Clin. Oncol., 20 : 302-306, 2002
6) Kumar, S. et al. : J. Clin. Oncol., 22 : 2477-2488, 2004

（堀之内秀仁，関根郁夫）

Tipifarnib

Basic Data

別名 Zarnestra®, R115777

適応 ・未承認（日本）

・急性骨髄性白血病（欧州で希少疾病用医薬品候補）
第Ⅲ相（米国）―白血病，多発性骨髄腫など

2010年6月時点

標的分子 RAS（KRASの項 p.168 参照）など，ファルネシル化によって活性化する分子

薬剤の種類 経口，ファルネシル基転移酵素阻害薬

MW 489.4

参照 ▶ Lonafarnib

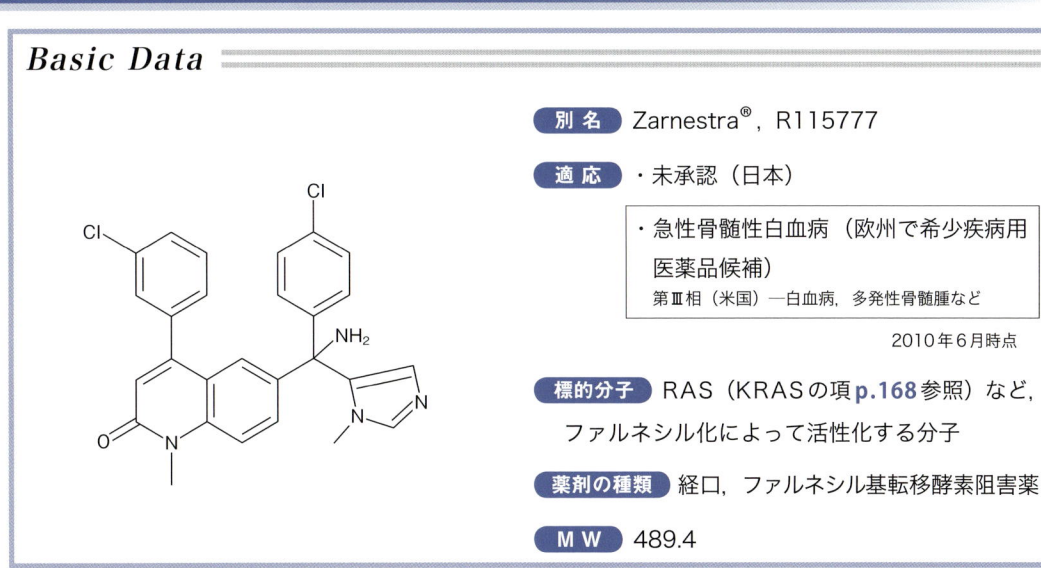

使用法と効果

600mg/日を1日2回，これを21日間連続投与〔急性骨髄性白血病（AML）の場合〕．75歳以上の高齢者のAMLに対して単剤で投与した第Ⅲ相臨床試験の結果，対照群と比して平均生存期間の延長は認められなかったが対照群には現れなかった完全奏功例が8％（228例中18例）出現し，平均完全寛解期間は8カ月であった[1]．また，エトポシドなど他剤との併用によるAMLの第Ⅱ相臨床試験については完全奏功例が25～69％程度まで認められた[2]．進行膵臓がんに対するゲムシタビンとの併用についての第Ⅲ相臨床試験ではゲムシタビン単剤との間で生存期間に差はなかった[3]．また，治療抵抗性進行大腸がんにおけるTipifarnib（チピファルニブ）単剤の第Ⅲ相臨床試験では偽薬と比して生存期間の延長は認められなかった[4]．

作用機序

Lonafarnib同様，RASなどファルネシル化によって活性化する分子が本来の標的であるが，抗腫瘍効果が認められた症例についてRAS活性化変異との相関はない．AML症例のうちTipifarnibの効果を認めた症例での遺伝子発現プロファイル解析の結果，*AKAP13*遺伝子が高発現している症例でTipifarnibに対して抵抗性を示した[5]．このことはAKAP13産物が相互作用するRhoタンパク質，lamin Bタンパク質など他のファルネシル化されるタンパク質がTipifarnibの標的分子であり，AKAP13の高発現がTipifarnibによる作用を軽減している可能性を示唆している[2]．

<文献>

1) Harousseau, J. L. et al. : Blood, 114 : 1166-1173, 2009
2) Karp, J. E. & Lancet, J. E. : Biologics, 2 : 491-500, 2008
3) Van Cutsem, E. et al. : J. Clin. Oncol., 22 : 1430-1438, 2004
4) Rao, S. et al. : J. Clin. Oncol., 22 : 3950-3957, 2004
5) Raponi, M. et al. : Clin. Cancer Res., 13 : 2254-2260, 2007

（安田　純）

● Torisel® ▶▶ Temsirolimusの項を参照

● Tositumomab ▶▶ ^{131}I-Tositumomabの項を参照

● Tovok® ▶▶ BIBW-2992の項を参照

Tozasertib

Basic Data

- **別名** MK-0457
- **適応** ・国外臨床試験中
  > 第Ⅱ相（米国）―慢性骨髄性白血病（CML），急性リンパ性白血病（ALL）など（QTc延長を伴う心毒性のために，開発は一時中断）
- **標的分子** Aurora A，Aurora B，Aurora C，BCR-ABL（T315Iを含む，p.162参照），JAK2，FLT3（p.116参照）
- **薬剤の種類** 経静脈，マルチキナーゼ阻害薬
- **MW** 464.59

- **参照** ▶ Imatinib, Nilotinib, Dasatinib

使用法と効果

2006年の米国血液学会（ASH）で発表された急性リンパ球性白血病（ALL），慢性骨髄性白血病（CML），再発または抵抗性急性骨髄性白血病（AML），予後不良骨髄異形成症候群（MDS）などを対象とした第Ⅰ相臨床試験（n＝44）では，Tozasertibは5日間の持続点滴で2～3週サイクルに投与された．15人の抵抗性CML患者のうち9人はT315I変異を有していたが，そのうち8人の患者で血液学的または細胞遺伝的効果がみられた．逆に，T315Iのない6人のCML患者では効果はみられなかった．同様に，T315Iを有するフィラデルフィア遺伝子陽性ALL患者2名においても，血液学的または細胞遺伝学的効果がみられた．さらに，JAK-2にV617F活性型変異を有するMDSにおいても臨床的効果がみられた[1]．

この第Ⅰ相臨床試験では，白血球減少，吐気，脱毛，口内炎がみられたもののいずれもグレード3未満で，最大耐用量は決定できなかった[1]．

しかし，その後CMLとALLを対象に行われた第Ⅱ相試験の予備的安全性評価において，QTc延長がみられたため，患者登録が中断された[2]．また，同時期に行われていたCMLとALLを対象としたTozasertibとDasatinibの併用第Ⅰ相臨床試験，固形がんに対する第Ⅰ，第Ⅱ相臨床試験への患者登録も中断され，その後の開発計画については公にされていない．

作用機序

TozasertibはBCR-ABLのImatinib耐性変異であるT315Iにも阻害活性を有する．これは，もともとTozasertibがABLのATP結合部位にImatinibよりも浅く結合するため，結合部位の門（gate）に位置する315番アミノ酸がスレオニンより大ぶりなイソロイシンに置き換わっても（いわゆるgate keeper mutation），結合や阻害活性に影響が少ないことに起因していると考えられている[3]．T315I変異によるImatinib耐性は，Nilotinib，Dasatinibなどのいわゆる第2世代ABL阻害薬でも克服できないため，Tozasertibには耐性克服剤として大きな期待が寄せられている．

<文献>

1) Giles, F. et al.: Blood, 108: 253, 2006.
2) Giles, F. et al.: Blood, 109: 500-502, 2007

3) Martinelli, G. et al. : Blood, 109 : 396-397, 2007

（向原　徹）

Trastuzumab

Basic Data

抗体医薬

別名　Herceptin®

適応
・HER2過剰発現が確認された転移性乳がん
・HER2過剰発現が確認された乳がんにおける術後補助化学療法
・HER2過剰発現が確認された胃がん（海外）

標的分子　HER2（p.26参照）

薬剤の種類　ヒト化モノクローナル抗体

参照　▶ Pertuzumab

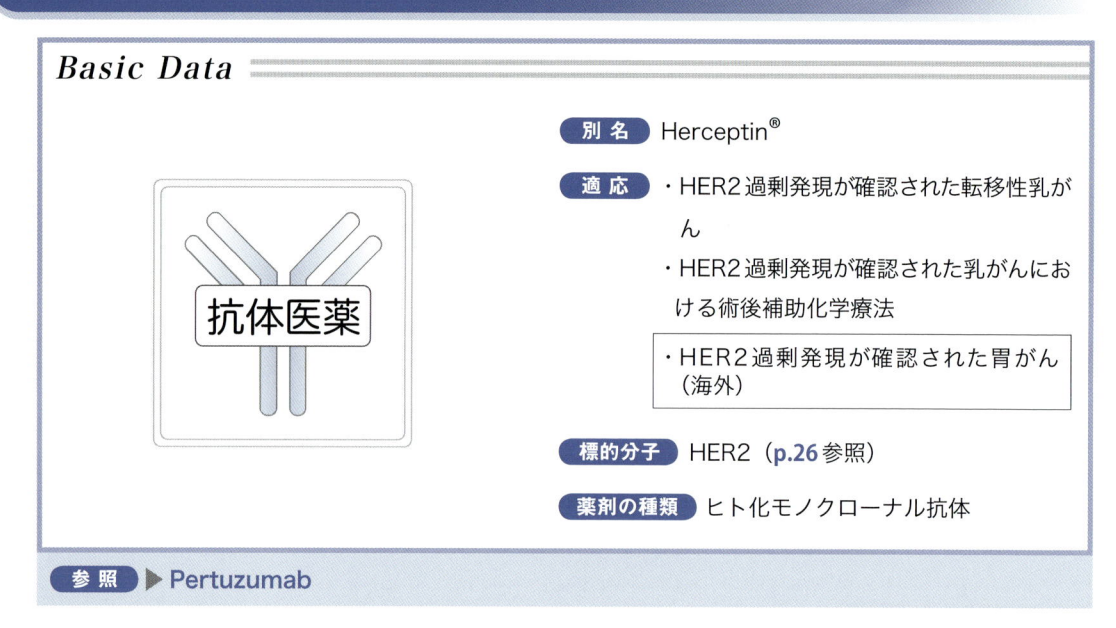

使用法と効果

1）HER2過剰発現が確認された転移性乳がんの場合

通常，成人に対して1日1回，Trastuzumab（トラスツズマブ）として初回投与時には4 mg/kg（体重）を，2回目以降は2 mg/kgを90分以上かけて1週間隔で点滴静注する．

2）HER2過剰発現が確認された乳がんにおける術後補助化学療法の場合

通常，成人に対して1日1回，Trastuzumabとして初回投与時には8 mg/kg（体重）を，2回目以降は6 mg/kgを90分以上かけて3週間間隔で点滴静注する．アンスラサイクリンとTrastuzumabの併用は心不全を増加させるので禁忌である．

3）効果

HER2過剰発現転移性乳がんに対して，前化学療法歴のない症例に対するアンスラサイクリン系薬剤併用療法，あるいはパクリタキセルによる化学療法と化学療法/Trastuzumab併用療法の第Ⅲ相比較試験が行われ，無増悪生存期間（PFS）中央値（7.4カ月 vs 4.6カ月，p = 0.046），奏効率（50 % vs 32 % p < 0.001），また生存期間（OS）中央値においても（25.1カ月 vs 20.3カ月）とTrastuzumab併用療法群で有意に優れていた．また第Ⅱ相試験であるドセタキセルとドセタキセル/Trastuzumabにおいても，奏効率，PFS，OSとも併用群が有意に優っていた[1]．

HER2過剰発現術後補助化学療法に対しては，HERA試験，NSABP B-31試験，NCCTG N9831試験，BCIRG006試験が行われた．4試験すべてにおいて，Trastuzumab追加投与群は有意に無病生存期間の延長を証明した[2]．

作用機序

作用機序は明確ではないが，HER2を阻害することで，トリガーされるシグナル伝達経路を抑制する機序や，in vivo試験においては，NK細胞，単球を作用細

胞とした抗体依存性細胞介在性細胞傷害（ADCC）や補体依存性細胞傷害（CDC）の関与が示唆される．

<文献>
1) Slamon, D. J. et al. : N. Engl. J. Med., 344 : 783-792, 2001
2) Romond, E. H. et al. : N. Engl. J. Med., 353 : 1673-1684, 2005

（藤阪保仁）

Tretinoin

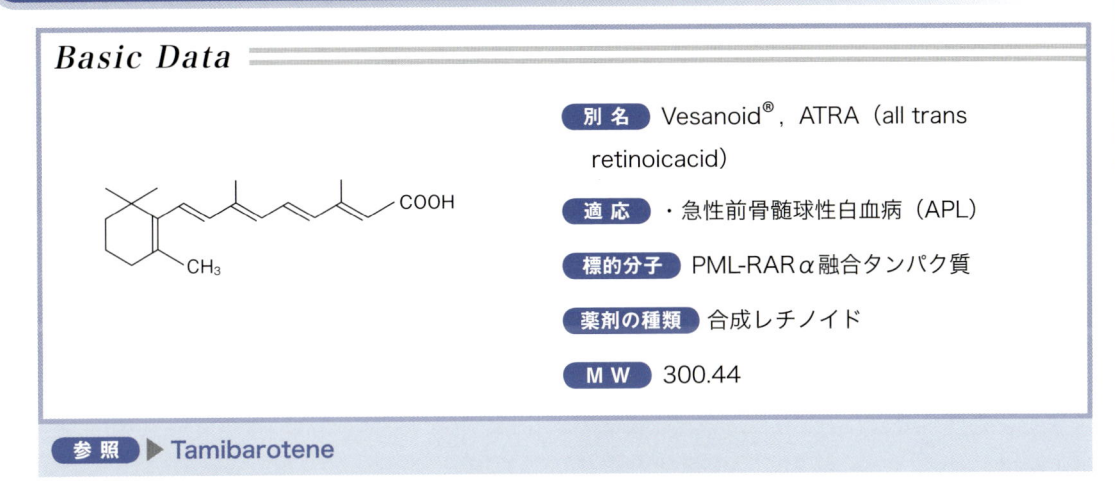

Basic Data

別名　Vesanoid®, ATRA（all trans retinoicacid）
適応　・急性前骨髄球性白血病（APL）
標的分子　PML-RARα融合タンパク質
薬剤の種類　合成レチノイド
MW　300.44

参照　▶ Tamibarotene

使用法と効果

成人には寛解導入療法としてTretinoin（トレチノイン）1日60～80mg（45mg/m²）を3回に分けて食後経口投与する．ビタミンAの代謝産物であるTretinoinは，日本でJALSG（Japan adult leukemia study group）を中心に寛解導入療法による臨床試験が行われ，9割以上の完全寛解率をもたらし播種性血管内凝固（DIC）および脳出血などの急性前骨髄球性白血病（APL）に現れやすい致命的合併症を回避できるようになった（ATRA療法）[1]．一方で，分化した好中球の急激な増加によるサイトカイン産生・血管透過性の亢進により，呼吸障害を中心としたレチノイン酸症候群が問題となる．腫瘍量の多いときやTretinoin開始後の好中球増加時などは，Tretinoinに化学療法を併用した寛解導入療法が主体となっている．

作用機序

APL細胞は疾患特異的な染色体異常15；17転座（15番染色体：*PML*遺伝子，17番染色体：*RARα*遺伝子）を有する．その遺伝子産物であるPML-RARα融合タンパク質はPMLあるいはRARαに対して抑制的に働き，PMLの機能を阻害することでアポトーシス刺激に低感受性になる．またコリプレッサーおよびHDACと協調しRARαの転写を抑制することで前骨髄球以降の分化が停止することがわかっている．Tretinoinは，RARαのリガンドとして結合することでコリプレッサーが外れて，アセチル化酵素活性を有するコアクチベーターが結合して転写が活性化され，APL細胞に分化誘導能をもたらすと考えられている[2]．

<文献>
1) Kanamaru, A. et al. : Blood, 86 : 1664-1995, 1995
2) Jing, Y. et al. : Blood, 100 : 1008-1013, 2002

（李　政樹，飯田真介）

Tykerb® ▶▶ Lapatinib の項を参照

Vandetanib

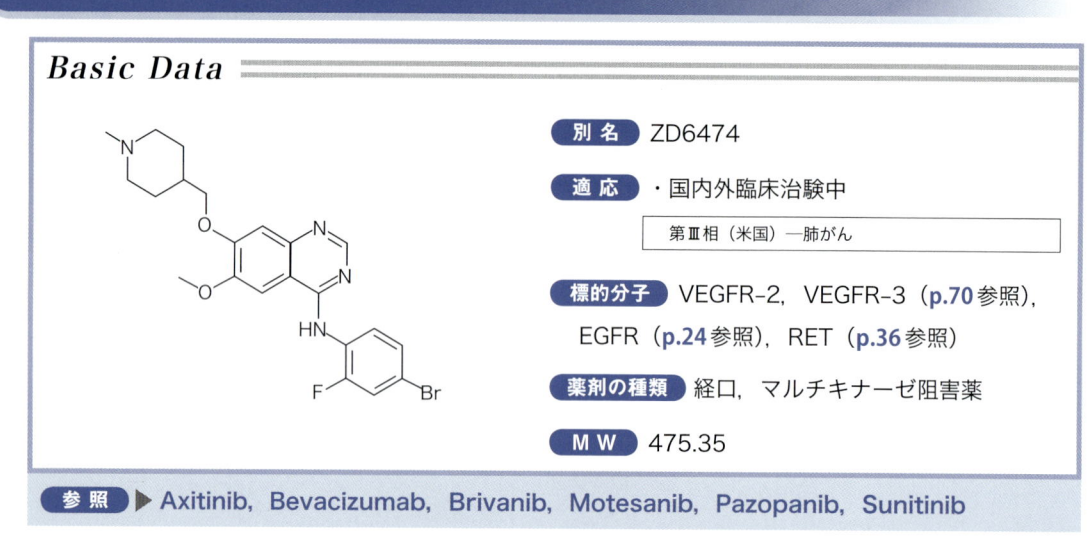

Basic Data

- **別名** ZD6474
- **適応** ・国内外臨床治験中
  - 第Ⅲ相（米国）—肺がん
- **標的分子** VEGFR-2, VEGFR-3（p.70参照），EGFR（p.24参照），RET（p.36参照）
- **薬剤の種類** 経口，マルチキナーゼ阻害薬
- **MW** 475.35

参照 ▶ Axitinib, Bevacizumab, Brivanib, Motesanib, Pazopanib, Sunitinib

使用方法と効果

本邦の第Ⅰ相臨床試験では高血圧，下痢，頭痛，皮疹，ALT上昇などが観察され最大耐用量（MTD）は400mgであり，Vandetanib（バンデタニブ）として300mg 1日1回内服が推奨用量とされた[1]．

既治療進行非小細胞肺がん患者168人を対象としたGefitinibとVandetanibの無作為化第Ⅱ相臨床試験では，無増悪生存期間（PFS）がVandetanib群11.0週，Gefitinib群8.1週と有意に延長することが示された[2]．また，同様の患者群に対して，ドセタキセルを標準治療とし，Vandetanibの併用を試みる第Ⅱ相臨床試験が実施され，併用群においてPFS18.7週（対照群12.0週）と有意な延長が示されている[3]．

これらの知見を受け，既治療進行非小細胞肺がん患者に対するドセタキセル療法へのVandetanib上乗せ効果を検証する第Ⅲ相臨床試験（ZODIAC試験），ペメトレキセド療法への上乗せ効果を検証する第Ⅲ相臨床試験（ZEAL試験），Erlotinib療法との比較を目的とした第Ⅲ相臨床試験（ZEST試験），EGFRチロシンキナーゼ阻害剤既治療の非小細胞肺がん患者でのプラセボ対照の第Ⅲ相臨床試験（ZEPHYR試験）が実施されている．

作用機序

VEGFは，血管内皮細胞上に発現しているVEGF受容体（VEGFR-1，VEGFR-2，VEGFR-3）に結合しそのチロシンキナーゼを活性化する．内皮細胞では，VEGFRのチロシンキナーゼからのシグナルにより，MAPキナーゼの活性化（細胞増殖），PI3K/AKT経路の活性化（アポトーシス抑制），そして細胞骨格の変化（細胞の活動性亢進）などが起こる．さらに，VEGFは一酸化窒素やプロスタグランジンI2産生を促進し血管透過性を亢進させ，MMPを活性化し細胞浸潤を促す働きがあることも示されている[4]．また，VEGFRが，大腸がん，膵がん，乳がん，非小細胞肺がん，悪性黒色腫，前立腺がん，白血病および悪性中皮腫細胞で発現しており，かつ大腸がん，膵がん，乳がん細胞ではVEGFに対するモノクローナル抗体がこれらの細胞の増殖を抑制することも示され，腫瘍細胞増殖への直接的な関与も示唆されている[5]．

EGFRは，ERBBファミリーと呼ばれる受容体型チロシンキナーゼの1つ（ERBB1）であり，上皮細胞の細胞膜に存在する．EGFが結合するとEGFRは二量体を形成し，細胞内ドメインのチロシンキナーゼが活性化する．そして，MAPキナーゼ経路，JAK/STAT経路，PI3K/AKT経路の細胞内シグナル伝達系を通して，細胞の増殖，アポトーシス抑制，血管新生，浸潤・転移にかかわる[6]．

 VandetanibはVEGFRおよびEGFRのチロシンキナーゼを阻害することにより抗腫瘍効果を発揮するとされている．

<文献>
1) Tamura, T. et al. : J. Thorac. Oncol., 1 : 1002-1009, 2006
2) Natale, R. B. et al. : J. Clin. Oncol., 27 : 2523-2529, 2009
3) Heymach, J. V. et al. : J. Clin. Oncol., 25 : 4270-4277, 2007
4) Hicklin, D. J. & Ellis, L. M. : J. Clin. Oncol., 23 : 1011-1027, 2005
5) Ellis, L. M. & Hicklin, D. J. : Nat. Rev. Cancer., 8 : 579-591, 2008
6) Schlessinger, J. : Cell, 110 : 669-672, 2002

（堀之内秀仁，関根郁夫）

Vatalanib

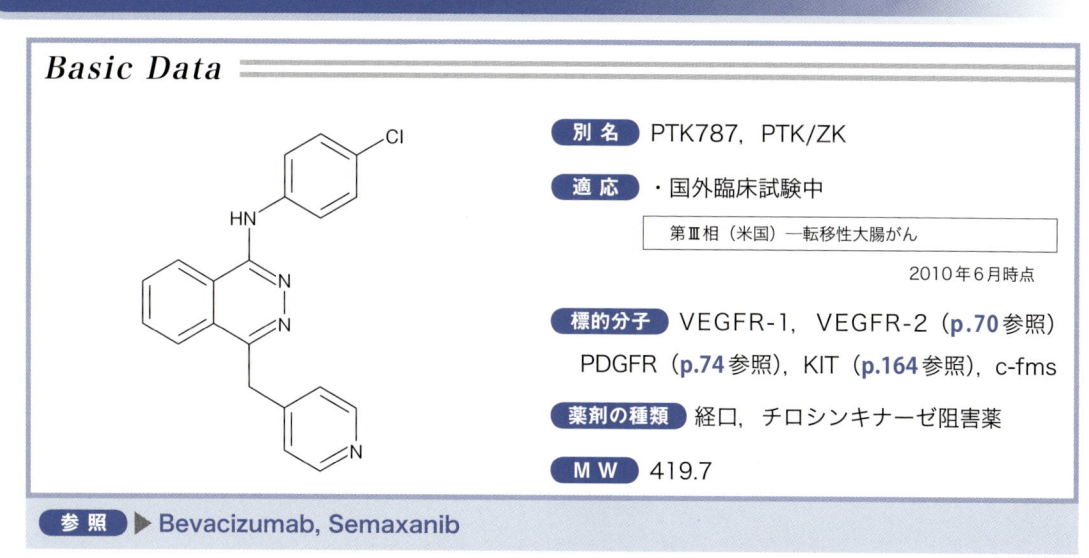

Basic Data

別名	PTK787, PTK/ZK
適応	・国外臨床試験中
	第Ⅲ相（米国）―転移性大腸がん
	2010年6月時点
標的分子	VEGFR-1, VEGFR-2 (p.70参照)
	PDGFR (p.74参照), KIT (p.164参照), c-fms
薬剤の種類	経口，チロシンキナーゼ阻害薬
MW	419.7

参照 ▶ Bevacizumab, Semaxanib

使用法と効果

 経口で1,250 mg/日で投与．悪性神経膠腫の新規患者に対するテモゾロミドと放射線との併用についての第Ⅰ/Ⅱ相臨床試験は開発中止決定に伴い中止された[1]．転移性の未治療大腸がんへのFOLFOX-4レジメン（5-FU/LV/オキサリプラチン）との併用についての1,168例が登録された第Ⅲ相臨床試験の結果，偽薬と比して治療効果に差がなかった[2]．また，転移性大腸がんの治療後のセカンドラインでのVatalanib（バタラニブ）の効果をみる第Ⅲ相臨床試験では，Vatalanib投与群で腫瘍進行が抑制された期間の延長が有意に認められた[3]．Vatalanibは体内での半減期が短く（4.7時間），1日1回投与ではVEGFRの活性が抑えきれず，かえって受容体抑制に反応しての血中VEGF濃度の上昇が悪影響を及ぼす可能性がある．実際，1日2回投与が推奨されるとする知見もある[4]．Valatanibによる副作用としては高血圧，下痢，疲労，嘔気嘔吐，目まい感，血栓形成に加え，可逆性後白質脳症（症候群）が知られている．

作用機序

 がんはその増殖，進展のためには栄養や酸素の供給

が必要である．そのためがんの増殖には新生血管による血液循環の獲得を伴う．VEGFはがん化に伴う増殖刺激や低酸素によって細胞から分泌され，組織において新生血管の増生を促進する．血管内皮やマクロファージにはVEGFRが存在し，VEGFによって刺激されると細胞内のチロシンキナーゼドメインが活性化し，血管増殖シグナルを伝達する．Vatalanibはこのチロシンキナーゼの活性化を抑制し，ひいては新生血管増生を抑制することによって，抗がん剤として機能することが期待されている．抗体医薬であるBevacizumabと異なり，類縁のチロシンキナーゼであるPDGFRやKITなどの活性も抑制しうる．

<文献>
1) Brandes, A. A. et al. : Eur. J. Cancer, 46 : 348-354, 2010
2) Tyagi, P. : Clin. Colorectal. Cancer, 5 : 24-26, 2005
3) Los, M. et al. : Oncologist, 12 : 443-450, 2007
4) Thomas, A. L. et al. : J. Clin. Oncol., 23 : 4162-4171, 2005

（安田　純）

Vectibix® ▶▶ Panitumumabの項を参照

Velcade® ▶▶ Bortezomibの項を参照

Vesanoid® ▶▶ Tretinoinの項を参照

Vorinostat

Basic Data

別名　Zolinza®，SAHA（suberoylanilide hydroxamic acid）

適応
・未承認（日本）
・皮膚T細胞性悪性リンパ腫（米国）
2010年7月時点

標的分子　HDAC（p.152参照）

薬剤の種類　HDAC阻害剤

MW　264

使用法と効果

通常，成人には1回400mgを1日1回経口投与する（米国承認量）．

治療抵抗性の皮膚T細胞性悪性リンパ腫（CTCL）における第Ⅱ相臨床試験では，74例中22例（30％）で奏効が認められ，奏効期間中央値6.1カ月および無増悪期間（PFS）中央値9.8カ月の良好な成績が報告された．グレード2以上の毒性としては，下痢（49％），倦怠感（46％），嘔気（43％）などがあり，グレード

3以上の血小板減少と肺塞栓もそれぞれ5％に認められている．他の第Ⅰ相および第Ⅱ相臨床試験において，急性骨髄性白血病，びまん性大細胞性B細胞性リンパ腫，非小細胞肺がん，頭頸がん，卵巣がん，乳がんにも奏効例が報告されている．

作用機序

Vorinostat（ボリノスタット）の標的分子はヒストン脱アセチル化酵素（HDAC）である．ヒストンは真核細胞の染色体に含まれるタンパク質の1つで，高分子であるDNAを核内に格納する働きを示す．HDAC阻害薬は，ヒストンのアセチル化を促進し特定の遺伝子の転写を亢進させ，腫瘍細胞の異常な転写抑制効果を解除することにより抗腫瘍効果を示すと考えられている．さまざまな悪性腫瘍組織においてHDAC活性が亢進していることが報告されており，これが腫瘍細胞に対する選択的効果の要因の1つとされる．近年の研究によりHDAC阻害薬は他にも多くの標的（p53, E2F, c-myc, HIF-1α, NF-κB, HSP90など）をもつことが明らかになってきた．HDAC阻害薬により分化の促進，細胞周期の停止，アポトーシスの誘導，血管新生の抑制などの作用があることが報告されているが，抗腫瘍効果を示す詳細なメカニズムについてはいまだ不明である．

<文献>

1) Olsen, E. A. et al. : J. Clin. Oncol., 25 : 3109-3115, 2007
2) Duvic, M. et al. : Blood, 109 : 31-39, 2007
3) Mann, B. S. et al. : Oncologist., 12 : 1247-1252, 2007
4) Lane, A. A. et al. : J. Clin. Oncol., 27 : 5459-5468, 2009

（武田洋正，谷本光音）

XL184

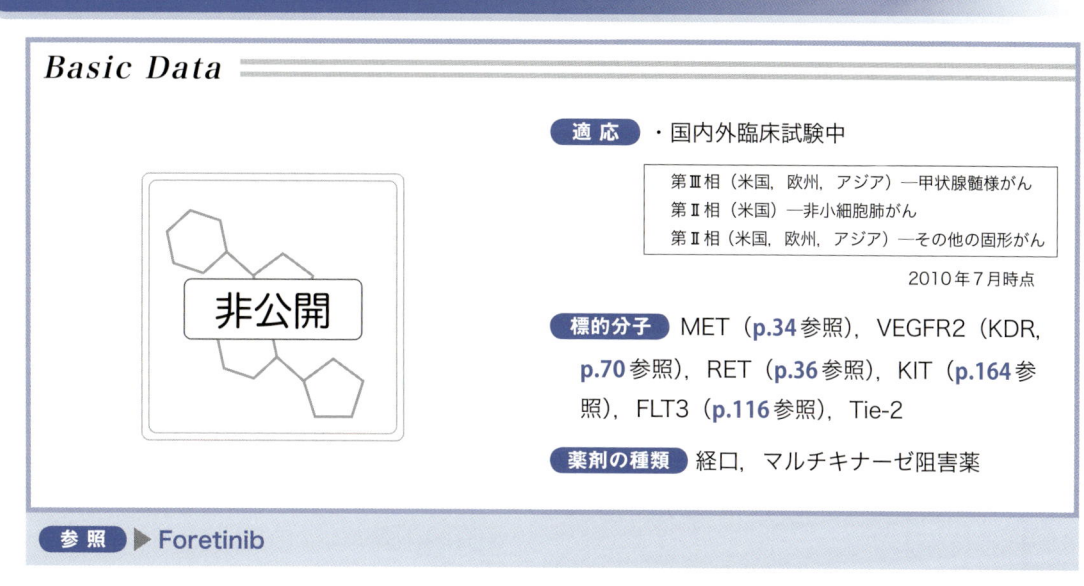

Basic Data

適応・国内外臨床試験中
- 第Ⅲ相（米国，欧州，アジア）―甲状腺髄様がん
- 第Ⅱ相（米国）―非小細胞肺がん
- 第Ⅱ相（米国，欧州，アジア）―その他の固形がん

2010年7月時点

標的分子 MET（p.34参照），VEGFR2（KDR, p.70参照），RET（p.36参照），KIT（p.164参照），FLT3（p.116参照），Tie-2

薬剤の種類 経口，マルチキナーゼ阻害薬

参照 ▶ Foretinib

使用法と効果

がん細胞の増殖や遊走，浸潤，転移を抑え，また同時に血管新生抑制作用を有する．単剤の第Ⅰ相臨床試験においては，1日1回5日間投与，9日間休薬，あるいは1日1回の連日投与スケジュールにより至適用量が検討され，175mg/dayが推奨用量とされた．用量制限毒性（DLT）はグレード3の手掌・足底紅斑や肝酵素上昇で，その他の有害事象として粘膜炎，下痢，毛髪の脱色素が報告されている[1]．低用量から抗腫瘍

効果が確認され，特に，甲状腺髄様がんの17症例では，50％以上の症例で部分奏効（PR）ならびに全例で安定（SD）が認められた[2]．甲状腺髄様がんではプラセボ対照の無作為化第Ⅲ相臨床試験を実施中である．進行または再発膠芽腫では途中経過ではあるが，単剤の第Ⅱ相臨床試験で，評価可能26例中10例において，二方向計測で50％以上の腫瘍縮小が報告されている．また非小細胞肺がんではErlotinib耐性例に対し，XL184単剤とXL184およびErlotinib併用療法を比較する無作為化第Ⅱ相臨床試験が開始されている．

ん，膠芽腫を含む多くのがん腫にて腫瘍の増殖抑制および縮小効果が認められた[2]．また，細胞株および移植腫瘍の実験において，GefitinibやErlotinibなどの上皮成長因子受容体（EGFR）阻害薬に耐性となった細胞に対して，EGFR阻害薬との併用で抗腫瘍効果を認めたと報告されている[2]．さらに，本剤は多発性内分泌腫瘍2型（multiple endocrine neoplasia type 2：MEN2）もしくは家族性甲状腺髄様がん（familial medullary thyroid carcinoma：FMTC）の原因遺伝子として知られているRETの阻害作用を有する[4]．

作用機序

XL184はMET，VEGFR2（KDR），RET，KIT，FLT3，Tie-2のチロシンキナーゼを阻害するマルチターゲット阻害薬である．進行/再発膠芽腫の第Ⅱ相臨床試験の薬力学的研究において，実際に患者血漿中のVEGFA，sMET，sVEGFR2，sKITならびにPlGFの変化が確認されている[3]．前臨床では，乳がん，肺が

<文献>
1) Salgia, R. et al.：J. Clin. Oncol., 26：Abstr 3522, 2008
2) Edel, J. P. et al.：Clin. Cancer Res., 15：2207-2214, 2009
3) DePrimo, S. et al.：J. Clin. Oncol., 27：Abstr 2049, 2009
4) Drosten, M. et al.：Nat. Rev. Clin. Oncol., 3：564-574, 2006

（朝比奈肇，山本 昇）

XL647

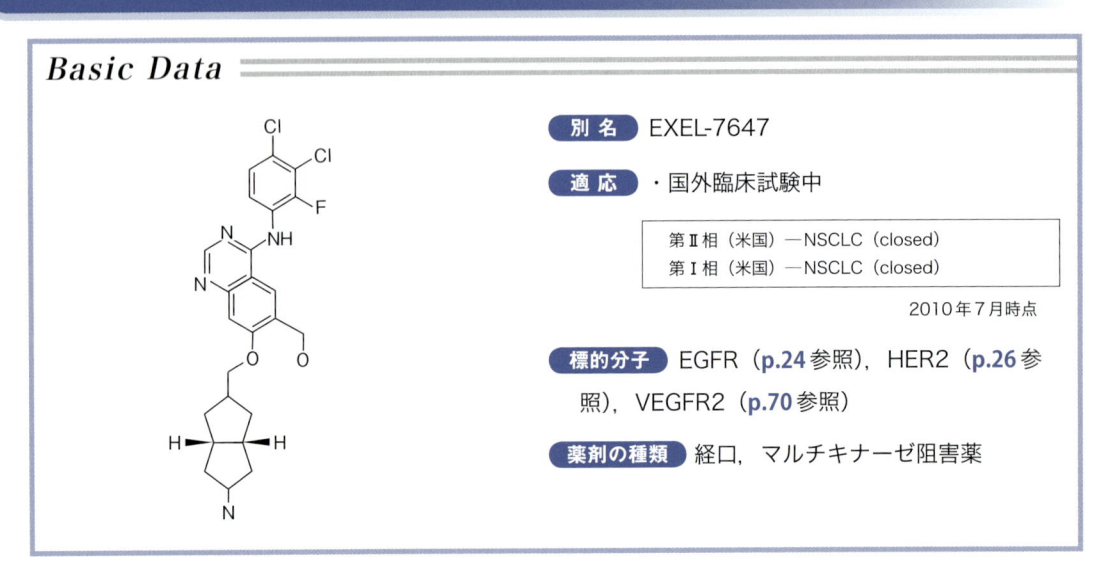

Basic Data

別名 EXEL-7647

適応 ・国外臨床試験中

第Ⅱ相（米国）―NSCLC（closed）
第Ⅰ相（米国）―NSCLC（closed）

2010年7月時点

標的分子 EGFR（p.24参照），HER2（p.26参照），VEGFR2（p.70参照）

薬剤の種類 経口，マルチキナーゼ阻害薬

使用法と効果

GefitinibやErlotinibで効果を認めていた患者で，これら薬剤の耐性遺伝子となるEGFR T790Mを有する患者を対象にXL647 300mg/日投与を行う第Ⅱ相臨床試験の結果が報告されている．41名がエントリーされ評価可能であった39例中20名で病変のコントロールが可能であった〔1例部分奏功（PR），19例安定

(SD)〕．毒性として主なものは，下痢，皮疹，全身倦怠感であった[1]．

作用機序

EGFR と HER2，VEGFR2 を阻害することで抗腫瘍効果を発揮する．EGFR-TKIs の耐性遺伝子 EGFR T790M をもつ細胞株に対しても抗腫瘍効果を示している．

<文献>
1) Miller, V. A. et al. : J. Clin. Oncol., 26 : Abstr 8028, 2008
2) Trowe, T. et al. : Clin. Cancer Res., 14 : 2465-2475, 2008
3) Gendreau, S. B. et al. : Clin. Cancer Res., 13 : 3713-3723, 2007

（藤阪保仁）

- **XL880** ▶▶ Foretinib の項を参照

- **Zarnestra®** ▶▶ Tipifarnib の項を参照

- **ZD1839** ▶▶ Gefitinib の項を参照

- **ZD6474** ▶▶ Vandetanib の項を参照

- **Zevalin®** ▶▶ ^{90}Y-Ibritumomab tiuxetan の項を参照

- **Zolinza®** ▶▶ Vorinostat の項を参照

索引 *index*

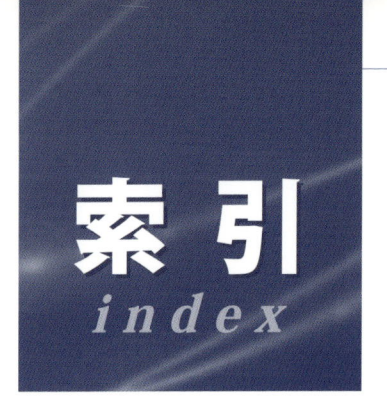

太字→その項目について詳しく解説されているページを示します

数字

Ⅰ型TGF-β受容体	58
Ⅰ型コラーゲン	184, 185
Ⅰ型膜貫通糖タンパク質	90, 110
Ⅰ-タイプレクチン	94
Ⅱ型TGF-β受容体	58
Ⅱ型膜貫通タンパク質	188
3C2-1D12	195
3型EGFR	24
Ⅲ型RTK	116
3′-スプライシング部位	200
4-1BB	108
4E-BP1	49
Ⅳ型コラーゲン	185
5-aza-2′-deoxycytidine	192
5-azacytidine	192
5-FU	14, 216, 220
5′-スプライシング部位	200
7回膜貫通型受容体	120
14-3-3δ	138
17-1A	112, 198
17-AAG	45, 54, 290
17-β-エストラジオール	40
18-FDG-PETイメージング	290
20Sプロテアソーム	16, 260, 265
90kDa熱ショックタンパク質	54
90Y-Ibritumomab tiuxetan	16, 86, 93, 228, 243, **244**
103D5R	**242**
131I-Tositumomab	**243**
323/A3	112, 198

欧文

A

AACR	239
AAH	168
Abatacept	99
ABC-03試験	267
ABCB5	194
ABCG-2	80
ABL	158, 261, 274
ABT-737	149
ABT-869	223
AC220	117
accelerated approval	234
Achondroplasia	31
activator protein 1	40
activin	58
ADA	96
Adalimumab	143
ADAM10	104
ADAM17	104, 142
ADAMファミリーメタロプロテアーゼ	104
ADCC（antibody-dependent cell-mediated cytotoxicity）	26, 85, 92, 120, 228, 244, 248, 269
Adecatumumab	198, **245**
ADP-リボース残基	154
AEG35156	**246**
AEG40826	151
Afinitor®	49, 223, **282**
Aflibercept	220
AG-013736	**255**
AGILE1039試験	255
Ago2	249
AGP（α1-acid glycoprotein）	231
AIS	227
AI剤（aromatase inhibitors）	41, 214
AKAP13	324
AKI1	46
AKT	22, **46**, 54, 322
ALCL	166
Alemtuzumab	84, 106, **247**
ALK（Anaplastic lymphoma kinase）	166
ALL	117, 253, 273, 325
ALN-VSP02	**248**
αⅡbサブユニット	182
α4β1インテグリン	186
α6β4	34
α-actinin	112
α-MSH	170
αvβ3	179, **182**
αvサブユニット	182
α-チューブリン	152
α-メラノサイト刺激ホルモン	170
AMG102	**250**
AMG162	189, **275**
AMG479	**251**
AMG706	**299**
AML（acute myelogenous leukemia）	84, 117, 194, 253
AMN107	**302**
Amnolake®	**320**
AMPキナーゼ	49
anatomical-mechanical theory	180
ANG1（Angiopoietin 1）	66
angiogenic switch	64
angiogenin	66
Angiopoietin-2	80
Angiopoietin/Tieシグナル経路	66
ankyrin様リピート	62
AP-1	142
AP23573	**274**
APAF-1	148
APC（adenomatous polyposis coli）	**174**
APC（antigen presenting cell）	88, 96, 98, 108, 159, 190, 200
Apert症候群	30
APO-1	144
APO2L	146
Ara-C	14
ARAF	170
ARQ197	**252**
ARRY-142886	**314**
ASCO（American Society of Clinical Oncology）	167, 239, 261
Asian-Pacific trial	218
ASK	56
AT9283	**253**
ATL（Adult T-cell lenkemia）	119, 120
ATP	20, 24
ATP競合型	284
ATP結合領域	134
ATRA（all trans retinoicacid）	**327**
Aurora	132, 253, 325
AVADO試験	214, 257
AVAGAST試験	216
Avastin®	69, 222, **257**
AVF2107g試験	220, 257
AVOREN試験	222, 257
AXIN	174,190
AXIS試験	255
Axitinib	**255**
azacitidine	192
AZD2171	**267**
AZD2281	155, 226, **305**
AZD6244	**314**

B

B7-1	88
B7-2	88
B7-DC	88
B7-H1	**88**
B7ファミリー分子	88, 122
BAD	22, 50
basic retentionドメイン	72, 78
BAX	138, 148, 196
BAY43-9006	**318**
BAY54-9085	**318**
B-cell CLL/lymphoma 2	148
BCIRG006試験	326
BCL2	50, 132, **148**, 228, 304
B-CLL	106, 247
BCL-XL	132
BCR（B cell receptor）	90, 94
BCR（breakpoint cluster region）	162
BCR-ABL	16, 54, **162**, 229, 254, 261, 273, 289, 298, 302, 325
beclin 1	148
β-TrCP	136, 190
βカテニン	136, 174, 190
βカテニン-Tcf複合体量	175
β線	244
Bevacizumab	16, 70, 86, 207, 214, 216, 220, 222, 237, **257**
Bexxer®	93, **243**
BGP（biliary glycoprotein）	110
BH3類似化合物	149
bHLH型転写因子	62

BHドメイン ... 148	CD9 ... 198	Child–Pugh C ... 218
BIBW-2992 ... **258**	CD19 ... **90**	CHK ... 132
BIR（baculovirus IAP repeat）... 150	CD20 ... 16, 84, 90, **92**, 228, 243, 244, 313	Ci ... 60
BLK ... 231	CD22 ... **94**, 100, 279	CI1033 ... **264**
BMP（bone morphogenetic protein）... 58	CD24$^{-/low}$/CD44$^+$/EpCAM$^+$ ... 194	CI1040 ... 43, **270**
BMS-354825 ... **273**	CD26 ... **96**	cIAP ... 150
BMS-540215 ... **262**	CD28 ... **98**	Cilengitide ... 183, 208
BMS-663513 ... 109	CD33 ... 16, 84, **100**, 287	CIN2/3 ... 227
BMS-734016 ... **291**	CD33関連Siglecs ... 100	Cip/Kipファミリー ... 134
BOND試験 ... 220	CD40 ... **102**	Cixutumumab ... **271**
Bortezomib ... 16, 102, 196, 228, **260**	CD40L ... 98, 102	c-jun ... 196
Bosutinib ... **261**	CD44 ... 84, **104**, 194	claudin-7 ... 112, 198
BP（bisphosphonates）... 181, 189, 276	CD44$^+$/CD24$^+$/EpCAM$^+$ ... 194	clinical effect/benefic surrogate ... 238
BR29試験 ... 267	CD44$^+$/CD117$^+$/CD133$^+$ ... 194	CLL ... 84
BRAF（v-raf murine sarcoma viral onco-gene homolog b1）... 22, **170**	CD44ICD（CD44 intra cellular domain）... 104	CMC-544 ... 95
		CML ... 253, 254, 261, 273, 289, 302, 325
BRCA ... 153, 159, 200	CD44v6 ... 200	c-myc ... 174, 196
BRCA1/2 ... 226, 263, 305	CD52 ... 84, **106**, 247	CNTF（ciliary neurotrophic factor）... 124
Brivanib ... 219, **262**	CD55 ... 106	CNTO328 ... **317**
BRUCE/apollon ... 150	CD59 ... 106	CO-17A ... 112, 198
BSF-2 ... 124	CD66 ... 110	COMPARZ試験 ... 307
BSI-201 ... 155, 215, **263**	CD80 ... 88	complement-mediated cytotoxicity ... 85
BV8 ... 78	CD86 ... 88	compound 3 ... 151
B型肝炎 ... 218	CD95 ... 144	c-onc ... 159
B細胞 ... 90	CD106 ... **186**	constitutive dimerization ... 30
B細胞受容体 ... 94	CD117 ... **164**	COX-2 ... 293, 322
B細胞性腫瘍 ... 228	CD133 ... 194	CP-751,871 ... **283**
B細胞性非ホジキンリンパ腫 ... 92	CD137 ... **108**	CP-870,893 ... 102
B細胞性慢性リンパ性白血病 ... 84, 106, 247	CD152 ... 98	CpGアイランド ... 192
B細胞性リンパ腫 ... 90	CD154 ... 98, 102	CpGペア ... 246, 304
B細胞特異的抗原 ... 90, 92, 94	CD273 ... 88	CRABP（cytoplasmic RA-binding protein）... 321
B細胞分化因子 ... 124	CD274 ... 88	CRAF ... 22, 170
	CD279 ... 88	craniosynostosis ... 30
C	CD326 ... 85, 112, 198	CREST ... 196
	CDC（complement dependent cytotoxicity）... 85, 92, 228, 244, 246, 248, 269	critical path initiative ... 240
C3d ... 90		Crizotinib ... 159, 167
CAK ... 134	CDC2 ... 134	CRK ... 74
CALGB/SWOG 80405試験 ... 220	CDC4 ... 136	cross fire effect ... 228
calnexin ... 50	CDC25 ... 136	Crouzon症候群 ... 31
CAM（cell adhesion molecules）... 112	CDC34 ... 136	CRP ... 124
Campath® ... 247	CDC37 ... 54	CSC（cancer stem cell）... 105, **194**
Campath-1H ... 84, 106	CDC53 ... 136	C-set免疫グロブリンドメイン ... 100
Canertinib ... **264**	CDDP+5-FU ... 209	CSF-1 ... 116, 188
CARD ... 150	CDK（cyclin dependent kinase）... 131, **134**	CSF-1R ... 319
Carfilzomib ... 196, **266**	CDK阻害タンパク質 ... 131, 134	CSIF ... 126
CARMA1 ... 96	CDw40 ... 102	c-sis ... 72
catch-up vaccination ... 227	CEA（carcinoembryonic antigen）... 110	CSL ... 62
cathepsin K ... 181	CEACAMs（CEA-rerated cell adhesion molecules）... 110	CT-1（cardiotrophin-1）... 124
Catumaxomab ... **198**		C-TAD（C-terminal activation domain）... 270
caveolin-1 ... 96	CEAサブグループ ... 110	
CBP ... 175	Cediranib ... 208, **267**	CTL（cytotoxic T lymphocyte）... 58, 89, 122, 144
CBP/P300阻害薬 ... 191	CENP-E阻害薬 ... 141	
CC-5013 ... **293**	CEP-701 ... **294**	CTLA-4（cytotoxic T lymphocyte associated antigen）... 98, 119, **122**, 291
CCI-779 ... **321**	CEP-18770 ... 196	
CCL5 ... 119, 128	Certican® ... 282	Cul-1 ... 136
CCR（CC chemokine receptor）... 128	Cetuximab ... 16, 29, 86, 209, 220, **268**	Cullin-1 ... 136
CCR4 ... 119, **120**	c-fms ... 329	CXCR-4 ... 80
CD（common docking）ドメイン ... 56	c-fos ... 196	CXCXCモチーフ ... 72, 78
CD（cluster of differentiation）分類 ... 84	CGI（CpG island）... 192	cyclopamine ... 195
CD3 ... 281	CGM1 ... 110	C型肝炎 ... 218
CD3陽性T細胞 ... 98	CH1（cystein histidine-rich domain 1）... 270	
CD4陽性T細胞 ... 98		
CD8陽性T細胞 ... 98, 122, 186	Chetomin ... **269**	

D

- D44 104
- Dacogen® 192
- Dalotuzumab 220, **272**
- Dasatinib 162, 231, **273**
- DcR1 146
- DcR2 146
- decitabine 192
- Deforolimus 43, **274**
- Delta/Notch 82
- Denosumab 189, **275**
- dhh (desert hedgehog) 60
- DHMEQ 202
- DIABLO/SMAC 150
- Dicer 176
- dirty drug 235
- DISC (death-inducing signaling complex) 142
- disease-oriented screening 15
- Dishevelled 174
- Dkk (Dickkopf) 190
- DLL4 (Delta-like ligand 4) 62, **82**
- DNA-ER複合体 40
- DNA結合ドメイン 138
- DNA損傷修復 154
- DNA脱メチル化剤 192
- DNAメチル化 **192**
- DNAメチル基転移酵素 192
- DNAリガーゼ 154
- DNMT1 (DNA methyltransferase 1) 192
- DOS 15
- DPP IV (dipeptidylpeptidase IV) 96
- DR4 .... 132, 146
- DR5 .... 132, 146
- Drosha 176
- drug-diagnosis co-development 18
- DSL (Delta, Serrate, LAG2) ドメイン 82
- Dvl 174
- dwarfing症候群 30
- dyskerin 156

E

- E2A 196
- E2F 152
- E3ユビキチンリガーゼ 136
- E2100試験 214, 257
- E3200試験 257
- E4494 228
- E4599試験 213, 257
- E-7107 201
- E7389 141
- EAE 88
- Echinomycin **276**
- ECM (extracellular matrix) 58, 104, 179
- ECOG4599 213
- Edrecolomab 198, **277**
- EGF (epidermal growth factor) 112
- EGFR (EGF receptor) 16, **24**, 51, 54, 168, 202, 206, 209, 212, 214, 258, 259, 264, 268, 280, 286, 292, 297, 301, 303, 306, 310, 328, 332
- EGFR-TKI (EGFR tyrosine kinase inhibitor) 24, 28, 34, 212
- EGFRvIII 24, 206
- EGFR遺伝子検査 212
- EGP-2 .... 112, 198
- EGP34 .... 112, 198
- EGP40 .... 112, 198
- ELK-1 50
- ELNの効果判定基準 230
- EMD7200 297
- EMD273066 198
- EMEA 198
- EML4 (Echinoderm microtubule associated protein-like 4) 166
- EML4-ALK **166**
- EMS (8p11 Myeloproliferative syndrome) 30
- EMT (epithelial-mesenchymal transition) 58, 176
- endoreplication 254
- Enzastaurin 206
- EpCAM (epithelial cell adhesion molecule) 85, **112**, 194, **198**, 245, 277
- Eph (erythropoietin-producing human hepatocellular carinoma) 38
- EphA2 .... 39, 273
- Ephrin (Eph family receptor interacting protein) 38
- Epigallocatechin **278**
- EPO 116
- Epothilone 141
- Epratuzumab 94, **279**
- ER (estrogen receptor) 40, 263
  - ——陽性乳がん 29, 77
- erb 158
- ERBB1 .... **24**
- ERBB2 .... **26**
- ERBB3 .... **28**
- Erbitux® **268**
- ERE (estrogen response element) 40
- Eribulin mesylate 141
- ERK (extracellular signal-regulated kinase) 22, 50
- Erlotinib 16, 18, 159, 206, 210, 212, **280**
- ERM 104
- Ertumaxoma **281**
- ESA 198
- ESR1 40
- ES細胞 112
- Etanercept 143
- ETP (epidithiodiketopiperazine) 270
- ETV6-PDGFR-B融合遺伝子 74
- Everolimus 221, 223, **282**
- EXEL-7647 .... **332**
- EXTREME 210
- extrinsic pathway 132
- ezrin 104
- E-カドヘリン 34

F

- FAB分類 101
- Fab領域 85
- FAK 50, 74
- FAP (familial adenomatous polyposis coli) 174
- Fasリガンド 132, 142, **144**
- FATCドメイン 48
- F-boxタンパク質 136
- Fbw7 136
- Fbxl 136
- Fbxo 136
- Fbxw 136
- FcγI/III受容体 281
- Fc領域 85
- FDA 16, 101, 153, 196, 240
- FGF (fibroblast growth factor) 30, **76**, 78
- FGF-HSPG-FGFR複合体 76
- FGFR **30**, 262
- FGFR3活性型遺伝子変異 76
- FGFRL1 76
- FHL2 (four and one-half LIM domains protein 2) 198
- Figitumumab **283**
- FIH (factor inhibiting HIF) 80, 81
- FIP1L1 74
- FISH法 216
- FKBP-12 .... 48, 275, 282
- FLK-2 (fetal liver kinase-2) 116
- FLT1 70
- FLT3 (fms-like tyrosine kinase 3) 16, **116**, 284, 294, 298, 316, 319, 325, 331
- FLT3/ITD 117, 295, 298
- FLT3/KDM 117, 295, 298
- FLT3リガンド 116
- FLT4 70
- FMS 116
- FMTC (familial medullary thyroid carcinoma) 36
- FOLFIRI 220
- FOLFOX 220
- Foretinib **284**
- FOS 50
- FRBドメイン 48
- frizzled 174, 190
- FRS1 30
- FRS2 (FGFR substrate 2) 30, 76
- Ftase (farnesyltransferase) 168
- FYN 90, 231
- Fz 174

G

- g 90
- G0期 130
- G1期 130
- G2期 130
- G3139 .... **304**
- GA733-2 .... 112, 198
- GAB (GRB2-associated binding protein) 28
- GADD45 138
- γ-セクレターゼ 62
  - ——阻害薬 44
- γ線 228, 243

gate keeper mutation ･･････････････････ 325	HER3 ･･････････････････････････････････････ 28	IGF1R（IGF 1 receptor）
GBM ･･････････････････････････････････････ 206	HER4 ･･････････････････････････ 264, 301, 310	･･･････････････ 32, 251, 271, 272, 283, 312
G-CSF ･･････････････････････････････ 78, 116	HERA 試験 ････････････････････････････････ 326	IGF1R-TKI ･･･････････････････････････････ 33
GDC-0449 ･･･････････････････ 44, 195, **285**	Herceptin® ････････････････････････････ **326**	IGF2R ･･･････････････････････････････････ 32
GDNF（glial cell line drived neurotrophic factor）････････････････････････････････ 36	HGF（hepatocyte growth factor） ････････････････････････････ 34, 250, 252	IGFBP1（IGF binding protein 1）････････ 32 IGFR（IGF receptor）････････････････ 26, **32**
GEF ･･････････････････････････････････････ 168	HGF/MET シグナル経路 ･･････････ 34, 252	IgG1 型完全ヒト型モノクローナル抗体
Gefitinib	HGS-ETR2 ･･････････････････････････････ 147	･･･････････････ 245, 251, 271, 272, 279, 291, 312
･･････ 16, 18, 28, 34, 159, 206, 210, 212, **286**	HIF-1 ･･････････････････････････ 54, 66, **80**	IgG2 型完全ヒト型モノクローナル抗体
GELA ････････････････････････････････････ 228	──阻害因子 ････････････････････････････ 80	･･････････････････････････････ 250, 283, 306
GEM1640 ････････････････････････････････ **246**	HIF-1α ････････････････････････ 242, 269, 311	Ig ドメイン ･･････････････････････ 30, 70, 76
Gemtuzumab ozogamicin ･･ 16, 84, 100, **287**	HIF-2α ････････････････････････････････････ 39	IHC 法 ･･････････････････････････････････ 216
Genasense® ････････････････････････ 149, **304**	Hip（hedgehog interacting protein）･･･ 60	ihh（Indian hedehog）･･････････････････ 60
GFRα ････････････････････････････････････ 36	HKI-272 ･･････････････････････････････ **301**	IκB ････････････････････････････････ 136, 196
GIST ･･････････････････････ 74, 96, 164, **216**, 289	HLDA ････････････････････････････････････ 116	IL-1 ･･････････････････････････････････ 56, 188
gld（generalized lymphoproliferative disease）････････････････････････････････ 144	HMGA2 ･･････････････････････････････････ 176 HNPCC（hereditary non-polyposis colorectal cancer）････････････････････････ 58	IL-1β ････････････････････････････････････ 186 IL-2 ･･････････････････････････････････ 222, 229 IL-3 ･･････････････････････････････････････ 116
Gleevec® ･･･････････････････････････ 74, **289**	hnRNP ･･････････････････････････････････ 200	IL-4 ････････････････････････････････････ 186
Gli ･･････････････････････････････････ 43, 60	HORIZON Ⅲ試験 ･････････････････････ 267	IL-6 ････････････････ 57, 119, **124**, 188, 229, 317
Glioblastoma ･･･････････････････････････ 30	HPV（human papillomavirus）･･････････ 226	IL-6R ････････････････････････････････････ 124
GLUT1 ･･････････････････････････････････ 169	h-R3 ･･････････････････････････････････ **303**	IL-8 ････････････････････････････ 66, 78, 188
GM-CSF ････････････････････････････････ 116	HRAS ･･････････････････････････････････ 168	IL-10 ････････････････････････････････ 119, **126**
GnRH アゴニスト ･･････････････････････ 214	HRAS 変異 ･････････････････････････････ 77	IL-10R ･･････････････････････････････････ 127
Go/No Go 判断 ････････････････････････ 240	HRE（hypoxia response element）配列	IL-11 ････････････････････････････････ 124, 188
Gorlin 症候群 ････････････････････････ 44, 61	･･ 242	IL-13 ････････････････････････････････････ 186
gp67 ･･････････････････････････････････ 100	HSCR ････････････････････････････････････ 37	IL-19 ････････････････････････････････････ 127
gp80 ･･････････････････････････････････ 124	hSNF5 ･･････････････････････････････････ 200	IL-20 ････････････････････････････････････ 127
gp100 ･･････････････････････････････････ 123	Hsp ････････････････････････････････････ 54	IL-22 ････････････････････････････････････ 127
gp130 ･･････････････････････････････････ 124	HSP90 ･･････････････････････････ 45, **54**, 290	IL-24 ････････････････････････････････････ 127
GPCR（G protein-coupled receptor）････ 40	──阻害薬 ･･････････････････････ 81, 290	IL-26 ････････････････････････････････････ 127
GPI（glycosylphosphatidylinositol） ･･････････････････････････････････ 38, 106	HSPG（heparan sulfate proteoglycan） ･･ 76	ILP2 ････････････････････････････････････ 150 Imatinib ･･････････ 16, 74, 159, 162, 164, 217, **289**
GPI 結合性膜貫通糖タンパク質 ････････ 106	hTERT ･･････････････････････････････････ 156	IMC-A12 ････････････････････････････ **271**
GRB2（growth factor bound 2）････ 22, 28	hTR ･･････････････････････････････････ 156	IMC-C225 ･･････････････････････････ **268**
GRN163L ･･････････････････････････････ 156	HTR2A タンパク質 ････････････････････ 150	Infliximab ･･････････････････････････ 143
GRNVAC1 ･･････････････････････････････ 157	huKS-IL2 ･･････････････････････････････ 198	infusion reaction ････････････ 220, 269, 306
GSK3 ･･････････････････････････ 22, 46, 190	human leucocyte differentiation antigens	ING-1 ･･････････････････････････････････ 198
GSK3β-APC-AXIN ･･････････････････ 174	･･ 116	Inhibitor of differentiation 2 ･･････････ 80
GSK1363089 ････････････････････････ **284**	hypochondroplasia ････････････････････ 31	INK4 ファミリー ･････････････････････ 134
GV1001 ････････････････････････････････ 157	hypothesis driven ･･････････････････ 239	Inotuzumab ozogamicin ･･････････････ 279
GVHD ･･････････････････････････････ 97, 106	hypothesis free ･････････････････････ 239	intrinsic pathway ･･････････････････ 132
GW572016 ･･････････････････････････ **292**		invasive growth ････････････････････ 253
GW786034 ･･････････････････････････ **307**	**I**	Iodine131 ･･････････････････････････ 243
GX15-070 ････････････････････････････ 149		IPI-504 ････････････････････････････ 43, **290**
G タンパク質 ････････････････････････ 296	IAP（inhibitor of apoptosis protein）	IPI-926 ････････････････････････････ 195
G タンパク質結合受容体 ････････････････ 40	････････････････････････････ 132, **150**, 196	Ipilimumab ･････････････････99, 119, 123, **291**
	Ibritumomab ･････････････････････････ **243**	iPS（induced pluripotent stem）･･････ 172
H	iC3b ････････････････････････････････ 90	IPT ドメイン ･･････････････････････････ 34
	IC₅₀ ･･････････････････････ 117, 295, 298, 316	IR ･･････････････････････････････････ 32
H90 ･･････････････････････････････････ 195	ICAM-1 ･･････････････････････････････ 229	Iressa® ･･････････････････････････････ **286**
HAT（histone acetyl transferase）････ 152	ICAM ファミリー ････････････････････ 186	IRF1 ･･････････････････････････････････ 144
HCD122 ･･････････････････････････････ 102	ICGC ････････････････････････････････ 161	IRIS 試験 ･････････････････････････････ 230
HDAC（histone deacetylase）	ICMT（isoprenylcysteine carboxymethyl-transferase）･････････････････････････ 168	IRS-1 ････････････････････････････ 22, 32
･･･････････････････････････ 133, **152**, 330		IS3 295 ･････････････････････････････ 203
──阻害剤 ････････････････････････ 330	ICON6 試験 ･･･････････････････････････ 267	ITIM（immunoreceptor tyrosine-based
HEA125 ･･････････････････････････ 112, 198	IDH1 ････････････････････････････････ 161	inhibition motif）･･････････････ 94, 100
HEAT リピート ･･･････････････････････ 49	IFL 療法 ･････････････････････････････ 316	
Hedgehog ･･････････････････ 43, 44, **60**, 194	IFN ････････････････････････････････ 222	**J**
──経路阻害薬 ･･････････････････ 285	IFN-γ ････････････････････ 89, 108, 127, 186, 229	
HER1 ･･････････････････････････････････ **24**	IFN-λ ････････････････････････････････ 127	Jagged/Notch ････････････････････････ 82
HER2 ････ 16, **26**, 54, 214, 258, 263, 264, 281, 292, 301, 309, 310, 326, 332	Ig-CAM ･･････････････････････････････ 112 IGF（insulin-like growth factor）･･･ 32, 188	JAK ･･･････････････････････ 124, 202, 266 JAK1 ････････････････････････････････ 124
──陽性 ER 陽性乳がん ･････････････ 40		

JAK2 ·· 124, 253, 325
JAK3 ··· 253
JAK/STAT 経路 ···································· 24
JIA（juvenile idiopathic arthritis）····· 143
JNK（c-Jun N-terminal kinase）ファミ
　リー ·· 56
JNK シグナル ···································· 74
JSI-124 ··· 203

K

K252a ·· 295
Kallman 症候群 ·································· 30
KDR（kinase insert domain receptor） 70
Kirsten 肉腫ウイルス ······················· 168
KIT ····· 16, 116, **164**, 255, 261, 267, 273, 284,
　289, 298, 316, 319, 331, 332
KRAS ··· **168**, 176, 211, 220
KS1/4 ···································· 112, 198
KSA ····································· 112, 198
KSP（kinesin spindle proten）阻害薬
　··· 141, 248
KSR ··· 52
KU0059436 ···························· 226, **305**
KW-0761 ·· 119

L

L1 ··· 186
L1B2 ··· 100
L4A3 ··· 100
L858R ·· 25
Lacrimo-auriculo-dento-digital 症候群 76
lamin B タンパク質 ························ 324
Lapatinib ······················· 26, 214, **292**
LAR チロシン脱リン酸化酵素 ········· 34
LBH589 ··· 306
LCK ·· 90, 261
Lef/TCF ··· 190
Lenalidomide ················ 102, 228, **293**
Lestaurtinib ································· **294**
let-7 miRNA ································· 176
Leu13 ··· 90
Lexatumumab ······························ 147
LIF（Leukemia inhibitory factor）··· 124
Li-Fraumeni 症候群 ······················· 138
lin-4 ··· 176
Lin28 ·· 176
Linifanib ······························ 219, 223
lipopolysaccharide ·························· 88
livin ··· 150
LKB1 ··· 159
LNGFR ··· 102
LOGIC 試験 ··································· 216
Lonafarnib ···························· 168, **296**
low-affinity nerve growth factor receptor
　··· 102
lpr（lymphoproliferation）············ 144
LPS ··························· 56, 88, 186, 190
LRR（leucine rich repeat）············ 136
LT-α ··· 142
LT-β ··· 142
LYN ·· 90

M

mAb（monoclonal antibody）········· 84
Mapatumumab ····························· 221
MAP（microtubule-associated protein）
　··· 140
MAP キナーゼ ··························· **50**, 74
――経路 ····························· 21, 24, 26, 32
――阻害 ································· 270, 314
Marimastat ··································· 185
Matuzumab ·································· **297**
MC1R ·· 171
MDC（macrophage-derived chemokine）
　··· 120
MDM2 ·································· 138, 196
MDR（multi drug resistance）······· 231
MDS（myelodyplatic syndromes）
　··· 192, 253
MDSC（myeloid-derived suppressor
　cells）··· 127
MDX-010 ······························· 99, **291**
MEK（MAPK/ERK kinase）········ 22, **52**
MEK1 ···································· 270, 314
MEK2 ·· 314
MEK5 ·· 270
MEN ·· 36
MER ·· 253
MET ·············· 34, 80, 212, 250, 284, 331, 332
――阻害薬（非 ATP 競合型）······· 34, 252
MET-TKI ·· 34
MH99 ···································· 112, 198
MHC（major histocompatibility complex）
　··· 88, 98, 114, 122
Midostaurin ································· **298**
mir-21 ·· 160
miR-200 ······································· 177
miRNA ································· 160, 176
Mit（microphthalmia transcription factor）
　腫瘍 ··· 252
MK-1 ···································· 112, 198
MK-0457 ······································ **325**
MK0646 ·· **272**
MK-0752 ······································· 195
MK-8669 ······································· **274**
MLH1 ·· 200
MLN4924 ····································· 137
MMP（matrix metalloproteinase）
　······································ 104, 179, **184**
MMP-1 ·· 185
MMP-2 ·· 184
MMP-7 ·· 185
MMP-9 ·· 78
MOC31 ································· 112, 198
molecular correlate ····················· 238
-momab ·· 85
MONET1 試験 ······························· 299
Motesanib ···································· **299**
MP1 ··· 52
MPA ·· 214
MPF ·· 134
MRS ドメイン ·································· 34
MSKCC ·· 222
MT-MMP ····································· 185

MT110 ·· 198
MT201 ·································· 198, **245**
mTOR ············ **48**, 80, 206, 274, 282, 321
――阻害薬 ·············· 81, 223, 274, 282, 321
mTORC1（mammlian target of rapamycin
　complex 1）····································· 48
mTORC2 ··· 46
MUC1 ·· **114**
MUC4 ··· 26
multitargeted drug ······················ 235
MY9 ·· 100
MYC ······················· 50, 74, 136, **172**, 176
Mylotarg® ···································· **287**
M 期 ·· 130
――の進行制御因子 ······················· 150

N

NAIP（NLR family apoptosis inhibitory
　protein）··· 150
Natalizumab ································ 187
NCA（non-specific cross-reacting
　antigen）·· 110
NCAM ··· 186
NCCN ··· 209
NCCTG N9831 試験 ······················· 326
NCI（National Cancer Institute）····· 14
NCI-60 ·· 15
NCIC CTG CO.17 試験 ··················· 220
NCK ··· 74
NEDD8 化 ······································ 131
Neratinib ····································· **301**
neurofilament ······························· 50
Nexavar® ······························ 222, **318**
NFA ·· 111
NF-κB ·············· 144, 148, 150, 260, 293, 322
NHERFs（Na+/H+ exchanger regulatory
　factors）··· 74
NICD（Notch intracellular domain）··· 82
Nilotinib ···························· 162, 164, 231, **302**
Nimotuzumab ····························· **303**
NK4 ··· 35
NK（natural killer）細胞 ····· 58, 108, 281
NMYC ··· 172
Notch ······························ 43, 44, **62**, 194
Noxa ··· 260
NPM ·· 166
NRAS ·· 168
NRP（nonribosomal peptide）······· 276
NSABP B-31 試験 ·························· 326
NTx ·· 189
N カドヘリン ··································· 74
N ベンゾイル誘導体 ······················· 298

O

Oblimersen ·································· **304**
OCT-1（organ cation transporter 1）··· 231
OCT-4 ·· 80
ODF（osteoclast differentiation factor）
　··· 188
off-target effect ···························· 16
Olaparib ································ 215, 226, **305**

Omnitarg® 309	PGE2 188	RAS/RAF/MEK/ERK経路 42
ON012380 162	PGX (pharmacogenomics) 238	RB 134, 152, 159, 196, 206
Oncofetalタンパク質 176	PHDドメイン 80	RBP-J 62
oncogene addiction 18, 74, 158, 172	PI3K (phosphatidylinositol 3 kinase) 22	RBX1 136
on-target effect 16	PI3K/AKT経路 22, 24, 26, 28, 32, 42, 74	RCE1 (RAS converting enzyme 1) 168
OPG (osteoprotegerin) 181, 188	PIK3CA 77	R-CHOP療法 228
ORENCIA 99	PIKK (phosphatidylinositol kinase-related kinase) 48	RECIST ガイドライン 234
OSI-774 280		RECORD-1 223
OSM (oncostatin M) 124	PKB 46	REGAL試験 267
osteoglophonic dysplasia 30	PKC-412 298	Removab® 198
	PK試験 240	replicative senescence 156
P	Pladienolide類縁体 201	RET 36, 253, 319, 328, 331, 332
p16 159	PLCγ (phospholipase Cγ) 30, 37, 74	Retaspimycin hydrochloride 290
p21 136, 196	PLGF (placental growth factor) 78, 80	RET-PTC 37
p21CIP1/WAF1 138	PLK 132	RFA (radio free quency ablation) 218
p23 54	PML-RARα 153, 320, 327	RG3616 285
p27 26, 136	PNH 106	Rhoタンパク質 324
p27Kip1 46, 131	POC 16, 120	RIBBON-1試験 214, 257
p38 50, 56	PP1 37	RIBBON-2試験 214, 257
p38MAPK 96	PR-171 265	RICOVER60 228
p42MAPK 50	pre-miRNA (precursor miRNA) 176	Rictor 48
p44MAPK 50	presenilin 2 113, 198	Ridaforolimus 274
p50 102	Pri-miRNA (primary microRNA) 176	RINGフィンガードメイン 150
p53 54, 132, 138, 152, 159, 196, 200, 206	proof of concept 16, 120	RISC (RNA-induced silencing complex) 176, 249
p57 136	proof of principle study 238	
p85 22, 28	Proxinium 199	Rituxan® 228, 313
p90rsk 50	PS-2 198	Rituximab 92, 94, 228, 313
p110 22	PS-341 260	RNAi 248
P245 195	PSG (pregnancy-specific β1 glycoprotein) 110	RNA合成阻害薬 276
p300/TAZ-1 269		RNAスプライシングバリアント 40
PAK 46	PSTAIRE配列 134	Ron 284
PALETTE試験 307	PTC (Papillary thyroid carcinoma) 37	RPI-1 37
Panitumumab 210, 220, 306	Ptch (patched) 44, 60	RSK2 253
Panorex® 277	PTCL 120	RSウイルス感染症 248
PARP (poly ADP ribose polymerase) 154, 215	PTCL-NOS 120	RTK/RAS/PI3K 206
	PTEN 42, 46, 59, 74, 126, 206	RTK (receptor tyrosine kinase) 116
──阻害薬 215, 226, 263, 305	PTH-rP 188	Rum1 136
PARP-1 133, 154, 263, 305	──阻害剤 181	
PAS (PER-ARNT-SIM) 81	PTK787 329	**S**
paxillin 50	PTK/ZK 329	S-1 216
Pazopanib 307	PVCフリー 316	S6キナーゼ 49
PBGF-B 80	PX-171-004 266	SAHA (suberoylanilide hydroxamic acid) 153, 330
PD-1 (programmed cell death-1) 88	PX-478 311	
PD184352 270		Salinosporamide 196
PDGF (platelet-derived growth factor) 20, 72, 78	**Q・R**	SAM 38
	QTc延長 325	SAPK 56
PDGFR (PDGF receptor) 16, 74, 116, 255, 261, 273, 284, 289, 298, 302, 318, 319	R1507 312	Sarasar® 296
	R115777 323	sarcome 180 14
PDK1 (phosphoinositide-dependent kinase 1) 22, 46	RAD001 282	SB203580 56
	radixin 104	Scatter Factor 34
PDK2 22, 48	RAF 16, 22, 42, 51, 53, 54, 158, 170, 318	SCF (stem cell factor) 116, 164
PD-L2 88	RAF/MEK/ERK経路 170	SCF複合体 131, 136
PDZ結合モチーフ 38	RANK(receptor activator of NFκB) 188	SCH66336 296
PD試験 240	RANKL (RANK ligand) 181, 188, 275, 276	SDF-1 78
PELP-1 40		secondary mutation 162
Peripheral T-cell lymphoma 120	RANTES (regulated upon activation, normal T cell expressed and secreted) 119, 128	seed and soil theory 180
p-ERK 270		Selumetinib 43, 314
Pertuzumab 26, 28, 309		Semaxanib 316
PEST配列 62	Rapatinib 160	Semaxinib 316
PF-00299804 310	Raptor 48	Semaドメイン 34
PF-05208748 321	RARα遺伝子 327	SERM (selective estrogen receptor modulators) 41
Pfeiffer症候群 30	RAS 22, 42, 50, 51, 158, 168, 296	

索 引 339

SFRP ………………………………… 190	TACE/ADAM17 …………………… 198	TRAIL（TNF-related apoptosis-inducing ligand）………… 132, 142, 146, 188, 293, 322
SGN-40 ………………………………… 102	TACST-1 …………………………… 112, 198	TRAILR（TRAIL receptor）…… 132, **146**, 322
SH2 ドメイン ………………………… 20	TAD（transcriptional-activation domains） …………………………………… 81	Trastuzumab …………………… 16, 26, 28, 86, 159, 214, 216, **326**
SH3 ドメイン ………………………… 22	TAK1 …………………………………… 56	
SHARP 試験 …………………… 218, 318	Tamibarotene ……………………… **320**	Treg（regulatory T cell） ……………………… 119, 120, 123, 126
SHC …………………………………… 32	Tarceva® ……………………………… **280**	
shh（sonic hedehog）………………… 60	TARC/CCL17 ……………………… 120	Tremelimumab ……………………… 99
SHP-1 ………………………………… 100	Tasigna® ……………………………… **302**	Tretinoin ……………………………… **327**
SHP-2 ……………………………… 88, 100	TB403 ………………………………… 79	TRE（TPA responsive element）…… 104
Sic1 …………………………………… 136	TCGA ………………………………… 206	TRICK2（TRAIL receptor inducer of cell killing）…………………………… 146
Siglecs（sialic acid-binding Ig-like lectin） …………………………………… 100	TCR（T cell receptor）… 88, 96, 98, 108, 120	
	TC 療法 ……………………………… 286	trifunctional antibody ……………… 198
Siglec ファミリー …………………… 94	Telomerase ………………………… 80, **156**	TRKA ………………………………… 294
sIL-6R ………………………………… 124	Temsirolimus ……………… 43, 206, 224, **321**	TRKC ………………………………… 294
Siltuximab ………………… 119, 125, **317**	TERC（telomere RNA component）… 156	TROP-1 …………………………… 112, 198
siRNA ………………………………… 248	TERMS（Thalidomide Education and Risk Management System）……… 323	Twist ………………………………… 80
siRNA オリゴヌクレオチド製剤 …… 248		TYK2 …………………………… 124, 253
SKI-606 ……………………………… **261**	TERT（telomere reverse transcriptase） …………………………………… 156	Tykerb® ……………………………… **292**
Skp1-Cullin-1-F-box ……………… 136		type 3 EGFR ………………………… 24
Skp2 …………………………………… 136	TERT 免疫療法 ……………………… 157	Tytan 試験 …………………………… 216
SLE …………………………………… 279	Tfh …………………………………… 126	T 細胞活性化抗原 …………………… 96
SLUG ………………………………… 177	TG1412 ……………………………… 98	T 細胞受容体 ……………… 88, 96, 98, 108
SMAD4 …………………………… 58,159	TGF-α ………………………………… 80, 180	T 細胞性急性リンパ性白血病 ……… 62, 96
Smo（Smoothenend）…………… 60, 285	TGF-β ………………………… 44, 58, 59, 188	T 細胞性白血病 …………………… 119, 120
──拮抗剤 ………………………… 195	TGF-β R II …………………………… 58	T 細胞性非ホジキンリンパ腫 ……… 96
SMUD（safety management system for unapproved drugs）…………… 323	Th …………………………………… 120	T ループ ……………………………… 134
	Th1 細胞 ……………………………… 126	
SNAIL ………………………………… 177	Th2 細胞 ………………………… 120, 126	**U・V**
SNP 分析 ……………………………… 238	Th17 …………………………………… 126	
snRNA ………………………………… 200	Thalidomide …………………… 228, **322**	U0126 ………………………………… 170
snRNP ………………………………… 200	Three Step Theory ………………… 178	Ubc3 ………………………………… 136
Sorafenib	Thr-Glu-Tyr モチーフ ……………… 52	-umab ………………………………… 85
… 16, 38, 70, 117, 170, 206, 218, 222, **318**	thrombospondin ……………………… 66	universal vaccination ……………… 227
SOS …………………………………… 22	thyroglobin ………………………… 112	v-abl ………………………………… 162
SP1 ……………………………… 40, 144	Tie-2 ………………………………… 284, 331	VACM-1 ……………………………… 85
Spliceostatin A …………………… 201	TIL（tumor infiltrating lymphocyte） ………………………………… 121,127	VAD 療法 …………………………… 229
split キナーゼドメイン ……… 30, 70, 76		v-akt ………………………………… 46
Sprycel® ……………………………… **273**	TIMP1（tissue inhibitor of metalloproteinase 1）………………………… 184	Vandetanib ………………………… **328**
SR …………………………………… 200		Vatalanib …………………………… **329**
SRC ……………………………… 261, 302	Tipifarnib …………………………… 168, **323**	VAV …………………………………… 90
SRC ファミリーキナーゼ …… 38, 231, 273	TKI …………………………………… 222	VB4-845 …………………………… 199
SR タンパク質 ……………………… 200	TLR3 ………………………………… 249	VCAM-1（vascular cell adhesion molecule-1）………………………… 179, **186**
STA-21 ……………………………… 203	TMZ …………………………………… 206	
STAT3 ………………………………… **202**	TNBC（triple negative breast cancer）… 155	Vectibix® …………………………… **306**
STI-571 ……………………………… **289**	TNF（tumor necrosis factor）…… 56, 142	VEGF …………………… 16, 39, **68**, 80, 207, 213, 237, 248, 257
STK-1（human stem cell kinase-1）… 116	──阻害薬 ………………………… 143	
STK33 ………………………………… 169	TNF-α ……… 39, 132, **142**, 186, 188, 293, 322	VEGFR-1 ………………… 78, 255, 316, 329
SU5416 ……………………………… 316	TNF-α 変換酵素 …………………… 142	VEGFR-2 …… 70, 262, 284, 298, 316, 328, 329, 331, 332
SUMMIT ……………………………… 196	TNF-β ……………………………… 142	
Sunitinib …………… 16, 70, 164, 219, 223, **319**	TNFR（TNF receptor）………… 142, 150	VEGFR-3 …………………………… 328
survivin ……………………………… 150	TNFR-SF（tumor necrosis factor receptor-superfamily）…………… 102, 108, 145	VEGFR（VEGF receptor）……… 16, **70**, 267, 284, 299, 318, 319, 329
Sutent® …………………………… 223, **319**		
sVCAM-1 …………………………… 187	TNFRSF6 …………………………… 144	Velcade® …………………………… **260**
SYK …………………………………… 50	Tocilizumab ……………………… 119, 124	Vesanoid® …………………………… **327**
synthetic lethality ………………… 155	ToGA 試験 …………………………… 216	VHL（von Hippel-Lindau）………… 81
S 期 …………………………………… 130	Toll-like receptor 3 ……………… 249	Vicious cycle ……………………… 181
	Torisel® …………………………… 224, **321**	Vidaza® ……………………………… 192
T	Tositumomab ……………………… **243**	v-kit ………………………………… 164
	Tovok® ……………………………… **258**	VLA-4 ………………………… 85, 186
T315I 変異 ………… 254, 262, 274, 303, 325	Tozasertib ………………………… **325**	VLP（virus-like particle）………… 227
T790M 変異 ……………………… 25, 212	TRAF（TNFR associated factor） ………………………………… 102, 108, 188	v-myc ………………………………… 172
TACE（TNF-α converting enzyme） ………………………………… 113, 142, 218		volumetric evaluation …………… 267

v-onc ……………………………… 158	アナストロゾール ……………………… 41	エピジチオジケトピペラジン ……… 270
Vorinostat ………………………… 153, **330**	アバスチン® ……………………………… 257	エフェクタータンパク質 ……………… 21
VPF ……………………………………… 68	アービタックス® ……………………… 268	エプラツズマブ ………………………… 279
V-set 免疫グロブリンドメイン …… 100, 110	アフィニトール® ……………………… 282	エフリン ………………………………… **38**
v-sis …………………………………… 72	アポトーシス ……… 26, 34, 57, 130, 144, 148	エベロリムス …………………………… **282**
	アポトーシス阻害タンパク質 ………… 150	エルツマキソマブ ……………………… **281**
W～Y	アポトーシス誘導	エルロチニブ …………………………… **280**
	……………… 57, 132, 138, 142, 146, 248	塩基除去修復 …………………………… 264
Warburg 効果 …………………………… 172	アムノレイク® ………………………… 320	塩酸イリノテカン ………………………… 14
WD40 リピート ………………………… 136	アレムツズマブ ………………………… 247	炎症性サイトカイン ……………… 56, 186
WEE1 …………………………………… 136	アレルギー反応 ………………………… 85	炎症性疾患 ……………………………… 125
WIF ……………………………………… 190	アロマターゼ阻害剤 …………………… 214	炎症組織 ………………………………… 182
Wnt ……………………………… **190**, 194	アンカータンパク質 …………………… 36	炎症反応 ………………………………… 112
Wnt/Ca²⁺ 経路 ………………………… 190	アンチセンスオリゴヌクレオチド	エンドサイトーシス …………………… 100
Wnt シグナル ……………………… 174, 198	……………………… 149, 151, 246, 304	エンブレル® …………………………… 143
XIAP（X-linked inhibitor of apoptosis	アントラサイクリン系薬剤 ……………… 81	
protein）…………………… 150, 246	アンドロゲン ……………………………… 40	**お**
–ximab …………………………………… 85		
XL184 ………………………………… **312**	**い**	欧州医薬品庁 …………………………… 198
XL647 ………………………………… **332**		嘔吐 ………………………………… 247, 250
XL880 ………………………………… **284**	胃がん ………… 24, 26, 35, 78, 113, 198, **216**	オキサリプラチン ……………………… 220
XRCC …………………………………… 154	異型腺腫様過形成 ……………………… 168	オステオプロテグリン …………… 181, 188
YES ………………………………… 231, 253	異種移植片対宿主病 …………………… 97	オステオポンチン ……………………… 104
YM155 ………………………………… 151	異種抗体産生 …………………………… 85	オートクライン ……………………… 72, 118
YRK ……………………………………… 231	移植片対宿主病 ………………………… 106	オートファジー ………………………… 148
yttrium-90 ……………………… 86, 243, 244	イットリウム …………………………… 228	オフターゲット効果 …………………… 16
	遺伝子構成 ……………………………… 238	オブリメルセン ………………………… **304**
Z	遺伝子治療 ……………………………… 139	オラパリブ ……………………………… **305**
	遺伝性乳頭状腎がん …………………… 34	オリゴヌクレオチド …………………… 249
Zarnestra® …………………………… **323**	遺伝性非ポリポーシス性大腸がん …… 58	オンコビン® …………………………… 141
ZD1839 ……………………………… **286**	イピリムマブ …………………………… **291**	オンターゲット効果 …………………… 16
ZD6474 ……………………………… **328**	イマチニブ ……………………………… **289**	
ZEAL 試験 …………………………… 328	医薬品開発 ……………………………… 17	**か**
ZEB1/2 …………………………… 80, 177	イリノテカン …………………………… 220	
ZEPHYR 試験 ………………………… 328	イルリバーシブル EGFR-TKI …… 18, 310	外因性経路 ………………………… 132, 143
ZEST 試験 …………………………… 328	イレウス ………………………………… 260	海外 20020408 試験 …………………… 306
Zevalin® …………………………… 93, **244**	印環細胞がん …………………………… 167	海外 20050181 試験 …………………… 306
ZODIAC 試験 ………………………… 328	インジウム ……………………………… 228	海外 20050203 試験 …………………… 306
Zolinza® …………………………… 153, **330**	インスリン受容体基質 1 ……………… 32	可移植性実験腫瘍 ……………………… 14
–zumab ………………………………… 85	インスリン様成長因子受容体 ………… **32**	解糖系阻害薬 …………………………… 169
	インターフェロン ………………… 14, 222	解糖反応 ………………………………… 66
	インターロイキン-2 …………………… 222	外来治療 ………………………………… 244
和 文	インターロイキン-6 …………………… 119	化学放射線療法 ………………………… 209
	インターロイキン-10 ………………… 119	可逆性後白質脳症 ……………………… 329
あ	インテグリン ……………… 112, 180, 182	獲得免疫 ………………………………… 118
	インドロカルバゾール誘導体 ………… 295	化学放射線療法 ……………………………
アキシチニブ …………………………… 255		核内受容体ファミリー ………………… 40
悪性胸膜中皮腫 ………………………… 35	**う～え**	核膜崩壊 ………………………………… 134
悪性形質転換能 ………………………… 72		カスパーゼ ……………… 132, 146, 150, 246
悪性黒色腫 ………………………… 182, 291	ウイルス様粒子 ………………………… 227	カスパーゼ-3 …………………………… 148
悪性腫瘍 …………………………… 102, 186	ウォーターフォールプロット ………… 237	カスパーゼ-8 …………………………… 142
悪性中皮腫 ……………………………… 96	易感染性 ………………………………… 248	カスパーゼ-9 …………………………… 148
悪性リンパ腫 …………………………… **228**	液性免疫応答 …………………………… 118	カスパーゼ誘導ドメイン ……………… 150
アクセサリー細胞 ……………………… 281	エキゼメスタン ………………………… 41	カスパーゼ様活性 ……………………… 260
アクチビン ……………………………… 58	エキノマイシン ………………………… **276**	家族性甲状腺髄様がん ………………… 36
アジア人 ………………………… 24, 280, 286	エグザール® …………………………… 141	家族性大腸腺腫症 ………………… 174, 190
足場タンパク質 …………………… 46, 50, 52	エストリオール ………………………… 40	家族性乳がん・卵巣がん …………… 226
アスパラギン酸プロテアーゼ ………… 185	エストロゲン …………………………… 40	活性化酵素 E1 …………………………… 196
アダプタータンパク質 ……………… 21, 34, 76	エストロゲン受容体 ……………… 40, 263	活性化マクロファージ ………………… 182
アデノシンデアミナーゼ ……………… 96	──陽性乳がん ……………………… 29, 77	活性酸素 ………………………………… 80
アテローム性動脈硬化壁肥厚 ………… 78	エトポシド …………………………… 14, 96	カップリング …………………………… 188
	エドレコロマブ ………………………… **277**	カテキン ………………………………… 278
	エピジェネティックな制御 …………… 152	カドヘリン ……………………………… 112
		カドヘリン様ドメイン ………………… 36

索引 341

カネルチニブ	264	
カーフィルゾミブ	265	
カヘキシア（悪液質）	317	
カペシタビン	216	
可溶型VEGFRs	69, 70	
可溶性CD154	102	
可溶性MET	35	
可溶性TNF-α	142	
可溶性VCAM-1	187	
カリケアマイシン	101	
カルボプラチン	213	
カルマン症候群	76	
がん遺伝子	34, 130, 148, 158, 164, 168, 170, 172	
がん遺伝子依存性	18	
がん開始細胞	194	
肝がん	151, 168, **218**, 252	
がん幹細胞	105, 176, **194**	
肝がん診療ガイドライン	218	
肝機能障害	286	
管腔性転移	178	
がん原遺伝子	32, 36, 110	
肝酵素上昇	281	
肝細胞がん	218	
肝細胞増殖因子	34	
がん細胞の不死化	156	
間質性肺炎	224	
肝障害度C	218	
関節炎	185	
関節リウマチ	124, 125, 143, 186, 188	
乾癬	143, 271	
完全寛解	246	
完全細胞遺伝学的寛解	230	
乾癬性関節炎	143	
完全ヒト型モノクローナル抗体	275	
感染防御	112	
がん胎児性抗原	110	
肝動脈化学塞栓療法	218	
がんの骨転移	275	
がんの特性診断マーカー	176	
がんのリスク診断	192	
がん免疫療法	111, 114, 121	
がん抑制遺伝子	130, 138, 158, 174	
がんワクチン	114, 157

き

喫煙者	168
基底細胞がん	61, 285
キナーゼ挿入部位	30
キナーゼ阻害活性	117
キネシンモータータンパク質	140
機能画像	238
キノマイシン系抗生物質ファミリー	276
キメラ型モノクローナル抗体	16, 277, 313, 317
キモトリプシン様活性	260, 265, 266
逆シグナリング	38
逆転写酵素	156
キャッスルマン病	124
急性期タンパク質	124
急性骨髄性白血病	84, 101, 117, 151, 194
急性前骨髄球性白血病	153

急性肺障害・間質性肺炎	286
急性白血病の診断	100
急性リンパ性白血病	101, 117
共刺激分子	96, 102, 108
凝集阻害	54
胸水	231
強直性脊椎炎	143
巨核球	72
拒絶予防	106

く

グアニンのメチル化	192
クライアントタンパク質	54
クラスIIサイトカイン受容体ファミリー	127
グリア細胞由来神経栄養因子	36
グリオーマ	60, 104
グリコシルホスファチジルイノシトール	38
グリベック®	289
クリングルドメイン	34
クレモホール®	316
クロマチン	152
クローン病	125, 143

け

頸部扁平上皮がん	209
血液学的完全寛解	261, 273
血管間質細胞	65
血管新生	65, 68, 70
——阻害薬	69, 77, 237
血管新生亢進因子	64, 77
血管新生抑制因子	66
血管内皮	330
血管内皮細胞	72, 186
血管内皮細胞増殖因子	**68**, 213
血管内皮細胞増殖因子受容体	70
血管漏出作用	68
結合酵素E2	196
血行性転移	178
血小板減少	223, 226, 251, 262
血小板由来増殖因子	20, **72**
血小板由来増殖因子受容体	74
血清アミロイドAタンパク質	124
血中CRP	317
ケトミン	269
ゲノムシークエンシング	160
ゲノムの守護神	138
ゲノム不安定性	66, 156
ゲフィチニブ	286
ゲムシタビン	14, 79
ケモカイン	68, 118, 128
ケモカイン受容体	120
ケモタクティックサイトカイン	118
下痢	223, 259, 262, 286
ゲルダナマイシン	45, 54
限外濾過膜	15
倦怠感	124, 251, 262
原発性肝がん	218
原発性治療抵抗性急性骨髄性白血病	246
原発巣	178

こ

コアクチベーター	40
抗CD20モノクローナル抗体	243
抗CD28アゴニスト抗体	98
抗EGFR抗体	220
高γグロブリン血症	124
抗HGF抗体	35
高IgM症候群	102
抗p53抗体測定	139
抗Treg剤	121
抗VEGF抗体	68, 220, 222
抗悪性腫瘍薬	234
抗アポトーシス	24, 32
抗イディオタイプ抗体	85
抗エストロゲン製剤	29
抗炎症作用	127
膠芽腫	183, 206
抗がん薬	14
高血圧	223, 262
高血糖	224, 251, 271
抗原提示細胞	88, 96, 98, 108
膠原病	90
抗酸化作用	278
好酸球増多症	74
好酸球遊走活性	128
抗腫瘍性抗生物質結合ヒト化モノクローナル抗体	287
抗腫瘍免疫	123, 128
抗腫瘍免疫増強薬剤	121
甲状腺がん	96, 168
甲状腺結節の遠隔転移出現の予測	96
甲状腺乳頭がん	36
合成致死	155, 160
抗生物質	270
合成レチノイド	320, 327
抗体依存性細胞介在性細胞傷害	26, 85, 228, 244, 246, 248, 269
抗体産生	126, 143
好中球・血小板減少症	260
好中球減少	223
高度門脈腫瘍塞栓	218
口内炎	224
国際がんゲノムコンソーシアム	161
黒色腫	35
国内20050216試験	306
固形がん	86
骨芽細胞	180
骨吸収	180
骨空洞性骨異形成症	30
骨形成因子	58
骨髄異形成症候群	192
骨髄系細胞	100
骨髄腫	57
骨髄増殖性疾患	74
骨髄抑制	228, 243
骨粗鬆症	188, 275
骨代謝	180
骨転移	188, 275
骨肉腫	188
古典的MAPキナーゼ	50
古典的Wntシグナル経路	174, 190
個別化治療	18

索引

コラーゲン … 104	子宮頸部上皮内腫瘍 … 227	腎がん … 24, 89, 96, **222**
コラーゲン分解異常 … 184	子宮内膜がん … 77	神経膠腫 … 206
コリプレッサー … 40	シクスツムマブ … **271**	神経細胞 … 36, 72
コンドロイチン硫酸結合部位 … 104	シグナル伝達系 … 236	神経前駆細胞 … 72
	シクロホスファミド … 14, 79	神経堤細胞の遊走 … 36
さ	自己反応性T細胞 … 88	神経変性阻害 … 38
催奇形性 … 323	自己複製能 … 194	進行胃がん … 216
サイクリン … 131, 134	自己免疫疾患 … 99, 144	進行期びまん性大細胞型B細胞リンパ腫 … 228
サイクリンD1 … 174	自己リン酸化 … 20, 30	進行性肝がん … 157
サイクリンE … 136	脂質ラフト … 60, 96	人工多能性幹 … 172
サイクリン依存性キナーゼ … 26, 131, **134**	シーズ探索 … 17	腎細胞がん … 49, 222, 225, 317
サイトカイン	システインプロテアーゼ … 185	人種差 … 223
… 68, 72, 118, 124, 142, 146, 188	シスプラチン … 14, 55, 216	浸潤 … 34, 59, 66, 118
サイトカイン産生抑制因子 … 126	ジスルフィド結合 … 34	浸潤腫瘍組織 … 182
サイトカイン放出症候群 … 98	自然免疫 … 118	浸潤性増殖 … 253
サイトカイン療法 … 222	シタラビン … 14	浸潤能 … 73
サイトカイン療法不応 … 255	実験的自己免疫性脳脊髄炎 … 88	心障害 … 260
サイトメガロウイルス … 248	シトクロムc … 132, 148	尋常性乾癬 … 143
再発急性冠症候群 … 102	シトシンのメチル化 … 192	腎臓の発生 … 36
再発（・難治性）多発性骨髄腫 … 260, 293	若年性特発性関節炎 … 124, 143	心嚢水 … 231
細胞遺伝学的完全寛解 … 261	シャペロン … 45	深部静脈血栓症 … 323
細胞遺伝的大寛解 … 273	周皮細胞 … 65, 74	心房粘液腫 … 124
細胞外Igドメイン … 74	樹状細胞 … 68, 281	
細胞外マトリックス … 179	腫瘍移植動物モデル … 14	**す**
細胞間接着 … 34, 112	腫瘍壊死因子 … **142**, 146	膵がん … 61, 157, 168, 183
細胞骨格 … 112	腫瘍壊死因子受容体スーパーファミリー … 108	頭蓋骨縫合早期癒合症 … 30
細胞死 … 130	腫瘍カポジ肉腫 … 80	スキルス型の胃がん … 34
細胞周期 … 46, 130, 260	腫瘍血管 … 82	ステライルαモチーフ … 38
細胞周期制御因子 … 134	腫瘍血管新生 … 49, 64	ステロイド受容体 … **40**, 54
細胞傷害性T細胞 … 89, 144	――阻害 … 258	ステロイドホルモン … 40
細胞生存 … 46, 50	腫瘍血管内皮細胞 … 83	スーテント® … **319**
細胞成長 … 24	腫瘍細胞–T細胞–アクセサリー細胞 … 281	ストレス応答 … 45
細胞接着因子 … 112	腫瘍細胞増殖 … 49	ストレス応答MAPキナーゼ … 56
細胞増殖 … 24, 26, 28, 32, 34, 116	腫瘍浸潤 … 78	スニチニブ … **319**
細胞内エネルギー … 49	腫瘍ステージ … 78	スーパーアゴニスト … 98
細胞内輸送 … 54	主要組織適合抗原複合体 … 88, 98, 114	スプライシング … **200**
細胞表面抗原 … 84, 236	受容体型チロシンキナーゼ … 34, 36, 116	スプライシングアイソフォーム … 68
細胞表面マーカー … 194	――阻害薬 … 258, 264, 280, 286, 292, 294, 298, 316	スプライシングバリアント … 76
細胞分裂促進因子活性化タンパク質リン酸化酵素 … 50	腫瘍体積評価 … 267	スプライソソーム … 200
細胞老化 … 156	腫瘍の検出 … 192	スプリセル® … **273**
サイレンシング … 192	腫瘍マーカー … 110	
サイロイドホルモン … 40	腫瘍免疫賦活 … 119	**せ**
酢酸メチルプロゲステロン … 214	漿液性卵巣がん … 226	正確なフォールディング … 54
殺細胞性抗悪性腫瘍薬 … 234	消化管間質腫瘍 … 164	制御性T細胞 … 120
サリドマイド … **323**	消化管出血 … 250	正常血管の発達 … 82
サルコイドーシス … 186	消化器毒性 … 261	正常な脈管形成とモデリング … 62
三機能抗体 … 198	小細胞肺がん … 61, 212	生存期間 … 78
三機能性二重特異性抗体 … 281	小児の肝細胞がん … 34	性ホルモン … 68
三剤耐性例 … 220	上皮–間質相互作用 … 34	ゼヴァリン® … **243**
散発性乳頭状腎がん … 34	上皮間葉移行 … 34, 176	セツキシマブ … **268**
	上皮–間葉転換 … 58	切除不能
し	上皮細胞 … 72	――な進行・再発の非小細胞肺がん … 257
シアリルLe^a … 180	上皮細胞接着因子 … 112, 245	――の悪性黒色腫 … 123
シアリルLe^x … 180	上皮成長因子 … 20, 26	接着依存性薬物耐性 … 186
シアル酸結合免疫グロブリン様レクチン … 100	上皮内腺がん … 227	接着分子 … 104, 182
シェーグレン症候群 … 279	小胞体ストレス … 260	セディラニブ … **267**
ジェニステイン … 40	静脈閉塞性肝疾患 … 287	ゼノグラフト … 15
肢芽や神経管のパターニング … 60	食道胃接合部腺がん … 216	セマキサニブ … **316**
四価ワクチン … 227	食道がん … 89, 151, 211	セマフォリンドメイン … 34
子宮頸がん … 151, **226**	食道扁平上皮がん … 113	セリン/スレオニンキナーゼ
	食欲不振 … 251, 269	… 22, 46, 48, 58, 134, 170
	女性 … 24, 280, 286	

セリンプロテアーゼ ………………… 185	多発性骨髄腫 …… 77, 137, 157, 196, **228**, 317	転写因子 ……………………………… **202**
セレクチン …………………………… 112	多発性内分泌腫瘍 …………………… 36	転写活性因子 ………………………… 40
線維芽細胞 …………………………… 72	ダブルポジティブ細胞 ……………… 120	天然物様化合物ライブラリー ……… 242
線維芽細胞増殖因子 ………………… **76**	多分化能 ……………………………… 194	
線維芽細胞増殖因子受容体 ………… **30**	タミバロテン ………………………… **321**	**と**
腺がん ……………… 24, 167, 212, 280, 286	タモキシフェン ……………… 14, 40, 41, 214	
腺腫 …………………………………… 168	タモキシフェン治療 ………………… 40	頭頸部がん ……………………… 113, **209**
染色体逆位 …………………………… 166	タルセバ® ……………………………… **280**	頭頸部扁平上皮がん ………………… 34
染色体凝集 …………………………… 134	探索的新薬臨床試験 ………………… 16	糖鎖不含タンパク質 ………………… 92
染色体不安定性 ……………………… 140	男性 …………………………………… 167	同種移植拒絶反応 …………………… 186
染色体分配異常 ……………………… 140	単層上皮 ……………………………… 112	同種造血幹細胞移植療法 …………… 247
全身性エリテマトーデス …………… 279	胆囊がん ……………………………… 113	糖代謝異常 …………………………… 33
先天的奇形 …………………………… 38		糖代謝制御 …………………………… 46
前立腺がん ………………… 57, 61, 96, 182	**ち〜て**	糖タンパク質
		…… 24, 26, 76, 100, 110, 114, 118, 126
そ	チェックポイント …………………… 134	糖タンパク質 17-1A ………………… **198**
	遅延型過敏反応 ……………………… 126	動脈硬化症 …………………………… 186
臓器移植 ……………………………… 106	窒素化合物 …………………………… 80	ドキソルビシン …………………… 14, 96
臓器特異性 …………………………… 180	チピファルニブ ……………………… 324	ドセタキセル …………………… 14, 141
臓器の再生や保護 …………………… 34	チューブリン ………………………… 140	トポイソメラーゼⅡα ……………… 96
造血器腫瘍 ……………………… 86, **228**	治癒切除不能な進行・再発の結腸・直腸が	ドライバー遺伝子 …………………… 168
造血系の発達 ………………………… 127	ん ……………………………………… 257	ドライバー変異 ……………………… 174
造血細胞の分化 ……………………… 68	腸管神経細胞の欠損 ………………… 36	トラスツズマブ ………………… 214, **326**
造血前駆細胞の増殖促進 …………… 116	治療型フコース除去 ………………… 120	トランスアミナーゼ ………………… 262
造骨 …………………………………… 180	治療効果判定の補助 ………………… 111	トランスレーショナルスタディ …… 238
造骨性転移 …………………………… 180	治療効果予測因子 …………………… 29	トランスレーショナルリサーチ …… 121
増殖因子 ………………… 20, 68, 72, 236	治療スケジュール …………………… 245	トリセル® ……………………………… **322**
増殖因子コアドメイン ……………… 72, 78	チロシンキナーゼ型受容体 ……… 24, 26	トリプルネガティブ ………………… 263
増殖因子受容体 ……………………… 20	チロシンキナーゼ阻害薬 … 16, 222, 255, 329	トレチノイン ………………………… **327**
増殖シグナルの亢進 ………………… 66	チロシンキナーゼドメイン …… 34, 36, 38	トロンビン …………………………… 72
相同組換え修復機構 ………………… 154	手足症候群 …………………………… 223	
創薬スクリーニング ………………… 14	手足皮膚反応 ………………………… 219	**な・に**
ソラフェニブ ………………………… **318**	低悪性度B細胞性非ホジキンリンパ腫 ‥ 244	
ゾリンザ® ……………………………… **330**	低悪性度B細胞性リンパ腫 ……… 92, 244	内因性経路 …………………………… 132
	低アルブミン血症 …………………… 124	ナイトロジェンマスタード ………… 14
た	低血圧 ………………………………… 247	ナイトロミン ………………………… 14
	低酸素 ………………………… 49, 66, 68, 72	内分泌療法 …………………………… 41
第2世代EGFR-TKI …………………… 25	低酸素血症 …………………………… 250	軟骨低形成症 ………………………… 31
第2世代アンチセンス製剤 ………… 246	低酸素適応性 ………………………… 80	軟骨無形成症 ………………………… 31
第2世代チロシンキナーゼ阻害薬 … 231	低酸素誘導因子 ……………………… **80**	難治性T細胞性腫瘍 ………………… 120
第2世代薬剤 ………………………… 162	低分子化合物 ………………………… 209	難聴 …………………………………… 76
第3世代薬剤 ………………………… 162	低リン血症性くる病 ………………… 76	二価ワクチン ………………………… 227
体腔性転移 …………………………… 178	デキサメタゾン大量療法 …………… 229	二次治療 ………………………… 214, 216, 220
大細胞がん …………………………… 212	デコイ受容体 ……………… 70, 146, 188	二次変異 ……………………………… 162
胎児肝臓 ……………………………… 188	デスドメイン ……………… 108, 142, 146	二重鎖切断 …………………………… 154
胎生期の組織形成 …………………… 30	デスファクター ……………………… 147	二重特異性 …………………………… 52
耐性克服 ………………………… 18, 254	デスレセプター …………… 132, 145, 146	乳がん …… 26, 35, 54, 62, 104, 113, 182, **214**
胎生致死 …………………………… 68, 70	テトラヒメナ ………………………… 156	乳腺上皮細胞のがん化 ……………… 41
大腸がん ……………… 24, 78, 96, 104,	デノスマブ …………………………… **275**	ニューロピリン ……………………… 78
113, 168, 170, 191, **220**	デフォロリムス ……………………… 274	尿管芽の形成不全 …………………… 36
胎盤 …………………………………… 182	テムシロリムス ……………………… **322**	二量体 ………………………………… 20
胎盤由来成長因子 …………………… **78**	テモゾロミド ………………………… 206	ニロチニブ …………………………… **302**
大理石骨病 …………………………… 188	テロメア ……………………………… 156	
ダウノルビシン ……………………… 14	テロメラーゼ …………………… 133, **156**	**ぬ〜の**
タキサン系 …………………………… 130	転移 …………………………………… 178	
タキソール® …………………………… 141	転移性腎細胞がん …………………… 282	ヌクレオソーム ……………………… 152
タキリテール® ………………………… 141	転移性トリプルネガティブ乳がん … 215	ヌクレオホスミン …………………… 166
多剤耐性 ……………………………… 231	転移性乳がん ………………………… 245	ネクサバール® ………………………… **318**
ダサチニブ …………………………… 273	転移性播種 …………………………… 39	ネクチン ……………………………… 186
タシグナ® ……………………………… **302**	転移巣 ………………………………… 180	ネクローシス ……………… 130, 144, 148
多臓器不全 …………………………… 98	──の微小環境改変 ……………… 59	ネラチニブ …………………………… **301**
多段階発がん …………………………… 175	転移能 ………………………………… 73	粘液タンパク質ムチン ……………… 114
多発性硬化症 ………………………… 107	転移の臓器特異性 …………………… 180	脳腫瘍 ………………………………… **206**

脳腫瘍グリオーマ ……………………… 24
ノボビオシン …………………………… 55

は

バーキットリンパ腫 ………………… 172
ハーセプチン® ……………………… **326**
バイオマーカー ……… 18, 69, 151, 223, 240
肺がん ……………… 35, 39, 78, 151, **212**
肺がんドライバー変異 ……………… 166
肺障害 ………………………………… 260
胚性幹細胞 …………………………… 112
肺腺がん ………………………… 96, 168
バキュロウイルスIAPリピート …… 150
パクリタキセル ……………… 14, 141, 213
破骨細胞 …………………… 180, 182, 188
破骨細胞選択的阻害剤 ……………… 181
破骨細胞分化誘導（促進）因子 …… **188**
パゾパニブ …………………………… 307
バタラニブ …………………………… 329
八価ワクチン ………………………… 227
発熱 …………………………… 124, 247, 251
パニツムマブ ………………………… **306**
半減期 …………………………… 243, 244
バンデタニブ ………………………… **328**

ひ

ヒアルロン酸 ………………………… 104
ヒアルロン酸受容体 ………………… 104
非喫煙者 …………………… 167, 280, 286
非血管性間質細胞 …………………… 73
非古典的Wntシグナル経路 ………… 190
微小管 ………………………………… **140**
微小環境 …………………… 66, 178, 183
微小管結合タンパク質 ……………… 140
微小管作用薬 ………………………… 81
非小細胞肺がん
 …………… 24, 34, 104, 113, 157, 252, 259
ヒストン ……………………………… 152
ヒストンH1 ………………………… 134
ヒストンアセチル化転移酵素 ……… 152
ヒストンコード仮説 ………………… 152
ヒストン脱アセチル化酵素 … 133, **152**, 330
ビスフォスフォネート ……… 181, 189, 276
ビタミンD3 ………………………… 40
ヒト化モノクローナル抗体 …… 16, 247,
 257, 297, 303, 309, 326
ヒト乳がんMX-1 …………………… 14
ヒト白血球分化抗原 ………………… 116
ヒトパピローマウイルス …………… 226
ヒト末梢血T細胞表面抗原 ………… 96
ビトロネクチン ……………………… 182
非ヒストンタンパク質 ……………… 152
皮膚乾燥・口内炎・爪囲炎 ………… 269
皮膚障害 ……………………………… 306
皮膚症状 ……………………………… 259
非抱合型抗体 ………………………… 85
非ホジキンリンパ腫 ………………… 228
びまん性大細胞型B細胞性リンパ腫 … 92
ヒュミラ® …………………………… 143
日和見感染 …………………………… 102
ヒルシュスプルング病 ……………… 37

ビンカアルカロイド ………… 14, 130, 141
ビンクリスチン ……………………… 141
貧血 …………………… 224, 251, 266, 271
ビンブラスチン硫酸塩 ……………… 141

ふ

ファルネシル化 …………… 168, 296, 324
ファルネシル化阻害 ………………… 168
ファルネシル基転移酵素 …………… 168
 ──阻害薬 ……………… 296, 323
フィギツムマブ ……………………… **283**
フィブリノーゲン …………………… 124
フィブロネクチン …………………… 85
フィブロネクチンIIIリピート ……… 20
フィラデルフィア染色体 …………… 162
フェーズ0 …………………………… 16
副甲状腺ホルモン関連タンパク質 … 188
副刺激分子 ………………………… 88, 122
副腎皮質ステロイド ………………… 228
複製機構の制御破綻 ………………… 66
フッ化ピリミジン系薬剤 …………… 221
プラスミン …………………………… 184
プラチナ製剤 ……………… 154, 209, 212
ブリバニブ …………………………… **262**
フルベストラント …………………… 41
ブレオマイシン ……………………… 14
プログラム細胞死 …………………… 144
プロゲステロン ……………………… 40
プロゲステロン受容体 ……………… 263
プロテアーゼ ………………………… 185
プロテアソーム ……………… 80, 136, **196**
 ──阻害薬 …………… 16, 260, 265
プロテインキナーゼC阻害薬 ……… 298
プロトフィラメント ………………… 140
プロペプチド部位 …………………… 72
プロリン水酸化ドメイン …………… 80
分子遺伝学的寛解 …………………… 273
分子遺伝学的大寛解 ………………… 261
分子シャペロン ……………………… 54
分子標的治療とは …………………… 234
分子標的治療薬の特性 ……………… 234
分子マーカー ………………………… 84
分泌型MMP ………………………… 184
分泌型糖タンパク質 ……………… 68, 190
分泌型ムチン ………………………… 114
分類 …………………………………… 101

へ

平滑筋細胞 …………………………… 72
閉経の前後 …………………………… 41
米国癌学会 …………………………… 239
米国食品医薬品局 ………… 16, 153, 240
米国臨床腫瘍学会 ……………… 167, 239
閉鎖型立体構造 ……………………… 274
平面細胞極性経路 …………………… 190
ベキサール® ………………………… 243
ベクティビックス …………………… 307
ヘッジホッグ ………………………… 60
ベバシズマブ ………………………… 257
ヘパラン硫酸プロテオグリカン …… 76
ペプチドワクチンgp100 …………… 291

ベルケイド® ………………………… 260
ヘルパーT細胞 …………………… 120, 126
ヘルペス科ウイルス ………………… 118
変異型p53 …………………………… 54
変異型src ……………………………… 54
扁平上皮がん ………………………… 212

ほ

膀胱がん ……………………………… 76
放射性同位体を抱合 ………………… 86
放射線同位元素抱合型 ………… 243, 244
紡錘体 ………………………………… 140
ホーミング現象 …………………… 104, 118
ボスチニブ …………………………… **261**
補体依存性細胞傷害
 ……………… 85, 228, 244, 246, 248, 269
発疹 …………………… 224, 251, 269, 286
骨 ……………………………………… 58, 182
ホメオスタシス維持 ………………… 190
ポリADPリボシル化酵素 ………… **154**
ボリノスタット ……………………… **331**
ボルテゾミブ ………………………… **260**
ホルモン ……………………………… 76
ホルモン耐性前立腺がん …………… 245
ホルモン療法 ……………………… 41, 214
翻訳後修飾 ………………………… 80, 154

ま

マイトマイシンC …………………… 14
マイロターグ® ……………………… **287**
マウスB16メラノーマ ……………… 14
マウス型モノクローナル抗体 ……… 16
マウス白血病P388細胞 ……………… 14
膜1回貫通型 ………………………… 104
膜型MMP …………………………… 184
膜型チロシンキナーゼ受容体 …… 20, 38
膜型メタロプロテアーゼ …………… 104
膜貫通型 …………………………… 102, 144
膜貫通型チロシンキナーゼ ………… 32
膜貫通型チロシンキナーゼ受容体 … 28, 74
膜結合型IL-6R ……………………… 124
膜結合型ムチン ……………………… 114
マクロファージ …………………… 281, 330
末梢神経障害 ………………………… 260
末梢性T細胞性リンパ腫 …………… 120
末梢性免疫寛容 ……………………… 88
末梢トレランス ……………………… 90
マツズマブ …………………………… **297**
マトリックスメタロプロテアーゼ … 179, **184**
マルチキナーゼ阻害薬 …… 16, 253, 255, 261,
 262, 267, 273, 284, 289, 299, 301, 302, 307,
 310, 318, 319, 325, 328, 331, 332
慢性肝障害 …………………………… 218
慢性関節リウマチ …………………… 106
慢性骨髄性白血病 ………………… 162, **229**
慢性疼痛 ……………………………… 38
慢性リンパ性白血病 ……………… 157, 228
マントル細胞リンパ腫 ………… 228, 244

索引 345

み〜も

ミトコンドリア …………… 138, 148, 304
ミドスタウリン ………………………… **298**
未分化大細胞リンパ腫 ………………… 166
脈管形成 …………………………………… 65
無限増殖性 ……………………………… 156
ムチン …………………………………… 167
無力症 …………………………………… 250
メタロプロテアーゼ …………………… 185
メトトレキセート ………………………… 14
メラノーマ ………………… 137, 168, 170
免疫活性化療法 ………………………… 157
免疫グロブリンスーパーファミリー
　………………… 90, 94, 100, 110, 122, 186
免疫グロブリンドメイン ………………… 30
免疫染色法 ………………………… 167, 216
免疫組織染色による診断 ………………… 92
免疫調整薬 ………………………… 293, 322
免疫毒素治療 …………………………… 198
免疫不全ウイルス ……………………… 118
免疫抑制 …………………………… 119, 247
モテサニブ ……………………………… **299**
モルフォゲン ……………………………… 60

や〜よ

夜間発作性血色素尿症 ………………… 106
薬剤・診断共同開発 ……………………… 18
薬剤反応性 ……………………………… 192
薬物動態 …………………………………… 16
薬物動態試験 …………………………… 240
薬力学試験 ……………………………… 240
有害事象 …………………………………… 16
融合遺伝子 ………………………… 162, 166
ユビキチン ……………………………… 196
ユビキチン化 …………………………… 136
ユビキチン転移酵素 E3 ………………… 196
溶骨性転移 ……………………………… 180
予後因子 …………………………… 239, 246
予後不良因子 ………… 24, 28, 81, 89, 105,
　117, 120, 188, 295
吉田肉腫 …………………………………… 14

ら

ラジオ波焼灼療法 ……………………… 218
ラパチニブ ……………………………… **292**
ラパマイシン ……………………………… 48
ラパマイシン標的タンパク質 …………… **48**
ラパマイシン誘導体 ……… 275, 282, 322
ラミニン ………………………………… 184
ラミン B ………………………………… 134
ラロキシフェン ……………………… 40, 41
卵巣がん ………… 57, 183, 198, **226**, 317
ランダムスクリーニング ……………… 234

り

リウマチ性関節炎 ……………………… 143
リガンド ……………………… 20, 68, 72
リコンビナント TRAIL ………………… 147
リツキサン® …………………………… **313**
リツキシマブ …………………………… **313**
リバーストランスレーショナルスタディ … 240
リ・フラウメニ症候群 ………………… 138
リポ多糖 …………………………………… 56
良好な病勢コントロール ……………… 289
リンクモジュール ……………………… 104
リン酸化型 ERK ………………………… 270
リンパ管新生 ……………………………… 68
リンパ球減少 ……………… 224, 247, 281
リンパ行性転移 ………………………… 178
リンパ腫 ………………………………… 137
リンパ節転移 ………………………… 69, 78
リンフォトキシン ……………………… 142

れ〜わ

レクチンドメイン ………………………… 94
レスタウルチニブ ……………………… **294**
レチノイド酸 ……………………………… 40
レチノイン酸症候群 ……………… 321, 327
レトロゾール ……………………………… 41
レナリドマイド ………………………… **293**
レミケード® …………………………… 143
老化 …………………………… 130, 138
ロナファルニブ ………………………… **296**
濾胞樹状細胞 ……………………………… 90
濾胞性リンパ腫 ………………………… 148
濾胞腺腫と濾胞がんの鑑別 ……………… 96
ワクチン ………………………………… 227

編者プロフィール

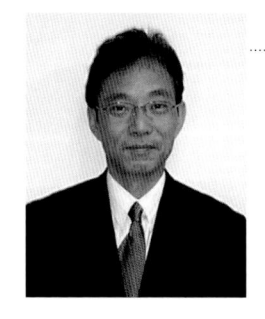

西尾 和人（にしお かずと：近畿大学医学部ゲノム生物学教室教授）

1986年和歌山県立医科大学卒，'90年（財）がん研究振興団リサーチレジデント，'92年国立がんセンター研究所薬効試験部研究員，耐性研究室室長を経て，2006年より近畿大学医学部ゲノム生物学教室教授（現職）．専門は腫瘍生物学，分子生物学で，主に，がん分子標的薬のproof of concept, バイオマーカー研究を行っている．臨床試験の付随研究として，臨床サンプルの解析や，バンキングシステムの構築などに興味をもっている

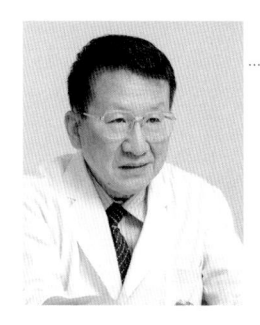

西條 長宏（さいじょう ながひろ：近畿大学医学部腫瘍内科学特任教授）

1968年大阪大学医学部卒，大阪大学第3内科で研修後，'72年国立がんセンター外来部医院，'78年病棟部医長，'89年研究所薬効試験部部長，'97年病院内科部部長，2004年国立がんセンター東病院副院長を経て，'09年4月より現職．ASCO理事，IASLC理事長，ESMO国際代表者会議委員をはじめ国内学会では日本癌学会，日本癌治療学会，日本肺癌学会の理事を歴任．日本臨床腫瘍学会を創設，'02～'09年の7年間理事長として活躍．Ann. Oncol., Nat. Rev., Clin. Oncol., Br. J. Cancerなど20以上の欧文雑誌の編集委員を務める．500論以上の欧文論文，および約1,000編のレビュー論文を発刊．著書として『臨床腫瘍学』，『がん化学療法分子標的治療update』，『インフォームドコンセントのための図説シリーズ』，『がん分子標的治療』，『同 肺がん』，『同 がん薬物療法における支持療法』，『がん薬物療法学』などがある

がんの分子標的と治療薬 事典

2010年10月5日　第1刷発行	編　者	西尾和人，西條長宏
	発行人	一戸 裕子
	発行所	株式会社　羊　土　社
		〒101-0052
		東京都千代田区神田小川町2-5-1
		TEL　　03（5282）1211
		FAX　　03（5282）1212
		E-mail　eigyo@yodosha.co.jp
		URL　　http://www.yodosha.co.jp/
	装　幀	竹田壮一朗
ISBN978-4-7581-2016-6	印刷所	株式会社加藤文明社

本書の複写にかかる複製，上映，譲渡，公衆送信（送信可能化を含む）の各権利は（株）羊土社が管理の委託を受けています．
JCOPY ＜（社）出版者著作権管理機構　委託出版物＞
本書の無断複写は著作権法上での例外を除き禁じられています．複写される場合は，そのつど事前に，（社）出版者著作権管理機構（TEL 03-3513-6969，FAX 03-3513-6979，e-mail：info@jcopy.or.jp）の許諾を得てください．

さらに理解を深める，創薬研究関連書籍

新薬動向や開発戦略が満載

実験医学増刊Vol.27 No.5
分子標的薬
開発への新たなる挑戦

有力な分子標的薬の創薬物語と新薬開発動向から次世代創薬テクノロジーまで

岡野栄之，岩坪 威，佐谷秀行/編

注目の次世代医薬"分子標的薬"の最新情報を集約！癌・神経疾患・免疫疾患・代謝関連疾患の新薬開発動向から，最先端の創薬テクノロジー，臨床で活躍中の分子標的薬の誕生秘話までがわかる，必読の1冊.

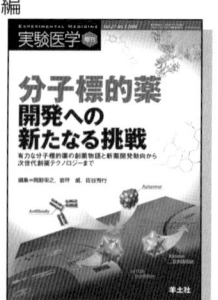

- ■ 定価（本体5,400円＋税）　■ B5判
- ■ 233頁　■ ISBN978-4-7581-0297-1

研究頻出の阻害剤がよくわかる

阻害剤
活用ハンドブック

作用機序・生理機能などの重要データがわかる

秋山 徹，河府和義/編

医学・生物学研究の重要ツールである阻害剤を研究用途別に網羅し，各阻害剤の特徴や使用法をわかりやすくまとめたガイドブック．辞書としても教科書としても使え，持ち運びにも便利．

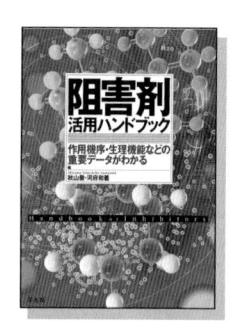

- ■ 定価（本体4,600円＋税）　■ B6判
- ■ 469頁　■ ISBN978-4-7581-0806-5

機能や薬理作用が一目瞭然

薬物トランスポーター活用ライブラリー

機能・輸送基質から創薬・臨床応用まで

乾 賢一/編

創薬・がん研究の分野で重要なトランスポーターを網羅！それぞれのトランスポーターごとに機能や薬理作用にかかわる特性を収録し，臨床研究における最新知見も解説．辞書活用しやすい辞書形式．

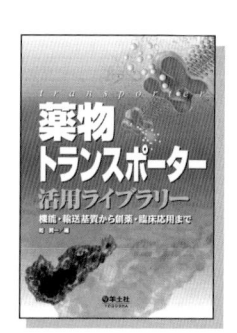

- ■ 定価（本体7,000円＋税）　■ B5判
- ■ 247頁　■ ISBN978-4-7581-2009-8

解析技術を効果的に活かす

創薬・タンパク質研究のための
プロテオミクス解析

バイオマーカー・標的探索，作用機序解析の研究戦略と実践マニュアル

小田吉哉，長野光司/編

プロテオミクス解析は創薬研究になぜ有効？どう役立つ？飛躍的に進展する解析技術の効果的な活かし方を幅広く紹介．研究のフローチャート，研究の実例，解析のコツも多数掲載した実用性重視の1冊．

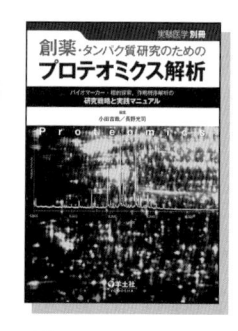

- ■ 定価（本体6,500円＋税）　■ B5判
- ■ 228頁　■ ISBN978-4-7581-0176-9

発行　羊土社 YODOSHA　〒101-0052　東京都千代田区神田小川町2-5-1　TEL 03(5282)1211　FAX 03(5282)1212
E-mail：eigyo@yodosha.co.jp
URL：http://www.yodosha.co.jp/

ご注文は最寄りの書店，または小社営業部まで

診療現場で役立つ, がん関連書籍

がん治療認定医試験の勉強に最適

がん診療パーフェクト
基礎知識から診断・治療の実際まで

佐々木常雄/編

がん診療の基本知識, 各がん腫の診断・治療がこの1冊でマスターできる！ 実臨床で役立つ知識をわかりやすく解説し, 各がんのケーススタディも掲載. がん治療認定医試験の学習にも最適な内容.

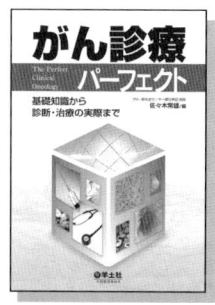

- ■定価（本体6,500円＋税） ■B5判
- ■391頁 ■ISBN978-4-7581-0682-5

診断学を実践的にマスターできる

症例で身につける消化器内視鏡シリーズ
大腸腫瘍診断

田中信治/編

大腸内視鏡の挿入から各種内視鏡による診断, ポリペクトミーなどの基本手技までを, 主に後期研修医を対象にわかりやすく解説した入門書. 実際の症例が問題形式で紹介され, 診断学を実践的にマスターできる！

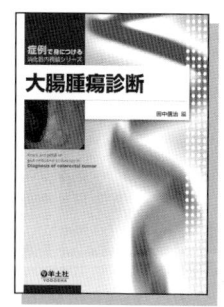

- ■定価（本体7,000円＋税） ■B5判
- ■238頁 ■ISBN978-4-7581-1034-1

受診から治療後のフォローまで解説

整形外科専門医になるための診療スタンダード 4
骨・軟部腫瘍
および骨系統・代謝性疾患

戸山芳昭, 大谷俊郎/監
森岡秀夫/編

整形外科で出合う36の骨・軟部腫瘍を収録. 各疾患は実際の診療の流れに沿って, 受診→検査→診断→治療の選択→治療後のフォローまでを解説. 専門医を目指す方はもちろん, 若手医師の指導に携わる方にもおすすめ.

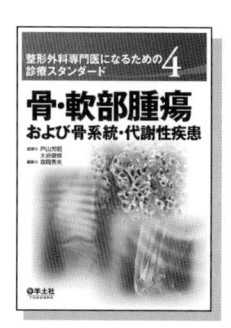

- ■定価（本体7,200円＋税） ■B5判
- ■214頁 ■ISBN978-4-7581-0213-1

82の代表的なレジメンを解説

がん化学療法レジメンハンドブック
治療現場で活かせる知識・注意点から
服薬指導・副作用対策まで

遠藤一司/編

がん化学療法に携わるすべての医療スタッフに最適！ 各臓器別に82の代表的なレジメンを網羅. 注意すべき点, 服薬指導のポイント, 副作用対策まで解説した充実の内容. レジメンごとに必須の情報が一目でわかる.

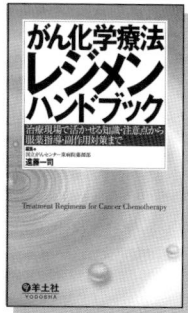

- ■定価（本体3,800円＋税） ■B6変型判
- ■341頁 ■ISBN978-4-7581-0656-6

発行 羊土社 YODOSHA
〒101-0052 東京都千代田区神田小川町2-5-1 TEL 03(5282)1211 FAX 03(5282)1212
E-mail : eigyo@yodosha.co.jp
URL : http://www.yodosha.co.jp/

ご注文は最寄りの書店, または小社営業部まで

羊土社のおすすめ書籍

分子から紐解く多様性への讃歌

分子生物学講義中継 番外編
生物の多様性と進化の驚異

井出利憲/著

大好評シリーズ最新刊！地球誕生からヒトが生まれるまで，生物の試行錯誤が面白くってたまらない！豊富なイラストと親しみやすい解説で，生き物の歴史が楽しく身に付く！生物好きは必読．

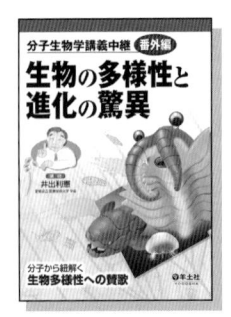

■定価（本体4,800円＋税）　■B5判
■331頁　■ISBN978-4-7581-2014-2

申請書の書き方にはコツがある！

科研費獲得の方法とコツ

児島将康/著

実験医学の人気連載が大幅増補で待望の単行本化！「科研費」の獲得に向けた戦略から申請書の書き方まで，気をつけるべきポイントやノウハウを徹底解説．実例が満載の実用書登場．

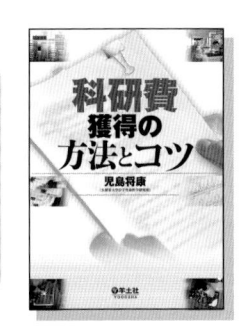

■定価（本体3,500円＋税）　■B5判
■183頁　■ISBN978-4-7581-2013-5

スマートな英会話術を伝授

困った状況も切り抜ける
医師・科学者の英会話

国際学会や海外ラボでの会話術と苦情，断り，抗議など厄介な対人関係に対処する表現法

Ann M. Körner/著　瀬野悍二/訳編

必ずマスターしておきたい重要フレーズを国際学会や海外ラボなどのシチュエーション別に解説．日本人が特に苦手な断り・抗議などの"言いにくいこと"も，丁寧かつ効果的に相手に伝える会話術とは．CD付き．

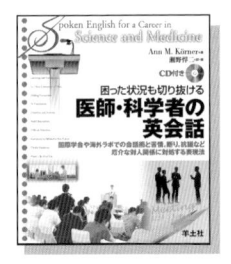

■定価（本体3,600円＋税）　■B5変型判
■148頁　■ISBN978-4-7581-0834-8

ネイティブならこう言い換える

ライフサイエンス英語シリーズ
ライフサイエンス英語類語使い分け辞典

ライフサイエンス辞書プロジェクト/監
河本健/編

日本人が判断しにくい類語の使い分けを，約15万件の英語科学論文データ（全て米英国より発表分）に基づき分析．ネイティブの使う単語・表現が詰まっています．論文から引用した生の例文も満載で，必ず役立つ1冊．

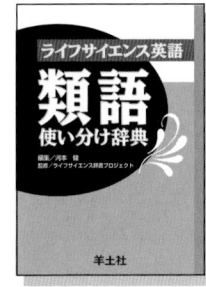

■定価（本体4,800円＋税）　■B6判
■510頁　■ISBN978-4-7581-0801-0

発行　羊土社 YODOSHA

〒101-0052　東京都千代田区神田小川町2-5-1　TEL 03(5282)1211　FAX 03(5282)1212
E-mail：eigyo@yodosha.co.jp
URL：http://www.yodosha.co.jp/

ご注文は最寄りの書店，または小社営業部まで

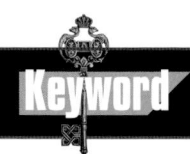

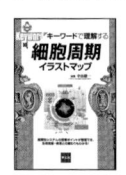

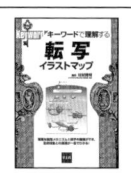

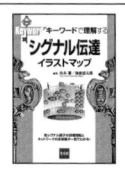

Keyword キーワードで理解するシリーズ

✓ 全体像から詳細までが一目でわかる！
✓ 「教科書」にも「用語辞典」にも使える！

◆ 本シリーズの特徴

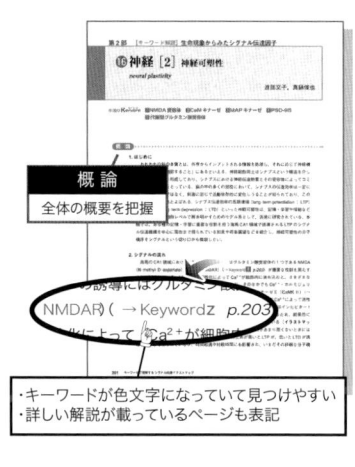

概論と**イラストマップ**で全体像をつかむ

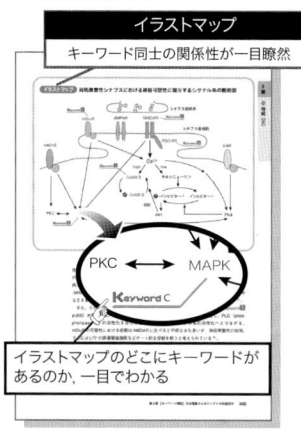

イラストマップ
キーワード同士の関係性が一目瞭然

概論
全体の概要を把握

・キーワードが色文字になっていて見つけやすい
・詳しい解説が載っているページも表記

イラストマップのどこにキーワードがあるのか、一目でわかる

キーワード解説で各因子の詳細情報をチェック

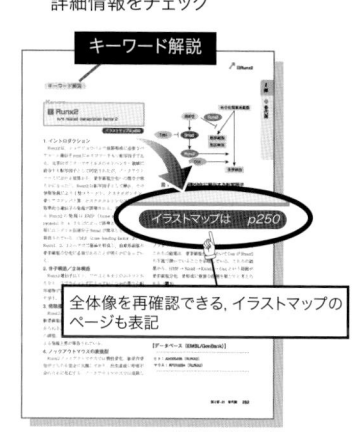

キーワード解説

全体像を再確認できる、イラストマップのページも表記

◆ 大好評既刊（本書テーマ関連）

キーワードで理解する
細胞周期イラストマップ
中山敬一／編　■ B5判　■ 190頁　■ 定価（本体5,200円＋税）　■ ISBN978-4-89706-580-9

キーワードで理解する
転写イラストマップ
田村隆明／編　■ B5判　■ 205頁　■ 定価（本体5,400円＋税）　■ ISBN978-4-89706-579-3

キーワードで理解する
シグナル伝達イラストマップ
山本 雅, 仙波憲太郎／編　■ B5判　■ 285頁　■ 定価（本体6,000円＋税）　■ ISBN978-4-89706-578-6

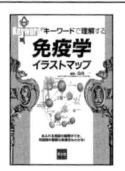

キーワードで理解する
免疫学イラストマップ
烏山 一／編　■ B5判　■ 237頁　■ 定価（本体5,600円＋税）　■ ISBN978-4-89706-577-9

発行　羊土社 YODOSHA
〒101-0052　東京都千代田区神田小川町2-5-1　TEL 03(5282)1211　FAX 03(5282)1212
E-mail: eigyo@yodosha.co.jp
URL: http://www.yodosha.co.jp/

ご注文は最寄りの書店、または小社営業部まで

実験医学

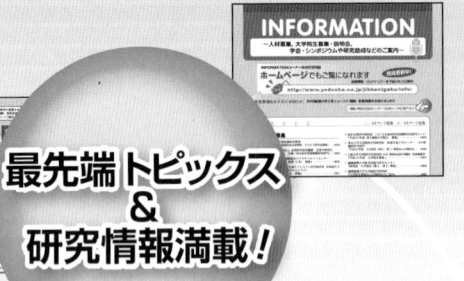

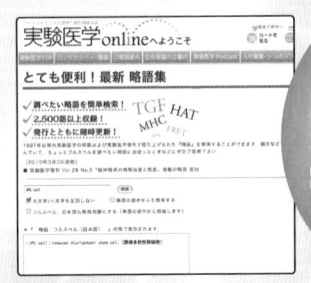

バイオサイエンスと医学の最先端総合誌

1983年創刊以来のご愛読に感謝して
より新しく、より便利に
あなたの研究をますます強力にサポート!!

最先端トピックス & 研究情報満載!

ウェブ限定コンテンツ & 書籍情報充実!

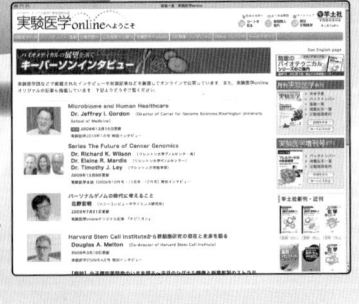

年間購読は随時受付中です
- 詳細は営業部までお問い合わせください
- 送料サービス
  ※海外からのご購読は送料実費となります

http://www.yodosha.co.jp/jikkenigaku/

TEL 03(5282)1211　FAX 03(5282)1212　eigyo@yodosha.co.jp
WEB http://www.yodosha.co.jp/　⇒画面右上の「雑誌定期購読」ボタンから簡単申込み!

羊土社 YODOSHA